NURSING ETHICS

Across the Curriculum and Into Practice

제6판 간호윤리

Janie B. Butts, Karen L. Rich 지음

김혜옥 · 곽수영 · 마예원 · 최지원 · 한남경 옮김

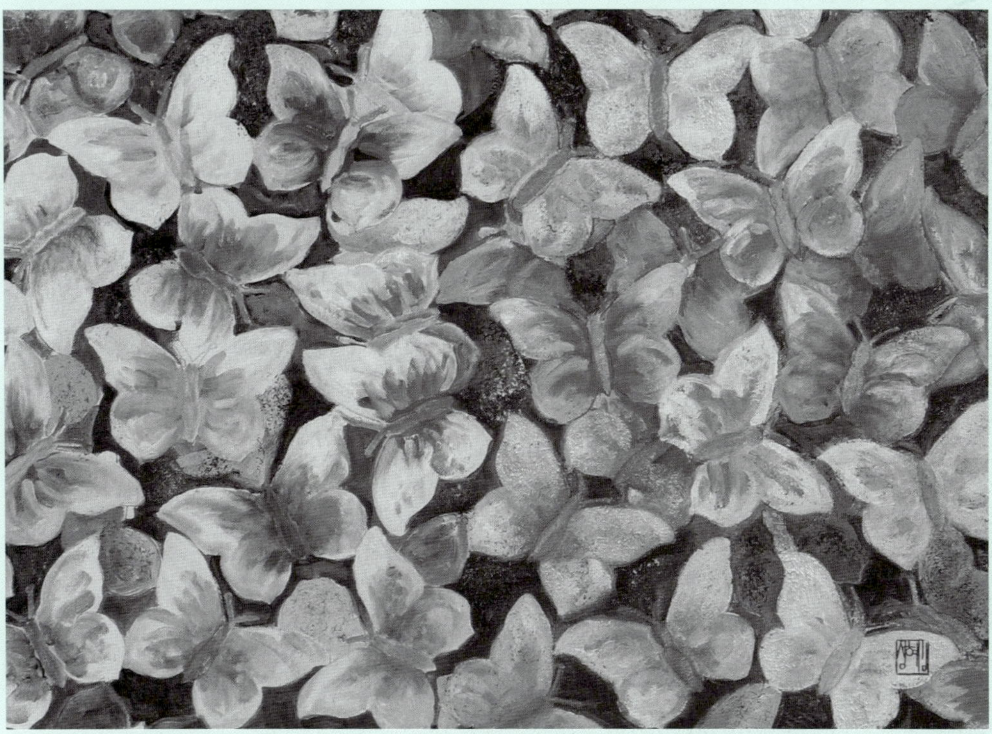

사이플러스
Science plus

ORIGINAL ENGLISH LANGUAGE EDITION PUBLISHED BY
Jones & Bartlett Learning, LLC
25 Mall Road
Burlington, MA 01803 USA

Nursing Ethics: Across the Curriculum and Into Practice(Sixth Edition),
Janie B. Butts, PhD, RN; Karen L. Rich, MN, PhD, RN

제6판 간호윤리

| 발행일 2025년 9월 1일 초판 발행
| 지은이 Janie B. Butts, Karen L. Rich
| 옮긴이 김혜옥 외 4인
| 발행인 박 종 성
| 발행처 사이플러스 Science plus
| 주 소 (우) 07202 서울특별시 영등포구 양평로 30길 14
세종앤까뮤스퀘어 1106호
| 전 화 02-332-6171
| 팩 스 02-332-6185
| 등 록 2005.10.20. 제2022-000100호

| ISBN 979-11-88731-90-9 93510 값 33,000원

옮긴이 소개

김혜옥 경남대학교

곽수영 계명문화대학교

마예원 경남대학교

최지원 마산대학교

한남경 경북보건대학교

옮긴이 머리말

최근 보건의료 환경 변화는 코로나-19 팬데믹을 경험하면서 전 세계적 보건 위기를 맞이하였고, 사람들의 생명과 안전을 지키는 간호사의 역할이 더욱 절실해졌습니다. 저출산, 인구 고령화, 질병의 복잡화, 의료 기술 혁신으로, 특히 인공지능(AI)과 ChatGPT 생성형 인공지능 기술 발달이 접목되면서 간호 실무 전반에 큰 변화가 실행되고 있습니다. 이러한 변화와 더불어 간호사는 다양한 상황에서 대상자의 간호 과정을 수행하기 위해서 간호 과정마다 올바른 윤리적 의사결정을 하여 환자 중심 간호를 수행해야 합니다.

또한, 간호사는 대상자의 건강과 웰빙에 직접적인 영향을 주어 그들의 삶의 질을 유지하고 강화하기 위해 자신들이 가진 간호지식, 기술 및 간호윤리를 적용하여 근무를 수행해야 합니다. 그러나 이런 간호 업무 역할 수행 중에 환자와의 윤리적 문제, 간호사와 타 전문직종 및 비전문직종 간의 윤리적 갈등, 간호사 간의 수평적 갈등, 인공지능 및 돌봄 로봇 활용 시 간호 실무에서 발생하는 윤리적 딜레마 상황에 직면할 수 있습니다.

따라서 이 책은 간호실무에서 발생할 수 있는 윤리적 상황, 강화된 「개인정보 보호법」, 소셜미디어로 인한 부정적인 문제의 양산, 대상자의 권리 주장 및 인간 존중과 같은 윤리적 쟁점을 사례별로 제시하여 간호학부 학생과 간호사에게 윤리적 의사결정을 도와주고 잘할 수 있는 전문 간호사로의 역량 향상에 도움을 주고자 발간하게 되었습니다.

그리고 간호학과 프로그램 학습성과 중 하나인 "간호 실무의 법적 · 윤리적 기준을 이해하고 간호실무에 통합한다."를 중심으로 구성하였고, 각 단원은 간호관리학 학습목표를 기준으로 간호윤리이론, 전 생애 주기별 사례로 알아보는 윤리적 쟁점 및 간호 실무윤리로 본 교재를 구성하였습니다.

이 책은 각 장마다 생명윤리와 관련된 간호윤리 사례, 용어의 정의 및 연구 사례를 제시하였고, 그리고【윤리적 성찰】과【토론의 초점】,【법적 관점】코너로 윤리에 대한 비판적 사고와 의사결정 능력을 습득하는 데 도움이 되도록 하였습니다. 또한,【단원 요약】으로 학습 요점을 정리해 놓아 학생들의 이해도를 높이도록 하였습니다.

이 책은 간호윤리와 관련된 번역서로, 간호윤리를 처음 배우는 간호학부생부터 대학원생 그리고 임상 현장의 간호 실무와 연구에 활용될 수 있도록 구성하였습니다. 또한 간호윤리 문제를 상황에 맞게 확인하고 적절한 윤리적 의사결정을 하는 데 도움이 줄 수 있는 책입니다. 이 책이 나오기까지 번역을 위해 수고하신 여러 교수님과 출판과 편집을 위해 지원을 아끼지 않으신 사이플러스 임직원 여러분께 깊은 감사를 드립니다.

2025년 8월 10일

옮긴이 적음

지은이 소개

제이니 B. 버츠(Janie B. Butts) 간호학 박사(PhD), 미시시피 대학교 간호대학 명예교수

버츠 박사는 미국 미시시피 주 해티즈버그에 위치한 미시시피 대학교 간호대학에서 은퇴한 명예교수이다. 박사는 박사, 석사, 학사 과정에서 교실 수업과 온라인 수업을 통해 간호학을 가르쳤다.

버츠 박사는 2008년부터 2014년까지 국제학술지 〈Nursing Ethics〉의 편집 고문으로 활동한 바 있으며, 현재는 죽음과 임종에 대한 윤리적 문제를 주요 연구 관심 분야로 삼고 있다.

카렌 L. 리치(Karen L. Rich) 간호학 석사(MN), 박사(PhD), 미시시피 대학교 간호대학 부교수(퇴임)

리치 박사는 미국 미시시피 주 롱비치에 위치한 미시시피 대학교 간호대학의 퇴임 부교수이다. 리치 박사는 윤리학을 중점으로 한 간호학 박사 학위를 미시시피 대학교에서 취득하였고, 루이지애나 주립대학교에서 공중보건간호학 석사 학위를, 미시시피 대학교에서 정신 · 정신건강간호학 분야의 간호사실무 과정을 이수하였다.

현재 국제학술지 〈Nursing Ethics〉의 편집 고문으로 활동하고 있으며, 미시시피 주 걸프포트(Gulfport)의 한 대형 카운티 병원 윤리위원회 위원으로도 활동 중이다.

지은이 머리말

선한 품성의 형성 없이는 규범과 이론도 큰 의미를 갖기 어렵습니다

본서를 간호 교육자, 간호학생, 그리고 현장 간호사들로부터 널리 사랑받고 있다는 사실에 깊이 감사드립니다. 특히 이전 판을 사용하신 두 분의 평가가 큰 격려가 되었습니다.

한 분은 "버츠(Butts)와 리치(Rich)보다 이 문제를 더 잘 설명한 사람은 본 적이 없습니다."라고 하였고, 다른 한 분은 "이 책은 4원칙 윤리 틀이 배려윤리에서 제기하는 다양한 문제에 어떻게 민감하게 대응할 수 있으며, 동시에 간호 실무에서 요구되는 구체적인 윤리적 역량 개발과도 양립할 수 있는지를 학생들에게 가장 명확하고 이해하기 쉬운 방식으로 제시합니다."라고 하였습니다. 이번 제6판이 간호윤리를 가르치고 배우는 데 있어 더욱 유익한 교육 자료가 되기를 기대합니다.

현재 간호 전문직은 역사상 매우 중대한 전환기를 맞이하고 있습니다. 간호사들은 실무 현장에서 새로운 유형의 복잡하고 도전적인 상황에 직면하고 있지만, 그만큼 이전보다 더 많은 자율성을 부여받고 있습니다. 그리고 자율성에는 반드시 책임이 따릅니다.

간호사들은 윤리적 딜레마가 끊이지 않는, 때로는 좌절스럽고 감정적으로 고통스러운 상황 속에서 일하고 있습니다. 그럼에도 우리는 간호사들이 평정심, 즉 특히 어려운 상황에서도 감정의 균형을 유지하는 자세를 갖추어야 한다고 믿습니다.

이 책이 간호사와 간호학생들이 평정심을 함양하고, 윤리적 실천을 위한 덕목과 전문성을 기르는 데 실질적인 도움이 되기를 진심으로 바랍니다. 이를 통해 각자의 실무 환경 속에서 건강한 도덕적 분위기를 조성해 나갈 수 있기를 기대합니다.

차례

제 1 부 이론과 개념

제 2 부 사례로 알아보는 윤리적 쟁점

차례

차례

제 1 부

이론과 개념

제 1 장

윤리학의 입문

씨앗은 햇빛과 물을 받아야만 꽃이 된다.

– 루이스 고트샤크(Louis Gottschalk)

학습목표

1. 윤리와 도덕 용어를 정의하고, 이 용어들이 철학에서 어떻게 사용되는지 설명할 수 있다.
2. 도덕적 추론 체계를 이해할 수 있다.
3. 개인적, 전문적 관계에서 이용될 수 있는 다양한 윤리적 이론과 접근법을 설명할 수 있다.
4. 간호 윤리의 중요성을 설명할 수 있다.
5. 간호 윤리의 주요 개념을 설명할 수 있다.
6. 공리주의를 설명할 수 있다.
7. 의무론을 설명할 수 있다.

주요개념

- 윤리(Ethics): 이상적인 인간 행동과 존재 방식에 대한 철학적 성찰 및 연구
- 도덕(Moral): 윤리를 실천함으로써 파생된 구체적인 믿음, 행동 및 존재 방식
- 간호 윤리: 간호사로서 마땅히 따라야 하는 윤리 원칙과 실천을 연구하는 학문
- 덕 윤리: 의무나 행동의 결과에 있어서 옳고 그름을 중시하기보다는 사람의 성품에 대한 우수성과 어떤 부류의 사람이 되길 원하는지에 주목하는 윤리 이론
- 공리주의: 규칙 및 행위에 따라 영향을 받는 다수를 위한 최대다수의 행복이라는 행위의 결과를 강조하는 윤리 이론
- 의무론(Deontology): 결과와 상관없이 의무에 근거한 법칙과 규칙에 따라 행동의 옳고 그름을 판단하는 이론

1 윤리학의 입문

오늘날 우리는 본질적으로 인류 전체를 포용하는 거대한 윤리적 도약의 한가운데에 있다. 과학과 기술의 진보, 경제적 현실, 다양한 세계관, 그리고 전 세계적인 건강 및 사회 문제들은 간호사들이 세계 공동체, 그들의 일상생활, 그리고 업무에서 중요한 윤리적 문제들을 무시하기 어렵게 만든다. 코로나-19 팬데믹은 이러한 점을 21세기의 전 세계인들에게 분명히 보였다. 이와 같은 논란이 되고 민감한 윤리 논의는 계속해서 간호사와 다른 보건의료 전문가들이 해결해야 할 과제가 되고 있으며, 이에 따라 많은 전문가는 전통적인 윤리 철학과 다른 사람들의 다양한 관점을 존중하기 시작했다.

윤리적 지침이 항상 명확한 것은 아니며, 사람들은 때때로 무엇이 옳고, 그른지에 대해 의견이 다르다. 따라서 간호사가 윤리에 대해 글로벌 대화에 참여하려면, 단순히 개인적 의견과 직관에 근거해 윤리를 실천하는 것 이상의 일을 해야 한다. 그리고 간호사는 역사를 통틀어 윤리의 기본적인 개념, 원칙, 접근법 및 이론에 대해 이해를 갖는 것이 중요하다. 또한, 21세기 간호사들에게 관련된 윤리적 쟁점과 딜레마를 구분하고 분석할 수 있어야 한다. 성숙한 윤리적 감수성은 윤리적 실천에 있어 필수적이며, "우리는 정신뿐만 아니라 마음도 함께 발전할 필요가 있다."

1) 윤리와 도덕의 의미

윤리(ethics)는 이상적인 인간 행동과 존재 방식에 대한 철학적 성찰 및 연구이다. 윤리에 대한 접근법과 관련된 개념의 의미는 시간이 지남에 따라 철학자와 윤리학자 간에 다양한 논의를 통해 변화해 왔다. 아리스토텔레스(Aristotle)는 이상적 행동이 궁극적인 안녕을 의미하는 행복(에우다이모니아[eudaimonia]), 즉 높은 수준의 행복이나 복지로 이어지는 행위라고 믿었다. 반면에, 18세기 철학자이자 윤리학자인 임마뉴엘 칸트는 이상적인 행동이 자신의 의무에 따라 행동하는 것이라고 믿었다. 칸트(I. Kant)는 행복은 자율성(자기결정권)을 행사할 자유를 갖는 것을 의미하며, 목적의 수단으로 이용되지 않고 존엄한 대우를 받으며 이성적으로 생각할 수 있는 능력을 갖추는 것이다.

윤리학은 철학적 학문으로서 이해하고 분석하며 구별하기 위한 체계적인 접근으로 옳고 그름, 좋고 나쁨, 그리고 그것들이 사람들의 안녕과 관련되기 때문에 존경스럽고 불명예스러운 것들이다. 오늘날 지구 온난화로 인해 사람들과 그들의 환경 사이의 관계도 윤리의 영역으로 들어왔다. 윤리적 결정은 직업이나 종교를 위해 개발된 규범과 같은 이론, 접근법 및 행동강령을 통해 적용된다. 윤리는 정적인 상태가 아닌 동적인 과정이기 때문에 일부 윤리학자들은 "윤리를 실천한다."라는 표현을 사용한다. 사람들이 윤리를 실천할 때, 그들은 강한 의견보다 건전한 추론으로 자신의 신념과 주장을 뒷받침해야 한다.

사람의 느낌과 감정은 일상생활의 정상적인 부분이며, 윤리를 실천하는 데에 있어 적절한 역할을 이행한다. 그러나 사람은 때때로 그들의 감정들을 타당한 이유로 압도할 때가 있다. 이런 상황에 발생한 감정만으로는 윤리적 결정을 내리는 것은 적절하지 않다. 윤리 실천을 통해 이루어진 평가는 감정과 이성의 균형이 필요하다.

【윤리적 성찰】
'인간의 생명이 신성하다.'는 입장을 바탕으로 낙태가 잘못되었다고 믿는 사람을 생각해 보시오. 이와 같은 사람이 사형이 도덕적인 행동이라고 논리적으로 정당화할 수 있을까요? 이에 대하여 토론해 보시오

윤리와 대조적으로, 도덕(moral)은 윤리를 실천함으로써 파생된 구체적인 믿음, 행동 및 존재 방식이다. 체계적인 윤리적 분석을 통해 좋거나 나쁘다고 평가된다. 도덕과 반대되는 부도덕이며, 이는 사람의 행동이 받아들여진 사회적, 문화적 또는 전문적 윤리 기준 및 원칙에 반대된다는 것을 의미한다. 부도덕의 예는 부정직, 사기, 살인 및 성적 학대가 있다. 비도덕적(amoral)이라는 용어는 일반적으로 부도덕(immoral)하다고 판단되는 행동을 지칭하는 데 이용되지만, 좋은 성품, 개인의 의무 또는 결과에 대한 고려 없이 이루어지는 행위를 뜻한다. 가령, 살인은 부도덕한 행위이지만, 살인을 저지르는 사람이 전혀 죄책감을 느끼지 않거나 아마도 쾌락을 느끼면서 행동한다면, 그 사람은 비도덕적인 방식으로 행동하고 있다(예: 살인은 부도덕 행위이지만 만약 뉘우침과 즐거움을 포함한 아무런 감정의 관여 없이 실천된 것이라면 그것은 비도덕적 행위이다). 그 어떤 도덕적 기준도 적용되지 않은 행위는 비 도덕(nonmoral)적인 행위이다(예: 아침 식사로 시리얼을 먹을지 토스트와 잼을 먹을지 선택하는 것은 비도덕적 결정이다).

사람들이 윤리 문제를 고려할 때, 보통 개인의 선택에 대한 자유, 다른 감각적 존재들에 대한 의무, 또는 인간 성품에 대한 기준을 고려하고 있다. 비윤리적(unethical)은

윤리의 부정적인 형태를 설명하는 데 사용된다(예: 사람의 성품과 행동이 사회, 공동체 또는 전문직의 행동 규범이나 존경받는 특성에 부합하지 않는 경우). 윤리는 도덕의 상황을 언급할 수도 있는 상황에서 사용되기 때문에, 윤리의 과정과 관련되어 '실천하는' 개념은 때때로 오늘날 간과되기도 한다. 그리고 윤리라는 단어를 실제 믿음과 행동의 집합을 언급할 때 사용하며, 윤리와 도덕이라는 용어를 서로 바꿔 사용하기도 한다. 윤리와 도덕이라는 단어를 그들의 문자적 의미에 기반하여 구분하려는 노력이 있었지만, 흔히 사용되는 용어로 인해 일반적으로 이 용어들이 서로 바꿔 사용된다.

Billington(2003)이 적용한 도덕과 윤리의 개념에 대한 특징은 다음과 같다.

- 윤리와 도덕에 가장 중요한 특징은, 다른 사람들과의 사회적 연결이 도덕적이고 윤리적인 행동을 고려해야 한다는 것을 요구하기 때문에, 아무도 윤리적 결정을 피할 수 없다는 것이다.
- 사람은 직접적으로나 간접적으로 한 사람의 윤리적 결정과 관련이 있다. 개인의 도덕은 존재하지 않는다.
- 윤리적 결정은 중요하며, 한 사람의 결정이 종종 다른 사람의 삶, 자존감, 또는 행복에 영향을 미치기 때문이다.
- 윤리적 논쟁에서 확실한 결론이나 해결책에 도달하기는 어렵다.
- 도덕과 윤리의 영역에서, 사람들은 선택의 자유가 주어지지 않는 상황에서는 윤리적 판단을 행사할 수 없다. 즉, 탄탄한 윤리적 판단을 내리기 위한 필요조건은 여러 선택지 중에서 하나를 선택할 수 있는 능력이다.
- 사람들은 도덕적 추론을 사용하여 윤리적 판단을 내리거나 올바른 행동을 발견한다.

2) 윤리적 탐구의 유형

윤리학은 규범윤리학, 윤리 형이상학, 기술 윤리학의 세 가지 탐구 또는 연구 유형에 따라 분류된다. 첫 번째, 규범윤리학은 옳고 그름, 좋고 나쁨, 칭찬받을 만한 것과 비난받을 만한 것으로 여겨지는 가치, 행동 및 존재 방식을 결정하거나 규정한다. 규범윤리학을 적용할 때, 주로 인간이 어떻게 행동해야 하는지, 특정 상황에서 무엇을 해야 하는지, 어떤 성격을 가져야 하는지, 혹은 어떤 모습이어야 하는지에 대해 탐구한다.

규범윤리학은 규범적 질문을 통해 도출된 규정 내용이다. 이 규정에는 인정받은 도덕적 기준이 포함된다. 보샹과 칠드레스(Beauchamp & Childress, 2019)가 구분하여 인정된 도덕적 기준은 공통된 도덕이다. 공통 도덕은 사회 구성원 대부분이 동의하고, 익숙한 규범적 믿음과 행동으로 구성된다. 이러한 규범들은 역사적 맥락에서 발전하며, 사람이 어떻게 행동해야 하는지에 대한 "안정적인 사회적 계약"을 형성해 왔다. 공통 도덕은 광범위한 범위를 가진 보편적 도덕으로 생각될 수 있는 것을 형성하기 때문에 사회에 윤리적 안정성의 틀을 제공한다. 공통 도덕은 의무의 규칙, 성격적 특성 및 공통 도덕적 이상을 포함한다. 진실을 말하고, 친절을 베풀고, 자선을 베푸는 것이 도덕적이라는 믿음은 공통 도덕의 일부이지만, 낙태는 옳고 그름에 대한 다양한 입장이 존재함으로 공통 도덕의 일부가 아니다.

거트와 동료들(Gert et al., 2006)은 많은 사람이 도덕적 문제에 대한 합의가 거의 없다고 잘못 믿고 있다고 주장했으며, 실제로 논란이 되는 문제들은 윤리적 결정 과정의 아주 작은 부분만을 차지한다. 특정 집단에 의해 추구되는 비 보편적 도덕은 공통 도덕과 구별될 수 있다. 특정한 도덕들(예: 특정 윤리 이론이나 접근 방식 또는 직업의 도덕적 규범과 규칙에 기반한 것)은 일반적이기보다는 내용이 많이 포함되어 있고 구체적이다.

비 보편적 도덕들은 일반적으로 사회 내에서 승인된 믿음들과 일치하며, 이러한 믿음들은 공통 도덕에 포함된다. 「간호사를 위한 윤리강령 및 해석 성명서」(미국간호사협회, 2015)는 미국의 전문 간호사를 위한 특정한 도덕이다. 이 강령에서 제시된 규범적 믿음은 간호사는 연민을 가져야 한다는 것이다. 즉, 간호사는 고통을 완화하기 위해 노력해야 한다. 간호사에게는 다른 사람들의 의무와 다른 특정한 의무가 있다. 간호사에 대한 위험과 위협이 더욱 복잡해짐에 따라 직업의 도덕은 진화하고 지속적으로 재검토되어야 한다.

간호사는 다음과 같은 규범적 질문을 자신에게 던질 수 있다. 코로나-19 신종 전염병 기간 동안 근무함으로써 내 생명과 가족 구성원의 생명을 위험에 빠뜨려도 되는가? 5등급 허리케인 동안 병원에서 근무하며 가족과 함께 대피하지 않고 남아 있어야 하는가? 이러한 질문에 대한 답은 강한 감정, 혼란, 또는 죄책감을 불러일으킬 수 있다.

윤리 형이상학은 윤리학에 대한 순수한 윤리 이론, 순수한 도덕철학을 지칭하고, 인간의 실천적 행위에 지침이 되는 모든 도덕적인 규칙들 전체를 탐구하는 것이 아니다. 그것은 모든 도덕성 윤리의 원리가 되는 순수한 이론적 원리적 탐구를 의미한다. 좋음, 행복, 덕 있는 성격과 같은 윤리적 관련 개념과 이론의 의미를 분석함으로써 도덕의 언어를 이해하는 데 관심을 갖는다(예: 윤리 형이상학 분석에 적극적으로 참여하는 간호사는 좋은 간호사-환자 관계의 의미를 결정하려고 시도할 수 있다).

기술 윤리학은 철학적 윤리적 탐구보다는 과학적인 윤리적 탐구에 가깝다. 이는 연구자나 윤리학자들이 사람들이 도덕에 대해 어떻게 생각하는지 또는 사람들이 어떻게 행동하는지, 즉 그들의 도덕을 기술하고자 할 때 사용되는 접근 방식이다. 전문적인 도덕적 가치와 행동은 간호 연구를 통해 기술될 수 있다(예: 환자에게 그들의 말기 질환에 대한 진실을 말하는 것에 관한 간호사들의 태도를 탐구하는 연구).

3) 윤리적 관점

윤리적 논점과 토론은 종종 경계가 모호하고, 한정된 틀에 맞춰지지 않는다. 그러나 이것이 윤리학을 의견에 기반한 노력으로 만드는 것은 아니지만, 윤리적 상대주의와 윤리적 객관주의에 대해 합리적으로 논의할 수 있다.

(1) 윤리적 상대주의

윤리적 상대주의는 윤리와 도덕이 개인과 사회에 따라 각각 다르게 받아들여진다는 믿음이다. 윤리적 상대주의에는 윤리적 주관주의와 문화적 상대주의가 있다. 윤리적 주관주의를 믿는 사람들은 "개인이 자신의 도덕을 창조하며, 객관적인 도덕적 진리는 없다. 오직 개인적인 의견만이 있다."라고 믿는다. 사람들이 행동에 대해 느끼는 방식에 따라 행동이 옳거나 그름, 좋거나 나쁨에 대한 사람들의 믿음이 달라진다. 이는 실질적인 이유나 체계적인 윤리 분석에 기반하지 않는다. 한 사람이 잘못되었다고 믿는 것이 이웃에 의해 잘못되지 않은 것으로 여겨질 수 있으며, 이는 사람들이 자신의 믿음과 감정을 어떻게 정당화하는지에 따라 다르다. 이러한 차이는 윤리적 주관주의자들에게 받아들여진다.

윤리적 주관주의는 문화적 상대주의와 구분되었다. 펜스(Pence, 2000)는 문화적 상대주의를 "특정 문화의 경험, 믿음, 행동에서 뿌리를 두고 그것과 분리될 수 없는 윤리 이론으로, 한 문화에서 잘못된 것이 또 다른 문화에서는 그렇지 않을 수 있다."라고 정의했다. 문화적 상대주의에 반대하는 사람들은 그것이 극단적이거나 문자 그대로의 의미에 따라 실천될 때, 이러한 사고방식이 위험할 수 있다고 주장한다. 왜냐하면 이론적으로는 문화적 상대주의는 상대주의자의 착취적이거나 부정적 행동을 지지할 수 있기 때문이다.

문화적 상대주의(예: 여성할례[여성 음핵절제술])가 도덕적인 행위라는 믿음이다. 이 행위가 종교의식으로 간주되지는 않지만, 이슬람 또는 이집트 파라오 유산을 가진 일부 국가의 일부 그룹들에 의해 윤리적으로 허용되고 있다. 그러나 대부분 국가와 문화에서는 이것이 유엔 인권선언에 반한 심각한 위반으로 간주된다.

(2) 윤리적 객관주의

윤리적 객관주의는 보편적이거나 객관적인 도덕 원칙이 존재한다는 믿음이다. 객관주의 윤리 이론과 접근법(예: 의무론, 공리주의 및 자연법 이론)이 있다. 일부 윤리학자들은 이론 및 접근법이 상호 배타적이라고 믿지만, 실제 사용할 때 이론과 접근법은 종종 겹치는 경우가 많다. "도덕적 판단은 원칙, 성격, 의도, 문화적 가치, 상황 및 결과를 포함해야 하는 전체이다."

2 가치와 도덕적 추론

윤리학은 철학이라는 추상적인 학문 분야에 속하기 때문에, 사람들이 삶에서 의미 있고 좋다고 여기는 것에 대한 많은 관점을 포함한다. 가치는 어떤 것이 좋거나 바람직하다고 믿는 사람의 평가적 판단을 나타낸다. 사람이 올바르게 여기는 것들은 개인의 성격이 어떻게 발전하고 사람들이 어떻게 생각하며, 더 나아가 행동 방식을 결정하는 데에 큰 영향을 미친다.

전문적 가치는 전문 직업 강령에 명시되어 있다. 미국간호사협회(American Nurses Association, 2015)의 「간호사를 위한 윤리강령 및 해석 성명서」에서 기본적인 입장은 전문적 가치와 개인적 가치가 통합되어야 한다는 것이다. 간호에서의 가치와 도덕적 추론은 규범윤리의 영역에 속한다. 「한국 간호사 윤리강령」(2023년)에도 "대한간호협회는 국민의 건강과 안녕에 이바지하는 전문직종사자로서 간호사의 위상과 긍지를 높이고, 윤리 의식의 제고와 사회적 책무를 다하기 위하여 이 윤리강령을 제정한다."라고 되어 있다. 즉, 윤리강령에 포함된 전문적 가치는 간호사들이 어떻게 생각하고 어떻게 행동해야 하는지를 규율한다.

추론은 추상적인 사고 과정을 사용하여 창의적으로 생각하고, 질문에 답하며, 문제를 해결하고, 자신 행동이 원하는 존재 방식에 대한 전략을 수립하는 것이다. 사람이 추론에 참여할 때, 그들은 다른 사람들의 검토되지 않은 믿음과 아이디어를 바로 수용하지 않는다. 추론은 개인의 결론이 좋거나 논리적 토대 위에 기반하는지를 판단하기 위해 스스로 생각하는 것을 포함한다. 도덕적 추론은 도덕적 혹은 윤리적 문제에 집중된 추론에 적용된다. 간호사를 위한 도덕적 추론은 간호사-환자, 간호사와 같이 근무하는 동료, 조직 기관 내 다른 사람들 사이의 일상적인 관계 속에서 발생한다.

1) 고대 그리스

도덕적 추론이 서구 역사에서 시작된 것은 고대 그리스, 특히 소크라테스(Socrates, 기원전 470?~399), 플라톤(Platon, 기원전 428?~348?), 아리스토텔레스(Aristotle, 384?~322?) 때부터였다. 소크라테스의 가르침에 대해 전하는 문헌이 존재하지 않음에도 불구하고(현존하는 자료는 플라톤이 기록한 것), 소크라테스는 아테네에서 도덕적 추론과 비판적 사고를 널리 추앙했던 학자로 잘 알려져 있다. 또한 그는 소크라테스식 질문, 혹은 소크라테스식 방법이라고 불리는 추론 기법을 개발하였고, 이것은 오늘날에도 사용된다. 이 방법을 사용하여 열린 마음과 비판적 사고를 촉진하는 소크라테스는 도전적인 질문을 던진 다음, 받은 답변에 대해 또 다른 질문을 던지기도 한다. 소크라테스식 대화의 목적은 한 개인의 지적 능력, 믿음의 정확성, 명확성 및 가치를 조사하는 것이다. 이 방법의 한 가지 예시는 다음과 같다.

> 소크라테스: 간호사가 왜 윤리를 배워야 하는가?
> 간 호 사: 좋은 간호사가 되기 위해서입니다.
> 소크라테스: 좋은 간호사란 무엇인가?
> 간 호 사: 환자를 잘 보살피는 간호사입니다.
> 소크라테스: 환자를 잘 보살폈다는 기준은 또 무엇인가?

이러한 질문의 흐름은 원래 질문에서 비롯된 개념과 질문에서 상정된 개념들이 완전히 탐구될 때까지 계속 이어진다. 소크라테스적 질문은 최종 답을 얻는 것을 의미하지 않지만, 이러한 형태의 토론은 사람들이 비판적이고 성찰적인 방식으로 계속해서 사고를 확장하도록 장려한다.

소크라테스를 스승으로 둔 플라톤은 유사 이래 가장 뛰어난 철학자로 평가받기도 한다. 플라톤의 추론은 두 가지 현실 영역에 대한 그의 믿음에 기초한다. 첫 번째, 시간과 공간을 초월하는 형상(Forms)의 영역이다. 플라톤은 모든 형상은 영원하고 완벽할 수 없는 영역이라고 보았다. 또한 형상의 영역에 개념과 사물의 본질, 심지어 사물 속성의 본질이 포함되어 있다고 믿었다. 형상의 영역에 존재하는 본질의 예를 들어, 선(線)의 완벽한 형상, 완벽한 붉은색, 혹은 완벽한 말(horse)이 포함된다. 형상의 영역에서 선의 본질은 이상적인 진리로서 존재하며, 붉은색(사과와 같은 일부 물체의 특정 속성)은 가장 완벽한 상태로 존재한다. 형상의 영역에 있는 말은 말이라는 동물의 완벽한 표본이며, 이 완벽한 말은 예를 들어 말과 소를 구별하는 모든 요소를 포함한다. 두 번째 영역은 현상(Appearance)의 세계로, 이는 불완전하고, 부패하며 변화하는 현상들의 일상적인 세계이다. 이곳이 바로 인간이 사는 세상이다. 현상의 세계에서 불완전한 현상의 기본적인 목적과 목표는 완벽한 형상과 그 본질을 모방하는 것이다(예: 살아 있는 말의 목적은 형상의 세계에 존재하는 말의 완벽한 표본과 동일 해 지는 것). 플라톤은 또한 인간이 삼위적 영혼을 가지고 있다고 상정한다.

영혼의 세 부분은 그 첫 번째, 생각, 진실과 관련된 이성(Faculty of Reason)의 부분으로, 머리에 해당된다. 두 번째, 사랑, 미, 영생의 바람을 표현하는 의지(Faculty of Spirit)의 부분으로, 가슴에 해당한다. 세 번째, 인간의 욕구와 감정을 표현하는 욕망(Faculty of Appetite)의 부분으로, 복부에 해당한다. 플라톤은 이 영혼의 세 부분이 많든 적든 개인에게 영향을 미친다고 믿었다. 따라서 어떤 사람은 육체적 즐거움을 추구하는 반면, 또 다른 사람은 지식의 추구를 하는 경향을 보이는 것이다.

추론에 관련된 플라톤의 유명한 이야기 중 하나는 동굴에 대한 우화이다. 이 이야기에서 사람들은 사슬이 묶인 채로 동굴의 바닥에서 살아간다. 그들 뒤에서 불이 타오르며 사람들이 움직이는 그림자를 사슬로 묶인 사람들 앞의 벽에 비친 것이다. 사슬에 묶인 죄수들은 그림자가 실제 사람들이라고 믿었다. 한 죄수가 그의 사슬에서 해방되었을 때, 그는 동굴을 떠나게 되었다. 처음에는 태양의 빛에 눈이 너무 부셔서 앞을 보지 못하지만, 눈이 빛에 적응한 후 그는 동굴 내의 그림자보다 더 실제적인 물체들을 보았다. 해방된 사람은 다른 죄수들에게 사슬을 끊고 더 넓은 현실 세계로 들어올 것을 권장하기 위해 동굴로 돌아왔다. 이 이야기의 의미는 여러 가지로 해석되었다. 플라톤이 의도한 의미가 무엇이든, 이 이야기는 사람들이 폐쇄된 마음과 잘못된 추론에 사로잡혀 있을 때 발생하는 문제에 대해 생각해 보게 한다.

아리스토텔레스는 플라톤의 영향을 받았지만, 이상적 형상의 초월적인 영역을 믿는 것 보다 더 실용적인 접근 방식을 추론에 적용하였다. 그는 경험적 탐구의 중요성에 대한 그의 믿음에 의해 추론을 이끌어갔고, 목적 또는 최종 목적인(telos, 目的因)을 가지고 있다고 믿었는데, 이는 플라톤의 가정인 완벽한 형상을 모방하려 한다는 개념과 유사하다. 아리스토텔레스는 니코마코스 윤리학에서 인간의 목적 또는 원하는 최종 목표인 행복 또는 웰빙을 향해 나아가고자 하는 사람들을 위한 숙고에 필요한 실천적 지혜(프로네시스, phronesis)에 대해 논의했다.

아리스토텔레스는 사람이 지적 우수성을 달성하기 위해 실천적 지혜를 함양하기 위한 교육이 필요하다고 믿었다. 지혜는 지혜로워지면서 얻을 수 있는데, 이는 특정 상황에서 어떻게 행동해야 할지 알고 신중하게 생각하며 좋은 인격을 지녔음을 의미한다. 따라서 고대 그리스에서 신중함은 단순히 좋은 의도를 지닌 것을 넘어서서 해야 하는 바를 알고 지식을 실제 행위로 옮기는 실천 의미를 가진다. 아리스토텔레스는 인간이 사회적 존재로 "인생에서 옳은 행위를 하는 사람이 고귀함과 좋음을 성취할 수 있다."라고 보았다. 아리스토텔레스의 실천적 지혜 개념은 플라톤의 신중함의 미덕 개념과 유사하다. 지혜는 특정 상황에서 어떻게 행동해야 하는지 알고, 잘 숙고하며, 우수한 성격을 구현하는 성향을 가지고 있다는 의미이다. 따라서 고대 그리스에서는 신중함은 단순히 좋은 의도나 좋은 의미를 갖는 것 이상이다. 무엇을 해야 할지, 어떻게 해야 할지를 아는 것뿐만 아니라, 지식을 잘 논리적인 행동으로 바꾸는 것도 포함한다. 아리스토텔레스는 사람들이 사회적 존재이며, 그들의 추론은 그들이 좋은 시민과 친구가 되도록 하고 절제된 방식으로 행동하게 해야 한다고 믿었다.

2) 중세

로마의 실패한 정치 체제가 남긴 공백에서 기독교는 서유럽에서 지배적인 종교가 되었고, 가톨릭교회는 유럽인들을 교육하는 강력한 역할을 맡게 되었다. 기독교는 일신론 종교이지만, 고대 그리스 철학은 추론의 사용과 다신론(여러 신)에 기반을 두고 있다. 고대 그리스 철학은 이단으로 여겨졌기 때문에, 교회가 지배하는 중세 동안 탄압을 당하였다. 그러나 흥미롭게도 중세 동안 주요 윤리적 영향을 끼친 두 가톨릭 성인, 아우구스티누스와 아퀴나스는 모두 고대 그리스인들의 영향을 받았다. 성 아우구스티누스(Augustinus, 354~430)는 중세의 플라톤으로 여겨진다. 아우구스티누스는 기독교도였고 플라톤은 비기독교도였지만, 아우구스티누스 믿음은 플라톤의 이상적 형상의 영역에 대한 믿음과 유사하다. 아우구스티누스는 이 진실들은 신에 의해 인간의 각 영혼에 각인된다고 믿었다. 아우구스티누스에 따르면, 하나님을 사랑하는 것이 의무이며 도덕적 추론은 그 의무에 따라 감각을 지휘해야 하며, 이 의무에 복종하는 것을 도덕적 완성으로 이끌어야 한다. 성 아우구스티누스는 오직 선의 존재만을 믿었다. 따라서, 악은

선이 결여되었거나 그 존재가 어떤 방식으로든 왜곡되었을 때만 존재한다. 아우구스티누스는 인간은 유한한 존재로 보았고, 하나님과의 관계를 연결하기 위해 필요한 간극을 메우는 데 신적인 은혜가 필요하다고 여겼다. 성 토마스 아퀴나스(Sanctus Thomas Aquinas, 1224~1274)의 도덕 가르침은 때때로 아리스토텔레스의 윤리적 가르침이 기독교식으로 나타난 것으로 본다. 아퀴나스는 아리스토텔레스의 윤리적 가르침을 가톨릭교회의 가르침과 조화시키려고 노력했다. 아리스토텔레스처럼, 아퀴나스는 사람들이 바람직한 최종 목표 또는 목적을 가지고 있으며, 성품의 우수성(덕)을 개발하는 것이 인간의 행복과 좋은 도덕적 추론으로 이어진다고 믿었다. 아리스토텔레스의 비기독교적 도덕철학은 인간이 탁월한 지성과 도덕적 품성을 함양함으로써 최종 목표(end goal), 즉 행복(eudaimonia) 또는 웰빙이라는 역동적인 상태를 향해 나아가는 것에 기반을 두고 있다. 아퀴나스는 완벽한 행복이라는 최종 목표에 대한 아리스토텔레스의 개념을 확장하고 행복에 대한 요구 사항을 신에 대한 지식, 사랑, 기독교적 미덕에 근거했다. 아퀴나스는 아리스토텔레스의 자부심 덕목에 대한 강조를 겸손 덕목에 대한 강조로 대체했다. 아리스토텔레스는 자부심이 독립적이고 강한 남성의 중요한 특성이라고 믿었지만, 아퀴나스는 겸손함의 특성을 중요하게 여겼다. 왜냐하면 그것은 신의 자비에 의존해야 할 필요성을 나타내기 때문이다. 덕 윤리 외에도 아퀴나스는 윤리의 자연법 이론에 따른 추론에 대한 믿음과 관련이 있다.

3) 현대 철학과 계몽시대

현대 철학의 시대는 중세 동안 주요 지적 힘이었던 가톨릭교회의 영향력이 사회 내에서 줄어들기 시작하고 과학의 영향력이 증가하기 시작하였다. 과학 혁명은 1543년 코페르니쿠스(Nicolaus Copernicus, 1473~1543)가 지구와 인간이 우주의 중심이 아님을 발견하면서 시작되었지만, 17세기에 케플러(Johannes Kepler, 1571~1630)와 갈릴레오(Galileo Galilei, 1564~1642)가 과학적 논쟁을 사회의 전면으로 가져오면서 혁명이 급속히 진전하게 되었다.

이러한 변화와 함께 인간의 도덕적 추론에 대한 새로운 자유가 도래했으며, 이는 사람들이 주로 교회의 교리와 규칙에 대한 영향을 받고 통제되는 존재가 아니라 자율적이고 합리적으로 사고하는 존재로 바라보게 되었다. 18세기 계몽시대 동안 인간은 중세(암흑시대)의 어둠에서 진정한 지식의 빛으로 나아가고 있다고 믿었다. 일부 과학자들과 철학자들은 인간이 궁극적으로 완성될 수 있으며 모든 지식이 발견될 것이라고 믿을 만큼 대담했다. 경험적 과학에 대한 믿음이 커짐에 따라, 우주와 사람을 기계에 비유하는 새로운 사고방식이 도입되었다. 많은 과학자와 철학자들은 사람들과 더불어 세상이 분석을 통해 작은 요소들로 나뉠 수 있다고 믿었다. 이러한 환원주의자들은 대부분 또는 모든 지식이 발견된 후에 우주와 인간의 행동을 예측하고 통제할 수 있기를 희망했다.

사람들은 오늘날에도 치료가 돌봄보다 더 높이 평가되고 건강과 질병에서 불확실성은 제거될 수 있거나 제거되어야 한다고 생각한다. 기계론적인 접근 방식은 그 대상이 지닌 문제를 마치 기계를 고치듯이 고치는 데 초점을 맞춘 것에 반해, 인본주의적 또는 전체적 접근 방식은 웰빙과 건강이 복잡한 연속체를 따라 발생하며 일부 상황과 건강 문제는 예측, 해결 또는 치료될 수 없다는 것을 쉽게 인정한다.

18세기에 데이비드 흄(David Hume, 1711~1776)은 도덕적 추론에 대한 중요한 아이디어를 제안해 냈다. 흄은 도덕적 추론을 실천할 때 사실과 가치 사이에 구분이 있다고 주장했다. 사실/가치의 구분은 존재/당위 구분(Is-Ought Gap)이라고도 불린다. 회의론자로서 흄은 인간이 사실을 인정한 다음 그 사실에 근거하여 가치 판단을 내려서는 안 된다고 제안했다. 왜냐하면 논리적으로 무엇이 있는지에 대한 사실을 취한 다음 무엇이 되어야 하는지에 대한 윤리적 판단을 내릴 수 없기 때문이다. 흄의 주장이 타당하다면 인간은 다음과 같은 가정을 하여서는 안 된다. (1) 모든 개에게는 벼룩이 있다면(이것이 알려진 사실이라고 가정) (2) 사라가 개라면(사실) (3) 사라가 소파에서 자는 것을 허용해서는 안 된다. 왜냐하면 소파에 벼룩이 있는 것은 나쁜 일이기 때문이다(가치 진술). 사실/가치 구분의 진리를 믿는 사람들에 따르면 사라가 소파에서 자는 경우 소파에 벼룩을 퍼뜨릴 가능성은 사실이 될 수 있지만, 소파에 벼룩이 있는 것이 나쁜 일이라고 판단하는 것은 오직 한 사람의 가치나 감정에만 근거하여 결정하는 것이다.

4) 포스트모던 시대

계몽시대의 과학적 지배 이후 일부 사람들은 과학에 대한 일방적인 충성이 인류 사회에 문제를 일으키고 있다고 의문을 제기하기 시작했다. 펜스는 포스트모더니즘을 "과학과 추론이 인간성을 향상시킬 것이라는 낙관적인 견해를 거부하는 철학과 인문학의 현대 운동"으로 정의했다(Pence, 2000). 이성과 과학적 방법을 통한 지속적인 진보라는 개념을 거부하는 것이었다. 포스트모던식 사고방식은 다원론적 관점, 혹은 다양한 지성/문화적 영향을 받아 형성되었다. 포스트모던식 철학에 따라 사유하는 사람들은 현실이 지속적으로 변화하고 있으며, 과학적 조사로 만들어 낸 하나의 이론, 관점은 결코 인간 행위, 관계 그리고 삶을 규율하는 하나의 절대적 진리를 정확하게 설명할 수 없다고 믿었다. 인간 지식은 여러 요인에 의해 형성되며, 스토리텔링과 서사 분석이 지식 개발의 핵심 구성 요소로 간주된다.

5) 돌봄 기반 vs. 정의 기반 추론

도덕적 추론에 대한 돌봄 접근 방식은 종종 여성적인 사고방식과 관련이 있으며, 치료 접근 방식은 보통 남성적이고 계몽시대의 사고방식과 관련이 있다. 1981년에 심리학자 로렌스 콜버그(Lawrence Kohlberg, 1927~1987)는 84명의 소년을 대상으로 20년 이상 진행한 중요한 연구에서 얻어낸 도덕적 추론에 대한 그의 획기적인 연구를 보고했다. 콜버그는 장 피아제(Jean Piaget, 1896~1980)의 연구에 기반을 두고, 어린이에서 성인에 이르기까지 도덕 발달의 여섯 단계를 정의했다. 흥미롭게도, 콜버그는 그의 연구에 여성을 포함하지 않았지만, 그의 여섯 단계 척도를 남성과 여성 모두의 도덕 발달을 측정하는 데 사용할 예정이었다. 이 척도를 여성에게 적용하였을 때, 여성들은 순서의 세 번째 단계에서만 점수를 받는 것으로 보였고, 이 단계는 콜버그가 도덕성을 대인관계와 타인을 돕는 측면에서 설명한 단계이다. 콜버그는 이러한 결과를 성숙한 도덕적 추론의 능력이 결핍되었기 때문이라고 보았다. 콜버그가 그의 연구에서 여성을 배제하고 이 세 번째 단계에 대한 부정적인 견해를 가진 것으로 인해, 콜버그의 동료 중 한 명인 캐롤 길리건(Carol Gilligan, 1936~)은 성 편견의 문제를 제기했다. 이에 길리건은 1982년에 발표한 그의 유명한 저서 〈다른 목소리로(In a Different Voice)〉에서 여성의 도덕적 추론은 그 방식이 남성과 다르며 이는 결핍된 것이 아니라고 주장하였다. 도덕적 추론에 대한 견해들은 콜버그의 정의는 '남성 중심적 윤리'이고, 길리건은 '여성적인 돌봄의 윤리'라는 것이다.

6) 역사의 영향

사람들은 사회 내의 큰 집단에 의해 높이 평가되거나 중요하게 여겨지는 규범과 신념이 합쳐지는 역사적 시대를 회고적으로 분석할 수 있다. 일부 윤리적 객관주의자들이 사용한 중첩된 접근 방식과 마찬가지로, 역사적 시대의 영향도 서로 쌓이고 통합되며 종종 분리하기 어렵다. 기독교인들은 여전히 중세 동안 생성된 철학에 기반한 많은 윤리적 추론을 한다. 동시에 계몽시대에 널리 퍼진 개인주의적 사고방식은 오늘날 서구사회에 자율성으로 남아 높이 평가되고 있다. 다양한 역사적 영향이 도덕적 추론에 영향을 미쳤기 때문에 오늘날 글로벌하게 연결된 세상에서 풍부하고 흥미로운 가치, 관점, 관행의 패턴이 분명하게 나타난다.

3 윤리 이론과 접근법

윤리 이론과 접근법은 "내가 무엇을 해야 하거나, 하지 말아야 하는가?", "나는 어떻게 해야 하는가?"라는 질문에 도덕적 지침으로 기능한다. 윤리 이론은 개인에게 도덕적 사고와 추론에 대한 지침을 제공할 수 있을 뿐만 아니라 도덕적 행동에 대한 정당성을 제공할 수 있다. 다음은 윤리 이론과 접근법을 모두 포함하는 것은 아니지만, 가장 일반적인 것들을 대표한다.

1) 서양 윤리학

(1) 종교와 서양 윤리학

서양 윤리학 체계에 대한 논의는 일부 사람들이 유대교, 기독교, 이슬람교와 같은 서구의 일신론적 서양 종교 전통을 포함하고자 하는 욕구를 불러일으킬 수 있다. 이 종교들의 도덕성은 각각의 성전에 기초를 두고 있다. 즉 유대교에서 구약성서의 최초 5권(토라, Torah), 기독교의 구약/신약성서 그리고 이슬람교의 선구자 모하메드가 알라에게서 받은 코란에 기반하고 있다. 이들 종교 집단 각각에서는 성스러운 법과 전통에 따라 하나님을 기쁘게 하는 것이 규정된 도덕적 행동을 지배한다. 성경 외에도(예: 가톨릭 성인 아우구스티누스와 아퀴나스, 중세 유대 철학자 마이모니데스) 등과 같은 역사적 인물들이 종교 윤리 체계에 큰 영향을 미쳤다.

종교 윤리 체계는 정치적, 사회적, 지적인 면에 중점을 둔 고대 그리스인들은 중세에 이르러 종교 교리가 주된 초점이 될 때까지 서구 세계에서 가장 발달된 윤리체계를 제공하였다. 그 후, 계몽시대로 넘어가면서 사람들은 다시 한번 인간 지성이 도덕적 지침을 제공하는 데 신뢰할 수 있다고 보았다.

(2) 덕 윤리

> 생각을 주의 깊게 지켜보아라; 그것들은 말이 된다.
> 말을 주의 깊게 지켜보아라; 그것들은 행동이 된다.
> 행동을 주의 깊게 지켜보아라; 그것들은 습관이 된다.
> 습관을 주의 깊게 지켜보아라; 그것들은 성격이 된다.
> 성격을 주의 깊게 지켜보아라; 그것은 당신의 운명이 된다.
>
> –프랭크 아웃로

덕 윤리는 의무나 행동의 결과에 있어서 옳고 그름을 중시하기보다는 성품의 우수성과 어떤 부류의 사람이 되길 원하는지에 주목하는 윤리 이론이다. 플라톤과 아리스토텔레스 시대부터 덕, 그리스어로 아레테(Arete)는 사람이나 물체가 그들의 목적에 따라 최선을 다할 수 있는 탁월함을 의미했다(예: 칼의 목적은 자르는 것이므로, 칼에 대한 아레테는 칼이 날카로운 날을 가지고 매우 잘 자른다는 것을 의미한다). 칼의 서비스가 필요한 경우, 자르는 데 탁월함을 보이는 칼이 바로 사용하고 싶은 칼 유형일 것이라고 가정하는 것이 안전할 것이다. 대부분 사람은 가능한 최선의 방식으로 그 목적을 달성하는 칼을 사용하길 원한다. 인간에게 있어 덕 윤리는 "내 의무는 무엇인가?"보다는 "훌륭한 사람이 되기 위해서는 어떠한 사람이 되어야 하는가?"를 질문한다. 인간의 덕은 일상적이지는 않더라도 습관적이어야 하는데, 이는 평생 의도적으로 개발된 훌륭한 특성이다. 개인에 있어 덕은 지속적인 특징이며, 활동적이고, 상황에 대한 선택적 반응을 통해 발전한다. 덕은 도전과 어려움을 견디며, 반응에 의하여 강화되거나 약화된다. 덕은 또한 신뢰할 수 있는 성품을 가지며, 그것은 우연이 아니다. 아리스토텔레스에 따르면, 덕을 지닌 이는 타인에게는 좋은 친구이자 훌륭한 생각을 하는 사람이며 지역사회의 훌륭한 시민이다.

아리스토텔레스의 덕 윤리 접근 방식은 두 가지 탁월한 범주로, 즉 지적 덕과 인성적(도덕적) 덕에 기반을 두고 있다. 아리스토텔레스에 따르면 "지적인 덕은 가르침을 통해 생겨나고 증가하는 반면에 인성적 훌륭함은 습관에 의해 결정된다". 아리스토텔레스는 습관은 행위를 아무렇게나 일상화하는 것이 아니라 훌륭한 습관을 향해 꾸준히 의식적으로 노력하는 것이다. 아리스토텔레스는 지적 덕과 인성적 덕 두 종류로 구분했지만, 이 두 종류로 덕은 명확히 구분될 수 없다. 아리스토텔레스는 "인성의 덕을 가진다는 것은 지혜 없이는 불가능하며, 지혜롭지 않고서는 인성의 덕을 가질 수 없다."라고 제안했다. 아리스토텔레스는 좋은 것들이 지나치게 이루어지는 경우 나쁜 결과를 초래할 수 있다는 것을 깨달았다. 덕은 과도함과 부족함, 두 가지 극단 사이의 중용이 있다(예: 아리스토텔레스는 용기를 덕이라고 하였는데, 이 용기가 지나치면 경솔해지고, 반대로 결핍되면 비겁해지는 악덕이 된다. 과장되지 않고, 자신을 과소평가하지 않는 사이의 진실한 덕(德)이다). 각 덕(德)의 중용은 그 덕(德)의 종류와 상황에 따라 독특하다. 즉, 중용은 수학적 평균이 아니다. 고대 그리스인은 덕(德) 윤리와 가장 자주 연관되지만, 스코틀랜드 철학자 데이비드 흄(David Hume, 1711~1776)과 독일 철학자 프리드리히 니체(Friedrich Wilhelm Nietzsche, 1844~1900)는 각각 그리스 철학과는 다른 흥미로운 덕 윤리 철학을 제안했다. 흄의 접근법은 몇몇 페미니스트 철학자들에 의해 사용되며, 흄은 인간이 다른 사람들에게 동정적이거나 자비롭게 행동하는 자연스러운 경향에서 덕이 비롯된다고 믿었다. 덕은 대부분 사람이 존경하고 일반적으로 즐겁게 여기며 다른 사람들, 자신, 또는 둘 모두에게 유용하다고 판단되는 인간의 성격 특성이다. 덕의 유용성에 초점을 맞춘 탓에 흄의 윤리 접근법은 공리주의와도 관련된다. 흄의 윤리 철학은 훌륭한 행동은 추론이 아닌 감정에 근거하여 발생하는 인간적인 동기로 보았다. 하지만 흄은 윤리가 단순히 개인 의견에만 근거한다고 상정하지 않았다. 덕(德)있는 행동은 공동체의 복지에 유용한 것인지 대하여 공동체 구성원 합의에서 확인된다. 덕(德) 윤리의 또 다른 급진적인 관점은 니체의 철학에 근거를 두고 있다. 사람들을 돌보고 동정적인 존재로 보는 대신 니체는 사람들에 있어 가장 좋은 특징은 권력에의 의지를 키우는 것으로 제안했다. 니체는 권력에의 의지가 세상에서 지배력을 얻고자 하는 동기라고 보았다. 니체는 강함을 덕으로 칭송했으나, 돌보는 것과 친절 같은 소위 여성적 덕을 약함의 징표로 여겼다. 이는 니체에 따르면, 덕이 위계적 권력 또는 다른 사람들에 대한 권력과 일치한다는 것을 의미한다. 그래서 기독교의 겸손 덕은 악덕으로 여겨진다. 니체의 철학을 세계관으로 채택한 것으로 알려진 또 다른 독일인은 아돌프 히틀러이다. 니체는 철학사에서 잘 알려진 중요한 인물이지만, 그의 덕 윤리 접근법은 간호 윤리에 잘 적용되지 않을 것으로 보인다. 덕 윤리가 오늘날 다시 인기를 얻고 있지만, 수년에 걸쳐 이 윤리적 접근 방식은 서양 철학자와 간호 역사 사이에서 관심이 줄어들었다.

시간이 흐르면서 간호사들은 플로렌스 나이팅게일(Florence Nightingale, 1820~1910)의 전통을 따르는 것이 직업적으로 도움이 되지 않는다는 결론을 내렸다. 왜냐하면 그녀의 간호에서의 덕에는 순종이라는 덕이 포함되어 있기 때문이다. 그러나 나이팅게일이 순종을 중시한 것은 그녀가 살았던 시대의 맥락에서 이해되어야 한다. 또한, 나이팅게일의 그리스 철학에 대한 광범위한 교육은 그녀가 아리스토텔레스가 생각한 실천적 지혜의 가치를 믿음으로써 순종이라는 덕을 사용하는 데 영향을 미쳤을 수 있다. 순종을 실천적 지혜와 연결함으로써 일부 간호사들은 이제 나이팅게일의 개념을 의사들에 대한 맹목적 충성보다는 지적 순응에 가까운 것으로 이해하기 시작했다.

(3) 자연법 이론

> 사실, 진정한 법, 즉 올바른 이성이 있는데, 이는 자연에 따라 모든 사람에게 적용되며, 불변하고 영원하다. 이 법은 명령에 따라 사람들에게 의무를 수행하도록 촉구하고, 금지에 따라 사람들이 잘못을 저지르지 않도록 한다.
>
> –마르쿠스 툴리우스 키케로(Marcus Tullius Cicero), 「공화국(The Republic, 기원전 51년)」

자연법 이론은 아주 길고 다채로운 역사를 지니고 있는데, 그 기원은 고대 그리스까지 거슬러 올라간다. 실제로 자연법 이론은 복잡하며, 그 본질을 제시하는 것은 이론을 과도하게 단순화시킬 수 있다. 심지어 자연(nature)과 자연적(natural) 중 어떤 용어를 차용해야 하는지도 모호하다. 아리스토텔레스의 자연법 이론은 인위적인 법이 아닌 자연법의 보편적인 정의를 구현하는 것을 목적으로 두고 있다. 현대 대부분의 자연법 이론 버전은 성 토마스 아퀴나스의 종교 철학에 근간을 두고 있다. 아퀴나스는 신이 모든 것을 창조하고 목적과 의지를 부여했다고 믿었기 때문에 인간이 자연을 탐구하면 거기에서 하나님의 기대를 찾을 수 있다고 추론했다. 오늘날 자연법 이론은 일부 사람들이 비자연적으로 여기는 행위(예: 동성애와 피임), 부자연스러운 행위들을 금지하는 종교 규칙의 근간이 되었다고 할 수 있다.

(4) 의무론(Deontology)

의무론은 결과와 상관없이 의무에 근거한 법칙과 규칙에 따라 행동의 옳고 그름을 판단하는 이론이다. 즉 의무의 연구는 의무와 규칙에 중점을 둔 윤리적 접근법이다. 의무론적 사고방식과 가장 밀접하게 연관된 영향력 있는 철학자는 임마누엘 칸트(I. Kant, 1724~1804)이다. 칸트는 인간을 이성적이고 자율적(자기 주도적)인 존재로 정의했으며, 보편적이고 객관적인 도덕 법칙을 알고 도덕적으로 행동하기로 결정할 수 있는 능력을 가지고 있다. 칸트의 의무론은 이성적인 인간은 윤리 규범을 알 수 있다고 하였다. 그리고 모든 사람은 합리적 존재로 모든 상황에서 의무감을 바탕으로 행동해야 한다고 규정한다. 사람은 어떻게 행동할지에 대해 결정할 때, 개인의 행동 결과는 중요하지 않다. 칸트에 따르면, 사람들이 도덕적으로 행동할 수 있는 것은 의무에 따른 행동을 통해서만 가능하다. 칸트는 개인이 의무에서 행동하고 싶지 않는 경우라도, 행동할 윤리적 의무가 있다고 믿었다. 사실 칸트는 의무에 의해 동기 부여된 행동이 사랑의 동기에 의한 행동보다 우월하다고 주장했다. 이성적인 선택은 개인의 감정에 대한 불안정한 통제에 비해 자신의 통제하에 있기에, 칸트는 오직 이성만이 도덕적 행위를 도출해 내는 기제가 있다고 확신했다.

칸트는 사람은 그 자체로 목적이므로 수단이 아닌 목적으로 대해야 한다고 주장한다(예: 오늘날 연구 참여자로부터 정보에 입각한 동의를 얻지 못하는 연구는 실패이다. 연구자는 연구가 참여자에게 유익할 것이라고 믿는 경우도 마찬가지이다). 칸트는 사람들이 스스로 의무에 대한 사고의 지침이 되는 규칙들을 정립했다. 이는 가언명령(hypothetical imperative)과 정언명령(categorical imperative)이다.

가언명령은 의무를 선택적 또는 특정 목표를 달성하기 위해 준수하거나 따라야 할 규칙을 의미한다. 가언명령은 때로 if-then 명령이라고도 하는데, 조건적 혹은 선택적인 행동을 포함한다는 것을 의미한다(예: 만약 내가 간호사가 되고 싶다면 나는 간호대학에서 공부해야만 한다).

정언명령은 도덕적 행위와 관련하여 의무와 법이 절대적이고 무조건적인 의무이다. 모든 사람에게 행동의 정당성과 개인의 도덕적 의무를 알기 위한 지침으로써 보편적이고, 무조건적인 규칙, 규범 및 지침의 틀을 마땅히 따라야만 하는 것이다. 즉, 정언(定言)은 조건이 없다는 뜻이다. 칸트는 오직 정언명령만이 도덕적 명령이 될 수 있다고 주장한다. 도덕적 의무에 관련된 윤리적인 문제를 결정할 때, 범주적 명령에 따라 행동하고 "이 행동을 수행한다면, 모든 사람이 같은 방식으로 행동하는 것을 보편적인 법으로 삼고자 하는 뜻을 가질 수 있을까?"라는 질문을 해야 한다. 인간은 정언명령에 따라 행동하고 다음과 같은 질문을 던져야만 한다. "나는 내가 하는 이 행위가 보편적 법칙(universal law)이 되는 것을 사심 없이 바라는가?" 칸트는 윤리적 법칙으로서 모두에게 보편적으로 적용되지 않는다면, 어떠한 행위라도 옳다고 할 수 없다(예1: 칸트의 윤리학은 온 세상 사람들 모두가 정직하지 않기를 바라는 사람은 없을 것이므로 그 누구도 거짓말을 해서는 안 된다는 정언명령을 내세운다. 예2: 자살은 절대로 받아들일 수 없다. 자살을 저지르는 사람은 합리적으로 모든 사람이 자살을 자유롭게 저지를 수 있기를 바랄 수 없으며, 그렇게 되면 세상은 혼란에 빠질 것이다).

(5) 결과론(Teleoloy)

결과론자는 의무론자와 다르게, 개인 행위의 가치의 중요한 표시로 결과를 중시한다. 공리주의는 가장 잘 알려진 결과주의 윤리 이론이다. 공리주의는 행위를 유용성에 의해 평가한다. 따라서 행위의 선악을 평가하는 기준은 그 유용성이다. 공리주의 이론을 윤리적 행위를 이해하는 기반으로 삼을 때 사람들은 상황에서 최대의 선(행복, 즐거움)을 추구하고 최소한의 해(불행, 고통 또는 아픔)를 발생시키려고 시도한다. 다시 말해 공리주의자들은 행동에 영향을 받을 수 있는 최대 수의 사람들에게 가장 큰 선을 달성하는 것이 사회에 유용하다고 믿는다. 영국 철학자 제레미 벤담(Jeremy Bentham, 1748~1832)은 공리주의 원리의 초기 주창자였다. 벤담의 생애 동안, 영국 사회는 귀족 특권에 따라 움직였다. 저소득층 사람들은 상류층 사람들에 의해 학대받았으며, 장시간 끔찍한 조건에서 일할 수밖에 없는 선택을 강요받았다. 벤담은 모든 영국 시민들 사이에서 즐거움의 공정한 분배를 달성하기 위한 이론을 개발하고자 했다. 그는 강도와 지속 시간의 척도를 사용하여 즐거움을 할당하고 고통을 줄이는 방법을 결정하기 위해 수학적 계산을 사용하는 체계적인 의사결정 방법을 개발했다. 그러나 벤담의 공리주의 접근법은 모든 유형의 즐거움을 동등하게 평가했기 때문에 비판을 받았다.

영국의 철학자 존 스튜어트 밀(John Stuart Mill, 1806~1873)은 벤담과 달리 특정 행복과 즐거움의 경험은 질적으로 같을 수 없으며 각기 다른 상황 또한 같은 결과를 내지 않는다고 주장했다(예: 더 높은 수준의 지적 즐거움은 보다 하위 수준의 육체적 즐거움과 구별될 수 있다). 밀은 분명히 즐거움과 행복의 경험이 다른 질을 가지고 있으며, 다른 상황이 반드시 동등한 결과를 낳지는 않는다고 주장했다(예: 더 높은 지적 즐거움이 더 낮은 신체적 즐거움과 구별될 수 있다). 예술 작품을 감상하거나 좋은 책을 읽는 것과 같은 더 높은 즐거움은 다른 동물이 아닌 인간만이 더 높은 수준의 행복을 즐길 수 있는 정신적 능력을 가지고 있기에 더 좋은 것으로 간주했다. 밀은 행복과 즐거움은 양(기간이나 강도)이 아닌 질로 측정된다. 상위 차원의 행복과 하위 차원의 행복을 구분하는 밀의 철학은 정치나 사회적 유용성보다는 윤리에 더 초점을 맞춘 것이다. 밀은 일반적으로 공동체가 무엇이 좋은지에 공리주의의 한 예는 코로나-19 팬데믹 동안 전면에 나타난 의무적 백신 접종 법률의 사용이다. 개인의 자유가 제한되어 더 큰 사회가 질병으로부터 보호되며, 결과적으로 사람들이 질병으로부터 자유로워져 행복해진다는 것이다.

밀의 공리주의 이론에 동의하는 사람들은 훔치는 것은 잘못된 것이라는 금언과 같이 대다수를 위한 최선의 결과를 창출할 가능성이 높은 규범과 행위를 추구할 수 있도록 규범과 행위를 결정하는 데 널리 인정된 관습을 적용하기도 한다. 인간은 경험을 통해 일반적으로 전체 사회를 위한 최대의 행복 혹은 불행을 추구하는 행위가 무엇인지 이미 구별했다.

공리주의는 규칙 공리주의(rule utilitarianism)와 행위 공리주의(act utilitarianism)로 구분할 수 있다. 규칙 공리주의는 살인의 금지, 약속의 이행, 거짓 금지와 같은 특정 규칙이 존재하고, 이러한 규칙들은 지켜졌을 때 대다수의 사람에게 최선의 결과를 산출할 수 있다고 한다. 그리고 규칙 공리주의와 의무론의 차이점은 다음과 같다.

규칙 공리주의는 윤리 이론, 규칙이나 개별 행동에 기반을 둔 것이든지 대부분의 사람에게 좋은 결과를 달성하기 위해 예측된다는 것이다. 반면에 의무론은 옳은 결과가 아닌 옳은 의무에 기반하여 결론을 내린다.

행위 공리주의는 특정 상황에서 보편적인 도덕적 규칙을 따르는 것보다 좋은 결과를 도출할 가능성이 가장 높은 선택지를 따른다. 행위 공리주의는 대다수의 행복을 창출하기 위한 각 행위의 시행을 중요시하는 반면, 규칙 공리주의자들은 일반적으로 규칙을 지키기 위해서라면 결과의 고통도 감수한다. 가령, 행위 공리주의자들은 특정 상황에서 약속을 이행하지 않는 것이 결과적으로 고통보다 행복을 더 많이 창출하였다면 그것을 수용한다. 하지만 같은 상황에서 규칙 공리주의자들은 약속을 지키는 것 자체가 고통보다 더 많은 행복을 창출하기 때문에 약속은 꼭 지켜져야만 한다고 주장한다.

(6) 프리마 파시 권리(Prima facie Right)

프리마 파시(Prima facie)라는 용어는 첫인상 혹은 사물의 겉모습을 의미한다. 즉, 다르게 받아들여지기 전까지 진실로 받아들여지는 것이다(예: 간호사가 배우자에게 저녁 식사 시간에 맞춰 도착하겠다고 약속했지만, 병원을 떠나려고 할 때 자신을 대신할 간호사가 늦게 올 것이라는 말을 들었다면, 다른 간호사가 도착할 때까지 환자를 돌보기 위해 저녁 식사 약속을 어기는 경우이다.

프리마 파시 권리는 철학자 윌리엄 데이비드 로스(Sir William David Ross, 1877~1971)와 그의 저서 〈옳음과 좋음(The Right and the Good, 1930)〉과 깊은 연관성을 지니고 있다. 로스는 일부 것들이 본질적으로 좋고 자명하게 참이라고 믿었기 때문에 윤리적 직관론자로 불린다. 로스는 윤리는 어떤 행동이 표면적으로는 좋은 것이라는 생각으로 이해했다. 즉, 약속을 이행, 친절에 대한 보답, 타인 돕기 및 괴로움을 예방하는 것이다. 하지만 선한 행위들이 그렇지 않은 것으로 판명될 때, 사람들은 자신이 행할 실제 의무에 관하여 결정을 내려야 한다. 로스는 인간의 지식이 불완전하며, 사람들이 기대할 수 있는 최선의 일은 불완전한 지식을 사용하여 각 상황의 맥락을 평가하고 정보에 입각한 판단을 내리는 것이지만, 자신 선택의 정확성에 대해서는 확신이 없다고 인정했다. 로스의 윤리 접근 방식은 간호사는 자주 빠르게 중요한 행동과 관련하여 우선순위를 정해야 하며, 또한 한 사람에게 고통을 줄 수 있는 동시에 다른 사람을 도울 수 있는 상황에서 잘 적용될 수 있다.

(7) 원칙주의(Principlism)

원칙은 의무와 책임을 확인하면서 자연스럽게 파생되는 행위에 대한 규범적 기준이다. 따라서 의무론 이론은 원칙주의 접근의 선구자이다. 원칙은 일반적으로 이타주의의 원칙이나 개인의 자율성 존중과 같은 개념이나 진술로 환원된다. 종종 원칙은 윤리적 관련 문서의 기초로 사용되며, 인권에 관한 측면을 반영하는 문서들이다. 원칙 기반 문서(예: 미국병원협회(American Hospital Association)의 2003년 '환자 치료 파트너십(The Patient Care Partnership)'과 1948년 유엔에 의해 제정된 '세계 인권 선언(Universal Declaration of Human Rights)')가 있다. 원칙주의는 아마도 보건 의료 분야에서 가장 많이 사용되는 윤리적 접근 방식이다.

(8) 결의법(Casuistry)

결의법은 유대-기독교 역사에 근거한 윤리적 접근 방식이다. 결의법을 사용할 때 사람들은 각 사례에 근거하여 귀납적으로 결정을 내린다. 강력하게 유사하거나 뛰어난 사례(즉, 패러다임 사례)에 대한 분석 및 평가는 윤리적 의사결정에 대한 지침을 제공한다. 패러다임 사례는 유사한 사례의 결정을 비교하고 유사한 사례에 대한 지침을 제공하는 벤치마크 또는 랜드마크 사례이다. 사람들이 결의법을 사용할 때, 그들의 윤리적 의사결정은 위에서 아래로 시작하여 절대적인 규칙과 원칙을 적용하는 것이 아니라 특정 사례의 세부 사항을 고려하는 하부중심(bottom-up)접근법을 통해 귀납적으로 시작된다. 오래전에 유대인들은 종종 특정 상황에서 신성한 법률의 관련성을 분류하려고 시도했다. 이는 절대적이고 융통성 없는 규칙 기반이 아닌 실용적이고 사례 기반이었다. 가톨릭 역사에서 면죄받기 위해 성직자에게 개별적으로 죄를 고백하는 관행이 바로 결의법을 이용한 것이다. 고해하는 사람의 특정 사례에 기반하여(예: 죄를 저지른 상황에 영향을 미치는 요소) 고해 신부를 통해 개인은 개인적 속죄를 할 수 있었다. 오늘날 결의법은 건강 관리 윤리위원회가 특정 환자 사례를 둘러싼 윤리 이슈를 분석하기 위해 자주 사용하는 방법이다. 윤리적 의사결정의 네 가지 방법이 바로 결의법적 접근법이다(제3장 참고).

(9) 서사 윤리학(Narrative Ethics)

서사 윤리학은 포스트모더니즘과 관련이 있으며, 이야기 기반 접근 방식으로 인해 사례 윤리와 유사성을 가진다. 서사 윤리학과 덕 윤리학은 모두 인간관계에 깊이 관계한다. 앨러스터 매킨타이어(Alasdair MacIntyre, 1929~2025)는 인간을 "본질적으로 이야기를 하는 동물"로 제안했으며, 인간은 "진실을 추구하는 이야기를 하는 사람이다."라고 했다. 소설이나 문학적 이야기와 같은 서사는 우리를 놀라운 방식으로 변화시킨다. 대부분 사람은 어린 시절부터 동화나 우화와 같은 이야기를 통해 성격 발달에 대한 도덕 교육을 받는다. 내러티브 접근법을 이용할 때, 간호사들은 이야기에 담긴 삶의 관점을 배우게 된다. 이것은 간호사들이 개인과 사회의 이야기가 발전하고 만들어지는 방식을 세심하게 느끼고 이에 영향을 받는 것을 의미한다. 내러티브는 생동감 있게 읽히면서 보이며 들리고 논의와 분석 및 비교가 이루어지는 이야기이다. 서사 접근 방식을 윤리에 사용할 때, 간호사는 삶에 대한 미묘한 관점, 즉 다음과 같은 이야기에서 배울 수 있다. 개인 및 공동체의 이야기가 어떻게 진화하고, 구성되며, 변화할 수 있는지에 민감하다. 서사는 살아가고, 읽고, 보고, 듣고, 논의하고, 분석하거나 비교되는 이야기이다. 서사는 맥락이나 상황에 따라 달라진다. 사람들이 특정 상황에서 무엇을 해야 할지 결정하기 위해서는 먼저 자신의 도덕적 성격과 행동이 그 문화의 큰 이야기 속에서 어떻게 부합하는지를 먼저 파악해야 한다. 사람들은 각자의 개인적인 삶의 서사 안에 위치하며, 그들의 이야기는 상호작용하는 다른 사람들의 서사와 교차하고 얽혀 있다. 서사 윤리를 사용하는 간호사들은 실제로 알려져 있거나 논의되는 환자의 이야기에 더 많은 것이 포함되어 있다는 사실을 인지하게 된다. 인간은 고립된 존재가 아니며, 다른 사람들과 그들의 환경과 상호작용하면서 무엇을 믿고 어떻게 행동할지에 대한 선택을 하게 되면서, 자신의 이야기를 만들어 간다. 서사 윤리학을 사용할 때, 간호사들은 개별 인간의 이야기가 더 큰 공동체의 이야기와 지속적으로 연관되어 형성된다는 것을 깨닫게 된다.

간호에서 서사 윤리학의 좋은 예는 민감한 인식을 가진 간호사는 매일의 임상 실무에서 각 환자의 전개되는 인생 이야기를 만나는 것이다. 이 간호사들은 환자를 돌보는 동안 그들의 행동이 환자들의 이야기에 크고 작은 영향을 미친다는 사실을 느낀다. 그리고 서사 윤리학에서는 환자와 간호사의 이야기가 중요하지만, 어떤 이야기도 비판적 성찰을 통해서 해야 한다.

(10) 비판 이론(Critical Theory)

비판 이론은 특정 강력한 집단에 의한 지배와 그로 인한 다른 특정 집단의 억압을 다루는 이론과 세계관을 지칭하는 넓은 용어이다. 비판 이론의 개념을 창시한 독일 철학자 그룹을 인용하면서, 보만(Bohman, 2005)은 비판 이론이 전통적 이론과 구별될 수 있다고 하였다. 비판 이론의 목적은 인간 해방을 촉진하는 것이기 때문이다. 구체적으로, 비판 이론을 사용하는 목적은 "인간을 노예 상태에서 해방시키는 것"이다.

(11) 페미니스트 윤리학(Feminist Ethics)

페미니스트 윤리 접근법은 어느 정도까지 성별 편견에 의해 걸러진다고 한다. 이는 페미니스트 윤리학이 특히 여성에게 미치는 영향에 대해 윤리적으로 관련된 상황을 평가하는 데 특히 초점을 맞춘 것을 의미한다. 페미니스트 윤리학의 개념은 정치적 함의를 가지며, 특히 사회적으로 강력한 남성들에 의해 자행되는 여성의 억압을 표현하는 경향이 있다.

돌봄의 윤리는 여성과 페미니스트 윤리학의 도덕적 경험에 기반을 두고 있다. 돌봄의 윤리는 사랑, 연민, 동정, 인간 복지에 관한 관심과 같은 전통적으로 여성적인 특성의 중요성을 강조한다. 사람들이 다른 사람들보다 어떤 사람들에게 더 많이 신경 쓰는 자연스러운 편견이 돌봄의 윤리에서 받아진다. 또한, 도덕적 추론 및 행동에서 감정의 역할이 이성적 사고도 필요로 하고 자연스러운 보완으로 받아지게 된다. 이것은 이성의 우월성을 강조하고 도덕적 추론과 인간관계의 도덕적 성격에서 감정의 중요성을 최소화하는 정의, 의무 기반 윤리와 돌봄의 윤리를 구별한다. 좋은 돌봄은 돌봄 제공자의 주의 집중력, 역량, 반응성을 수반하는 과정이다. 본질적인 요소로 연결성, 의존성, 취약성에 대해 강조함으로써 삶을 살아가는데 대인관계가 필요한 인간을 관계적 존재로서 초점을 맞추게 된다.

2) 동양 윤리학(Eastern Ethics)

동양 윤리학은 서양 윤리학과 비교해서 유사점과 차이점이 있다. 동서양의 문화 모두에서 윤리학을 종종 영적 또는 종교적 사고와 밀접하게 연관 짓는 경향이 있다. 그러나 전통적인 동양 윤리의 관점에서 볼 때, 사회, 정신적 철학 및 신념은 본질적으로 매끄럽게 이어져 있다. 동양의 윤리와 철학은 영적일 수 있지만, 많은 서양인이 생각하는 것처럼 반드시 종교적인 것은 아니다(예: 동양인의 서구화가 아시아 문화와 삶의 방식을 변화시키고 있다는 것을 명심해야 한다).

동양의 전통적인 것과 서양의 윤리 철학은 모두 인간의 본성과 사람들이 행복을 향해 나아가기 위해 무엇이 필요한지를 탐구한다. 그러나 두 문화 체계의 몇 가지 차이점은 매우 흥미롭고 독특하다. 서양 윤리의 목표는 일반적으로 사람들이 자신을 개인적으로 이해하는 것이지만, 동양 윤리의 목표는 종종 보편적인 상호 연결을 이해하거나 자아로부터 해방되거나 사람들이 실제로는 자아만으로 구성되지 않는다는 것을 이해하는 데 있다. 기독교 혹은 기타 신학적 관점에서 바라본 윤리학은 인간의 결함으로 중재자로 신을 필요로 하고, 이러한 불완전함을 초월해야 한다는 믿음에 기초하고 있다. 동양의 윤리 체계는 일반적으로 개인이 선천적으로 인식하지 못하는 완벽함과 자신을 통해 지상의 고통과 불만을 초월하는 능력에 초점을 맞추고 있다. 따라서 동양 윤리학은 인간의 외부 세계보다 인간 자신에 대해 논의하는 것이다. 동양 윤리학은 마음을 단련하는 훈련의 일부이며, 부도덕한 행동이 업의 결과(즉, 인과 법칙에 따른 공정한 결과)를 초래한다는 개념을 포함한다(예: 인간 행위의 선악은 우주의 원인-결과 법칙에 따라 공평한 결과로 나타난다는 것). 동양 윤리 체계에는 그 갈래가 무수히 많고 여러 국가에 퍼져 있지만 네 개의 큰 부류로 나눌 수 있다. 인도 윤리학(힌두교와 불교)과 중국 윤리학(도교와 유교)이다.

(1) 인도 윤리학

힌두교는 고대의 윤리 체계이다. 이는 기원전 약 2000년에서 1000년 사이에 작성된 베다(Vedas) 경전에서 유래했으며, 고대 그리스의 유명한 윤리 철학이 등장하기 훨씬 이전에 존재했던 마법, 종교, 철학적 교리를 포함한다. 힌두교 윤리의 주요 강조점은 우주적 일체감이다. 환생으로 인해 사람들은 마야, 즉 일시적이고 환상적인 일상 경험에 갇혀 있다. 과거 행위의 자질인 업(karma)은 개인의 현재 존속과 미래의 윤회 혹은 재탄생에 영향을 미친다. 따라서 사람들은 자신의 행동을 선하게 개선해야 하며, 그 결과 그들의 카르마를 개선할 것이다. 결국 사람들은 스스로 행위를 선하게 증진해야만 하고, 이어서 스스로 업을 개선시킬 수 있다. 해탈, 혹은 열반(moksha)은 각 개인의 영혼이 더 이상 환생하지 않고 바람직한 우주적 또는 보편적 자아 아트만(atman), 절대적 근원으로서의 브라만(brahman)으로 하나가 된다는 의미이다.

불교는 보편적 자아는 존재하지 않는다. 사실, 자아 자체가 전혀 없다. 불교 역사의 부처, 싯다르타 고타마(석가모니, 기원전 6세기)는 힌두 왕자였다. 왕은 싯다르타가 영적 스승이 될지도 모른다는 예언의 성취를 막고자 그를 왕궁 밖의 세상으로부터 보호하려고 했다. 그러나 싯다르타는 왕궁의 구속을 벗어나 질병, 노화, 죽음과 관련된 고통을 겪고 있는 사람들을 보았고, 고통을 이해하고 종식하기 위해 자신의 삶을 바치기로 결심하였다. 불교에서는 창조주인 신이 없으며, 불교는 종교가 아닌 철학이다. 부처님의 핵심 가르침, 모든 불교 종파가 공언하는 가르침을 사성제(Four Noble Truths)라고 한다. 첫 번째 고귀한 진리는 불만족스러움 또는 고통(dukkha)은 모든 형태의 일부로 존재한다. 이 고통은 서양의 일반적인 육체적 또는 정신적 고통의 개념을 넘어서, 사람들이 자기중심적이고 그들의 일시적인 존재와 일시적인 것들에 집착할 때 나타난다. 불교에서 고통을 강조하는 것은 삶에 대한 부정적인 시각을 제안하기 위한 것이 아니라 인간 상태에 대한 현실적인 평가에 더 가깝다. 두 번째와 세 번째 고귀한 진리는 고통의 원인이 일시적인 것들에 대한 집착(애착 또는 욕망)이며, 고통은 초월될 수 있다는 것(깨달음)이다. 네 번째 고귀한 진리는 고통을 깨달음이나 해방으로 승화시키는 방법을 포함한다. 이 방법은 팔정도(八正道, Eightfold Path)로 불교 수행의 8가지 실천 덕목이라고 불리며, 8가지의 올바른 수행으로 구성되어 있다. 즉, 정견(正見), 정사유(正思惟), 정어(正語), 정업

(正業), 정명(正命), 정정진(正精進), 정념(正念), 정정(正定)이다.

불교 철학에서 미덕이 차지하는 중요한 입지 때문에 불교 윤리는 미덕의 윤리로 이해되기도 한다. 부처에 의해 중요하게 여겨지는 네 가지 덕목이 있는데, 불교 사상에 의하면 미덕을 기르면 온 세상을 포괄하고 변화시킬 수 있는 방식으로 성장할 것이라고 믿기 때문이다. 그 네 가지 헤아릴 수 없는 미덕은 연민(karuna), 자비(metta), 동정적 기쁨(mudita), 평정심(upekkha)이다.

(2) 중국 윤리학

중국에서 가장 영향력 있는 두 가지 윤리 체계는 기원전 600년에서 200년 사이, 중국의 사회적 혼란 시기에 발전되었다. 그 두 체계는 도교와 유교이다.

도교의 기원은 노자(Lao-Tzu, 기원전 571?~?)에게 귀속되며, 그는 도교의 생활 지침서인 《도덕경》을 저술했다. '도(道)'라는 단어는 영어로 '길' 또는 '경로'로 번역되며, 모든 것이 조화롭게 흘러가는 자연의 법칙이다. 불교와 마찬가지로 도교도 창조신을 믿지 않는다. 대신 도교는 인간의 근본적인 목적과 자연의 목적을 분리할 수 없다는 매우 단순한 현실 관점을 가지고 있다. 고대 중국 농부들이 관찰한 생명의 순환적 특성에 기초하여, 도교의 철학은 음(yin)과 양(yang)의 요소를 통해 자연의 변화와 균형을 강조한다. 도덕적으로 잘 산다는 것은 자연과의 조화와 일체감 속에서 진정성 있고 단순하며 이타적으로 살아가는 것을 의미한다.

유교는 공부자(K'ung Fu-tzu, 기원전 551~479)가 중국을 방문한 기독교인에 의해 공자(孔子)로 불리게 되었고, 유교적 윤리 체계를 확립한 인물이다. 유교 윤리의 가르침은 일반적으로 공부자에 관한 도덕적 격언, 속담과 그 제자들이 후에 쓴 글을 모두 포함한다. 유교 윤리는 이(理)와 의(義)의 개념을 빌어 설명된다. 이(理)는 사회 질서와 인간관계로 인간이 서로 어떻게 관계를 맺어야 하는지에 대한 지침을 제공한다(예: 적절한 인사와 사회적 의례와 같은 에티켓 규칙을 포함된다). 의(義)는 결과를 강조하기보다는 옳음을 성취하려는 동기의 중요성을 강조한다. 유교 윤리의 주요 미덕은 인(仁)이며, 이는 영어로 자비 또는 인간의 선함이다. 전반적으로 유교는 사회적 목표, 사회의 이익, 인간관계의 중요성을 중시하는 공동체적 윤리 체계이다.

단원 요약

- 윤리학은 옳고 그름에 관한 문제를 분석하는 것을 말하며, 도덕은 실제 신념과 행위를 의미한다. 그러나 이 용어들은 종종 구분하지 않고 사용된다.
- 가치는 개인이 어떤 것이 좋은 것이거나, 바람직하다고 믿는 것에 관한 판단을 의미한다.
- 가치관은 개인의 성격이 어떻게 발달하는 것과 어떻게 생각하고 그에 따라 행동하게 되는지에 영향을 미친다.
- 규범윤리학은 가치, 행위, 옳고 그름, 선악을 결정하거나 규정하려는 것이다.
- 규범윤리학을 이행할 때 사람들은 “어떻게 행동해야 하나?”, “나는 무엇을 해야 하나?” 그리고 “나는 어떤 사람이 되어야 하나?” 같은 의문을 가지게 된다.
- 윤리적인 생각 가치 및 추론은 윤리적 상대론과 윤리적 객관론 사이에 속해 있다. 역사를 통하여 도덕적 추론의 가치와 방식을 연구하는 것은 21세기에 사는 사람들에게 상당히 유용하다. 특정한 도덕적 추론의 가치와 방식은 시간이 흐르면서 더 강조되고 집중된다.
- 동양 철학과 윤리 체계는 때때로 분리할 수 없다.
- 덕 윤리는 의무나 행동의 결과에 있어서 옳고 그름을 중시하기보다는 사람의 성품의 우수성과 어떤 부류의 사람이 되길 원하는지에 주목하는 윤리 이론이다.
- 의무론은 결과와 상관없이 의무에 근거한 법칙과 규칙에 따라 행동의 옳고 그름을 판단하는 이론이다.
- 공리주의적 윤리학은 규칙이나 행위에 의해 영향을 받는 다수를 위한 최대다수의 행복이라는 행위의 결과를 강조한다.

사례 및 생각해 보기

사례1

나는 간호학과 3학년 재학생이다. 코로나-19가 한창 유행한 시기에 임상실습을 하고 있었다. 임상실습 2일째 임상실습을 하러 가기 위해 아침에 일어났는데 목이 조금 아팠다. 자가진단키트를 했을 때 음성이 나왔다. 그래도 임상실습 중이었기에 병원에 진료를 받으러 갔다. 병원에서 신속 항원 검사를 받고 일반 환자들과 동선이 겹치지 않게 병원 밖 의자에서 앉아서 기다려 달라고 하여 기다리고 있었다. 그리고 몇 분이 지난 후 간호사 선생님께서 라텍스 장갑을 주시면서 착용하고 진료실에 들어오도록 했다. 진료실에 들어가자마자 의사 선생님께서 양성으로 나왔으니 빨리 보건소나 선별진료소로 가서 PCR 검사를 받으라고 하여 꿈인 줄 알았다. 목도 아프고 하여 미리 약도 먹었는데 내가 확진자라고하니 황당했다.

집 근처 보건소에서 PCR 검사와 문진표를 작성하고 집에 들어와서 방에서만 있었다. 다음날 아침 카톡으로 코로나 양성 판정을 받고 자택 격리하면서 자가간호를 하게 되었다. 재택 격리와 자가간호를 하면서 임상실습 중에는 코로나-19 증상이 없어 보호장구도 착용하지 않고 환자를 대면하면서 실습한 것이 계속 마음에 걸렸다. 다행히 내 주변 사람과 같이 임상 실습한 친구들은 음성이었다.

1. 위에 제시된 사례에 대하여 윤리적 문제에 조별 의견을 작성하고 발표해 보시오.

2. 팀 내에서 각 개인의 의견을 발표한 뒤 팀별 의견을 작성해 보시오.

3. 팀 내에서 의견이 일치한 부분과 불일치가 있는 것을 기술해 보시오.

4. 팀 내에서 의견이 불일치가 있었다면 그 이유는 무엇인지 기술해 보시오.

5. 팀 내에서 어떤 방법으로 합의에 도달하였는가?

6. 팀별 윤리적 문제를 해결하면서 배운점, 느낀점, 생각을 기술해 보시오.

사례 및 생각해 보기

사례2

특정의 뇌사 단계에 있는 사람에 있어 대뇌와 소뇌는 비가역적 정지상태에 있지만 아직 뇌간은 살아 있는 식물적 상태의 환자를 과연 사망하였다고 판정해야 하는가에 대한 문제가 발생하였다.

1. 사망하였다고 판정한다면 어떤 근거에서 그런 것인지라는 문제에 대해 기계나 로봇이 다 해 줄 수 있을 것인가 토론해 보시오.

자율학습

1. 의무나 행동의 결과에 있어서 옳고 그름을 중시하기보다는 사람의 성품의 우수성과 어떤 부류의 사람이 되길 원하는지에 주목하는 윤리 이론은 무엇인가?

   정답:__________________________

2. 규칙이나 행위에 의해 영향을 받는 다수를 위한 최대다수의 행복이라는 행위의 결과를 강조하는 윤리 이론은 무엇인가?

   정답:__________________________

3. 결과와 상관없이 의무에 근거한 법칙과 규칙에 따라 행동의 옳고 그름을 판단하는 윤리 이론은 무엇인가?

   정답:__________________________

4. 심각한 선천성 장애를 갖고 태어난 신생아에 대해 부모가 경제적 여건 등을 이유로 치료나 수술을 거부할 경우 병원은 어떻게 대응해야 하는가? 관련 자료를 찾아서 논의해 보시오.

5. 당신의 도덕적 관점 혹은 윤리적 사고방식에 영향을 미친 책과 영화의 스토리가 있다면 그것에 대해 논의해 보시오. 이러한 스토리에 이용된 주제 및 상징에는 무엇이 있는가?

6. 결핵균, 코로나-19, 신종 감염병과 대하여 조사해 보고, 공리주의 이론을 적용하여 토론해 보시오.

제2장

생명윤리

학습목표

1. 생명윤리의 역사적 발전과 주요 전환점을 설명할 수 있다.
2. 인체 대상 연구에서 발생한 비윤리적 사례들을 근거로 연구윤리의 필요성과 기준을 설명할 수 있다.
3. 벨몬트 보고서, 헬싱키 선언, 의약품 임상시험 관리기준(GCP) 등 국제 생명윤리 지침의 핵심 원칙들을 설명할 수 있다.
4. 윤리적 연구 수행을 위한 IRB 제도의 도입 배경과 필요성을 설명할 수 있다.

주요개념

- 생명윤리(Bioethics): 인간의 생명, 존엄성, 건강, 죽음 등과 관련된 도덕적 문제를 다루는 학문 분야
- 연구윤리(Research Ethics): 인간 대상 연구에서 피험자의 권리, 안전, 복지를 보장하고 연구의 신뢰성과 정당성을 확보하기 위한 윤리적 원칙과 규범 체계
- 자율성(Respect for Persons): 연구 대상자가 충분한 정보를 바탕으로 스스로 참여 여부를 결정할 수 있도록 존중해야 하는 원칙
- 선행(Beneficence): 연구가 피험자에게 가능한 한 이익을 제공하고 해악을 최소화하도록 설계되어야 한다는 원칙
- 정의(Justice): 연구참여 부담과 혜택이 공정하게 분배되어야 하며, 사회적 약자에게 과도한 부담이 가지 않도록 해야 한다는 원칙
- 설명된 동의(Informed Consent): 연구참여자에게 연구의 목적, 절차, 위험, 혜택 등에 대해 충분히 설명한 후 자발적으로 동의 받는 절차
- IRB(Institutional Review Board, 기관윤리심의위원회): 인간 대상 연구의 윤리성과 과학적 타당성을 검토하여 피험자를 보호하는 독립적인 심의기구

주요개념

- GCP(Good Clinical Practice, 의약품 임상시험 관리기준): 국제적으로 통용되는 임상시험의 윤리적 · 과학적 기준으로, 피험자 권리 보호와 데이터 신뢰성 확보를 목표로 함
- 헬싱키 선언(Declaration of Helsinki): 세계의사회(World Medical Association, WMA)가 채택한 인간 대상 의학 연구의 윤리 원칙 선언으로, 자율성 · 선행 · 정의 원칙을 구체적으로 제시함
- 벨몬트 보고서(The Belmont Report): 자율성, 선행, 정의의 3대 윤리 원칙을 제시한 미국 정부의 공식 보고서로, 현대 연구윤리의 철학적 기초 제공

1 생명윤리 배경

생명윤리는 인간의 생명, 건강, 존엄성과 관련된 도덕적 문제를 탐구하고 그에 대한 실천적 기준을 제시하는 학문 분야이다. 특히 인체를 대상으로 하는 의학 · 보건의료 연구가 본격화되면서 생명윤리는 단순한 철학적 논의에서 벗어나 실제적인 규범으로서 발전하였다. 과학기술의 눈부신 발전은 의학의 경계를 확장시켰지만, 그 과정에서 수많은 인간 대상 실험이 비윤리적으로 수행되며 심각한 인권 침해와 사회적 비판을 초래하였다.

20세기 전반기에는 의학적 목적이라는 명분 아래, 동의 없이 행해진 실험이나 취약한 집단을 대상으로 한 무책임한 임상시험이 자주 발생하였다. 이에 인간의 존엄성과 권리를 보호하기 위한 윤리적 규범의 필요성이 대두되었고, 국제사회는 다양한 생명윤리 기준을 마련하게 되었다. 생명윤리는 의학과 생물학의 연구뿐만 아니라 간호학, 공중보건, 임상실무에 이르기까지 폭넓게 적용되며, 간호사 역시 연구윤리와 피험자 권리 보호의 실천 주체로서 그 책임이 강조되고 있다.

이 장에서는 생명윤리의 역사적 맥락을 살펴보고, 주요 사건들과 국제 윤리기준들을 중심으로 생명윤리의 발전 과정을 설명하고자 한다. 이러한 과정을 이해하는 것은 간호사와 보건의료인이 윤리적 감수성을 함양하고, 연구나 임상 현장에서 올바른 윤리적 판단을 내리는 데 필요한 근거를 마련하는 데 도움이 된다.

2 초기 인간 대상 연구와 윤리의 시작

초기 인간 대상 연구는 과학적 진보의 과정에서 윤리적 고려가 부재했던 역사를 지니고 있으며, 이는 오늘날의 연구윤리 제도가 확립되는 계기를 제공하였다. 18세기 말, 천연두(smallpox)로 인한 사회적 공포가 극심하던 시기, 영국의 의사 에드워드 제너(Edward Jenner, 1749~1823)는 우두(cowpox)에 걸린 사람은 천연두에 면역을 가진다는 민간의 전언에 착안하여 1796년 8세 소년에게 고름을 접종한 후 천연두를 인위적으로 감염시키는 실험을 진행하였다. 이는 예방의학의 기초를 닦은 위대한 발견이었으나, 오늘날 기준으로 보면 피험자의 동의 없이 아동을 대상으로 실험을 시행하고, 동물실험 등 기초적 안전성 검증 없이 곧바로 인간 대상 연구를 실시한 점에서 심각한 윤리적 문제가 있다. 과학적 성과가 윤리적 책임을 대체할 수 없음을 명확히 보여주는 사례에 해당된다. 20세기 초 미국에서는 펠라그라(pellagra)라는 질병이 남부 빈곤지역에서 대규모로 발생하며 일시적으로 전염병으로 간주되었으나 의사 조셉 골드버거(Joseph Goldberger, 1874~1929)는 펠라그라가 전염성이 아닌 영양결핍 질환이라는 점을 밝혀내기 위해 식단 변경 실험을 수행하였고, 일부 죄수에게 고의로 영양결핍 식이를 제공하거나 환자의 체액을 주입하는 등의 유발 실험도 진행하였다. 당시에는 연구 대상자의 자발적 참여가 있었던 것으로 보도되었으나, 죄수라는 특수한 지위에서의 '자발성'은 실질적으로 강압적일 수 있다는 점에서 심각한 윤리적 의문이 제기된다. 이 연구는 과학적 목적 달성을 위해 사회적 약자가 쉽게 연구 대상으로 활용될 수 있음을 보여주는 구조적 윤리 문제를 내포하고 있다. 제2차 세계대전 중에는 나치 독일과 일본 제국이 '의학적 목적'이라는 명분으로 대규모 생체실험을 자행하였는데, 특히 유대인, 장애인, 전쟁포로 등을 대상으로 한 강제 실험은 극심한 고통과 사망을 초래하였고, 이는 인권의 본질적 침해이자 반인도적 범죄로 평가된다. 이후 뉘른베르크에서 개최된 의사재판(Medical Trial)을 통해 가해자들의 책임이 규명되었으며, 그 결과로 1947년 세계 최초의 인간 대상 연구 윤리 강령인 '뉘른베르크 강령'이 제정되었다. 이 강령은 연구윤리의 핵심적 기준을 정립한 역사적 문서로, 인간 대상 실험은 피험자의 자발적 동의 없이 절대 수행되어서는 안 되며, 연구의 사회적 가치, 피험자의 안전 확보, 고통 최소화, 중단 권한 보장 등의 원칙이 명시되어 있다. 뉘른베르크 강령은 이후 헬싱키 선언(1964), GCP, 그리고 각국의 기관윤리심의위원회(IRB) 제도 등으로 이어지는 현대 연구

윤리의 근간이 되었으며, 간호사를 포함한 보건의료인은 이 강령이 제시하는 인간 존엄성과 자율성의 원칙을 실천에 반영해야 할 의무를 가진다. 현대 인간 대상 연구윤리는 이러한 역사적 경험을 토대로 자율성, 선행, 정의의 원칙 위에 수립되었다. 자율성은 연구참여자의 자발적이고 충분한 정보에 기반한 동의를 의미하며, 선행은 피험자에게 해를 최소화하고 이익을 극대화하려는 의무를 포함한다. 정의는 연구의 부담과 혜택이 공정하게 분배되어야 함을 강조한다. 이러한 원칙들은 임상 및 간호 연구에서 필수적으로 고려되어야 할 윤리적 기준으로 자리 잡고 있다.

3 비윤리적 연구사례와 국제 윤리지침

현대의 인간 대상 연구윤리는 다양한 역사적 사건과 반성을 통해 확립됐으며, 자율성, 선행, 정의의 원칙이 그 핵심을 이룬다. 그러나 이러한 원칙은 과거 수많은 비윤리적 연구사례에서 심각하게 침해됐고, 오늘날 연구윤리 제도의 근간이 되었다.

1950년대 후반, 독일 제약회사에 의해 개발된 탈리도마이드는 임산부의 입덧 완화제로 널리 사용되었지만, 심각한 선천성 기형을 유발하며 수천 명의 신생아에게 회복 불가능한 피해를 남겼다. 이는 임산부와 태아에 대한 적절한 임상시험 없이 약물이 상용화된 대표적 사례로, 정보 제공의 부재와 안전성 검토의 결여가 환자의 자율성과 생명을 위협할 수 있음을 보여준다. 이 사건은 이후 의약품 승인 절차와 임상시험 윤리기준을 강화하는 계기가 되었다.

이와 함께 미국 공중보건국이 1932년부터 약 40년간 시행한 터스키기 매독 연구는 매독 치료제가 개발된 이후에도 환자들에게 치료를 제공하지 않고 질병의 경과만을 관찰한 연구로, 정보 제공과 자발적 동의가 철저히 무시된 채 특정 인종과 빈곤층을 대상으로 이루어졌다. 이 사건은 인간 존엄의 침해를 사회구조적으로 보여주며, 1974년 국가연구법 제정과 벨몬트 보고서 발표로 이어져 현대 IRB 제도의 출발점이 되었다.

또한 윌로우브룩(Willowbrook) 간염 연구에서는 지적 장애 아동에게 의도적으로 간염을 유발하며 면역 반응을 연구하였는데, 이는 자발적 동의가 사실상 불가능한 아동을 대상으로 한 실험이었으며, 과밀과 위생 불량을 이유로 감염을 정당화한 비윤리적 행태였다. 이는 취약 집단 보호의 필요성과 연구 목적의 정당성을 강조하는 계기가 되는 사건이었다.

1950년대 피임약 개발 초기, 성 안토니오에서 진행된 연구는 정보 제공이 거의 이루어지지 않은 상태에서 저소득 히스패닉계 여성들을 대상으로 고용량 호르몬제 또는 위약을 투여하는 방식으로 수행되었다. 이로 인해 일부 여성은 원치 않은 임신을 경험하기도 했다. 이 사례는 정보 부족, 취약 집단 대상 선정, 실험 부담의 불공정한 분배 등 윤리적 문제가 복합적으로 드러난 대표적 사례로, IRB의 철저한 심사와 연구 대상자의 이해 능력을 고려한 충분한 설명 절차가 왜 중요한지를 보여준다.

현대 생명공학 연구에서도 윤리적 문제는 지속되었는데, 1999년 제시 겔싱거(Jesse Gelsinger) 사건은 유전자 치료 임상시험에서 피험자가 사망한 사례로, 연구자의 이해상충, 제외 기준 위반, 불완전한 설명과 동의 과정이 문제로 지적되었다. 이는 첨단 기술 연구일수록 윤리적 숙고와 피험자 보호 조치가 더욱 중요함을 보여주는 사례로, 이후 미국 내 규제 체계와 연구자 교육이 강화되는 계기가 되었다.

2005년 대한민국의 황우석 사건은 인간 배아줄기세포 복제 성공이라는 거짓 연구 결과와 함께, 실험에 참여한 여성 연구원들로부터 난자를 기증받으면서 자발적 동의와 신체적 안전을 보장하지 않은 중대한 윤리 위반 사례로 기록된다. 난자 매매, IRB 조작, 실험 자료 조작 등 연구 전 과정에서 윤리적 기준이 무시되었으며, 이는 과학자의 도덕성과 제도적 감시의 부재가 결합될 때 발생하는 심각한 폐해를 나타낸 사례이다. 이 사건 이후 한국에서는 생명윤리법이 강화되었고, IRB 독립성과 연구윤리 교육이 제도화되었으며, 국제 학술지들도 연구 진실성과 피험자 보호에 대한 기준을 엄격히 적용하게 되었다.

이러한 사례들은 간호사를 비롯한 보건의료인이 인간 대상 연구에서 자율성, 선행, 정의의 윤리 원칙을 철저히 지켜야 함을 보여주며, 피험자의 권리 보호를 연구 설계 초기부터 최우선으로 고려해야 함을 교육하는 데 핵심적인 근거가 된다.

4 국제 생명윤리 규범의 정립

과학기술의 급속한 발전과 함께 인간 대상 연구가 확대되면서, 생명윤리는 인간의 존엄과 권리를 보호하기 위한 필수적 규범으로 자리 잡았다. 국제 생명윤리 규범은 단순한 도덕적 원칙을 넘어서 실제 연구에 적용 가능한 구체적 기준으로 기능하며, 연구자와 기관, 국가가 반드시 따라야 할 보편적 지침을 제공한다. 이러한 규범은 나치 생체실험, 터스키기 매독 연구, 탈리도마이드 사건 등 비윤리적 사례에 대한 반성과 교훈에서 비롯되었고, 이후 제도화 과정을 거쳐 글로벌 기준으로 정립되었다.

1) 벨몬트 보고서(Belmont Report, 1979)

1979년 미국에서 발표된 벨몬트 보고서(Belmont Report)는 자율성, 선행, 정의의 세 가지 윤리 원칙을 제시하며, 오늘날 모든 인간 대상 연구의 근간이 되는 철학적 틀을 제공한다. 자율성은 연구에 참여할지를 스스로 결정할 수 있는 피험자의 권리를 존중하는 것으로, 연구자는 연구의 목적, 절차, 위험, 이득 등을 충분히 설명하고 피험자가 이를 이해한 뒤 자발적으로 참여 여부를 결정할 수 있도록 사전 동의(informed consent) 과정을 반드시 거쳐야 한다. 이는 단순한 서명이 아니라, 이해 가능한 언어로 정보를 제공하고 질문 기회를 보장하며, 자유로운 참여 철회가 가능하다는 점까지 포함하는 과정이다. 선행은 피험자에게 가능한 한 이익을 제공하고 해를 최소화하려는 원칙으로, 연구자는 예상되는 위험을 사전에 충분히 고려하고 설계를 통해 피해를 줄이기 위한 노력을 해야 한다. 정의는 연구참여로 인한 이득과 부담이 특정 집단에만 집중되지 않고 공정하게 분배되어야 함을 의미하며, 특히 사회적으로 취약한 집단이 부당하게 실험 대상으로 이용되지 않도록 주의해야 한다. 세 가지 원칙은 피험자의 자율적 결정권과 복지 증진, 연구참여 기회의 공정한 분배를 강조하며, 연구설계 및 IRB 심의 기준의 기초로 작용하고 있다.

- 자율성 존중(Respect for Persons): 연구에 참여하는 사람은 스스로 결정할 수 있는 존재로 간주되며, 참여 여부는 본인의 자유로운 선택에 따라 결정되어야 한다. 이를 위해 연구자는 피험자에게 연구의 목적, 절차, 예상되는 이득과 위험, 참여 여부의 자율성, 중도 철회 가능성 등을 이해하기 쉬운 언어로 충분히 설명해야 한다. 이러한 설명에 기반한 사전 동의(informed consent) 과정은 자율성을 보장하는 핵심 요소로, 피험자가 내용을 충분히 이해한 뒤 자발적으로 참여 여부를 선택할 수 있도록 해야 한다. 특히 아동, 인지장애인 등 자율성이 제한된 대상자는 법정 대리인의 동의뿐만 아니라 더욱 강화된 보호 절차가 함께 요구된다.
- 선행(Beneficence): 연구는 피험자에게 가능한 한 이익을 제공하고 해를 주지 않아야 하며, 단순히 피해를 피하는 것 외에 피험자의 복지를 증진하려는 적극적인 노력이 필요하다. 연구자는 피험자에게 미칠 수 있는 신체적 · 심리적 위험을 사전에 충분히 고려하고, 그 위험을 최소화하는 방향으로 연구를 설계해야 한다. 만약 연구로 인

한 위험이 크다면, 이에 상응하는 명확한 이득이 있어야 하며, 이득이 불확실하거나 없는 경우 해당 연구는 윤리적으로 정당화될 수 없다.

- 정의(Justice): 연구로 인해 발생하는 이득과 부담은 사회 전체에 공정하게 분배되어야 하며, 연구참여자가 특정 집단(저소득층, 장애인, 소수민족 등)에 편중되지 않도록 해야 한다. 연구설계 시 대상자 선정 과정에 차별이 없어야 하며, 특히 의료적 혜택이 기대되는 연구에서 사회적 취약계층이 배제된다면 이는 부당한 처우로 간주한다. 정의의 원칙은 연구참여 기회를 공평하게 보장하고, 연구의 부담이 공정하게 분산되도록 하는 데 중요한 기준이 된다.

2) 헬싱키 선언(Declaration of Helsinki, 1964): 의학 연구윤리의 국제 기준

헬싱키 선언(Declaration of Helsinki)은 1964년 세계의사회(World Medical Association, WMA)가 핀란드 헬싱키에서 채택한 국제 윤리 선언으로, 인간을 대상으로 하는 의학 연구의 윤리 원칙을 포괄적으로 정리한 최초의 문서이다. 이 선언은 의료 전문가가 인간 대상 연구를 수행할 때 지켜야 할 윤리적 기준을 제시하며, 과학적 정당성과 윤리적 책임을 동시에 충족시키기 위한 국제적인 합의의 결과물이다.

헬싱키 선언은 제2차 세계대전 이후 발표된 뉘른베르크 강령(1947)의 원칙을 계승하면서도, 실제 임상연구 현장에 적용할 수 있도록 보다 구체적이고 실천적인 기준을 제시하기 위해 마련되었다. 20세기 중반 이후 임상시험과 신약 개발, 의료기술 연구가 급격히 확대됨에 따라, 피험자 보호와 연구 신뢰성을 동시에 확보하는 것이 중요한 과제가 되었고, 헬싱키 선언은 이러한 배경 속에서 의학 연구의 윤리적 표준으로 자리 잡았다.

이 선언은 현재까지 총 9차례(1975, 1983, 1989, 1996, 2000, 2002, 2004, 2008, 2013)에 걸쳐 개정되었으며, 각 개정은 과학기술의 발달, 사회적 요구 변화, 생명윤리 담론의 진전에 대응하여 이루어졌다. 특히 유전자 치료, 개인정보 활용, 위약 연구, 저소득국가에서의 연구 수행 등 새로운 윤리 이슈들이 대두되면서, 헬싱키 선언은 지금도 변화하는 현실에 적용 가능한 '살아 있는 윤리 기준'으로 기능하고 있다.

(1) 헬싱키 선언의 핵심 윤리 원칙

① 연구 목적의 정당성과 사회적 기여

의학 연구는 단순한 지식 축적이나 상업적 이익을 위한 것이 아니라, 인류의 건강증진과 질병 치료에 실질적인 기여를 해야 한다. 연구는 과학적으로 타당해야 하며, 윤리적으로 정당화되어야 한다. 즉, 피험자의 생명과 권리를 해치면서까지 진행되는 연구는 정당화될 수 없으며, 연구의 목표는 반드시 인도적이고 공익적이어야 한다.

② 설명에 기반한 자발적 동의(Informed Consent)

모든 연구는 자발적 참여를 전제로 해야 하며, 이를 위해 연구자는 피험자에게 연구의 목적, 절차, 소요 시간, 예상되는 이득과 위험, 개인정보 보호 방안, 연구 중단 권리 등을 이해하기 쉬운 언어로 충분히 설명해야 한다. 피험자는 충분한 설명을 받은 뒤, 강요나 불이익 없이 서면으로 동의해야 하며, 언제든지 연구참여를 중단할 수 있어야 한다. 특히 아동, 인지장애인 등 자율성이 제한된 집단의 경우, 법적대리인의 동의와 함께 추가적인 보호 절차가 요구된다.

③ 위약(Placebo) 사용의 윤리적 제한

표준 치료가 존재하는 상황에서 위약군을 사용하는 것은 일반적으로 윤리적이지 않다고 본다. 단, 해당 질환에 대해 과학적으로 입증된 치료법이 없는 경우와 위약 사용이 피험자에게 심각하거나 되돌릴 수 없는 피해를 초래하지 않는 경우는 예외적으로 허용된다. 이러한 연구는 반드시 기관윤리심의위원회(IRB)의 엄격한 심의를 거쳐야 하며, 피험자의 안전이 최우선으로 고려되어야 한다.

④ 취약한 집단의 보호

아동, 노인, 인지장애인, 수감자, 경제적 약자 등과 같이 자율적인 판단과 동의가 어려운 집단은 연구에서 특별히 보호받아야 한다. 이러한 대상은 단순히 접근이 쉽다는 이유로 연구에 포함되어서는 안 되며, 연구참여를 통해 의학적 혜택이나 사회적 이득이 실질적으로 해당 집단에 돌아가야 한다. 이는 연구대상자 선정에서 정의(justice) 원칙을 적용하는 데 중요한 기준이 된다.

⑤ 사생활 보호와 개인정보 관리

연구자는 피험자의 개인정보와 생명정보를 철저히 보호해야 하며, 진료기록, 유전자 정보, 생체 시료 등은 모두 보호 대상에 포함된다. 이러한 정보의 수집, 분석, 보관, 제3자 제공, 재사용 등의 모든 과정은 사전 동의를 통해 명확하게 승인받아야 하며, 연구자는 정보 보호 방안과 접근 제한 계획을 갖추고 있어야 한다. 이는 현대 생명정보 기반 연구에서 데이터 윤리(data ethics)의 핵심 요소로 작용한다.

⑥ 기관윤리심의위원회(IRB)의 사전 심의 및 지속적 감독

모든 인간 대상 연구는 독립된 기관윤리심의위원회(Institutional Review Board, IRB)의 사전 승인을 반드시 받아야 하며, 연구 수행 중 중대한 변경이 생기거나 예기치 못한 위험이 발생하면 즉시 보고하고 재 심사받아야 한다. 이는 연구자 개인의 윤리 인식에만 의존하지 않고, 제도적 감시와 전문가 집단의 판단을 통해 윤리성을 확보하려는 구조적 장치이다. 또한, 연구 종료 후 피험자에게 불이익이 발생하지 않도록 후속조치 및 결과 공개의 의무도 포함된다.

3) 임상시험관리기준(GCP, 1996)

임상시험관리기준(Good Clinical Practice, GCP)은 미국, 유럽, 일본이 만든 국제의약품규제조화회의(ICH)에서 제정한 임상시험의 윤리 및 품질 기준이다. 이는 헬싱키 선언의 윤리 원칙을 실제 임상시험에 적용할 수 있도록 구체화한 지침으로, 전 세계적으로 통용되는 국제 표준이다. GCP 목적은 피험자의 권리와 안전을 도모하고, 연구 결과의 과학적 신뢰성을 보장하는 것이다.

(1) GCP의 핵심 구성요소

- 모든 임상시험은 독립적이고 공정한 기관윤리심의위원회(Institutional Review Board, IRB 또는 Independent Ethics Committee, IEC)의 사전 심의를 반드시 받아야 한다. 심의 내용에는 연구 목적의 정당성, 설계의 과학적 타당성, 피험자 보호 방안 등이 포함된다.
- 피험자의 참여는 자발적이어야 하며, 연구자는 피험자에게 연구의 목적, 절차, 예상되는 위험과 이익, 대안 치료법, 개인정보 보호, 참여 거부 및 철회 권리 등에 대해 서면으로 설명하고 동의를 받아야 한다. 서면으로 하는 사전 동의(informed consent)는 연구참여 전 반드시 확보되어야 하며, 참여 중 언제든지 철회할 수 있음을 명확히 해야 한다.
- 연구책임자는 의학적 자격을 갖춘 전문가로서, 연구계획의 설계, 피험자 선별, 자료수집 및 분석, 보고서 작성 등 임상시험의 전 과정을 책임지고 관리해야 한다. 연구책임자는 피험자의 안전 확보를 최우선으로 하며, 부작용 발생 시 즉각적으로 보고하고 필요한 대응을 수행해야 한다.

- 임상시험과 관련된 모든 활동과 결정은 명확하게 문서로 만들어 져야 하며, 연구자료는 지정된 기간(통상 5년 또는 이상) 동안 보관되어야 한다. 이는 규제기관의 점검, 연구 재분석, 피험자 사후관리를 위해 필요하다.
- 수집된 모든 데이터는 정확하고 검증할 수 있어야 하며, 데이터의 위조, 조작, 누락을 방지하기 위한 품질 관리 절차가 갖추어져 있어야 한다. 이는 과학적 정당성과 함께 윤리적 투명성을 보장하는 데 필수적이다.
- GCP는 과학적 목적보다도 피험자의 존엄성과 건강, 권리 보호를 우선시한다. 임상시험 설계 및 수행 전반에서 피험자의 안전을 위협할 수 있는 요소는 검토되고 최소화되어야 하며, 사망, 장애, 장기 손상 등의 중대한 부작용 발생 가능성은 명확히 설명되어야 한다.

4) 기관윤리심의위원회(Institutional Review Board, IRB)

기관윤리심의위원회(Institutional Review Board, IRB)는 인간을 대상으로 하는 모든 연구에서 피험자의 권리, 안전, 존엄, 복지를 보호하기 위해 설립된 독립적 윤리심의기구이다. IRB는 생명윤리의 철학적 가치와 원칙을 연구 현장에 실질적으로 적용하기 위한 제도적 중추이자 윤리적 방어선으로 기능한다.

현대의 의학 및 생명과학 연구는 점점 더 복잡하고 다학제적으로 확장되고 있으며, 연구 대상자의 생명과 건강에 영향을 미치는 고위험 연구도 증가하고 있다. 이에 따라 IRB는 단순한 행정적 절차를 넘어, 과학적 목적과 인간 보호의 윤리적 균형을 실현하는 핵심 장치로서 자리 잡았다. 특히, 자발적 동의, 개인정보 보호, 취약한 집단의 권리 보장 등 다양한 윤리적 과제를 종합적으로 조율하며, 연구 윤리의 실효성을 확보하는 실천적 기제로 작동한다.

(1) IRB의 주요 기능과 역할

IRB는 연구계획서(Protocol)를 바탕으로 연구의 전 과정을 심의한다. 연구목적의 윤리성과 과학적 타당성, 연구참여자 자격과 선정기준의 공정성, 위험–이득의 균형(Risk–Benefit Assessment), 자발적 동의서(Informed Consent Form)의 적절성과 설명 내용, 개인정보 및 민감정보 보호 방안, 연구책임자의 자격과 연구팀의 전문성, 연구 종료 후 피험자에 대한 사후조치 계획 등이 해당된다.

(2) IRB의 구성 요건(양성과 독립성 보장)

IRB는 다양한 학문적, 직업, 윤리적 관점을 반영하기 위해 최소 5명 이상의 위원으로 구성되며, 위원 간 전문성의 다양성(다학제 구성)이 확보되어야 한다. 일반적으로 의학, 간호학, 생명과학, 사회과학, 철학, 법학, 보건윤리 등의 전문가가 포함된다. 또한 반드시 과학계 구성원과 비과학계 구성원, 그리고 소속 외부 위원(Non-affiliated Member)이 포함되어야 하며, 이는 공공의 시각과 사회적 책임성을 반영하기 위함이다. 모든 위원은 해당 연구와 직접적인 이해상충(conflict of interest)이 없어야 하며, 심의 과정에서 개별 연구자나 기관으로부터 독립된 입장을 유지해야 한다. 심의는 투명성, 객관성, 독립성의 원칙에 따라 운영되며, 위원회는 심의 내용을 기록하고 그 결과를 문서화하여 책임성을 명확히 해야 한다.

(3) IRB 심의 기준(국제 · 국내 윤리 규범의 통합적 적용)

IRB는 일반적으로 위험의 최소화(Minimization of Risk), 위험과 이득의 합리적 균형(Risk-Benefit Analysis), 대상자 선정의 공정성(Equitable Selection of Subjects), 자발적 동의의 적절성(Informed Consent), 개인정보 보호 및 비밀 유지(Confidentiality and Data Protection), 취약한 집단에 대한 특별 보호(Protection of Vulnerable Populations), 지속적인 안전 모니터링(Continuing Review and Oversight) 등의 항목을 종합적으로 검토하고 판단한다.

(4) 법적 근거와 제도화 과정

IRB는 단순한 기관 내부의 자율 규범이 아니라, 법률과 국제 규약에 따라 의무화된 제도이다. 미국은 1974년 「국가연구법(National Research Act)」을 통해 IRB 제도를 법제화하였고, 이후 45 CFR 46(Common Rule)을 통해 모든 연방자금 지원 연구에 IRB 심의를 의무화하였다. 우리나라는 2005년 「생명윤리 및 안전에 관한 법률」을 제정하면서 IRB 제도를 도입하였으며, 2012년 개정 이후 모든 인간 대상 연구에 대해 IRB 설치 및 심의를 의무화하였다. 특히 의료기관, 대학, 공공연구기관, 민간기업 등에서 피험자 동의서를 받는 연구는 반드시 IRB 승인받아야 하며, 미승인 연구는 중대한 연구윤리 위반행위로 간주한다.

(5) 간호사와 보건의료인의 실천적 역할

IRB는 연구자만의 책임이 아니라, 모든 보건의료인이 함께 실천해야 할 윤리적 제도이다. 간호사, 임상연구간호사(CRC), 의료기술자, 사회복지사 등 직접적 또는 간접적으로 연구에 참여할 수 있는 모든 보건의료인은 IRB의 심의 기준과 운영 원칙을 이해하고, 자신의 업무 속에서 이를 실제로 적용할 수 있는 윤리적 감수성을 갖추어야 한다.

특히 간호사는 환자 또는 피험자와 가장 가까운 위치에서 의사소통과 돌봄을 수행하는 전문가로서, 동의 절차 지원, 피험자 상태 관찰, 이상반응 보고, 연구 중단 결정 시 협력 등의 역할을 맡는다. 이러한 역할은 단순한 행정적 지원을 넘어서, 연구윤리를 현장에서 실천하고 감시하는 핵심적 기능이다. 따라서 간호사는 IRB가 제시한 윤리 기준을 의료 및 연구 현장에 충실히 반영해야 할 윤리적 실천자로서의 책임을 가진다.

5 간호사의 연구윤리 실천과 책임

간호사는 인간 대상 연구에서 단순한 보조자나 관찰자에 머무르지 않는다. 환자와 가장 가까운 위치에서 돌봄을 제공하는 간호사는 연구의 전 과정에서 윤리적 판단과 실천을 동시에 요구받는 핵심 전문직으로 기능한다. 연구참여 전, 간호사는 피험자가 연구의 목적과 절차를 충분히 이해하도록 돕는 설명자이자, 자발적 동의의 진정성을 확인하는 감시자로서 임무를 수행해야 한다. 언어, 인지, 문화적 장벽을 고려해 정보를 전달하고, 참여 결정이 강요나 암묵적 압력 없이 이루어졌는지를 주의 깊게 관찰하는 일 역시 간호사의 책무이다.

연구 수행 중에는 신체적 징후, 감정 변화, 부작용 등 피험자의 상태를 지속해서 관찰하며, 이상 상황을 신속하게 보고함으로써 피험자의 생명과 안전을 최우선으로 보호한다. 특히 아동, 고령자, 장애인, 저소득층과 같은 취약 집단이 연구 대상일 경우, 간호사는 추가 보호장치의 존재 여부를 확인하고, 제도적 미비가 발견될 시 이를 IRB나 책임자에게 보고할 윤리적 중재자의 책임도 갖는다. 이러한 실천은 간호사가 단순한 수행자가 아닌, 윤리 기준을 현장에서 구현하는 판단의 주체임을 보여준다.

간호사는 연구윤리의 감시자이자 실천자로서, 인간의 생명과 존엄을 보호하는 마지막 방어선이며, 과학적 진보와 인간 보호 사이의 균형을 조율하는 윤리적 책임의 중심에 서 있는 존재이다. 이러한 역할은 간호 전문직의 본질을 반영하며, 앞으로도 더욱 강조되어야 할 핵심 책무로 자리매김할 것이다.

단원 요약

- 생명윤리는 단순한 철학적 논의가 아니라, 인권 침해를 막기 위한 구체적 윤리 기준으로 발전해왔다.
- 제너, 골드버거, 나치 실험 등 초기 사례들은 동의 없는 연구가 인간 존엄을 어떻게 침해하는지를 보여주었다.
- 뉘른베르크 강령, 벨몬트 보고서, 헬싱키 선언, 의약품 임상시험 관리기준(GCP) 등의 국제 지침은 이를 반성하며 연구윤리의 틀을 마련하였다.
- 기관윤리심의위원회(IRB)는 이러한 윤리 원칙을 실질적으로 적용하고 감시하는 제도적 장치로서, 위험 최소화, 자발적 동의, 개인정보 보호, 취약 집단 보호 등을 종합적으로 심의한다.
- 간호사는 환자와 가장 가까운 위치에서 윤리적 실천자로서 피험자 설명, 이상반응 감시, 연구 중단 시 대응 등의 역할을 수행한다.
- 간호사는 단순한 보조자가 아닌, 생명과 인권을 지키는 윤리적 감시자이자 실천 주체로서, 연구윤리를 현장에서 구현해야 할 책임을 갖는다.

사례 및 생각해 보기

사례

한 연구팀이 고령자의 만성질환 치료 효과를 검증하는 약물 연구를 진행하고 있다. 김○○ 간호사는 해당 연구에 보조 인력으로 참여하고 있었고, 연구 대상자 중 한 명인 76세 여성 박○○이 동의서 서명을 마쳤음에도 연구 목적에 대해 반복적으로 "이 약이 나을 수 있다고 했지요?"라고 질문하며 연구와 치료의 경계를 혼동하고 있는 모습을 보았다. 또한 박○○은 평소 고혈압과 당뇨를 앓고 있어 건강 상태가 불안정한 편이다.

이 상황에서 김○○ 간호사가 윤리적 책무를 다하기 위해 취해야 할 방안들을 설명해 보시오.

1. 자율성 보장의 관점에 대해 설명해 보시오.

2. 취약한 집단에 대한 보호 방안에 대해 설명해 보시오.

3. IRB 및 연구책임자와의 의사소통에 대해 설명해 보시오.

자율학습

1. 1947년 나치 생체실험에 대한 반성으로 제정된 세계 최초의 인간 대상 연구 윤리 강령은 무엇인가?

   정답:____________________________

2. 피험자에게 충분한 정보를 제공한 후, 자율적으로 연구 참여 여부를 결정하게 하는 윤리 절차는 무엇이라고 하는가?

   정답:____________________________

3. GCP(Good Clinical Practice)의 가장 핵심적인 목적 두 가지는 무엇인가?

   정답:____________________________

4. 간호사가 피험자의 자발적 동의를 확인하기 위해 수행해야 하는 가장 핵심적인 윤리 원칙은 무엇인가?

   정답:____________________________

5. 간호사가 인간 대상 연구에서 윤리적 감시자 역할을 수행할 때 가장 먼저 확인해야 할 제도적 승인 절차는 무엇인가?

   정답:____________________________

제3장

생명윤리와 윤리적 의사결정의 이해

가장 작은 머리카락조차 그림자를 드리운다.

–괴테(Johann Wolfgang von Goethe, 1749~1832), 독일 시인이자 극작가

학습목표

1. 생명윤리의 역사를 이해할 수 있다.
2. 윤리적 원칙주의 접근법과 윤리 규칙을 간호 실무에 적용할 수 있다.
3. 의료인–환자의 관계를 설명할 수 있다.
4. 도덕적 고통을 설명할 수 있다.
5. 윤리적 딜레마를 정의하는 기준을 이해할 수 있다.
6. 윤리적 간호 실무에서 비판적 사고력을 적용할 수 있다.
7. 윤리적 간호 실무에서 선택된 성찰 및 의사결정 모델을 적용할 수 있다.

주요개념

- 자율성 존중의 원칙: 개인의 자율성을 최대한 존중해 주어야 한다는 것
- 개인정보: 생존하는 개인에 관한 정보로서 당해 정보에 포함된 성명, 주민등록번호 및 영상 등을 통하여 개인을 알아볼 수 있는 정보
- 악행 금지의 원칙: 환자에게 해악을 입히거나 환자의 상태를 악화시키는 데에는 절대 의술을 남용하지 않는다는 것
- 선행의 원칙: 자비, 친절, 우정, 관대함, 자선과 같은 행위나 특성
- 정의(Justice)의 원칙: 공정함을 의미하며, 사람들을 편견 없이 동등하게 대하며, 혜택과 부담의 공평한 분배를 포함하며, 생명 의학 연구에서의 공정성을 보장하는 것
- 비판적 사고: 자신의 생각을 좀 더 분명하고, 정확하고, 관련성 있고, 일관성 있고, 공정한 것으로 만들기 위해 생각하는 예술

1 생명윤리의 이해

생명윤리학과 의료윤리학은 때때로 상호 호환적으로 사용된다. 1900년대 급속히 확장되는 기술 환경에서 탄생한 생명윤리학은 의료 분야의 도덕적 문제에 초점을 맞춘 윤리학의 특정 분야이다(BOX 3-1 참고). 제2차 세계대전 동안 프랭클린 D. 루스벨트 대통령(Franklin Roosevelt, 1882~1945)은 군에서의 의료적 요구를 다루는 데 있어 의료 과학자들의 조직 향상을 위해 위원회를 구성했다(Jonsen, 2000).

1945년부터 1965년까지 항생제, 항고혈압제, 항정신병 약물, 그리고 항암제가 일반적인 의학적 용도로 사용되기 시작했다. 심장과 뇌 수술이 이루어지고, 장기 이식이 시작되었으며, 생명을 유지하는 기계 장치인 투석기, 심장 박동기와 인공호흡기가 발명되었다(Jonsen, 2000).

BOX 3-1 생명윤리학 초기 사건들

1947년 8월 19일: 제2차 세계대전 중 흉악한 의학실험을 진행한 나치 의사들에 대한 뉘른베르크 전범재판이 시작되었다.
1953년 4월 25일: 왓슨과 크릭(Watson & Crick)이 DNA에 대한 한 페이지짜리 논문을 발표하였다.
1954년 12월 23일: 최초의 신장 이식이 이루어졌다.
1960년 3월 9일: 만성 혈액 투석이 처음으로 사용되었다.
1967년 12월 3일: 크리스티안 바르나드 박사(Dr. Christiaan Barnard)가 최초의 심장 이식 수술을 시행하였다.
1968년 8월 5일: 하버드 의과대학의 ad hoc 위원회에서 뇌사에 대한 정의를 마련하였다.
1972년 7월 26일: 터스키기 매독 연구의 비윤리적인 부분이 밝혀졌다.
1973년 1월 22일: 역사적인 사례인 로우 대 웨이드(Roe vs. Wade) 판결이 이루어졌다.
1975년 4월 14일: 혼수상태의 카렌 앤 퀸란(Karen Ann Quinlan)이 뉴턴 기념 병원으로 이송되었으며, 이는 생명 유지 장치 제거에 관한 획기적인 법적 판례의 근간이 되었다.
1978년 7월 25일: 베이비 루이즈 브라운(Baby Louise Brown)이 태어났다. 그녀는 최초의 시험관 아기였다.
1982년 봄: 베이비 도우(Baby Doe)가 장애를 지닌 신생아의 치료에 관한 법적 및 윤리적 지침을 마련하게 한 획기적인 사례의 기초가 되었다.
1982년 12월: 첫 번째 인공 심장이 바니 클라크의 몸에 이식되었으며, 그는 이식 후 112일 동안 살았다.
1983년 4월 11일: 뉴스위크는 전염병 수준의 수수께끼병 에이즈에 대한 내용을 게재하였다.

출처: Data from Jonsen, A. R. (2000). A short history of medical ethics. Oxford University Press, pp. 99–114.

그러나 이러한 발전과 함께 의료 전문가들 사이에서 늘어난 책임과 고충이 수반되었다. 과거에는 사망했을 환자들이 오랫동안 고통스럽게 살아가기 시작했다. 의료 전문가들은 한정되어 있고, 새롭게 개발된 의료 자원을 어떻게 배분해야 할 것에 대하여 어려워하였다. 과학자들과 의료 전문가들을 위해 환자들의 삶과 죽음, 이런 결정을 누가 내릴지에 대한 질문을 다루기 위한 의료 정책과 법률이 제정되었다. 1969년 문헌에서 처음 등장한 생명윤리(Bioethics)라는 새로운 학문 분야가 개발되었다.

2 윤리 원칙

제2차 세계대전 당시 유럽에서의 나치 의학실험과 미국의 비윤리적 터스키기 연구와 같은 심각한 윤리 문제에 대한 충격적인 정보가 밝혀지면서, 전 세계적으로 생의학 및 행동 연구를 수행하는 데 있어 윤리적 위험에 대해 특별하게 의식하게 되었다. 1974년, 미국에서는 국가연구법(National Research Act)이 제정되었고, 인간 대상자를 포함한 연구에서 사용해야 하는 원칙들을 명시하기 위해 위원회가 만들어졌다(1979년 생의학 및 행동 연구에서의 피험자 보호를 위한 국가위원회). 1976년, 스미스소니언 연구소의 벨몬트 컨퍼런스 센터에서 이루어진 4일간의 집중 회의는 이를 완수하기 위한 것이었다. 1978년까지 논의가 계속되었고, 벨몬트 보고서가 발표되었다.

벨몬트 보고서는 모든 인간 대상 연구에 있어 필요한 기본 원칙인 존중, 선행, 정의를 제시했다. 벨몬트 보고서에서 제시된 선행의 원칙은 선을 행하라는 규칙을 의미한다. 그러나 선행은 일반적으로 알려진 해를 끼치지 않는다는 원칙, 즉 무해성의 원칙도 포함된다. 이 보고서에는 자발적 동의, 연구 참여자 선정에 관한 연구 원칙, 위험 및 이익 평가를 적용하는 방법에 대한 지침이 포함된다.

【연구 노트】 터스키기 매독 연구

1920년대 후반 미국 일부 지역에서 매독 발생률이 매우 높게 나타났다. 민간의 로젠왈드 재단이 미국공중보건서비스(USPHS)와 협력하여 비소 화합물인 네오살바르산을 사용하여 질병을 통제하고자 하였다. 앨라배마주 메이컨 카운티, 특히 터스키기 타운은 조사를 통해 매독 발생률이 높은 것으로 확인되어 연구 대상 지역으로 선정되었다. 그러나 대공황으로 계획이 좌절되었고, 민간 재단은 작업에서 철수했다. USPHS는 메이컨 카운티에서 로젠왈드 조사를 반복하여 카운티의 아프리카계 미국인 남성 사이에서 22.0%의 매독 발생률과 62.0%의 선천성 매독 사례를 확인했다. 미국에서 매독의 자연사(병의 진행 과정)는 아직 연구되지 않았고, 공중보건국장은 터스키기 지역의 매독에 감염된 399명의 아프리카계 미국인 남성을 치료하지 않고 관찰하며, 매독에 감염되지 않은 200명의 아프리카계 미국인 남성과 비교할 것을 제안했다. 이들에게 매독에 대한 세부사항이 제공되지 않았다. 매독의 자연사에 대한 자료를 수집하기 위해 이 남성들은 고통스럽고 비치료적인 척추 천자를 받았으며, 이 절차들이 "나쁜 피"의 치료를 위한 것이라고 설명되었다. 그들은 무료 식사, 매독 이외의 질병에 대한 의료서비스, 그리고 무료 장례 서비스를 제공받았다. 1940년대에 페니실린이 발견된 이후에도 이 남성들에게는 치료가 제공되지 않았다. 실제로, USPHS 연구자들은 연구 대상자들이 제2차 세계대전에 참전하지 못하도록 조치를 취했는데, 이는 참전 시 매독 검사를 받고 페니실린으로 치료를 받으면 연구에서 제외될 가능성이 있었기 때문이다. 이러한 비윤리적인 연구는 1932년부터 1972년까지 무려 40년 동안 계속되었다. 그리고 연구가 진행된 40년 동안 연구에 대한 놀라운 수의 논문이 의학 저널에 게재되었으며, 연구의 은밀한 조건을 숨기려는 시도조차 없었다. 아무도 이 참사를 멈추기 위해 개입하지 않았다. 마침내 한 의학 기자가 이 연구를 알게 되었고, 윤리적 문제가 세상에 폭로되었다.

이 장을 읽고 웹상에서 간호사 에버스(Nurse Evers)의 공헌을 포함한 터스키기 연구에 대한 추가 정보를 조사한 후, 다음 질문에 답하시오.

1. 이 연구에서 관련된 주요 사회적 문제는 무엇인가?

2. 터스키기 연구로 인해 어떤 생명윤리 원칙이 위반되었는가?

3. 터스키기 연구에 어떤 방식으로 다양한 윤리적 접근법을 도입할 수 있는가?(제1장에서 논의된 접근 방식을 포함함)

4. 터스키기 연구에서 간호사 에버스(Nurse Evers)의 역할을 논의해 보시오.

5. 오늘날 이러한 비윤리적 연구를 방지하기 위해 어떤 절차가 마련되어 있는가?

1979년, 벨몬트 보고서의 연장선으로 보샹과 칠드레스(Beauchamp & Childress, 2019)는 자율성 존중, 악행 금지, 선행, 정의의 네 가지 생명윤리 원칙을 다룬 〈생명의료 윤리학(Principles of Biomedical Ethics)〉의 초판을 출판하였다. 보샹과 칠드레스가 제시한 네 가지 원칙을 활용한 윤리적 원칙주의 접근법은 오늘날 생명윤리 문제를 분석하고 해결하는 데 가장 널리 사용되는 도구 중 하나로 자리 잡았다. 따라서 이들 윤리 원칙과 규칙에 대해 살펴보고자 한다.

1) 자율성 존중의 원칙

자율성은 자율적으로 행동할 수 있는 자유와 능력을 의미한다. 자율성은 합리적인 사람이 외부의 간섭 없이 개인적인 결정을 표현할 권리와 이러한 결정을 존중받을 권리이다. 자율성의 기본적인 요소는 의사결정 능력, 의사결정 권한, 타인의 자율성 존중이다. 의료 분야에서 환자의 자율성에 대한 존중은 치료에 대한 자발적 동의를 얻는 것, 치료 옵션에 관한 환자의 선택을 지원하고 촉진하는 것, 환자가 치료를 거부할 수 있도록 허용하는 것, 환자가 정보에 기반한 결정을 내릴 수 있도록 포괄적이고 진실한 정보, 진단, 치료 옵션을 공개하는 것, 그리고 개인정보 보호와 비밀 유지를 보장하는 것이다. 자율성의 존중은 덜 명백한 상황에서도 중요하다(예: 가정간호 환자가 안전한 경우 욕조 목욕과 샤워 중 선택할 수 있도록 허용하거나 장기 요양 시설에 있는 노인이 의료적으로 허용된 범위 내에서 좋아하는 음식을 선택할 수 있도록 허용하는 것). 실제로, 노인이 의사결정 능력이 있고, 위험에 대해 적절한 정보를 제공 받는다면, 의료적으로 권장되지 않는 음식을 선택할 권리가 있다. 그러나 개인이 타인에게 해를 끼칠 잠재적 위험을 초래하는 경우(예: 다른 사람에게 전염병을 전파하거나, 폭력 행위를 행할 시), 자율성이나 자기결정권을 행사할 권리가 제한된다.

환자의 자율성이 존중받는 것만큼 간호사가 전문적 자율성에 대해 존중받는 것 또한 중요하다. 간호사의 단어 선택이 의료 분야에서 간호 직업의 위치를 어떻게 정의하는지 고려할 때, 먼홀(Munhall, 2012)은 자율성(autonomy)이라는 단어를 예시로 제시했다.

【예시】
유아와 어린이가 처음에 웃음, 울음, 토라짐과 같은 비언어적인 표현을 통해 자신을 표현하기 시작하지만, 어린이가 2살이 되면 대개 "'아니요'(no)라는 단어의 가치를 배우게 된다."라고 한다. '아니요'라는 단어를 "어떤 언어에서든지 중요한 단어 중 하나"라고 하였다. 합리적으로 '아니요'라고 말할 수 있는 의지와 능력은 자율성을 행사하는 한 부분이다.

한국 간호사 윤리강령에는 “간호사는 간호 대상자가 제반 간호에 대하여 선택하거나 거부할 권리가 있음을 알려야 한다.”라고 하는 대상자의 자율성 존중과 관련된 항목이 명시되어 있다(한국 간호사 윤리강령 13조 2항, 2023년 개정).

그리고 환자 자기결정법(Patient Self-Determination Act, PSDA)은 환자가 진료를 받을 것인지 아닌지에 따른 자율적 선택을 할 권리에 대한 의미 있는 대화를 증가시키는 것이다. 환자의 임종 결정과 선택에 대한 대화가 기관의 입원 절차와 서류 작업, 혹은 기타 방법으로 인해 소홀해지지 않도록 하는 것이 중요하다. 간호사는 환자의 의사, 서류 작업, 그리고 의료서비스 공급자 사이에서 중요한 의사소통 연결 고리를 제공하고, 환자의 권리와 임종에 관련된 결정에 따른 대화를 늘리는 데 적극적인 역할을 해야 한다. 간호사는 환자와 가족이 사전 지시와 말기 옵션에 대해 직접적으로 묻는 질문에 답변하는 것 외에도, 임종 치료에 대한 불안과 불확실성을 나타내는 환자의 미묘한 신호를 듣고 관찰하는 것이 필요하다. 따라서 간호사는 환자의 말을 적극적으로 경청하고, 임종 결정에 대한 환자의 불확실성과 두려움을 완화하는 공감적 돌봄을 제공해야 한다.

(1) 자발적 동의(Informed Consent)

환자의 치료와 관련된 자발적 동의는 자율성의 법적 및 윤리적 문제이다. 자발적 동의는 개인이 상황의 실제 또는 잠재적 상황에 대한 적절한 정보를 평가하여 개인적 선택을 할 수 있는 자율성을 존중하는 것이다. 보샹과 칠드레스(2019)는 자발적 동의에 대해 다음 일곱 가지 요소를 제시하였다(BOX 3-2 참고).

BOX 3-2 자발적 동의의 요소들

I. 기준 요소 (전제 조건)	1. 역량 (이해하고 결정할 능력) 2. 자발성 (스스로 결정할 자유)
II. 정보 요소	3. 정보 공개 (중요 정보의 공개) 4. 권고안 (계획의 추천) 5. 이해 (정보(3)와 권고안(4)에 대한 이해)
III. 동의 요소	6. 결정 (계획에 대한 찬성 결정) 7. 승인 (선택된 계획의 승인)

출처: Beauchamp, T. L., & Childress, J. F. (2019).

뎀스키(Dempski, 2009)는 자발적 동의에 필요한 세 가지 기본 요소를 제시했다.

1. 정보의 수신: 이는 처치에 대한 설명, 치료를 받거나 또는 받지 않는 경우에 따른 위험과 이점, 합리적인 치료 대안, 결과에 대한 확률, 그리고 "치료를 수행할 사람의 자격"이 포함된다.

   환자에게 치료 및 처치와 관련된 모든 절차, 가능한 위험, 이점에 대한 정보 제공은 사실상 불가능하므로 합리적인 사람이 원하고 알아야 할 정보를 제공하는 것이 필수이다. 정보는 개인이 사용하는 언어 및 상황에 따라 적절하게 취합하여 제공되어야 한다.
2. 치료에 대한 자발적 동의: 개인은 어떠한 영향이나 강요 없이 동의를 제공해야 한다. 이는 환자가 마약과 같이 정신에 영향을 미치는 약물의 영향을 받는 상태에서 동의서에 서명하도록 요구해서는 안 된다는 의미이다. 상황에 따라(예: 처치의 위험성) 동의는 구두로 표현되거나 서면으로 작성되거나 행동을 통해 암묵적으로 나타낼 수 있다. 처치가 더 위험할수록 동의의 문서화는 더욱 엄격해야 한다. 다른 방식으로 동의를 표현할 수 있는 상황에서 침묵은 치료에 대한 동의로 해석될 수 없다.
3. 의사결정권을 행사할 수 있는 능력: 환자는 동의를 전달하고 제공된 정보를 이해할 수 있어야 한다. 개인의 상태가 대리인에게 의사결정 권한을 이양해야 할 정도라면, 자발적 동의에 대한 의무는 대리인을 통해 충족되어야 한다.

간호사가 의사가 수행하는 처치에 대해 자발적 동의를 취득하는 것은 윤리적, 법적 의무가 아니다. 의사가 전부 책임을 간호사에게 위임하려고 할 경우, 간호사는 용기를 낼 필요가 있다. 비록 간호사와 의사가 일부 상황에서 간호사가 의사가 수행하는 의료 또는 수술적 침습적 치료나 처치에 대해 자발적 동의의 요소를 충족시키는데 숙련되어 있다고 볼 수 있으나, 간호사는 이 책임을 받아들이면 안 된다.

【법적 관점】

간호사는 환자의 서명을 얻는 데 참여할 수 있지만, 환자에게 침습적 처치를 수행할 사람을 위해 자발적 동의를 취득해서는 안 된다. 그러나, 간호사가 자발적 동의가 이루어지지 않았다는 것을 알고 있거나 알았어야 했음에도 불구하고 이 사실을 공급자나 감독관에게 적절히 통보하지 않은 경우, 법적 책임을 질 수 있다.

반면에 환자가 의사결정을 못 내리는 경우, 간호사는 자발적 동의를 제공할 적절한 사람을 찾을 수 있도록 도와줄 책임이 있다. 필요한 경우 통역사를 확보하거나 환자가 사용하는 언어로 적절한 정보를 제공하도록 도움을 주는 것을 포함하여, 환자가 처치를 수행하는 전문가가 전달한 정보를 제대로 이해했는지 확인해야 한다. 그리고 환자가 자발적 동의를 하지 않았다는 것을 알고 있는 경우, 간호사는 적절한 당사자에게 통보해야 한다. 실제로, 간호사는 환자가 자발적 동의를 할 기회를 제공하도록 돕는 것이 윤리적으로 필수이다. 핵심은 자발적 동의가 의료 전문가와 환자 간의 협력적인 과정이다.

【법적 관점】

폭행과 상해는 사람에 대한 범죄를 설명하는 두 가지 법적 용어이다. 두 용어 모두 자발적 동의의 윤리적 요구와 관련되어 있다. 폭행은 해를 끼칠 것이라는 위협이다(예: 누군가의 행동이나 말로 다른 사람이 자신의 신체적 안전에 대해 두려움을 느끼게 한다면 폭행을 저지른 것). 상해는 한 사람이 다른 사람의 동의 없이 신체적으로 불쾌감을 주는 접촉을 하는 것이다.

경력이 많은 실무 간호사는 위험도가 높거나 침습적인 치료나 처치를 수행하기 전 법적으로, 윤리적으로도 자발적 동의를 얻어야 한다. 일상적인 상황에서 모든 간호사는 간호 치료나 처치를 수행하기 전에 환자에게 간호 치료와 절차를 설명해야 한다. 위험하거나 침습적이지 않을 시, 간호 처치는 자발적 동의의 모든 요구 조건을 충족할 필요가 없다. 환자가 치료나 처치를 이해하고 간호사에게 간호를 시작하도록 허용한 경우, 이는 암묵적 동의로 간주한다. 의사결정 능력이 있는 사람은 명시적으로 동의를 구두로 표현하거나 공식적으로 동의서에 서명하지 않더라도 행동에 참여하거나 협력함으로써 암묵적 동의를 전달할 수 있다. 암묵적 동의는 주로 위험이 낮거나 사실상 위험이 없는 처치에 사용된다. 의료 공급자는 암묵적 동의가 허용되는 경우와 완전한 자발적 동의가 필요한 경우를 알고 있어야 한다. 간호사는 환자가 중재에 동의할 수 있는 의사결정 능력이 있는지, 그리고 간호사나 다른 의료 종사자가 수행하는 절차에 동의하도록 위협받거나 강요받고 있지 않는지를 확인하기 위해 높은 경각심을 유지해야 한다.

치료나 처치가 긴급하게 필요한 경우에도 가능하다면 환자로부터 자발적 동의를 얻어야 한다. 만약 이것이 불가능하다면, 환자의 가장 가까운 친척이나 대리인으로부터 동의를 얻어야 한다. 자발적 동의를 얻기 위해 합리적인 노력을 했으나, 동의

BOX 3-3 의료 과실의 네 가지 요소

1. 전문가는 환자에 대한 의무가 있어야 한다.
2. 전문가는 그 의무를 위반했어야 한다.
3. 환자는 피해나 손해를 겪어야만 한다.
4. 환자의 피해나 손해가 전문가의 과실과 직접적으로 연결되어야 한다. 이 네 번째 요소는 환자의 피해나 손해가 전문가의 과실 행위로 인해 100.0% 발생하는 경우 또는 전문가의 행위로 인해 일부만 발생한 경우를 포함한다(예: 환자 역시 피해나 손해에 기여(기여과실)했을 수 있다).

과실 여부를 판단하기 위해 전문가 증인이 참석하며, 이는 유사한 의료 전문가가 소송의 중심이 되는 상황에서 무엇을 했거나 했을 것인지를 결정하게 된다.

를 제공할 의사결정권이 있는 사람이 부재하거나 시간적 여유가 없어 자발적 동의를 받을 수 없는 상황에서 생명 또는 장애에 대한 위협이 존재할 경우, 자발적 동의 없이 치료와 처치를 진행하는 것이 허용된다. 그러나 의료 과실 소송을 정당화하는 네 가지 주요 요소(BOX 3-3 참고)와 합리적인 의료 전문가가 특정 상황에서 어떻게 행동할 것인지를 염두에 두는 것이 중요하다. 모든 과실 사례에서 네 가지 요소가 평가된다.

(2) 고의적 비공개

미국 의학연구소에서는 의료 오류를 분석하고 줄여 나가기 위한 프로젝트를 시작하여 이 결과물 중 하나가 "인간은 실수한다: 안전한 의료 시스템을 위하여(To Err Is Human: Building a Safer Health Care System)" (Institute of Medicine, IOM, 2000)이다. 미국 의학연구소 위원회는 실수는 정말로 인간적이며, 안전하지 않은 시스템 내에서 일하는 선의의 사람들이 가장 많은 실수를 저지른다는 결론을 내렸다. 그리고 심각하고 예방 가능한 유해 사건에 관련된 오류는 환자 및 조직의 보고 시스템에도 보고되며, 상황에 따라 외부 보고 시스템을 통해 의무적으로 보고된다. 이것은 윤리적 관점에서 이해하기 쉽지만, 근접 오류는 논란이 많다. 근접 오류는 "심각한 결과를 초래할 수 있었지만 발생하지 않았으며 결과를 제외하고는 실제 부정적 사건과 구분할 수 없는 모든 사건"을 의미한다(미국 보건 의료 연구 및 품질관리국[AHRQ] 환자 안전 네트워크[PS Net], 2019). 근접 오류는 환자는 "조기 발견이나 단순한 운" 덕분에 해를 입을 수 있었지만, 해를 입지 않은 경우이다(예: 간호사가 다른 환자에게 약을 투여하려고 한 경우, 환자가 자신에게 맞지 않는 약물이 처방된 것을 알게 되어 피해를 피한 경우이다. 그러나 환자가 자신에게 맞는 약을 알아차리지 못했다면, 피해가 발생했을 수도 있다).

일부 전문가들은 환자에게 해가 발생하지 않았기 때문에 근접 오류에 대해 환자에게 알리지 않으려고 한다. 그러나 환자에게 정직하고 솔직하게 행동하는 것은 신뢰를 쌓게 되며, 이를 감추는 것은 비윤리적이다. 환자를 정직하게 대한다는 직접적인 윤리적 함의 외에도, 근접 오류의 근본 원인을 조사함으로써 많은 것을 배울 수 있다. 오류를 방지하려는 노력 자체가 하나의 윤리적 문제이며, 이는 비 유해성 원칙에 해당된다.

환자나 대리인에게 정보를 의도적으로 제공하지 않는 것은 응급상황이나 환자가 알 권리를 포기한 경우에 법적으로 허용된다. 환자의 알지 않을 권리를 존중하는 것은 문화적으로 민감한 돌봄을 제공하는 데 특히 중요하다. 이는 심각한 질병에 대해 알고 싶어 하지 않는 것이 때로는 문화적 배경에 기반할 수 있기 때문이다. 환자에게 관련 정보를 고의적으로 공개하지 않아 다른 법적 및 윤리적으로 논란이 되는 세 가지 의료 상황이 있다(Beauchamp & Childress, 2019).

첫 번째는 치료적 특권, 두 번째는 치료적으로 플라시보를 사용하는 것, 세 번째는 연구의 진실성을 보장하기 위해 연구 대상자에게 정보를 제공하지 않는 것이다.

첫째, 치료적 특권을 적용함으로써, 의사들은 전통적으로 자신의 의학적 판단에 따라 "우울하거나 감정적으로 지치고, 불안정한 환자에게 잠재적으로 정보를 공개하면 해를 끼칠 수 있다."라고 믿을 때 환자에게 정보를 제공하지 않는 것이 허용되었다. 의사소통에 있어 이 예외의 기준은 의사가 정보를 공개하지 않는 것이 환자의 건강에 어떠한 부정적인 영향을 미칠 수 있다고 믿는 경우 등 정보를 공개하는 것이 심각한 영향을 미칠 가능성이 있는 경우와 정보를 제공하지 않는 경우가 다양하다. 미국의사회(AMA, 2021)가 최근에 발표한 성명서에는 "환자가 자발적 동의를 내릴 수 없는 응급상황을 제외하고는 환자의 지식이나 동의 없이 정보를 제공하지 않는 것은 윤리적으로 용납될 수 없다."라고 명시되어 있다. 환자가 알지 않기를 요청했거나 응급상황인 경우를 제외하고, 미국의사회의 성명서는 의사가 환자의 건강 상태에 대해 정직하고 개방적으로 소통할 것을 명확히 지시하고 있다. 그러나 의사는 때때로 일부 상황에서 환자의 상태에 대한 사실을 안전하고 적절한 시기라고 판단될 때까지 지연시킬 수 있는 재량이 있다. 정보 공개는 환자의 필요에 맞게 이루어져야 하며 환자에게 정직하게 소통하겠다는 명백한 계획에 따라 이루어져야 한다.

둘째, 플라시보는 치료적으로 사용될 때, 환자가 비활성 물질이 실제로 유익한 효과가 있다고 믿게 함으로써 긍정적인 건강 결과를 유도하기 위해 환자에게 제공되는 물질이다. 환자는 해당 물질(플라시보)이 비활성임을 모른다. 플라시보에 관한 연구에 따르면 환자들이 자신이 비활성 알약을 복용하고 있다는 것을 알고 있음에도 대다수 환자에게 긍정적인 효과를 미칠 수 있다는 것이다. 비록 자발적 동의가 이루어지지 않음에도 플라시보 사용을 옹호하는 사람들은 플라시보가 환자가 일반적으로 받는 치료 동의에 포함되어 있다고 한다. 그러나 플라시보의 치료적 사용은 환자의 자율성을 침해하고 환자와 의료 전문가 사이의 신뢰를 심각하게 손상할 수 있기에 비윤리적이라는 의견으로 합의되어 있다. 플라시보는 실험 연구 중에 적절하게 사용될 때 윤리적이다. 연구 대조군에 참여하는 참여자들이 때로는 연구 중인 치료를 받는 실험 그룹과 비교할 수 있도록 플라시보를 제공받는다. 연구 참여자들은 실제 치료 대신 플라시보를 받을 수도 있다는 것을 잘 알고 있다.

셋째, 연구 대상자를 조작과 개인적 위험으로부터 보호해야 하기 위해 엄격한 규칙이 연구에 적용된다. 따라서 연구에서 자발적 동의는 엄중한 요구 사항을 가진다. 연구 대상자에게 정보를 의도적으로 숨기는 행위는 결코 가볍게 다루면 안 된다. 고의적 비공개는 연구가 참여자에게 상대적으로 위험하지 않으며, 연구의 성격이 행동적이거나 심리적이며, 정보를 공개하면 연구 결과에 심각한 왜곡을 초래할 가능성이 있는 경우에만 허용될 수 있다.

(3) 개인정보 보호 및 보완 규칙

개인정보는 생존하는 개인에 관한 정보로서 당해 정보에 포함된 성명, 주민등록번호 및 영상 등을 통하여 개인을 알아볼 수 있는 정보(당해 정보만으로는 특정 개인을 식별할 수 없더라도 다른 정보와 용이하게 결합하여 알아볼 수 있는 정보)이다(https://law.go.kr/법령/개인정보보호법, 2024.03.15.). 임상 기록 정보는 기밀정보로 인식되고 분실이나 파괴 권한 없는 사용으로부터 보호가 필요하다.

병원은 '환자 개인정보 보호 및 보안에 대한 관리 규정'을 문서화하여 환자 개인정보, 접근 통제구역과 정보시스템에 대한 접근 권한을 관리하며 병원 종사자 모두 환자 개인정보 보안 서약서를 작성하도록 하고 위반 시 엄격히 처벌하며, 정보보호 및 보안의 중요성과 실천 사항에 대한 교육과 훈련을 병원 종사자에게 주기적으로 실시하고 있다. 그리고 500병상 이상의 의료 기관은 반드시 개인정보보호위원회를 구성하고 관리책임자와 실무책임자를 지정하여 개인정보 보호 감사와 외부 안전진단을 정기적으로 수행하고, 인적자원 관리, 정보자산 관리, 사용자 인증 및 접근권한 관리 그리고 사용자 지침(예: 비밀번호 관리, 클린데스크 정책 등)과 같은 관리적 보호 조치를 수립해야 한다. 또한 보호구역 출입 통제, 정보시스템 운영 및 보안 관리, 네트워크 관리, 백업 및 저장 매체 관리, 침해사고 예방 및 대응, 프로그램 개발 지침, 암호화 통제, 보안 관제 등의 물리적, 기술적인 조치를 통해 진료 관련 개인정보를 철저히 보호하고 국민의 권리를 보호하고 있다(보건복지부 의료 기관 개인정보보호 가이드라인, 2015).

BOX 3-4 개인정보 보호에 대해 얼마나 잘 알고 있는가?

1. 피보험 기관은 특정 목적을 위해 사용, 공개 또는 요청할 수 있는 최소 필요 정보를 어떻게 결정해야 하는가?
2. 의료 공급자 또는 피보험 기관은 신고해야 할 질병이 발생하면 공중 보건 당국에 통보하기 전에 환자의 허가를 받아야 하는가?
3. 원격 의료란 무엇인가?
4. 개인이 피보험 기관의 의료 공급자에게 자신의 의료 상태나 치료에 대해 가족 구성원과 논의하지 말라고 지시한 경우, 그 개인이 사망한 후에도 피보험 기관이 그러한 정보를 가족 구성원과 공유할 수 없는가?
5. 의사 또는 병원은 환자의 가족 구성원에게 환자의 위치와 건강 상태를 알리는 데 도움을 줄 수 있는 사람이나 기관에 보호된 건강 정보를 공개할 수 있는가?
6. 의식을 잃었거나 자리에 없을 때, 제 의료 공급자가 제 건강 정보를 제 가족, 친구 또는 제 치료나 치료 비용을 위해 관여하는 다른 사람들에게 공유하거나 논의할 수 있는가?
7. 병원 또는 다른 피보험 기관이 환자가 자신들의 시설에 있다는 것을 환자의 가족 구성원이나 다른 사람에게 알릴 수 있는가?

2) 악행 금지의 원칙

악행 금지의 원칙은 해를 끼치지 않을 의무를 전달하는 데 사용되는 원칙이다. 역사적으로 의료 전문가들은 선을 행하는 것(선행)을 장려해 왔지만, 어떤 이유로 선을 행할 수 없는 경우에는 적어도 해를 끼치지 않을 것을 요구해 왔다. 그러나 보샹과 칠드레스(Beauchamp & Childress, 2019)를 포함한 많은 윤리학자는 이 두 원칙을 구분했다.

악행 금지의 원칙은 무해성의 원칙을 의미하는 것으로 "환자에게 해악을 입히거나 환자의 상태를 악화시키는 것에 대하여 절대 의술을 남용하지 않는다는 것"에 대한 규범이다. 반면에 선행은 다음 세 가지 규범을 포함한다. "해악을 예방해야 하며, 해악을 제거해야 하며, 선을 행하거나 증진해야 한다." 선행은 누군가를 돕기 위한 행위이고, 악행 금지는 "해를 입히는 행동을 의도적으로 회피"하는 것이다. 타인에게 의도적으로 해를 끼치지 않는다는 격언을 위반하는 것 이외에, 보샹과 칠드레스가 악행 금지 의무를 자주 요구하는 문제와 개념으로 나열한 항목 중 일부는 BOX 3-5에 포함되어 있다.

【법적 관점】
과실: 합리적인 주의를 기울이지 못해 손해나 부상을 초래하는 경우
의료 과실: 일반적으로 면허를 가진 전문가가 저지른 과실 행위(의료 과실 행위 4가지 요소는 BOX 3-3 참고)

전문 기관과 규제 기관은 환자의 피해를 최소화하기 위해 최선의 관행과 적정주의 기준을 채택한다. 규제 기관은 의료 공급자가 환자를 적절히 돌볼 수 있는 역량과 기술을 유지하도록 보장하기 위해 감독 절차를 개발한다. 악행 금지의 원칙은 의료에서 광범위한 영향을 미치며, 부주의한 치료와 위해를 피할 필요성, 치료를 제공할지, 중단할지, 또는 철회할지에 대한 결정, 비범하거나 영웅적인 치료를 제공하는 것에 대한 고려를 포함한다.

BOX 3-5 악행 금지의 원칙과 관련된 문제 및 개념

- 해악: 개인의 이익에 반하는 것이다(예: 괴저로 인한 다리를 절단하는 경우와 같이 때로는 해악이 정당화될 수 있다).
- 과실과 적정주의: 합리적인 주의를 기울이지 않은 경우
- 치료 중단 결정
  - 치료 유보 및 철회
  - 인공영양 및 수분 공급을 포함한 의료 치료를 제공 할지에 대한 결정
- 이중 효과의 원칙
- 선택적 치료 및 의무적 치료
- 삶의 질에 관한 판단
- 살해 또는 죽게 내버려 두기
- 미끄러운 비탈길 논쟁

악행 금지의 원칙과 관련된 문제와 개념들은 첫째, 환자에게 해를 끼치지 말라, 둘째, 무의미한 치료로 무익성은 환자의 임종 돌봄과 관계가 있다. 모든 의료중재의 결과를 정확히 예측하기가 어려운 상황이 있지만, 무익한 치료는 의료 공급자가 좋은 임상적 판단을 바탕으로 환자에게 유익한 결과를 제공하지 않을 것이라고 믿는 치료라고 할 수 있는데, 이것은 결과적으로 환자에게 해를 끼칠 수 있다(예: 환자가 빠르고 자연스럽거나 인도적인 방법으로 사망할 수 있는 상황에서, 느리고 고통스러운 죽음을 겪게 만드는 경우가 된다). 의학적 확률이 대체로 명확한 경우가 많지만, 임상적 판단은 종종 불확실성 속에서 이루어진다.

의료 전문가들은 무익한 치료를 제공할 윤리적 의무가 없다(예: 환자나 대리인이 바이러스 치료를 위해 공급자가 환자에게 항생제를 투여하도록 정당하게 요구할 수 없다). 항생제는 생물학적으로 바이러스에 대한 타당한 치료가 아니다. 따라서 치료는 무익하거나 비효과적일 것이다. 항생제가 부적절하게 사용될 때, 약물 저항성이 발달함으로써 환자에게뿐만 아니라 항생제 내성의 발생을 통해 공중 보건에도 위험을 초래할 수 있다. 위의 예시는 이해하기 쉽지만, 잠재적으로 무익한 치료의 복잡성이 증가함에 따라 윤리적 및 법적 함정이 있는 혼란스러운 상황을 탐색해야 할 가능성 또한 증가한다. 잠재적 무익성 사례는 의료 공급자 간 또는 의료 공급자와 환자 및 가족 권고사항이 다를 경우, 윤리 위원회에 회부되어 논의되어야 한다. 종종 잠재적으로 환자 예후가 불분명할 시, 윤리 위원회는 법적 결과를 피하고 가족과 지역사회의 신뢰를 유지하기 위해 환자 또는 가족이 원하는 치료를 권장하는 쪽으로 오류를 범하는 경향이 있다.

악행 금지의 원칙을 위반하는 것은 무의미한 치료를 할 수 있다. 모든 치료의 결과를 정확히 예측하기가 쉽지 않지만, 무의미한 치료는 온건한 진료 판단에 근거하였을 때 환자에게 좋은 결과를 가져주지 않을 것 같은 치료를 의미한다. 결과적으로 이러한 치료들은 환자들에게 더 빠르고 자연적 또는 인간적으로 일어날 수 있는 죽음보다 느리고 고통스러운 죽음을 선사하게 된다. 의료상 확률이 꽤 명확해 보일 수 있으나, 임상적 판단은 일반적으로 불확실성에서 벗어날 수 없다.

【법적 관점】

- 의료 전문가가 뇌사 상태인 환자의 인공호흡기 지원 중단과 관련된 법률을 조사해 보시오.
- 이런 경우, 가족이 자발적으로 인공호흡기 중단을 받아들이지 않을 때 발생할 수 있는 윤리적 문제와 결과에 대해 논의해 보시오.
- 개인적으로 알아낸 것을 설명하기 위한 구체적인 사례를 제공하시오.

셋째, 이중 효과의 규칙은 의료에서 어떤 행위를 하는 것은 두 가지 결과를 가져올 가능성이 있다. 하나는 의도된 좋은 결과지만, 좋은 결과를 달성하기 위해 수용하기 어려운 두 번째 결과가 발생할 것이 예상될 수 있다. 이러한 상황에서 개인은 좋은 결과와 나쁜 결과의 가능성을 미리 판단하여 행위를 예측하고 조정한다(예: 연명 치료에서 모르핀을 서서히 늘려가며 정기적으로 투여하는 것이 완전히 호흡 정지를 일으킬 가능성이 매우 낮다는 연구 결과가 있지만 그런 상황이 아예 일어나지 않을 것이라고 단정할 수는 없다). 의료 전문가는 호흡 정지가 일어날 수 있다고 하더라도 특히 임종 직전에 고통과 호흡 곤란에 대처해야 하며, 그 목적을 성취하고자 모르핀의 투여를 늘리는 것은 윤리적 또는 법적으로 허용된다. "간호사는 말기 및 임종 과정에 있는 간호 대상자나 가족 또는 대리인이 호스피스, 완화 간호를 요구할 때 이를 제공해야 한다." (한국 간호사 윤리강령 지침, 2023).

【윤리적 성찰】

- 의료에서 이중 효과 규칙을 사용한 예시를 조사해 보시오.
- 이 예시에 대한 윤리를 논의해 보시오.

넷째, 미끄러운 비탈길 논증은 현재 논의되거나 실행되는 초기 사건이 도덕적으로 수용될 수 있지만, 나중에는 도덕적으로 받아들일 수 없는 상황으로 미끄러질 수 있는 상황이다. 미끄러운 비탈길 상황은 마구간 문이 열린 후 멈출 수 없어 질주하는 말과 비슷하다. 미끄러운 비탈길 논증을 이용하는 사람들은 "사람들은 조금만 틈을 보이면 결국 완전히 스며 들어오게 된다."라고 주장한다. 이 논증의 내용은 특정 관습에 가해지는 제재가 풀리는 순간 나쁜 상황이 초래될 것이기 때문에, 때때로 미끄러운 비탈길 개념은 비유해성 원칙에 속한다고 간주된다.

미끄러운 비탈길 논증은 극단적으로 비논리적으로 치우칠 수 있다. 따라서 특정 문제에 대해 위험한 비탈길 아래로 미끄러질 위험을 두려워하는 사람들은 단지 불안 조장 비교에만 의존하여 여론이나 정책을 형성하려고 하기보다는 자신들의 논증을 정당화할 증거를 찾아야 한다. 미끄러운 비탈길 논쟁과 관련된 논쟁에서 나타났다. 미끄러운 비탈길 논증을 주장하는 사람들은 의사조력자살(physician–assisted suicide, PAS; 의사조력죽음 또는 의료조력죽음으로도 알려짐)이 환자의 자발적인 결정과 정의된 상황에서 치명적 약물 자가 투여를 포함하고 있으며, 이것 자체가 도덕적으로 옳을 수도 있고 아닐 수도 있다고 주장한다. 그러나 의사조력자살의 합법화가 널리 퍼지게 되면 비자발적 안락사 관행이 합법화되는 것으로 전개될 수 있다고 주장한다. 오리건 존엄사법은 1997년 10월에 통과되었으며, 2022년 현재까지 다른 주에서도 의사조력자살 또는 의사조력사망(PAD)을 합법화했음에도 불구하고 미국 내에서 비자발적 안락사는 합법화로 이어지는 미끄러운 비탈길 현상은 발생하지 않았다. 미끄러운 비탈길 논증의 반대자들은 이런 논증은 도덕적/법적 문제와 비도덕적/불법적 문제를 명확히 구별하고 적절한 사회적 통제를 행사할 수 있는 능력을 불신한다고 믿는다.

【토론의 초점】

현재 미국에서는 불법이지만, 영국과 우크라이나와 같은 다른 국가들은 아기들에게서 나타나는 미토콘드리아 질병을 예방하기 위해 세 사람의 DNA를 사용하는 체외 수정을 허용하고 있다.

1. 인터넷을 검색하여 '세 부모 아기'와 관련된 윤리적 입장과 법적 상태를 확인해 보시오.
2. 이 절차가 미끄러운 비탈길 논쟁에 해당하는가를 조사하고, 그 이유를 설명해 보시오.

3) 선행의 원칙

선행의 원칙은 "자비, 친절, 우정, 관대함, 자선과 같은 행위나 특성"으로 구성된다. 선행은 사람들이 타인의 복지를 증진하고 혜택을 주기 위해 행동하는 것을 의미한다. 선행의 원칙에 근거한 도덕적 규칙과 의무의 예는 BOX 3-6에 열거되어 있다.

BOX 3-6 선행의 원칙

1. 타인의 권리를 보호하고 옹호한다.
2. 타인에게 해가 발생할 것을 예방한다.
3. 타인에게 해를 끼칠 조건을 제거한다.
4. 장애가 있는 사람들을 돕는다.
5. 위험에 처한 사람들을 구조한다.

출처: Beauchamp, T. L., & Childress, J. F., 2019

전문적 기준과 사회적 계약으로 인해, 의사와 간호사는 그들의 업무에서 이타적이어야 할 책임이 있다. 그리고 한국 간호사 윤리강령(KNA, 2023)에 따라 간호사와 협력자의 아래 항목에 간호 대상자 보호에 "간호사는 동료 의료인이나 간호 관련 종사자에 의해 간호 대상자의 건강과 안정이 위협받는 경우, 간호 대상자를 보호하기 위한 적절한 조치를 취한다."라고 되어 있다. 이와같이 간호사는 환자의 이익과 복지를 최우선으로 고려해야 한다. 따라서 간호사가 행할 수 있는 선한 일에는 때론 한계가 있지만, 간호사는 일반 대중보다 선행의 원칙에 따라 행동해야 할 더 강한 의무를 지니고 있다. 환자의 복지를 증진하고 선을 행하는 것은 도덕적인 간호사가 되는 데 있어 필수적인 부분이다.

간호사에 있어 선행의 원칙은 개인 또는 집단에 대한 의무의 한계를 설정하고 그들이 얼마나 이타적이어야 하는지를 결정하는 것이다.

(1) 선의의 간섭주의(온정적 간섭주의, Paternalism)

의료 전문가는 환자의 자기결정권(자율성)을 존중하는 것과 환자의 복지를 위한 좋은 행동(선행) 중 선택을 내릴 때 윤리적 갈등을 경험할 수 있다. 때로는 의료 전문가들이 환자보다 환자를 위한 최선의 이익을 더 잘 알고 있다고 믿는 경우가 있다. 이러한 상황에서 의료 전문가들은 환자의 안녕(선행)을 증진한다고 믿는 방식대로 행동하고자 할 유혹을 받을 수 있지만, 실제로 이러한 행동이 환자의 자기결정권(자율성)을 침해하는 것일 수 있다. 선행의 의무에 대한 인식으로 인해 환자가 자율성을 행사할 기회를 의도적으로 침해하는 것을 선의의 간섭주의라고 한다. 선의의 간섭주의(예: 간호사가 환자에게 혈압이 높다는 사실을 알리는 게 환자를 화나게 해서 혈압이 더 올라갈 것이라고 믿기 때문에 환자에게 혈압이 높다는 사실을 알리지 않을 수도 있다) 환자의 치료에 있어 더욱 윤리적인 접근 방식은 환자를 진정시키고 혈압을 관리하는 성공적인 방법에 대해 교육하면서 환자에게 흥분되지 않은 방식으로 진실된 정보를 제공하는 것이다.

BOX 3-7에 나열된 선의의 간섭주의 두 가지 유형이 있다. 선의의 간섭주의는 여전히 특정 상황과 의사나 남성 가족 구성원과 같은 권위 있는 사람들이 환자를 위한 최선의 혜택에 관한 결정을 내려야 하며 환자에게 나쁜 소식(예: 말기 진단)을 알리지 않아야 한다고 믿는 일부 문화에서 일반적인 관행으로 남아 있다.

BOX 3-7 선의의 간섭주의 유형

- 온건간섭주의: 비자발적 행동으로부터 사람들을 보호하기 위해 선의의 간섭주의를 사용한다. 사람이 합리적이고 자율적인 결정을 내릴 수 없을 때 그 수용을 정당화한다(예: 우울증, 치매, 약물 남용, 중독).
- 강경간섭주의: "개인의 위험한 선택과 행동이 정보에 기반하고, 자발적이며, 자율적인 경우에도, 해를 예방하거나 완화하거나 개인에게 이익을 주기 위해 의도된 개입"이다.

강경간섭주의를 정당화할 수 있는 이유를 요약하면 다음과 같다.

1. 환자가 심각하고 예방 가능한 해를 입거나 이득을 받지 못할 위험이 있는 경우
2. 선의의 간섭주의 행동이 해를 예방하거나 이득을 확보할 가능성이 높을 때
3. 환자에게 해를 예방하는 것이, 개입으로 인해 발생할 수 있는 환자의 위험보다 더 중요한 경우
4. 도덕적으로 더 나은 대안이 없는 경우
5. 환자의 자율성을 최소한으로 제한시키면서 해를 예방하거나 이득을 확보할 수 있는 대안을 채택할 경우

출처: Beauchamp, T. L., & Childress, J. F. (2019).

(2) 두 번째 희생자 현상

선행의 원칙이 필요하지만, 종종 인식되지 않아 더 자주 논의되어야 할 상황 중 하나는 두 번째 희생자 현상을 포함한다. 미국 의학연구소는 1990년대에 의료 오류의 다양성을 연구하고 줄이기 위한 프로젝트를 시작했다. 프로젝트의 결과에 따르면, 결함이 있는 과정과 통신 시스템 속에서 일하는 선의의 전문가들이 많은 예방 가능한 오류를 범하고 있다는 사실이 밝혀졌다.

이러한 결함이 있는 의료 시스템에 실제 사람들이 관여하고 있으며, 이들이 저지른 오류는 그들에게 개인적인 희생을 초래한다. 의사 알버트 우(Albert Wu, 2000)는 〈영국의학저널(British Medical Journal)〉의 사설에서 두 번째 희생자라는 용어를 처음 사용했다(예: 환자의 심전도를 잘못 해석한 전공의 의사가 무능력하다는 꼬리표를 달게 된 사례) 우는 환자들이 "의료 실수의 첫 번째이자 명백한 희생자"이며, 간호사들과 약사들을 포함해 실수를 저지른 의료 전문가들 역시 "두 번째 희생자"라고 했다. 우는 선행의 원칙(선을 행함)이나 자비의 덕(친절함)을 직접 언급하지는 않았지만, 두 번째 희생자가 심각한 실수를 저지른 후 겪는 "애도 과정"을 헤쳐 나가는 데 동료들의 도움이 필요하다고 했다. 두 번째 희생자 현상에 관하여 널리 알려진 사례(간호사 줄리 타오(Julie Thao)와 킴벌리 하이어트(Kimberly Hiatt)

의 사례)가 있다. 이 간호사들이 저지른 실수는 환자의 사망과 간호사들, 특히 하이어트의 경우에 간호사들에게 비극적인 결과를 초래했다.

【윤리적 성찰】

1. 인터넷을 검색하여 간호사 줄리 타오(Julie Thao)와 킴벌리 하이어트(Kimberly Hiatt)의 사례에 대해 찾아보시오.
2. 여러분과 모든 의료 전문가가 이 두 사례에서 배울 수 있는 교훈을 나열하고 논의해 보시오.
3. 선행의 원칙과 자비의 덕목이 이 사례에 어떻게 적용될 수 있는지 설명해 보시오.
4. 자비 외에도 타오와 하이어트를 도울 수 있었던 동료들의 다른 덕목은 무엇인가?
5. 두 번째 희생자들이 애도 과정을 헤쳐 나가는 데 도움이 될 수 있는 개인적 덕목에 대해 논의해 보시오.

4) 정의의 원칙

의료 윤리의 원칙인 정의(justice)는 공정함을 의미하며, 사람들을 편견 없이 동등하게 대하며, 혜택과 부담의 공평한 분배를 포함하며, 생명 의학 연구에서의 공정성을 보장하는 것이다. 대부분 어려운 의료 자원 배분 결정은 누가 의료서비스를 받을 권리가 있는지, 한 사람이 받을 수 있는 의료서비스의 양은 어느 정도인지, 그리고 누가 의료 비용을 부담할 것인지와 같은 질문에 대한 답을 찾으려는 시도에 기반하고 있다.

(1) 사회적 정의(Social Justice)

정의의 원칙은 주로 사회적 정의를 의미한다. 사회적 정의는 혜택과 부담이 사회 구성원 사이에 공정하게 분배되어야 한다는 것을 대표하거나, 이상적으로는 모든 사회의 구성원에게 동일한 권리, 혜택 및 기회가 된다는 것이다. 사회적 정의를 정의하고 이를 어느 정도라도 달성하려는 노력은 세계 공동체에 있어 지속적이고 어려운 과제이다. 선행의 의무에서는 두 원칙이 어떻게 관련되어 있는지 알 수 있다(예: 사람들이 자신의 자산을 분배하여 다른 사람을 돕는 의무의 한계는 무엇인가요?). 즉, 분배적 정의(distributive justice)는 인간의 권리들이 그 발달 정도에 따라 각기 달리 분배될 수 있다는 것이다.

사회적 정의의 분석은 주로 경쟁하는 사회 시스템의 힘을 평가하고 공정한 기준에 따라 규제 원칙을 적용하는 데 사용되었다. 사회적 정의에 대한 이론은 정의가 공정한 대우와 유사한 경우에는 유사한 방식으로 처리하는 것과 관련이 있다는 개념에 기반을 두고 있다. 사회적 정의에 공동체주의 접근 방식을 취하는 사람들은 개인의 이익과 자유를 극대화하기보다는 공동체의 공익을 추구할 것이다. 사람들이 국경을 넘어 사회 정의를 증진하려고 생각할 때, 그들은 모든 사람에게 기본적인 의료를 제공하는 방법(예: 빈곤, 기아, 학대)으로 전 세계적인 사회적 불의를 완화하는 방법을 탐구한다.

【토론의 초점】
의료서비스를 배분하여 의료비를 절감하는 것이 윤리적인가? 연령, 소득, 사회적 지위, 진단 및 치료 등의 기준을 설정하는 다양한 방법을 고려해 보시오.

노먼 대니얼스(Norman Daniels)는 〈정의로운 의료(Just Health Care, 1985)〉에서 국가 의료 개혁을 옹호하고 모든 사람이 의료서비스에 대한 평등한 접근과 합리적인 의료서비스 접근성을 가져야 한다고 하였다. 그리고 공정하고 평등한 의료 시스템을 위한 중요한 기준들이 마련되어야 하며, 국가 의료 개혁의 시행 및 개발의 공정성에 필요한 기준점을 제안하였다.

5) 윤리 규칙(Ethical Rule)

윤리 규칙은 윤리 원칙의 하위 개념이다. 간호 윤리에서 중요한 윤리 규칙은 정직, 신의, 성실의 규칙이 있다. 이 규칙들은 간호사와 대상자의 관계, 간호사와 간호사 동료와의 관계, 간호사와 의사와의 관계 및 간호사와 보건 의료 팀원 관계에서 지켜져야 하는 것이다.

(1) 정직의 규칙(Rules of Honesty)

정직(honesty)은 마음에 거짓이나 꾸밈이 없이 바르고 곧음이다. 타인들에게 정직함으로써 그들을 존중할 수 있기 때문이다. 간호사는 존중받기를 원하는 환자를 염두에 두고 행동할 많은 기회가 있다. 그리고 간호사는 모든 간호 돌봄에서 개인의 존엄성을 보호할 책임이 있으며, 종종 간호사가 의료 절차 동안 환자의 존엄성을 보호해야 한다. 또한, 간호사는 노인 환자를 돌볼 때, 그 환자의 우선순위를 평가하고, 과거에 무엇을 할 수 있었는지, 현재 무엇을 할 수 있으며, 무엇을 하고 싶어 하는지를 파악함으로써 존엄성을 유지시킬 수 있다. 따라서 간호사가 환자나 간호사

동료에게 진실(veracity)하게 의사소통하는 의무는 정직의 규칙으로부터 도출된다. 특히 언어로 의사소통 시 진실한 말만 해야 하고, 거짓말로 속이지 않아야 한다. 그렇지 않으면 타인을 속이거나 거짓말을 하게 될 위험이 있기 때문이다.

(2) 신의의 규칙(Rules of Confidentiality)

의사와 간호사를 비롯한 보건 의료 종사자들이 환자 개인의 의료 기밀을 보장하기 위하여 최선을 다해야 한다는 것이 신의(confidentiality)의 규칙이다. 환자들이 의료 시스템에 진입할 때, 그들은 보통 낯설고 두려운 환경을 접하게 된다. 낯선 사람들 사이에서 일반적으로 발생하지 않는 친밀한 대화와 활동(예: 의료 전문가와 환자들 사이 만지고 탐색하는 행위)이 흔히 나타난다. 환자들은 자주 옷을 벗고, 차갑고 황량한 방에서 혼자 앉아 있어야 하며, 자신의 생존과 관련된 두려운 소식을 초조하게 기다리게 된다. 환자가 의료 전문가들의 도움이 필요할 때, 그들은 종종 취약함과 불확실성을 느낀다. 의료서비스에 접근하면서 환자가 느끼는 긴장은 불가피한 신뢰의 필요성으로 인해 더욱 고조된다. 대부분의 치료가 필요할 경우, 환자는 간호사 및 기타 의료 전문가를 신뢰할 수밖에 없다. 불가피한 신뢰는 전문가와 환자, 그리고 환자 가족 간의 관계에서 비대칭적이거나 불균형한 권력 구조를 만든다. 간호사는 이러한 신뢰에 대해 최고의 간호사가 되겠다는 약속을 포함하는 책임감 있는 태도를 보여야 한다. 의료 전문가들은 "환자와 가족을 돌보는 것뿐만 아니라, 그들을 위해 진심으로 배려하고, 솔직하며, 민감하고, 주의 깊으며, 결코 그들을 포기하지 않는다는 약속을 해야 한다." 윤리적으로 행동하기 위해서, 간호사는 환자의 신뢰가 지닌 취약성을 당연하게 여기면 안 된다.

간호 윤리에도 신의의 규칙으로 사생활 보호 및 비밀 유지에 대하여 한국 간호사 윤리강령 세 번째 항목에 "간호사는 간호 대상자의 개인 건강 정보를 포함한 사생활을 보호하고, 비밀을 유지하며, 간호에 필요한 최소한의 정보 공유를 원칙으로 한다."라고 되어 있다. 「의료법」 제19조에도 "의료인은 법령에서 특별히 규정된 경우를 제외하고는 의료, 조산 또는 간호 업무를 하면서 알게 된 다른 사람의 정보를 누설하거나 발표하지 못한다."라고 규정되어 있다.

(3) 성실의 규칙(Rules of Fidelity)

성실(fidelity)은 상대편의 신뢰에 어긋나지 아니하도록 성의 있게 행동하여야 한다는 것이다. 즉, 성실의 규칙은 충실성과 약속을 이행해야 한다는 규칙이다. 간호사는 사회로부터 간호 실무를 이행할 권리를 받았기 때문에, 간호 실무에 대한 책임을 져야 하는 사회적 계약을 맺는다. 따라서 간호사는 환자와의 관계에서 표준화된 간호 실무를 충실히 수행하며, 자신이 소속한 기관의 정책을 따르고, 개별 환자와의 약속을 이행함으로써 충실성을 보여주어야 한다. 그리고 의료 전문가들이 제공하는 환자 치료의 질과 환자의 의료서비스 만족도는 종종 전문가들과 환자들 간, 그리고 전문가들 간의 조화로운 관계에 달려 있음을 고려할 때 간호사는 신의의 규칙을 제대로 지키는 데 특별한 주의를 기울일 필요가 있다.

3 의료인-환자 관계

간호의 질은 의료진에 의해 결정된다. 의료에 대한 환자의 만족도는 의료진, 환자 그리고 전문가들 사이의 조화로운 관계로 평가되는 경우가 많다.

1) 환자 옹호

환자 옹호의 관점에서 행동하는 간호사는 충족되지 않은 환자의 필요를 파악하고 이를 적절히 해결하기 위해 후속 조치를 취한다. 옹호는 간호사의 가치에서 환자로 이동하는 것이 아니라 환자에서 의료 시스템으로 이동하는 것을 포함한다. 옹호의 개념은 1970년대부터 국제간호협의회(ICN) 및 미국간호사협회(ANA)의 윤리강령에 포함되어 왔다. 미국 간호사 윤리강령 및 해석 성명서(ANA, 2015)에서는 "환자의 이익의 우선성"을 자세히 설명하고, 환자와 대중의 건강 관리 필요를 해결하기 위해 다른 사람들과 협력적으로 일할 것을 요구함으로써 환자 옹호를 계속 지원한다.

한국 간호사 윤리강령(2023)에 전문직으로서의 윤리의 제23조 옹호자 역할 수행에서 "간호사는 보건 의료인, 가족 등의 의사결정이 간호 대상자의 인권을 침해하거나 불이익을 초래한다고 판단될 경우, 간호 대상자의 권익을 보호해야 한다."라고 명시되어 있다.

간호사들은 모든 적절한 당사자가 환자 치료 결정에 참여하도록 보장하고, 환자가 정보에 입각한 결정을 내릴 수 있도록 필요한 정보를 제공받으며, 협력을 통해 필요한 모든 환자에게 의료 접근성과 이용 가능성을 높이는 데 기여해야 한다. 국제간호협의회(ICN, 2021)는 간호사 윤리강령에서 "간호사는 환자의 옹호자이며 윤리적 행동과 개방적 대화를 촉진하는 사회적 의무가 있음"을 단언하고 있다.

4 도덕적 고통

의료 전문가들은 불안, 불편함 또는 불안감이라고 할 수 있는 불쾌한 감정을 경험하는데, 이것은 도덕적 고통이라고 부를 수 있다. 도덕적 의미에서의 고통(苦痛)은 인생이 덧없고 만족스럽지 못하고 불완전하다는 생각을 포함한다. 고통의 개념은 "인간의 출생, 질병, 노화 및 죽음이 고통을 수반하며 고통 그 자체"라는 오래된 불교적 믿음으로부터 전해져 왔다. 간호사는 매일 이러한 인간의 조건에 직면한다. 무상, 즉 모든 변화와 소멸이 인간 생활 세계 및 모든 객체에 내재되어 있다는 현실을 인식하지 못하고 이에 맞서 싸우는 것은 고통의 근원이다.

도덕적 고통은 간호사가 도덕적으로 만족스럽지 않거나 통제할 수 없는 외부 요인이 도덕적으로 만족스럽지 않은 상황을 긍정적으로 변화시키거나 영향을 미치는 것을 방해하는 감정을 분류하려고 할 때 경험할 수 있다. 고통은 간호사가 상황을 변경하거나 수정하여 자신과 타인의 안녕을 증진하거나 자신과 타인의 고통을 경감해야 한다고 믿기 때문에 발생한다.

도덕적 고통(예: 간호사가 간호사의 심리적 웰빙을 위한 휴식 시간을 허용하지 않는다고 믿는 온콜 정책이나 근무 일정과 같은 불완전한 기관 정책에 대한 의견 불일치)에서 발생할 수 있다. 간호사는 환자에게 최선의 이익을 위하지 않는다고 믿는 의사의 지시에 동의하지 않을 수도 있고, 환자를 대하는 가족의 방식이나 환자 치료 결정에 동의하지 않을 수도 있다. 도덕적 고통은 환자가 말기 진단을 받을 때 간호사가 환자와 함께 있거나, 심각하게 손상된 신생아나 고통받는 노인을 돌보면서 간호사의 동정심이 자극될 때, 그리고 생명 유지 치료가 지연되거나 중단될 때 발생할 수 있다. 이것은 간호사가 도덕적 고통을 겪을 수 있는 많은 유형의 만남 중 몇 가지 예에 불과하다.

도덕적 고통의 또 다른 중요하면서도 종종 인정되지 않는 원인은 간호사가 자신들이 정직하게 분석했을 때 도덕적으로 칭찬할 만한 것으로 방어할 수 없는 방식으로 자유롭게 행동을 선택할 때 발생할 수 있다(예: 간호사에게 도덕적 고통을 유발할 수 있는 어려운 상황은 자신 또는 소중한 간호사 친구가 저지른 환자 치료 오류를 은폐하는 것). 반면에, 간호사는 예상되는 불쾌한 결과에도 불구하고 도덕적으로 옳다고 믿는 행동을 통해 덕성 있고 용감하게 행동함으로써 도덕적 고통을 경험할 수도 있다. 옳은 일을 한다는 것은 때로는 어려운 일이며, 완벽한 성격을 소유한 간호사는 공정한 방식으로 행동하는 것이 필수적이다.

달라이 라마(Dalai Lama, 1999)는 사람들이 고통에 어떻게 영향을 받는지는 종종 선택이나 개인적 관점의 문제라고 제안했다. 일부 사람들은 고통을 받아들이고 가능하다면 변화시키는 것으로 본다. 원인은 특정한 결과로 이어질 수 있으며, 간호사는 종종 긍정적인 결과가 발생하도록 사건의 상황이나 조건을 변경할 수 있다. 간호사는 고통을 겪는 상황에서도 행복과 웰빙을 향해 이어질 수 있는 방식으로 자신의 관점, 태도, 감정을 선택하고 길러나갈 수 있다.

【윤리적 성찰】

– 간호사 또는 간호 학생으로 일하면서 도덕적 고통을 경험한 적이 있는가? 그것을 설명해 보시오.
– 이 경험이 어떻게 친절한 사람이자 간호사로 성장하는 데 도움이 될 수 있었는가?

부처는 다음과 같이 말했다고 전해진다. “세상이 고통스럽기 때문에 내가 고통스러운 것이다. 사람들이 고통스럽기 때문에 내가 고통스러워야 하는 것이다”. 하지만 불교의 사제에서 부처는 고통의 중단이 8개의 올바른 길, 즉 팔정도를 통해 실현될 수 있다고 상정한다.

간호사나 다른 의료 전문가들이 두려움, 원망, 불안으로 고통스러운 상황에 직면할 때, 기억해야 할 사실은 가장 힘든 고난의 시기에 지혜와 정신력이 고양된다는 것이다. 틱낫한(Thich Nhat Hanh, 1998)은 “고통 없이는 성장할 수 없다.”라고 하였다. 따라서 간호사는 도덕적 고통과 불안에 대한 경험을 행복을 위한 징검다리로 승화시키는 지혜가 필요하다.

5 윤리적 딜레마

윤리적 딜레마는 개인이 느끼는 존재의 복지에 영향을 미칠 두 가지 행동 사이에서 선택해야 하는 상황이며, 두 행동 모두 선하다고 합리적으로 정당화될 수 있거나, 어느 쪽 행동도 쉽게 선하다고 정당화될 수 없거나, 행동의 선함이 불확실한 경우이다. 한 가지 행동을 선택해야 하므로 선택의 부담을 지는 사람이나 그룹에게 고민을 안겨준다.

키더(Kidder, 1995)는 윤리적 딜레마의 한 특성에 초점을 맞추었을 때, 윤리적 딜레마의 핵심을 "옳은 것 대 옳은 것의 윤리"라고 설명했다. 두 옳은 행동 중 최선에 대한 선택이 항상 명백한 것은 아니지만, 키더에 따르면, "옳은 것 대 옳은 것"의 선택은 명확하게 옳은 것 대 잘못된 것의 선택과 구별될 수 있다. "옳은 것 대 옳은 것"의 선택은 사회적이고 개인적인 가치에 더 가깝지만, 옳은 것 대 잘못된 것의 선택을 더 자세히 분석할수록 "미궁으로 빠질 뿐이다". 그는 사람들이 일반적으로 세 가지 기준에 따라 잘못된 선택을 판단할 수 있다고 제안했다. 법률 위반, 진실에서의 이탈 및 도덕성에서 벗어나는 것이다. 물론, 이 세 가지 기준의 선택과 의미는 논쟁의 대상이 될 수 있다.

실제 윤리적 딜레마에 직면한 사람은 종종 가능한 선택지 중 어느 것도 옳다고 느껴지지 않을 때가 많다. 두 선택 모두 잘못된 것처럼 인식될 수 있다(예: 88세 어머니의 연명치료를 중단할지 결정해야 하는 딸은 어머니의 생명을 구하지 않는 것이 잘못된 것처럼 느껴질 수 있지만, 헛된 의료 상태에서 어머니가 고통받는 것을 허용하는 것도 잘못된 것처럼 느껴질 수 있다). 반면, 같은 사례를 고려하는 의료 전문가에게는 실제 딜레마가 없을 수도 있다—의료 전문가는 연명 치료를 유보하거나 중단하는 것이 옳은 선택이라고 명확하게 볼 수 있다.

【토론의 초점】
낙태법은 변화하고 있다. 낙태가 합법이라고 가정할 때, 많은 사람은 그것이 윤리적이지 않다고 믿는다. 낙태법이 어떤 사람들에게 윤리적 딜레마로 간주될 수 있는 것과 관련하여 어떤 영향을 미칠 것인가?

6 비판적 사고 및 윤리적 의사결정 이해

의료와 간호 부문에서 도덕적 문제는 매우 일반적이기 때문에 간호사들은 때때로 매분마다 윤리적 결정을 내려야 한다는 것도 깨닫지 못하기도 한다. 간호사는 매일 해야 하는 많은 결정에 대응할 분석적 사고 능력과 기술을 갖추는 것이 매우 중요하다. 환자를 포함한 다른 사람들의 이야기를 주의 깊게 듣고 성급한 결론을 내리지 않는 것이 이성적이고 윤리적인 분석을 수행하는 데 필수적인 기술이다. 도덕적 결정이 내려질 때 고려해야 할 변수로는 개인적 가치, 전문적 가치 및 역량, 윤리 원칙, 윤리 이론 및 접근 방식이 있다. "무엇이 옳은 행위인가?", "이 상황에서 간호사가 해야 할 일은 무엇인가?"라는 질문을 하는 것은 간호에서 항상 존재하는 규범적 고려 사항이다.

1) 비판적 사고

비판적 사고는 지적 능력을 수반하는 태도이자, 합리적인 과정이다. 명확한 추론을 근거로 하여 믿음을 세우고자 하는 이유의 기초 위에 확립하려는 의식적이고 자발적인 노력이다(Dewey, 1997). 비판적 사고는 자신의 사고를 좀 더 분명하고, 정확하고, 관련성 있고, 일관성 있고, 공정한 것으로 만들기 위해 생각하는 예술이다(Paul, 1988). 즉 비판적 사고는 우리가 알고 있는 것을 확실히 하고 우리가 모르는 것을 분명하게 해주는 훈련된 자기 지향적인 합리적 사고이다. 폴과 엘더(Paul & Elder, 2006)는 비판적 사고를 확장시키려는 노력으로 평가하고 분석하는 기술이라고 정의하였다. 그리고 이들은 비판적 사고를 하는 이들은 분명한 특징을 가지고 있다고 하였다.

- 명확하고 관련성 있는 질문을 하고 주요 문제를 식별한다.
- 추상적 사고를 사용하여 관련 정보를 분석하고 해석한다.
- 합리적인 분류와 기준에 따라 검토된 합리적인 결론과 해결책을 생성할 수 있다.
- 개방적으로 사고하고 대안적인 사고 체계를 고려한다.
- 복잡한 문제를 해결하기 위해 다른 사람들과 효과적으로 소통한다.

비판적 사고의 과정은 폴과 엘더(2006)에 의해 "자기 주도적이고, 자기 훈련과 자기 점검이 가능한 자기성찰 사고의 과정으로 완벽한 기준과 이를 유의하며 지휘하는 것이 필요하다."라고 설명되었다. 피셔(Fisher, 2006)는 비판적 사고 기술을 개발하는 기본적인 방법으로 "자신의 사고에 대해 생각하기"로 설명하였다.

2) 도덕적 상상력

도덕적 선의 위대한 도구는 상상력이다. 도덕적 상상력의 개념에 깔린 기반은 예술적 또는 미학적 접근의 윤리학에 기반을 두고 있으며, 존 듀이(John Dewey)의 철학에 기초를 두고 있다. 도덕적 상상력은 "공감적 투사"와 "상황의 가능성을 창의적으로 활용"하는 성찰을 통한 도덕적 의사결정이다(Fesmire, 2003). 이것은 표준화된 윤리적 의미, 의사결정 모델, 생명윤리 원칙을 실제 상황에 단순 적용하는 것을 넘어서는 도덕적 인식과 의사결정을 포함한다.

【윤리적 성찰】
- 자신의 비판적 사고 능력에 대한 서면 자가 분석을 수행해 보시오.
- 당신의 강점은 무엇인가?
- 어떤 면에서 개선이 필요한가? 분석을 구체적으로 서술해 보시오.

간호사의 중요한 역할은 개인, 가족 및 주민 기반 평가 및 프로그램 계획, 실행, 평가를 통해 건강한 커뮤니티를 형성하고 리더십을 제공하는 것이다. 이 중요한 리더십 역할을 맡을 때, 간호사는 개인과 주민의 복지에 영향을 줄 수 있는 선택과 결정을 계속하여 내린다. 의견은 성급하게 형성되어서는 안 되며, 간호사가 도덕적 상상력을 키우고 사용하지 않고서는 행동을 하면 안 된다.

3) 높고 단단한 땅과 습지 같은 낮은 땅

간호가 예술과 과학의 이중 요소에 기초하고 있다는 것은 일반적으로 동의하는 사실이다. 쇤(Schön, 1987)은 전문적 의사결정 지점이 때때로 기술적, 과학적 기반에 지식을 다루는 방법과 과학 법칙을 넘어서는 불확정적 문제 사이의 긴장이 있을 때 발생한다고 가정했다. 쇤(1987)은 이러한 긴장을 다음과 같이 설명하였다.

> 전문가적인 실무의 다양한 지형에서 높고 단단한 땅이 습지를 내려다보고 있다. 높은 땅에서는 관리가 가능한 문제들이 연구 기반 이론과 기술의 적용을 통해 해결될 수 있다. 습지 같은 저지대에서는 지저분하고 혼란스러운 문제들이 기술적 해결책을 거부한다. 이 상황의 아이러니는 높은 땅의 문제들이 개인이나 사회 전체에 상대적으로 중요하지 않다는 것이며, 기술적 관심이 아무리 많아도, 습지에는 가장 인간적인 관심을 가진 문제들이 있다는 것이 큰 흥미를 이끈다는 것을 실무자는 선택해야 한다.

간호가 간호 직업의 과학적 기반과 간호 실습에 필요한 전문 기술을 강조하지 않음으로써 피해를 입는다고 주장했다(Gordon & Nelson, 2006). 이 저자들은 간호사와 다른 사람들(사회 일반 구성원 포함)이 간호사의 덕과 간호 직업의 돌봄 본성, 본질적으로 간호의 예술에 너무 많은 초점을 맞춤으로써 간호의 전문적 발전이 저해되었다고 주장했다.

> 20세기에 전문 여성들에게 많은 변화가 있었지만, 간호사들은 여전히 종교적, 도덕적, 감상적 상징과 수사법에 의존하고 있다—하트, 천사, 손을 만지는 이미지와 가까이 있음, 친밀함, 차이를 만든다는 등의 모호한 참조에 기초한 호소들...

모집 브로셔와 캠페인에서 반복될 때, 덕에 대한 호소는 사람들이 간호사가 실제로 무엇을 하는지와 그 일을 하기 위해 필요한 지식과 기술이 얼마나 많은지를 이해하는 데 도움이 되지 않을 가능성이 크다.

4) 성찰적 실천

쇤(Schön, 1987)은 "행위에 대한 성찰(reflection-on-action)"과 "행위 중 성찰(reflection-in-action)"을 구분했다. 행위에 대한 성찰은 자신에 관한 행위를 되돌아보는 것을 포함하는 반면, 행위 중 성찰은 행위를 하기 전과 행위를 하면서 자신이 선택하고 있는 것과 하고 있는 것에 대해 생각을 멈추는 것이 포함된다. 행위에 대한 성찰은 스스로의 행위를 되돌아보는 것이고 성찰은 반성은 잠시 멈추어 스스로가 무엇을 선택하고 있는지, 어떤 행위를 했는지를 행위하기 전과 행위가 진행되는 중에 성찰하는 것이다. 행위 중 성찰에 대해 쇤(1987)은 그 가치를 다음과 같이 고찰했다. "현재의 행위는 다양한 내용을 보이며 우리가 여전히 선택을 할 수 있는, 즉 변화를 줄 수 있는 상황이다. 그러므로 행위 도중에 행위에 대해 고찰할 필요가 있다". 선택의 기회가 아직 남아 있을 때 행위에 대해 반성하는 것은, 그 행위의 결과를 바라보는 것을 선호하기 때문이다. 하지만 "성찰은 늘 깨달음을 가져온다."라는 격언이 있듯 행위에 대한 성찰 또한 교훈적이다.

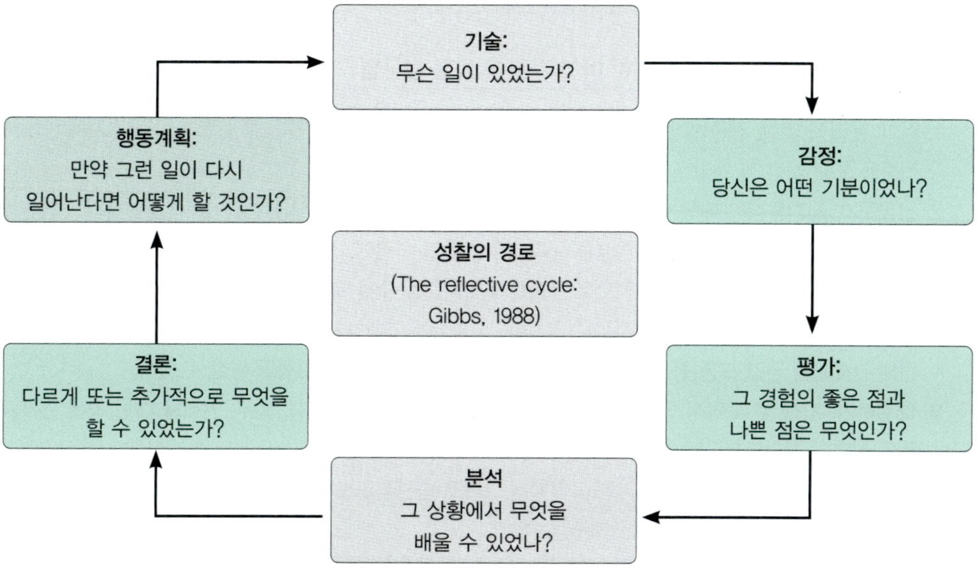

그림 3-1 깁스(Gibbs) 성찰의 경로

윤리는 능동적인 행위의 과정이기 때문에 어떤 형태의 성찰도 윤리의 실천에 있어 중요한 의미이다. 간호사가 정당한 윤리적 결정을 내리기 위해서는 그들 스스로 자신들의 동기에 대해서 이해하고, 좋은 질문을 던지고, 지속적인 배움을 통해 현재에서 탈피해야 한다(BOX 3-6 참고). 의료 전문가가 윤리적 실천을 행할 수 있는 성찰과 결정의 방식은 여러 가지로 나타난다. 다음에 제시된 네 가지 주제 접근은 행위 중 성찰의 예시이다.

윤리적 실천을 위한 알고리즘을 제공할 수 있는 성찰과 의사결정의 단일 모델은 없다. 그러나 전문가들이 실천 중에 성찰과 의사결정 기술을 향상하기 위해 사용할 수 있는 모델은 있다. 여기서 논의되는 다섯 가지 R 성찰 접근법이 윤리적 실천을 위한 모델 중 하나이다.

【윤리적 성찰】

깁스(Gibbs) 성찰의 경로(그림 3-1)를 사용하여, 간호실무 또는 개인적인 삶에서 발생한 도전적이고 개인적인 윤리적 상황에 대해 성찰해 보시오.

BOX 3-8 윤리적 간호 실무를 위한 다섯 가지 R 성찰 접근법

1. 읽기: 윤리적 철학, 접근법 및 한국 간호사 윤리강령에 대해 읽고 배운다. 통찰력과 실용적 지혜는 노력과 집중을 통해 가장 잘 개발될 수 있다.
2. 성찰하기: 자기중심적 애착—가치, 의도, 동기, 태도에 대해 신중하게 성찰한다. 도덕 공동체의 구성원들은 사회적으로 참여하며 공동선에 중점을 둔다. 이는 삶의 사건에 대한 좋은 통찰력을 갖고, 실용적 지혜를 기르고 사용하며, 관대하고 사회적으로 공정하게 행동하는 것을 포함한다.
3. 인지하기: 윤리적 갈림길(결정) 지점을 인식한다. 그것이 명백하거나 불분명할지라도, 무관심이나 회피로 인해 간호사는 인간 고통을 경감 할 수 있는 작은 기회 혹은 중요한 기회를 놓칠 수 있다.
4. 해결하기: 지적 및 도덕적 덕을 개발하고 실천한다. 윤리적 규범, 규칙, 의무, 원칙을 아는 것은 간호사의 좋은 성격과 결합되지 않으면 별 의미가 없다.
5. 반응하기: 지적 및 도덕적 덕을 가지고 일부러 그리고 습관적으로 사람들과 상황에 대응해 본다. 간호사는 자신의 성격 발전과 행동에 대해 선택할 수 있다.

지적 덕목	도덕적 덕목
통찰력, 실용적 지혜	자비, 자애, 평정, 공감적 기쁨

– 통찰력: 간호사의 일상생활과 업무에 영향을 미치는 보편적 진리에 대한 인식과 지식
– 실천적 지혜: 올바른 일을 하고 좋은 결과로 이끄는 방법을 선택하고 고민하는 것
– 자비: 다른 존재들을 고통에서 분리하고자 하는 욕구
– 자애: 자신과 다른 존재들에게 행복과 웰빙을 가져다주고자 하는 욕구
– 평정: 자신의 존재 방식에서 균형과 침착함
– 공감적 기쁨: 다른 사람들의 행복을 기뻐하는 것

실무를 위한 고려 사항

– 중대한 윤리적 상황을 탐색할 때 일반적인 알고리즘 또는 원칙을 적용하려고 하면 삶의 내러티브와 맥락의 변화를 충분히 허용하지 못한다.
– 윤리 철학에 따라 살아가는 것은 간호사가 중대한 윤리적 갈림길에 직면하기 전에 자아의 존재를 자각해야 한다.

7 윤리적 의사결정을 위한 4가지 주제 접근법

존센(Jonsen)의 연구팀(2022)이 제시한 윤리적 분석에 대한 4가지 주제 방법은 간호사 및 기타 의료 전문가를 위한 실용적인 접근법이다. 간호사 또는 팀은 특정 사례에 관한 관련 사실로 시작하여 구조화된 분석을 통해 해결책으로 나아간다. 의료 환경에서 윤리 위원회

는 종종 사례 기반, 하향식, 귀납적, 사례 연구 접근 방식을 사용하여 윤리적 문제를 해결하고 윤리적 질문에 답한다. 4가지 주제 방법 또는 4상자 접근법(표 3-1 참고)이라 하고, 임상 윤리(Clinical Ethics)에 제시되어 있다.

표 3-1 임상 윤리 사례 분석을 위한 4가지 주제 방법

의료적 함의
선행 및 무해의 원칙 1. 환자의 의료 문제는 무엇인가? 문제가 급성인가? 만성인가? 중대한가? 회복 가능한가? 긴급한가? 말기인가? 2. 치료의 목표는 무엇인가? 3. 어떤 상황에서 의료 치료가 적절하지 않은가? 4. 다양한 치료 옵션의 성공 확률은 어떻게 되는가? 5. 이 환자는 의료 및 간호로 어떻게 혜택을 받을 수 있으며, 어떻게 해를 피할 수 있는가?
환자의 선호
자율성 존중의 원칙 1. 환자에게 진단 및 치료 권고의 이점과 위험을 알렸으며, 이 정보를 이해하고 동의했는가? 2. 환자가 정신적으로 능력이 있으며 법적으로 유능한가? 무능력의 증거가 있는가? 3. 정신적으로 능력이 있다면, 환자가 어떤 치료에 대한 선호를 밝히고 있는가? 4. 무능력한 경우, 환자가 이전에 선호를 표현했는가? 5. 무능력한 환자를 대신해 결정을 내릴 적절한 대리인은 누구인가? 대리인의 결정을 지배해야 할 기준은 무엇인가? 6. 환자가 의료 치료에 협조하지 않거나 협조할 수 없는가? 그렇다면, 왜 그런가?
삶의 질
선행 및 무해의 원칙과 자율성 존중 1. 치료의 유무에 따라 정상적인 생활로 돌아갈 전망은 어떠하며, 치료가 성공하더라도 환자가 경험할 수 있는 신체적, 정신적, 사회적 결함은 무엇인가? 2. 판단을 내리거나 표현할 수 없는 환자에 대해 어떤 삶의 질이 바람직하지 않다고 누가 어떤 근거로 판단할 수 있는가? 3. 공급자가 환자의 삶의 질을 평가할 때 편견이 있을 수 있는가? 4. 환자의 삶의 질을 개선하거나 향상시키는 데 관련된 윤리적 문제는 무엇인가? 5. 삶의 질 평가가 치료 계획 변경에 기여할 수 있는 질문을 제기하는가? (예: 연명 치료를 포기하는 경우) 6. 연명 치료를 포기하기로 결정 한 후 통증 완화 및 안락을 제공할 계획이 있는가? 7. 의학적 도움을 받는 죽음은 윤리적 또는 법적으로 허용될 수 있는가? 8. 자살의 법적 및 윤리적 지위는 무엇인가?

맥락적 특성

정의와 공정성의 원칙

1. 환자의 임상 치료에서 이해 상충을 일으킬 수 있는 전문적, 전문 간, 또는 비즈니스 이해관계가 있는가?
2. 진료 결정에 있어 환자와 임상의 외에도 정당한 이해관계를 가진 가족 구성원과 같은 다른 당사자가 있는가?
3. 제3자와의 이해관계에 따른 환자의 기밀성에 부과된 제한은 무엇인가?
4. 임상 결정에서 이해 상충을 일으키는 재정적 요인이 있는가?
5. 임상 결정에 영향을 미치는 자원 배분의 문제가 있는가?
6. 임상 결정에 영향을 미칠 수 있는 종교적 요인이 있는가?
7. 임상 결정에 영향을 미칠 수 있는 법적 문제는 무엇인가?
8. 임상 결정에 영향을 미치는 임상 연구와 의학 교육의 고려 사항이 있는가?
9. 임상 결정에 영향을 미치는 공중 보건과 안전의 고려 사항이 있는가?
10. 기관의 소속이 임상 결정에 영향을 미칠 수 있는 이해 상충을 일으키는가?

출처: Jonsen, A. R., Siegler, M., & Winslade, W. J. (2015).

이 사례 기반 접근 방식은 의료 전문가들이 사례의 사실을 구조화된 형식으로 구성하여 윤리적 문제에 대한 비판적 사고를 촉진할 수 있도록 한다. 사례는 "의료적 함의, 환자의 선호, 삶의 질, 그리고 맥락적 특성"이라는 네 가지 주제에 따라 분석된다. 간호사와 팀의 다른 의료 전문가들은 네 개의 상자 각각에 대한 질문에 답하기 위해 정보를 수집한다. 네 가지 주제 방법은 환자-가족/대리인, 의료 윤리 팀 또는 위원회 구성원 간의 대화를 촉진한다. 질문의 개요를 따름으로써 의료 공급자는 환자 상황의 전체 범위와 핵심 윤리적 갈등을 검토하고 평가할 수 있다. 윤리 팀이 사례의 사실을 수집한 후 분석이 이루어진다. 각 사례는 독특하며 그렇게 고려되어야 하지만, 특정 상황의 주제는 종종 치료의 철회나 유보와 같은 다른 윤리적 및 법적으로 받아들여진 선례들과 공통된 주제를 포함한다. 비록 각 사례 분석이 사실로 시작되지만, 자율성, 선행, 무해, 정의의 네 가지 기본 원칙과 네 가지 주제 방법이 과정과 해결 과정에서 함께 고려된다. 표 3-1에서 각 상자는 네 가지 주제 각각에 적합한 원칙을 포함한다(사례 분석: 워싱턴 대학교 생명윤리 및 인문학과 웹사이트의 "Bioethics Tools" 섹션을 참고).

의료 전문가들, 의료 전문가와 환자 또는 환자의 대리인 사이에서 좌절, 분노 및 기타 강렬한 감정적 갈등이 발생할 수 있다. 불쾌한 언어 교환과 상처받은 감정이 결과로 나타날 수 있다. 이러한 시기에 간호사는 다른 의료 전문가, 환자 및 가족 구성원에 대한 개방성과 민감성이 필수적이다. 간호사는 정보가 교환되고 대화가 진행됨에 따라 상호 존중을 최우선순위로 하는 태도를 유지해야 한다. 존중과 배려가 유지되면 의사소통은 개방적으로 이루어질 수 있다.

【윤리적 성찰】
예의는 다른 사람들을 친절로 대하는 것을 포함하는 반면, 무례함은 예의 없고 존중하지 않음을 나타내는 것과 일치한다. 오늘날 사회에서 무례함은 만연해 있는 것 같다. 무례하게 행동하는 것에는 결정이 필요하다. 때로는 사람들이 예의를 갖추지 않고 행동하는 습관이 그렇게 뿌리 깊어져 다른 사람들에게 무례하고 존중하지 않는 행동이 자연적으로 보일 수 있다.
BOX 3-8에 있는 윤리적 간호 실천 모델의 다섯 가지 R 성찰 접근법을 사용하여 간호사 및 간호 학생들 사이의 무례함을 줄이는 방법을 고려해 보시오.

1) 의료팀

환자와 가족이 고통과 고난을 겪고 있을 때, 종종 위험한 절차나 말기 치료에 관한 결정이 필요한 시기이다. 가족 구성원은 사랑하는 사람에게 의료 치료를 원할 수 있지만, 의사와 간호사는 계속 치료하는 것이 환자에게 이로울 가능성이 거의 없거나 헛된 것일 수 있다고 가족에게 설명할 수 있다. 환자가 질병으로 약해지고 가족 구성원이 사랑하는 사람의 고통에 반응할 때, 치료 및 치료에 관한 결정은 관련된 모든 사람에게 고통스러운 일이다.

환자를 돌보고 그 가족과 상호작용하면서 간호사는 때때로 갈등의 중간에 끼어 있는 것을 발견할 수 있다. 간호사는 독립적으로 윤리적 결정을 내리지만, 그와 동시에 더 큰 의사결정자 팀의 중요한 부분으로서도 활동한다. 많은 문제가 있는 생명윤리 결정은 일방적으로 이루어지지 않을 것이다. 의사, 간호사 또는 다른 어떤 개인에 의해서도. 다른 전문가들과 의료 인력과 함께 성찰적 대화에 참여함으로써 간호사는 종종 윤리적 분석에 대한 더 큰 팀 접근 방식의 일부가 된다. 팀이 공식적으로 구성되어 정기적으로 모여 조직 내 윤리적 문제를 논의하는 사전 선정된 구성원으로 모인 경우, 이 팀을 윤리 위원회라고 한다. 조직의 윤리 위원회는 일반적으로 의사, 간호사, 상주 목사, 사회 복지사, 조직의 행정 직원 대표, 가능한 법률 대표, 지역 사회 대표 및 팀이 선발한 기타 인물로 구성된다. 또한 관련 환자, 환자의 가족 또는 대리 결정자가 한 명 이상의 위원회 구성원과 만날 수 있다(윤리 위원회의 목표 예: BOX 3-9 참고).

의료팀 구성원들은 환자나 가족의 의사결정 능력에 의문을 제기할 수 있으며, 환자나 가족의 결정이 의사나 의료팀의 치료 권고와 충돌할 수 있다. 때로는 진정한 윤리적 딜레마가 환자의 치료에서 발생하며, 어려운 결정을 내려야 하고, 힘들고 불쾌한 상황들이 다루어져야 한다. 무능력한 환자를 위한 결정을 도와줄 대리인을 찾을 수 없다. 이

BOX 3-9 윤리 위원회의 목표

- 환자, 가족 및 의사결정자에게 지침을 제공하여 지원한다.
- 기본 가치에 대한 충돌이 있는 경우 요청에 따라 사례를 검토한다.
- 일상적인 실무의 범위를 넘어서는 윤리적, 법적, 종교적 성격의 상황을 명확히 하는 데 도움을 준다.
- 문제를 명확히 하고, 대안을 논의하며, 타협을 제안한다.
- 환자의 권리를 증진한다.
- 환자와 가족이 환자의 치료 요구에 가장 적합한 옵션에 대한 합의에 도달하도록 적절한 도움을 준다.
- 환자 중심의 결과를 달성할 가능성을 극대화하는 공정한 정책과 절차를 증진한다.
- 의료기관과 전문가들의 윤리적 품격이 향상되도록 한다.

러한 상황이 발생할 때, 팀 접근 방식을 통한 의사결정은 도움이 되며 미국 의료연구소(2003)의 지침에 따라 의료 전문가가 협력, 협업, 의사소통을 통해 치료를 통합하여 치료가 지속적이고 신뢰할 수 있도록 보장하는 것이다.

간혹 간호사들이 의사, 가족 구성원 또는 대리인의 치료 결정에 동의하지 않을 때 도덕적 고통과 불확실성을 경험할 수 있다. 간호사와 의사 간에 감정적인 윤리적 가치관의 충돌이 일어나거나 간호사가 환자의 의사결정 대표자의 행위에 대해 심각하게 우려할 때, 간호사는 윤리 상담을 받을 수 있다. 도덕적 불확실성을 경험하거나 직장에서 비윤리적 행위를 목격할 때 다른 전문가들로부터 도움과 조언을 구하는 것은 간호사의 권리와 의무이다. 이 행동은 환자 옹호자로서의 간호사의 업무 역할의 일부이다.

단원 요약

- 생명윤리학은 1900년대 기술 환경의 급속한 확장에서 비롯되었다.
- 자율성 존중, 선행, 악행 금지, 정의의 원칙은 자주 사용되는 생명윤리 원칙이다.
- 선의의 간섭주의는 선행의 원칙을 위해 자율성을 침해하는 것을 포함한다.
- 사회 정의는 사회의 이익과 부담이 사람들 사이에서 어떻게 분배되는지의 공정성을 강조한다.
- 윤리적 딜레마는 명확한 선택이 아닌 불분명한 선택을 포함한다. 옳음 대 그름의 명확한 문제가 아니다.
- 간호사는 도덕적 고통이라고 할 수 있는 분노, 불쾌한 감정 또는 불안을 경험한다.
- 때로는 의료공급자가 신뢰할 만한 증거를 보여주기 전에 자가 의료 공급자를 신뢰해야 하는 역설적인 상황도 있다.
- 환자 옹호자로서 활동할 때, 간호사는 환자의 충족되지 않은 요구를 식별하고 이러한 요구를 해결하는 데 도움 주기를 시도한다.
- 간호사는 자신의 사고에 대해 생각함으로써 좋은 비판적 사고 기술을 개발할 수 있다.
- 간호사는 환자 옹호자 역량을 위하여 필요하면 윤리 위원회의 도움을 받을 수 있다.

사례 및 생각해 보기

사례

COVID-19 거점 전담병원 간호사의 업무 경험에 관한 연구에 따르면 참여자들은 감염관리의 목적이 강화된 진료환경의 변화로 인해 인간의 존엄을 위협할 수 있는 다양한 상황을 마주하며 마음이 불편해졌다. 다음 내용은 한 참여자의 경험 사례이다.

환자분 돌아가시면 처치하고 시트 다 덮어드리고 이제 장례지도사가 와서 그런 작업을 하고 모시고 가는데 이 분이 감염 환자이다 보니까 투명 비닐로 싸요. 그다음에 검정 비닐로 한번 싸고. 근데 그 모습이.. 제가 CCTV를 통해서 보는 환자의 그 모습은 인간으로 존중받지 못했다는 느낌, 그리고 내가 죽었을 때 내 가족에게 내가 사랑하는 사람을 보지 못하고 눈을 감았다는 게, 그래서 지금 그 생각하면 가슴이 너무 아파요.

출처: 오인옥, 윤수진, 남경아 (2021). COVID-19 거점 전담병원 간호사의 업무 경험
Korean Journal of Adult Nursing, 33:6, 657-669,https://doi.org/10.7475/kjan.2021.33.6.657

1. 위에 제시된 사례에 대하여 윤리적 문제에 조별 의견을 작성하고 발표해 보시오.

2. 팀별 내에서 각 개인의 의견을 발표한 뒤 팀별 의견을 작성해 보시오.

3. 팀 내에서 의견이 일치한 부분과 불일치가 있는 것을 기술해 보시오.

4. 팀 내에서 의견이 불일치가 있었다면 그 이유는 무엇인지 기술해 보시오.

5. 팀 내에서 어떤 방법으로 합의에 도달하였는가?

6. 팀별 윤리적 문제를 해결하면서 배운점, 느낀점을 기술해 보시오.

사례 및 생각해 보기

학생 각자가 봉사하면서 경험한 윤리적 상황에 대해 깁스(Gibbs) 성찰의 경로를 사용하여 성찰하여 작성해 보시오.

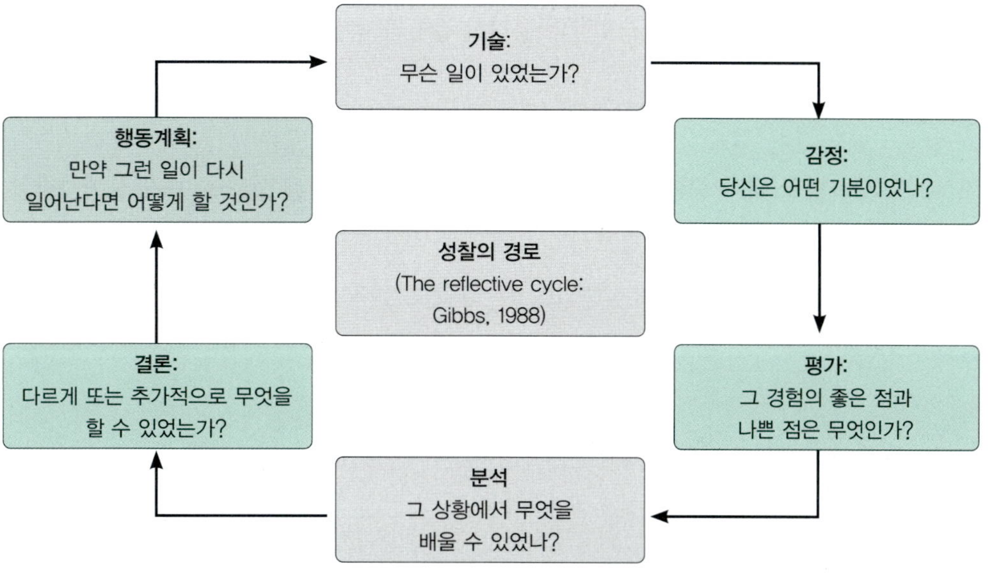

자율학습

1. 설 연휴 기간 호흡기 감염병이 발생하여 K 대학병원 응급실에는 호흡기 감염 증상을 호소하는 환자가 평소보다 2배나 많아서 응급 진료 후 병실에 입원하여야 하는데 현재 병실이 부족한 상태인데도 응급실 진료가 무의미한 환자가 계속 해서 입원해 달라고 하고 있다. 이 상황에서 담당 간호사의 윤리적 갈등의 핵심이 되는 윤리 원칙은 무엇인가?

   정답:________________________

2. K 대학병원 내과 중환자실에서 A(남, 83세) 환자가 기관 삽관 튜브가 불편하다고 수 차례 뽑으려고 시도하자 B간호사가 억제대를 적용하려고 한다. 이 상황에서 B간호사가 겪게 되는 윤리적 갈등으로 상충되는 2가지 윤리 원칙은 무엇인가?

   정답:________________________

3. 환자에게 해악을 입히거나 환자의 상태를 악화시키는 데에는 절대 의술을 남용하지 않는다는 것이다. 이 윤리 원칙은 무엇인가?

   정답:________________________

4. 호흡기 감염성 질환 유행 시 간호대학생이 임상 실습 시 마스크 착용을 거부하는 것이 윤리적인지 자신의 관점을 적어 보시오.

5. 코로나-19 팬데믹 중 간호사가 자신의 백신 접종을 거부하는 것이 윤리적인지 팀별로 논의해 보시오.

제2부

사례로 알아보는 윤리적 쟁점

제4장

생식 이슈와 간호윤리

학습목표

1. 생식 건강과 관련된 주요 윤리 이슈를 설명할 수 있다.
2. 낙태, 보조생식기술, 유전학적 검사, 모성 약물남용의 윤리적 딜레마를 설명할 수 있다.
3. 권리 지지자(pro-choice)와 생명 지지자(pro-life)의 윤리적 근거를 비교 분석하여 설명할 수 있다.
4. 간호사의 윤리적 역할과 실천적 태도를 설명할 수 있다.
5. 생식 관련 간호윤리 실천에 필요한 핵심 원칙(자율성, 선행, 해악금지, 정의)을 적용할 수 있다.

주요개념

- 생식권(Reproductive Rights): 모든 개인이 건강하고 책임감 있는 생식 행동을 할 수 있도록 보장받는 권리
- 모성-태아 갈등 (Maternal-Fetal Conflict): 임신 중 산모의 건강, 자율성, 권리와) 태아의 생명 및 건강 보호 간의 윤리적 충돌
- 권리 지지자(Pro-Choice): 여성의 임신 유지 또는 중단에 대한 자기결정권 을 강조하는 입장
- 생명 지지자(Pro-Life): 태아는 수정 순간부터 생명으로 간주되며, 낙태는 살인과 다르지 않다고 보는 입장
- 보조생식기술(ART: IVF(In Vitro Fertilization), GIFT(Gamete Intrafallopian Transfer), ZIFT(Zygote Intrafallopian Transfer): 불임 치료를 위한 의학적 시술. IVF는 시험관 아기 시술, GIFT는 난자 · 정자를 난관에 주입하는 방법, ZIFT는 수정된 접합자를 난관에 이식하는 방법으로 나뉨
- 유전학적 스크리닝 및 진단(Genetic Screening & Testing): 유전질환을 조기 발견하고 질환 발생 가능성을 평가하기 위한 검사
- 착상 전 유전 진단(Preimplantation Genetic Diagnosis, PGD): 시험관 시술을 통해 생성된 배아에서 착상 전 유전 질환 유무를 선별하는 기술
- 용인될 수 없는 슬픔(Disenfranchised Grief): 사회적으로 인정받지 못하는 슬픔
- 도덕적 지위(Moral Status): 한 존재가 도덕적으로 고려 받아야 할 주체인가를 판별하는 개념

1 생식 건강의 윤리 이해

생식 건강과 권리는 단순히 출산과 임신의 문제를 넘어, 성적 건강, 가족계획, 자율적 의사결정, 젠더 정의 등을 포괄하는 통합적 개념으로 확장되고 있다. 우리나라에서는 「모자보건법」과 「건강가정기본법」, 「생명윤리 및 안전에 관한 법률」 등을 통해 여성과 태아의 건강 보호와 생식 관련 권리 보장을 제도화하고 있으며, 보건복지부 및 지방자치단체는 공공 산전 · 산후 건강관리, 임신 · 출산 정보 제공, 난임 부부 지원사업, 가족계획 교육 등을 통해 생식 건강을 공중보건의 핵심 요소로 다루고 있다. 최근에는 저출생 위기, 고령임신 증가, 미혼 임신자 보호, 보조생식기술 확대 등 복합적 사회 현상과 맞물리며, 간호실무에서도 생식 건강에 대한 윤리적 민감성과 실천적 판단이 요구되고 있다.

국제적으로는 1994년 카이로에서 열린 국제인구개발회의(ICPD)를 통해 생식 건강과 권리는 인간의 기본권이자 인권의 핵심 영역으로 규정되었고, 1995년 베이징 세계여성회의에서는 성과 생식의 자기결정권 과 성적 다양성, 차별 철폐 등의 가치를 국제 규범으로 재확인 되었다.생식 건강의 정의는 다음과 같다. “개인의 생식기관 및 기능과 관련한 신체적 · 정신적 · 사회적 안녕 상태를 의미하며, 모든 사람이 안전하고 만족스러운 성생활을 누릴 수 있으며, 자녀를 언제, 몇 명 낳을지 자유롭게 결정할 수 있어야 한다”. 여기에는 여성과 남성이 충분한 정보를 기반으로 가족계획을 선택하고, 피임을 포함한 다양한 보건의료서비스에 접근할 수 있어야 한다는 의미가 내포되어 있다.

우리나라는 이러한 국제적 기준을 바탕으로 생식 건강의 실천적 보장에 힘쓰고 있으나, 여전히 낙태죄 폐지 이후의 법제 공백, 임신 중단에 대한 의료인의 거부권 논란, 성적 소수자의 생식권 배제, 미혼모의 사회적 낙인, 이주여성 · 장애 여성의 재생산권 사각지대 문제 등 해결되지 않은 윤리적 쟁점들이 존재한다. 특히, 생식권은 단지 건강권이 아니라 자율성, 정의, 평등, 접근성, 배려의 윤리 원칙이 교차하는 다차원적 이슈로 간호사와 보건의료인은 이에 대한 감수성을 높여야 한다.

또한 우리 사회에서는 출산율 감소에 대한 국가적 대응이 ‘출산 장려’에만 집중되는 경향이 있으며, 이로 인해 임신 중단을 포함한 여성의 생식적 자기결정권 에 대한 논의는 여전히 제한적이다. 반면, 피임 실패나 강제적 성관계 등으로 인한 원치 않는 임신은 여전히 발생하고 있으며, 안전하지 못한 낙태 시도는 여성의 건강과 생명을 위협하는 주요 원인으로 지적되고 있다. 이러한 현실은 임신과 출산을 둘러싼 법적 · 윤리적 논의가 단지 낙태 합법성 논쟁에 국한되지 않고, 여성의 건강권, 사회적 배려, 성평등 보장과 같은 구조적 과제로 확장되어야 한다.

이 장에서는 성과 생식 건강 문제에 대한 주요 윤리 이론과 함께, 낙태와 임신중단의 합법화 논쟁, 보조생식기술(ART), 유전학적 검사 및 스크리닝, 임신 여성에 대한 간호 윤리, 취약 집단(청소년 · 이주여성 · 장애여성)의 생식권 등 다양한 주제를 다루며, 간호사의 역할과 윤리적 책임에 대해 고찰할 것이다.

2 인간의 도덕적 지위

"인간의 도덕적 지위(human moral status)"라는 표현을 접할 때 우리는 필연적으로 다음과 같은 윤리적 질문을 마주하게 된다: '어느 시점부터 인간은 도덕적 고려의 주체가 되는가?', '도덕적 보호의 기준은 생물학적 생명 그 자체인가, 아니면 의식과 자각의 존재인가?' 이러한 질문은 단순한 철학적 사유의 영역을 넘어, 오늘날 간호사와 보건의료인이 생식건강, 임신중단, 보조생식기술, 태아 유전자 진단 등과 관련된 임상 및 윤리적 결정을 내릴 때 마주하는 실제적 판단 기준이 된다.

특히 우리나라 사회에서는 2019년 헌법재판소의 낙태죄 헌법불합치 결정 이후, 태아의 생명권과 여성의 자기결정권 간의 균형, 보조생식기술을 통한 배아 생성과 이용, 유전학적 스크리닝을 통한 태아 선별 가능성 등 다양한 윤리적 쟁점들이 사회적 의제화되었다. 이로 인해 '도덕적 지위'에 대한 정의와 기준을 둘러싼 논쟁은 점점 더 복잡하고 다층적인 문제로 부상하고 있다.

도덕철학자들은 도덕적 지위를 일반적으로 "어떤 존재가 도덕적으로 직접 고려되어야 하는 독립적 주체로 인정받기 위한 최소 요건"이라고 정의하며, 이에 해당하는 기준으로는 의식의 존재, 자각 능력, 고통에 대한 감수성, 자율성, 이익을 인식하고 추구할 수 있는 능력 등을 제시해 왔다. 다시 말해, 어떤 존재가 단순히 생물학적 생명체라는 사실만으로는 도덕적 보호의 당위성이 성립하지 않으며, 그 존재가 '도덕적 권리의 주체가 될 수 있는 조건'을 갖추었는가가 핵심이라는 입장이다.

미국의 생명윤리학자 비취(Veatch, 2003)는 이러한 관점에서 "대다수 사람들은 일반적으로 태아의 후기 단계나 출생 이후의 영아를 도덕적 고려의 대상으로 인식하지만, 수정란, 배아, 초기 태아, 정자 및 난자와 같은 생명의 초기 단계 존재는 도덕적 보호의 범위에서 제외하는 경향이 있다."라고 주장하였다. 이는 '도덕적 지위의 경계는 어디인가'에 대한 물음을 더욱 어렵게 만들며, 철학적 논의 외에도 법적 · 의학적 기준 및 사회문화적 인식이 서로 충돌하는 지점을 보여준다.

특히 의료현장에서는 도덕적 지위의 경계가 명확하게 규정되지 않는 상황에서, 간호사와 의료인은 법적으로 보호받는 범위와 사회적으로 허용되는 실천 사이에서 윤리적 딜레마에 직면하게 된다(예: 배아를 생성하여 유전자 선별 후 착상 여부를 결정하거나, 임신 12주 이내의 자발적 임신 중단 요청에 대해 간호사가 어떻게 반응하고 돌봄을 제공할 것인지에 대한 판단은 단순히 법률 조문이나 병원 프로토콜만으로는 충분히 규정될 수 없다.) 따라서 간호사는 법적, 과학적 기준뿐만 아니라 철학적 윤리와 인간 존엄에 대한 깊은 성찰을 바탕으로 윤리적 실천을 설계해야 하는 전문직 주체로 자리매김한다.

결국, 인간의 도덕적 지위는 고정된 정의나 단일한 시점으로 환원될 수 없는 개념이다. 생명체의 발달 단계, 의식의 유무, 사회문화적 맥락, 당사자의 권리 인식 등 다양한 요소가 복합적으로 얽혀 있으며, 간호사는 이러한 복합성을 인지한 상태에서 개별 환자 및 보호자의 가치관과 상황을 존중하고, 윤리적 균형을 고려한 실천적 대응을 설계할 수 있어야 한다. 이러한 성찰은 간호윤리교육의 핵심이자, 생식 건강 영역에서 간호사의 윤리적 리더십을 요구하는 이유이기도 하다.

1) 잠재적 관점(Potentiality View)

잠재적 관점은 수정란이나 배아와 같은 초기 생명체가 현재는 의식, 감정, 인지 능력을 갖추지 않았더라도 미래에 완전한 인간으로 발달할 잠재적 능력(potential)을 가지고 있기 때문에 도덕적 지위를 부여받아야 한다는 주장이다. 이는 특히 종교적 · 보수적 생명윤리 논의에서 강하게 지지되며, 인간 생명의 시작을 '수정의 순간'으로 간주하는 입장과도 연결된다.

이러한 시각은 "미래에 우리와 같은 존재(future-like-ours)"라는 개념에 기반한다. 즉, 태아는 살아 있는 인간과 마찬가지로 미래의 경험, 자기실현, 정체성 형성, 이성적 사고 등 인간 삶의 핵심 요소들을 달성할 수 있는 가능성을 가지고 있으므로, 현재의 무의식 상태에도 불구하고 윤리적 보호를 받을 자격이 있다고 주장한다.

우리나라에서는 「생명윤리 및 안전에 관한 법률」(제15조 및 제29조 등)을 통해 보조생식기술을 통한 배아의 생성 · 보관 · 폐기 및 연구에 대해 엄격히 제한하고 있으며, 그 배경에는 잠재적 관점의 생명관이 일정 부분 반영되어 있다. 간호사는 이러한 맥락에서 환자에게 배아의 활용에 대한 정보를 제공할 때 과학적 설명뿐만 아니라 윤리적 고려사항도 함께 안내할 필요가 있다.

2) 생물학적 관점(Biological Individuality View)

생물학적 관점은 도덕적 지위를 부여하는 기준을 개체로서의 생물학적 분화와 독립성에 두는 입장이다. 이 이론에 따르면, 수정란은 아직 자율적인 개체로서의 '개별성(individuality)'을 가지지 않았기 때문에 완전한 도덕적 지위를 부여하기는 어렵다고 본다(예: 수정 후 약 14일 이전의 배아는 분할 가능성이 있어, 하나의 수정란이 두 개의 개체(일란성 쌍둥이)로 발달할 수 있다). 이 시기에는 아직 개별 개체로의 분화가 이루어지지 않았기 때문에, 생물학적으로는 인간 개체로 보기 어렵고, 도덕적 주체로서의 인정도 제한적이라는 것이다.

「생명윤리 및 안전에 관한 법률」은 '배아 연구는 14일 이내의 배아에 대하여 제한적 조건 하에서만 허용'하고 있으며, 이는 생물학적으로 개체성이 확립되기 이전까지는 연구 윤리적 접근이 가능하다는 것이 우리나라 법률에 반영되어 있다. 따라서 간호사는 이와 같은 생물학적 근거를 바탕으로 배아 연구, 보조생식기술, 유전자 진단 등의 분야에서 윤리적 판단과 환자 상담 시 과학적 사실에 기반한 설명을 제공할 필요가 있다.

3) 이익적 관점(Interest-Based View)

이익적 관점은 도덕적 지위의 핵심 기준을 그 존재가 도덕적으로 보호할 만한 이익을 가질 수 있는가에 둔다. 따라서 의식이 없는 존재는 자각이나 감정, 고통에 대한 반응이 없으므로, 도덕적으로 보호할 필요가 없다고 본다.

초기 배아는 신경계, 감각 기관, 자율적 기능이 형성되지 않았기 때문에 이익을 느끼거나 추구할 능력이 전혀 없는 존재로 간주 된다. 따라서 단지 살아 있다는 사실만으로는 도덕적 지위를 부여할 수 없으며, 자각 능력, 욕구의 존재, 고통에 대한 민감성 등이 도덕적 고려의 전제가 되어야 한다는 것이 핵심이다.

이익적 관점은 태아의 뇌파 형성 시점, 감각 신경 발달 시점 이후에 윤리적 보호를 강화해야 한다는 주장과 연결되며, 실제로 국내외 일부 기관에서는 임신 중기 이후 임신중단 시 태아의 고통을 고려한 조치(예: 진정, 마취 등)를 권고하기도 한다.

간호사는 이러한 이익적 관점을 이해함으로써 생식 윤리 논의가 단지 생명 유지의 문제에 국한되지 않고, '의식 있는 존재'에 대한 보호를 어떻게 실현할 것인가에 대한 실천 윤리의 문제임을 인식하게 된다. 또한, 환자 상담 시 낙태, 태아 진단, 배아 연구 등의 주제를 다룰 때, 고통과 감수성, 삶의 질 등 인간 존재의 경험적 측면을 반영하는 설명을 할 수 있어야 한다.

이처럼 도덕적 지위에 대한 관점은 철학적 · 과학적 기준에 따라 다양하게 구성되며, 정답이 있는 개념이라기보다는 사회적 합의, 문화적 배경, 법적 기준, 개인의 가치관에 따라 다양하게 해석될 수 있는 윤리적 프레임 워크이다. 간호사는 절대적인 정답을 제시하기보다는 다양한 이론적 배경과 환자의 신념을 존중하면서, 과학적 사실과 윤리 원칙에 기반한 중재자 역할을 수행해야 한다.

특히 생식 보건 영역에서는 생명의 시작에 대한 입장이 환자의 돌봄 결정, 간호사의 태도, 조직의 정책 방향에 실질적 영향을 미치므로, 간호사는 도덕적 지위에 대한 철학적 이해를 바탕으로 실천 가능한 윤리 감수성을 지속적으로 함양해야 할 필요가 있다.

3 모성-태아 갈등

모성-태아 갈등(maternal-fetal conflict)은 임신 중 임산부의 건강과 자율성이 태아의 건강이나 생명과 직접적으로 충돌하는 상황을 말하며, 이는 현대 생식 윤리의 가장 복잡한 쟁점 중 하나로 평가된다. 이러한 갈등은 단순한 의학적 선택의 문제가 아니라, 두 존재의 권리와 이익을 어떻게 조율할 것인가에 대한 윤리적 · 법적 · 철학적 판단을 요구하는 고난도 문제이다. 특히 간호사는 모성과 태아 모두에 대한 치료적 배려가 필요한 상황에서, 임산부의 자기결정권과 태아의 생명권 사이의 긴장을 경험하게 된다.

모성-태아 등은 과거에는 의학적으로 임산부와 태아를 단일한 생물학적 단위로 인식하여, '산모의 건강 = 태아의 건강'이라는 가정 아래에서 일괄적인 치료와 돌봄이 이루어졌다. 그러나 현대 의학은 태아에 대한 독립적인 진단 및 중재가 가능해지면서, 모성과 태아는 상호 연결되어 있으면서도 윤리적 판단의 주체가 분리되는 존재로 인식되기 시작하였다. 이에 따라 모성-태아 간 '이중 치료' 개념이 등장하고 있으며, 간호사와 의사는 치료 및 간호계획을 수립할 때 두 존재 각각의 권리와 이익을 독립적으로 고려해야 하는 상황에 직면한다.

모성-태아 갈등은 다양한 임상 상황에서 발생할 수 있다. 대표적으로는 (1) 임신 중 약물 치료나 시술이 태아에게 잠재적 손상을 유발할 수 있는 경우 (2) 임산부가 의사의 치료 권고(예: 조기 분만, 제왕절개)를 거부하는 경우 (3) 모성이 자발적으로 건강에 해로운 행동(예: 알코올, 약물 복용 등)을 지속할 때 (4) 뇌사 상태의 임산부를 대상으로 연명치료를 계속할지 중단할지 결정해야 하는 상황 등이 있다. 최근에는 모성의 직업 환경, 감염병 노출, 정신질환 동반 여부, 난민 · 이주여성의 건강 접근성 문제 등도 모성-태아 갈등에 포함되는 확장된 윤리 영역으로 다루어진다.

모성-태아 갈등의 핵심은 결국 임산부의 자율성과 태아에 대한 악행 금지의 원칙(non-maleficence)의 충돌이다. 자율성은 의료윤리의 핵심 원칙 중 하나로, 환자는 충분한 정보를 바탕으로 자신의 치료를 결정할 권리를 가지며, 간호사는 그 결정을 존중해야 할 의무가 있다. 반면, 태아는 의료적 결정을 스스로 내릴 수 없으며, 의료진은 태아를 대리적으로 보호할 윤리적 책임을 지닌다. 특히 우리나라에서는 태아에 대한 법적 권리 인정 범위가 모호하기 때문에, 갈등 상황에서 의료진이 '윤리적 판단'으로 개입 범위를 정해야 하는 경우가 많다.

이와 관련하여 중요한 윤리 원칙 중 하나는 이중효과의 원칙(principle of double effect)이다. 이 원칙은 한 행위가 선한 결과와 나쁜 결과를 동시에 초래할 수 있는 경우, 의도된 목적이 선하고, 나쁜 결과를 피할 수 없으며, 전체적으로 이익이 해보다 크다면 도덕적으로 허용될 수 있다는 내용을 담고 있다(예: 자궁 외 임신 시 모성을 구하기 위해 임신을 중단할 수밖에 없는 경우, 이는 태아에게 해를 끼치는 행위지만, 모성의 생명을 구하기 위한 필연적 선택으로 간주 되어 윤리적으로 정당화될 수 있다). 그리고 이와 같은 상황에서 임산부가 자신의 상황을 충분히 이해하고 자율적인 결정을 내릴 수 있도록 간호사는 정보 제공자, 정서적 지지자, 옹호자, 윤리적 판단, 간호중재, 환자 권리 보호 및 의사소통자 역할을 수행할 뿐만 아니라, 임산부의 의사결정이 법적 기준과 의료 윤리 원칙과 충돌하지 않는 범위에서 존중하고 다학제간 조정의 원리를 적용하여 윤리실천자로서의 역할을 수행해야 한다.

또한, 대한간호협회(2023)의 간호윤리강령은 간호사가 인간 생명의 존엄성과 권리를 존중하고, 모든 환자에게 평등하게 간호를 제공하며, 자율성과 프라이버시를 보장해야 한다고 명시하고 있다. 이에 따라 간호사는 생식 · 임신 · 낙태와 같은 민감한 상황에서 여성의 자기결정권을 보호하고, 전문적 판단을 통해 태아의 이익을 함께 고려하는 균형 있는 윤리적 태도를 실천해야 한다.

4 권리 문제 갈등

1) 생식권: 인간으로서의 기본권

생식권(reproductive rights)은 임신 여부, 시기, 방식, 출산 여부 등을 스스로 결정할 권리로, 세계인권선언과 국제인구개발회의(ICPD) 등에서 인간의 기본권 중 하나로 되어 있다(UN, 1948; UNFPA, 1994). 생식권은 단지 생물학적 출산에 국한되지 않고, 피임, 임신 중단, 생식 보조기술, 출산 환경 선택, 난임 치료 접근성, 안전한 분만 및 산전 · 산후 관리를 포함한 의료서비스이다.

「형법」상 낙태죄에 대해 헌법불합치 결정을 내리면서 여성의 자기결정권이 생식권의 핵심 내용으로 인정받기 시작했고, 낙태죄가 폐지되었다(헌법재판소, 2019). 그러나 여성들의 임신 중단에 대한 구체적인 법적 기준과 보건의료 지침이 부재한 상태이기 때문에 법적 · 윤리적 불확실성 속에서 임상 결정을 내려야 하는 현실에 직면해 있다(한국보건사회연구원, 2021).

간호사는 저소득층 여성, 미혼모, 청소년, 장애인, 이주여성 등 취약 집단은 생식권에 있어 구조적 불평등을 고려하여, 그들의 생식 건강 상담과 돌봄에서 사회적 맥락 측면에서 윤리적 판단을 해야 한다.

2) 시민적 자유와 법적 규제: 태아 보호와 여성 자율성의 충돌

생식권과 시민적 자유는 종종 태아 보호를 명분으로 한 법적 규제와 충돌하게 된다. 대표적인 사례로는 임산부의 약물 사용, 치료 거부, 종교적 이유로 수혈 거부, 정신질환을 동반한 모성 판단력 저하 등이 있으며, 이러한 경우에 태아의 건강권과 생명권을 보호하기 위한 국가의 개입이 어디까지 허용될 수 있는가에 대한 논쟁이 존재한다.

과거 미국의 일부 주에서는 태아를 보호하기 위한 명목으로 임신 중 약물 사용 여성에게 형사처벌을 부과하거나 강제 치료를 시행한 사례들이 있었고, 이에 대한 반발로 미국시민자유연맹(ACLU)은 1997년 성명을 통해 임신 중 여성의 자유를 제한하는 법안이 여성의 생식권과 자율성을 심각하게 침해한다고 비판하였다. 실제로 산모에 대한 강압적 개입은 의료 불신을 낳았고, 여성들이 산전 진료 자체를 회피하게 만드는 등 오히려 모성과 태아 모두의 건강을 악화시키는 결과를 초래한 바 있다.

우리나라에서는 임신 중 약물 복용이나 치료 거부 등에 대한 형사적 제재 조항은 존재하지 않지만, 임신중단과 관련하여 사회적 낙인, 의료인의 신념에 따른 진료 거부, 유산 후 진료 거절 등으로 인해 여성의 생식권과 의료접근권이 제한되거나 위축되는 경우가 있다. 또한 생명 보호를 강조하는 일부 집단에서는 임산부의 행동이나 생활양식을 규제하려고 시도하며, 이는 법적 조치가 아니더라도 비공식적 압박과 의료적 강압으로 작용할 수 있다(한국여성정책연구원, 2021).

이러한 상황에서 간호사는 여성의 자기결정권을 윤리적으로 보호하면서도, 태아의 복지를 고려한 균형 있는 접근이 필요하다. 간호윤리강령은 모든 환자의 권리를 보호하고 자율성을 존중할 것을 명시하며, 특히 생식 · 임신 · 낙태와 같은 민감한 이슈에 있어 간호사는 개인의 가치와 결정을 존중하면서 비차별적이고 중립적인 돌봄을 제공해야 한다(대한간호협회, 2023).

5 낙태: 권리와 생명 사이의 윤리적 갈등

낙태(임신 중단, abortion)는 단순히 의학적 행위가 아닌, 여성의 자기결정권과 태아의 생명권이 충돌하는 대표적인 윤리적 딜레마로 오랜 기간 동안 사회적 논쟁의 중심에 있어 왔다. 낙태에 대한 입장은 크게 '권리 지지자(pro-choice)'와 '생명 지지자(pro-life)'로 구분되며, 각각은 여성의 자율성 대 태아의 생명 보호라는 명분하에 상반된 윤리 이론과 가치 판단을 제시한다. 낙태 논쟁은 생명의 시작과 도덕적 지위에 대한 이견 속에서 철학적 · 정치적 · 종교적 · 법적 관점이 중첩되며, 인권과 자율성, 생명권 등이 충돌하는 복합적 윤리 문제이다.

- 낙태 찬성론자(Pro-choice): 여성의 자기결정권을 핵심 가치로 삼고 있으며, 이는 헌법상 기본권(인간의 존엄, 행복추구권, 신체의 자유, 사생활의 자유 등)에 기반을 둔 권리이고, 여성은 자신의 몸과 생식에 관한 결정권을 가지며, 국가는 이를 침해해서는 안 된

다고 주장하고 있음

- 낙태 반대론자(Pro-life): 태아도 인간으로 간주하며, 수정 순간부터 생명권이 존재하고, 낙태는 태아의 생명을 침해하는 살해 행위에 해당하며, 국가는 생명을 보호할 의무가 있다고 주장하고 있음

낙태 논쟁은 여성의 자기결정권과 태아의 생명권 사이의 충돌로, 생명의 시작 시점, 도덕적 지위, 국가 개입 범위 등 복합적인 철학 · 법 · 윤리 쟁점을 포함하는 총체적 갈등으로 간주된다.

세계보건기구(WHO)는 낙태가 여성의 건강에 미치는 영향을 강조하며, 안전하지 않은 낙태(unsafe abortion)가 매년 수만 명의 모성 사망을 초래한다고 보고하였다(WHO, 2012). 이에 따라 많은 국가들은 낙태를 공공보건 문제로 인식하고, 제도적 허용 범위와 시기를 조정하고 있다.

실제로 한국여성정책연구원의 보고에 따르면, 한국 여성들이 낙태를 결정하는 주된 이유는 경제적 부담, 학업과 직장 유지, 피임 실패, 미혼 임신, 가족 내 갈등 등이며, 이는 단순히 개인의 책임으로 환원하기 어려운 사회구조적 맥락과 성 불평등의 영향을 내포한다(한국여성정책연구원, 2021).

본 장에서는 낙태에 관한 찬반 입장의 논리적 근거, 간호사의 실천적 윤리 판단 기준을 체계적으로 검토하며, 나아가 생명과 권리 사이에서 간호사가 취해야 할 윤리적 태도를 고찰한다. 이는 단순한 입장표명이 아니라, 간호전문직으로서의 윤리 실천 역량을 확립하는 데 기초가 된다.

1) 낙태에 대한 찬반 논쟁: 윤리 이론과 사회적 입장

(1) 권리 지지자(Pro-Choice)의 관점

낙태 찬성론자들은 여성의 자율성과 생식에 대한 자기결정권을 헌법적 권리로 간주하며, 이는 태아의 잠재적 권리보다 우선한다고 본다. 이들의 논리는 세계인권선언, 국제인구개발회의(ICPD), 그리고 각국 헌법이 보장하는 개인 사생활의 존중과 신체적 자유에 근거를 둔다.

찬성론자들은 태아가 모체 밖에서 독자적으로 생존할 수 없는 초기 또는 중기에는 아직 완전한 도덕적 주체로 보기 어렵고, 생명권의 기준은 독립적 자각 능력과 신경계의 형성 여부에 따라 판단되어야 한다고 주장한다. 따라서 태아의 잠재적 권

리보다 여성의 현실적인 권리가 더 시급하게 보호되어야 한다는 것이다.

이들은 미페프리스톤(Mifepristone, RU486)이나 모닝애프터필 등 응급 피임약의 사용 역시 여성의 권리 실현 수단으로 지지한다. 이러한 약물은 특히 위기임신이나 청소년의 피임 실패 상황에서 심리적 부담과 의료 접근성 문제를 줄이는 데 도움을 준다고 본다.

또한 낙태에 대한 제한이 강화되면, 경제적 · 사회적 자원이 부족한 여성들이 안전하지 않은 낙태를 선택하게 되어 건강권을 침해받게 된다는 공중보건적 우려를 제기한다. 이는 곧 사회적 불평등의 심화를 의미하며, 특히 미혼모, 청소년, 저소득층 여성들이 가장 큰 피해를 입는다고 본다.

일부 찬성론자들은 강간, 근친상간, 태아 기형 등 '예외적인 상황'에 한해서만 낙태를 허용해야 한다는 입장을 도덕적 이중 기준(double standard)이라고 비판한다. 여성의 권리는 예외가 아닌 보편적 기본권이어야 하며, 상황의 경중으로 인해 보장 범위가 달라져서는 안 된다는 것이다.

(2) 생명 지지자(Pro-Life)의 관점

낙태 반대론자들은 태아를 수정의 순간부터 생명체이자 인간으로 간주한다. 이들은 생명은 본질적으로 보호되어야 하며, 낙태는 생명체에 대한 직접적 침해로, 본질적으로 도덕적 오류이자 살인 행위에 해당한다고 주장한다.

반대론자들은 과학적 근거보다는 도덕적 직관, 종교적 가치, 자연법 윤리를 바탕으로, 생명의 시작은 신경계 발달이나 자각 여부가 아니라, 유전적 개체성의 확립 시점인 수정 시점이라고 본다. 이러한 입장은 특히 로마 가톨릭 교회와 같은 전통적 종교기관에서 지지받고 있으며, '수정란에도 영혼이 있다'는 신념에 근거한다.

이들은 낙태의 시점에 따라 태아가 도덕적 지위를 갖는 순간을 다양하게 제시하며, 생명권의 기준이 불분명하다는 점을 이유로 아예 수정 순간부터 보호해야 한다고 주장한다.

그럼에도 일부 반대론자들은 임신이 산모의 생명을 위협할 경우, 이중효과 원칙(principle of double effect)에 따라 예외적으로 낙태를 허용해야 한다는 의견도 내놓는다. 이는 의도하지 않은 결과로서의 태아 손상은 윤리적으로 용납될 수 있다는 전통적 윤리 해석에 기반한다.

2) 낙태 논의에 대한 공개적 활동과 사회적 의미

낙태는 단순한 개인의 문제가 아니라, 사회 전체의 법, 제도, 가치관이 복합적으로 얽힌 윤리적 쟁점이다. 미국에서는 전미중절권획득운동연맹(NARAL)과 전미생명권위원회(NRLC)와 같은 단체들이 각자의 입장을 중심으로 활발한 사회운동을 벌이고 있다.

NARAL은 낙태를 포함한 여성의 생식 선택권을 헌법상 권리로 인정하고, 로 대 웨이드(Roe v. Wade) 판례를 낙태 합법화의 핵심 근거로 삼는다. 반면 NRLC는 "모든 인간은 태어나기 전부터 죽을 때까지 생명권을 가진다."라는 입장 아래, 낙태, 안락사, 유아살해, 조력자살 등 모든 형태의 생명 침해를 반대한다.

이처럼 낙태에 대한 공개적 논쟁은 여성의 권리 보장과 생명 보호 사이에서 사회가 어느 가치를 우선시하는가에 대한 지표이기도 하며, 의료 전문가의 윤리 감수성을 자극하는 중요한 교육적 주제이기도 하다.

6 생식 기술: 과학의 진보와 윤리적 경계

1978년 영국에서 루이스 브라운이라는 아기가 세계 최초의 체외수정(in vitro fertilization, IVF)으로 태어난 이후, 보조생식기술(assisted reproductive technology, ART)은 불임 부부에게 새로운 희망이 되어왔다. 특히 우리나라에서도 난임 인구가 꾸준히 증가하면서 정부는 2006년부터 난임부부 시술비를 지원하는 정책을 시행하였고, 2021년부터는 건강보험 급여화가 이루어져 체외수정 시술 접근성이 크게 개선되었다. 이에 따라 2022년 기준 한국의 출생아 중 약 5%는 보조생식기술로 태어난 아기라는 통계가 보고되고 있다(보건복지부, 2023).

하지만 생식기술의 급속한 확산은 단순한 임신 성취의 문제를 넘어 생명윤리적, 사회문화적, 법적 문제를 동반하고 있다. 배아의 지위, 대리모 계약, 유전자 조작, 성별 선택 등은 간호사를 포함한 보건의료인에게 도덕적 성찰과 실천적 윤리 판단을 요구하는 복합적인 문제로 작용한다.

보조생식기술(ART)은 불임 치료를 위해 난자와 정자의 채취 및 수정, 이식, 배아 선별 등 다양한 과정을 포함한다.

- 체외수정(IVF): 시험관에서 수정 후 자궁에 이식
- 접합자난관이식(ZIFT): 수정 후 접합자를 난관에 이식
- 생식세포난관이식(GIFT): 수정 이전 정자와 난자를 함께 난관에 삽입

이러한 기술은 생식의 가능성을 넓혔지만 동시에 다음과 같은 윤리적 쟁점을 제기한다.

1) 기술의 위험성과 다태 임신

보조생식기술은 쌍둥이 이상 다태아 발생률을 높이며, 이는 조산, 신생아 질환, 산모 건강 문제 등 다양한 위험을 수반한다. 다태 임신은 생명에 대한 선행의 원칙과 해악금지의 원칙을 동시에 위협하며, 시술 횟수 증가로 인한 육체적 · 정신적 부담도 간과할 수 없다.

2) 대리모, 난자 · 배아 기증 등 제3자의 개입

대리모 출산이나 난자 · 배아 기증은 새로운 가족 형태를 가능하게 하지만, '부모'의 개념을 생물학적으로 정의할 수 없게 만들며, 생명과 상품화 사이의 윤리적 경계를 흐리게 한다. 실제로 한국에서는 2010년 대리모 출산을 통한 국적 미취득 아동 사례가 발생하여, 법적 공백과 윤리적 난점을 드러냈다(외교부, 2010). 이에 따라 「생명윤리 및 안전에 관한 법률」은 상업적 대리모 행위를 엄격히 금지하고 있으나, 비상업적 대리모나 해외 시술에 대한 규제는 여전히 미비하다.

3) 과잉배아와 생명의 지위

체외수정(IVF) 시술 과정에서 발생한 미사용 배아의 폐기 문제는 생명이 언제 시작되는가에 대한 윤리적 질문과 직결된다. 생명지지자들은 배아도 도덕적 주체로 보며 폐기를 반대하지만, 자율성 관점에서는 부모의 결정권을 우선시한다. 우리나라에서는 「생명윤리 및 안전에 관한 법률」에 따라 연구 목적의 인간 배아 사용 가능 기간을 수정 후 14일 이내로 제한하고 있으나, 잔여 배아의 윤리적 처리 기준은 여전히 논쟁 중이다(김한나, 2018).

4) 성별 선택과 유전 질환 선별

성별 선택과 유전자 검사(PGD)는 유전 질환 예방에는 기여하지만, 반면에 성차별 조

장, 우생학적 개입 및 생명 선별이라는 심각한 윤리적 위험을 내포한다. 실제로 일부 국가에서는 성별 선택을 금지하고 있으며, 한국도 질병 예방 외 목적의 착상 전 진단을 금지하고 있다. 하지만 여전히 '가족 균형'이라는 명분하의 비공식적 성별 선택은 현실에서 존재하며, 이는 간호사에게 환자의 자율성과 사회 정의 사이에서의 중재 역할을 요구한다.

5) 유전자 조작과 디자이너 베이비의 가능성

유전자 조작(IGM)은 단순한 치료 목적을 넘어, 외모 · 지능 · 성격까지 조절하려는 시도로 이어질 수 있다. 이는 칸트(I. Kant)의 '인간은 수단이 아닌 목적'이라는 윤리 원칙에 정면으로 위배된다. 최근에는 미국과 중국에서 CRISPR(Clustered Regularly Interspaced Short Palindromic Repeats) 유전자가위를 이용한 배아 유전자 편집 시도가 이루어지며 논란이 일었다. 한국도 2019년 유전자가위 등 바이오신기술 규제 개선을 위한 유전자변형생물체법 개정안을 국회에 제출하였으나, 기술 발전 속도를 따라가지 못하는 입법 구조가 문제로 지적된다(한국바이오협회, 2022).

생식 기술은 인간의 생명을 시작하는 방식에 혁신을 가져왔지만, 그만큼 윤리적 부담도 가중되고 있다. 기술의 진보가 인간의 존엄과 사회적 정의를 침해하지 않도록, 의료인은 늘 기술과 생명의 균형, 효율과 윤리의 긴장 사이에서 숙고해야 한다.

7 기타 생식 서비스: 산전 관리, 유전학적 진단, 모성 약물 남용의 윤리적 쟁점

오늘날의 보건의료 환경에서 생식 건강과 관련된 윤리적 문제는 임신과 출산 그 자체를 넘어, 산전 관리와 유전학적 진단, 모성 약물 남용 등 다양한 영역으로 확장되고 있다. 간호사와 같은 의료인은 이러한 윤리적 도전에 직면하여 전문적 지식과 윤리적 민감성을 바탕으로 임산부와 태아 모두의 권리와 복지를 존중하는 역할을 수행해야 한다.

1) 유전학적 스크리닝과 검사

산전 유전학적 진단은 태아의 유전병 발병 가능성을 사전에 확인하고, 부모에게 의사결정의 기회를 제공하기 위한 중요한 의료 행위이다. 다운증후군, 페닐케톤뇨증(PKU), 겸상적혈구빈혈증, 테이-삭스병 등은 대표적인 스크리닝 대상 질환으로, 융모막융모검사(CVS) 또는 양수검사(amniocentesis)를 통해 확인할 수 있다. 한국에서도 태아 염색체 이상을 선별하기 위한 선천성 기형아 검사가 보편화되고 있으며, 최근에는 비침습적 산전검사(Non-invasive Prenatal Testing, NIPT)와 같은 유전자 기반 진단 기술이 도입되고 있다(질병관리청, 2023).

이러한 기술은 생식의 질을 높이는 데 기여하지만, 동시에 다음과 같은 윤리적 쟁점을 수반한다.

- 유전병이 확인된 경우, 부모는 임신 지속 여부에 대한 중대한 결정을 내려야 한다. 이 과정에서 낙태, 출산 후 치료, 또는 배아 폐기 등의 윤리적 문제가 제기된다.
- 의료인은 유전자 검사에 대한 충분하고 명확한 설명을 통해 대상자가 자율적 결정을 내릴 수 있도록 지원해야 한다. 간호사는 설명의 중재자 역할을 수행하며, 환자의 이해를 도와야 한다.
- 유전자 검사의 고비용 구조는 사회경제적 격차에 따른 형평성 문제를 낳는다. 건강보험이 적용되는 범위, 공공의료기관의 검사 접근성 등이 공공 정책 차원에서 고려되어야 한다.

또한 체외수정(IVF)과 같은 보조생식기술(ART)과 결합된 착상 전 유전진단(PGD)은 정자 선별, 성별 선택, 유전자 이상 배제 등과 관련된 윤리적 논란을 야기하며, 잔여 배아의 처리 문제와도 밀접하게 연결된다. 이는 생명의 도덕적 지위에 대한 판단을 의료인에게 요구하며, 간호사는 생명 존중의 가치와 환자의 자기결정권 사이에서 윤리적 균형을 모색해야 한다.

2) 모성 약물 남용

임신 중 약물 남용은 태아에게 치명적인 영향을 미칠 수 있으며, 저체중 출산, 선천성 기형, 금단 증상 등의 부작용을 초래할 수 있다. 그러나 실제 약물 남용 여성 중 상당수는 그 심각성을 인식하지 못하거나, 사회적 낙인과 처벌에 대한 두려움 때문에 치료 접근을 회피하는 경향이 있다.

우리나라 사회에서도 모성 약물 남용에 대한 공공적 인식과 예방 교육은 아직 미비한 편이다. 간호사는 다음과 같은 윤리적 책임과 실천적 과제를 가진다.

- 간호사는 환자의 선택이나 과거에 대한 판단이 아니라, 현재의 건강과 안전을 중심으로 돌봄을 제공해야 한다. 약물 남용 여성에 대한 비난이나 낙인은 돌봄의 질을 저하시키고, 치료 연계를 방해할 수 있다.
- 간호사는 약물의 위험성과 예방 정보를 제공하는 교육자로서, 지역사회 모성 건강 교육 프로그램에 적극 참여해야 한다.
- 간호사는 임산부의 자기결정권을 존중하며, 검사나 치료가 강제적으로 이루어지지 않도록 해야 한다. 특히, 검사와 치료에 대한 동의 여부는 윤리적으로 반드시 확인되어야 한다.

미국에서는 임산부 약물 남용을 형사처벌하는 법적 조치가 논란이 되었으며(AMA, 2016), 우리나라에서도 최근 관련 논의가 의료계 및 입법 차원에서 제기되고 있다(보건복지부, 2023). 그러나 강제적 처벌보다는 교육과 복지 연계, 심리사회적 개입이 보다 윤리적으로 정당한 접근으로 평가된다.

8 간호사의 윤리적 역할과 실천적 태도

현대의 생식 건강 영역은 단순한 의료적 처치를 넘어서, 윤리적 갈등과 사회문화적 다양성이 복합적으로 작용하는 공간이다. 특히 낙태, 보조생식기술, 유전자 선별, 모성-태아 갈등 등 민감한 결정이 필요한 상황에서, 간호사는 단순한 임상 수행자의 역할을 넘어 환자의 권리 옹호자, 정보 중재자, 윤리적 판단자, 정서적 지지자로서의 다차원적 책임을 수행하게 된다.

1) 간호사의 윤리적 역할

간호사는 다음과 같은 윤리적 역할을 수행해야 한다.

- 자율성 존중: 환자의 자기결정권을 보장하기 위해 충분한 정보 제공과 비강압적 의사소통을 실천하며, 청소년, 장애인, 이주여성 등 취약 집단의 의사 표현이 존중받을 수 있도록 옹호한다.
- 비차별적 돌봄: 생식 관련 결정에 있어 종교, 가족 구조, 성적 정체성, 이념에 따른 판단을 배제하고, 환자의 가치와 문화를 존중하는 중립적 태도를 유지한다.

- 정보 중재자: 의료 용어나 시술 과정에 대한 이해 부족으로 판단에 혼란을 겪는 대상자에게 전문적이고 정확한 정보를 전달하며, 복잡한 생식기술(IVF, PGD 등)에 대해 윤리적 고려 사항을 안내한다.
- 정서적 지지자: 낙태, 유전질환 진단, 임신 중단 이후 경험할 수 있는 슬픔이나 죄책감(예: 용인되지 않은 슬픔)에 공감하며, 심리적 고통을 줄이기 위한 상담 · 지지 체계를 연계한다.
- 다학제적 윤리 조정자: 의사, 사회복지사, 법률자문가 등과 협력하여, 갈등 상황(예: 가족 간 입장 차이, 의료진의 진료 거부권 등)에서 환자의 권익을 최우선으로 고려하는 윤리적 중재자 역할을 수행한다.

2) 실천적 태도

간호사의 윤리적 실천은 단순한 선언이 아니라, 임상에서 구체적으로 드러나는 행동으로 나타난다. 다음은 실천적 윤리 태도의 핵심이다.

- 경청과 비판단적 태도: 환자의 경험과 판단을 경청하고, 개인의 선택을 도덕적으로 평가하거나 비난하지 않으며 돌봄의 본질에 집중한다.
- 윤리적 민감성 유지: 생명의 시작, 도덕적 지위, 생식권과 같은 복잡한 이슈에서 정답을 강요하지 않고, 대상자의 가치와 사회문화적 맥락을 고려한 감수성 있는 태도를 실천한다.
- 사례 기반 성찰: 생식윤리 사례(예: 미성년자의 낙태 결정, 배아 유전자 선별 등)를 통해 자신의 윤리적 판단 기준을 정기적으로 점검하고, 타인의 가치관을 수용하는 자세를 개발한다.
- 윤리 교육 및 정책 참여: 간호사는 기관 내 윤리 교육과 지침 개발에 참여함으로써 생식 윤리의 기준을 정립하는 데 기여할 수 있으며, 사회적 불평등 해소를 위한 정책 제안에도 관심을 가져야 한다.

생식 건강 영역에서 간호사는 '윤리적 판단을 내리는 전문가'이자 '인간 존엄을 수호하는 실천가'로서의 정체성을 확립해야 한다. 윤리 원칙(자율성, 해악금지, 선행, 정의)을 실천의 언어로 번역해내는 과정이야말로 간호 전문직의 핵심 역할이며, 이를 통해 간호사는 생명과 권리 사이에서 가장 신뢰받는 존재로 자리매김할 수 있다.

단원 요약

- 생식 건강은 단순한 임신 · 출산 문제를 넘어 성적 건강, 자율성, 젠더 정의, 가족계획 등을 포괄하는 인권의 핵심 영역이다. 간호사는 윤리적 민감성과 실천적 판단이 요구되는 상황에 직면한다.
- 인간의 도덕적 지위에 대한 판단은 생명의 시작, 의식 유무, 사회적 맥락 등을 고려하는 철학적 · 윤리적 문제로, 간호사는 다양한 관점을 바탕으로 중재자 역할을 수행해야 한다.
- 모성-태아 갈등은 임산부의 자율성과 태아의 생명권이 충돌하는 상황으로, 간호사는 이중효과 원칙에 근거해 균형 있는 윤리적 태도를 실천해야 한다.
- 생식권은 인간의 기본권으로서, 임신 여부와 방식에 대한 자기결정권을 포함한다. 낙태죄 헌법불합치 결정(2019년)은 자율성과 생식권을 강화하였으나, 실질적 제도 미비와 윤리적 불확실성이 여전히 존재한다.
- 낙태에 대한 찬반 갈등은 여성의 자기결정권(pro-choice)과 태아의 생명권(pro-life) 간의 충돌이다. 간호사는 도덕적 지위 논의, 사회적 배경, 환자의 가치관을 고려하여 중립적 돌봄을 제공해야 한다.
- 보조생식기술(ART)은 불임 치료의 가능성을 넓혔으나, 배아의 도덕적 지위, 대리모 문제, 유전자 조작 등 윤리적 쟁점을 수반한다. 간호사는 과학과 윤리 사이에서 조율하는 실천적 역할을 수행해야 한다.
- 유전학적 진단은 자율적 결정 지원, 형평성 보장, 설명의 책임 등 간호사의 윤리적 의무가 강조된다. 낙태, 착상 전 유전자 진단(PGD)과 연결될 때 생명윤리적 고려가 요구된다.
- 모성 약물 남용은 태아에 대한 해악 가능성과 함께 약물 사용자에 대한 낙인을 배제하고 돌봄 중심의 간호를 제공하는 윤리적 태도가 필요하다. 강제보다는 교육과 지지 중심의 접근이 바람직하다.

사례 및 생각해 보기

사례

2023년 서울의 한 산부인과 병원에서 19세 미혼 여성 김○○은 임신 사실을 알게 되었고, 혼자 결정을 내릴 수 없어 부모에게 알렸다. 그러나 부모는 출산을 강력히 요구하며 낙태를 반대하였다. 김○○은 현재 학업 중이며, 경제적 · 정서적으로 아이를 양육할 준비가 되어 있지 않다고 판단하여 임신중단을 원했으나, 병원 측은 '청소년'이라는 이유로 부모 동의 없이는 시술이 어렵다고 고지하였다.

병원 간호사는 김○○의 감정에 공감하며 자율성과 권리 보호를 위해 상담 지원을 제안하였고, 김○○은 청소년 상담센터를 통해 자신의 결정을 존중받는 과정을 경험하게 되었다. 이 사건은 미성년자의 생식권, 자기결정권, 가족의 가치관, 의료인의 역할 사이의 갈등을 드러낸 대표적 사례로 주목받았다.

1. 만약 김○○이 자신의 의사를 명확히 표현했지만 부모의 동의가 없는 상황이라면, 의료기관은 어떤 윤리적 원칙을 바탕으로 판단을 내려야 하는가? 간호사의 입장에서 설명해 보시오.

2. 간호사는 김○○와 같은 미성년자가 생식과 관련한 결정을 내릴 때, 어떤 방식으로 자율성과 보호의 균형을 고려해야 하는가?

3. 김○○의 사례처럼 가족과 환자의 가치관이 충돌하는 상황에서, 간호사는 환자의 권리를 어떻게 옹호할 수 있는가? 상담 · 교육 · 의사소통 측면에서 가능한 방안을 제시해 보시오.

자율학습

1. 생명윤리 4대 원칙 중 생식 기술 적용 시 가장 중요하게 고려해야 할 원칙은 무엇이며, 그 이유는 무엇인가?

   정답:__________________________

2. 권리 지지자(Pro-Choice)와 생명 지지자(Pro-Life)의 대표적인 윤리적 근거를 각각 서술하시오.

   정답:__________________________

3. 체외수정(IVF) 과정에서 발생하는 잔여 배아의 폐기 문제는 어떤 윤리적 논점을 포함하고 있는가?

   정답:__________________________

4. 유전학적 스크리닝 후 유전질환이 발견되었을 때, 간호사가 제공해야 할 윤리적 중재는 무엇인가?

   정답:__________________________

5. 모성 약물 남용이 의심되는 임산부를 간호할 때, 간호사는 어떤 윤리적 책임과 역할을 수행해야 하는가?

   정답:__________________________

제5장

아동 간호윤리

천국은 우리 주변의 유년기에 있다.

– 윌리엄 워즈워스(William Wordsworth), 「불멸의 암시(Intimations of Immortality, 1807)」

학습목표

1. 아동 간호와 관련된 취약성 문제를 설명할 수 있다.
2. 아동의 예방접종과 간호사의 역할에 관한 윤리적 문제를 설명할 수 있다.
3. 아동 빈곤과 관련된 윤리적 문제를 설명할 수 있다.
4. 아동학대 사례에 대한 예방 대책을 논의할 수 있다.

주요개념

- 아동(아동복지법): 18세 미만인 사람
- 보호자(아동복지법): 친권자, 후견인, 아동을 보호 · 양육 · 교육하거나 그러한 의무가 있는 자 또는 업무 고용 등의 관계로 사실상 아동을 보호 · 감독하는 자
- 아동학대: 보호자를 포함한 성인이 아동의 건강 또는 복지를 해치거나 정상적 발달을 저해할 수 있는 신체적 · 정신적 · 성적 폭력이나 가혹행위를 하는 것과 아동의 보호자가 아동을 유기하거나 방임하는 것
- 아동방임: 보호자가 아동에게 위험한 환경에 처하게 하거나 아동에게 필요한 의식주, 의무교육, 의료적 조치 등을 제공하지 않는 행위
- 아동유기: 보호자가 아동을 보호하지 않고 버리는 행위
- 아동 성학대: 보호자를 포함한 성인이 자신의 성적 충족을 목적으로 18세 미만의 아동에게 행하는 모든 성적 행위

1 어머니의 역할(모성 실천)

달라이 라마(Dalai Lama, 1999)는 "새천년을 위한 윤리(Ethics for the New Millennium)"라는 연민의 윤리를 강조하였다. 공감, 즉 "타인의 고통을 어느 정도 이해하고 함께 할 수 있는 능력"으로써 가장 기초적인 연민(nying je)을 나타내며 연민이 개발되어 공감을 넘어서서 어느 정도는 "무조건적이고, 차별 없는 그리고 보편적인" 것이 될 수 있다고 주장하였다. 연민은 타인을 고통에서 분리해내고자 하는 욕구이며 심지어 자신에게 해를 입히는 사람들조차도 연민의 대상에 포함된다. 이런 심오한 형태의 연민은 "외동 자식에 대해 어머니가 느끼는 사랑"과 비슷하다.

모든 동물은 처음엔 취약하고 의존적인 상태로 태어난다. 인간의 아이는 그 어떤 다른 종보다도 더 무력한 상태로 세상에 태어난다. 서양 윤리학은 예로부터 인간의 취약성과 그로인한 상호의존의 필요성을 간과해 왔다. 하지만 일부 여성주의 철학자들은 인간의 의존성을 모성과 취약하고 의존적인 아이 사이에 일어나는 보살핌 관계가 모든 도덕적 관계의 모형으로 이용될 수 있다고 주장하며 윤리 철학의 근본으로 사용하였다. 이 모형은 달라이 라마의 연민 모형(model of compassion)과 유사한 측면이 있다.

윤리학에 대한 여성주의적 접근법이 아이의 치료에 어떤 연관성을 가지는지를 고려할 때 간호사는 통(Tong, 1997)이 언급한 바 있는 배려 중심 여성주의적 윤리 접근법(care-focusedfeminist ethics approach)을 참고할 수 있을 것이다. 이러한 접근법은 "연민, 공감, 동정, 양육, 친절"과 같은 여성주의적 가치를 지지한다. 이러한 가치와 미덕은 남성주의적인 오늘날 사회에서는 자주 간과되는 경향이 있어 왔지만, 가치와 미덕은 훌륭한 모성실천(good mothering)에 있어 전통적으로 아주 중요한 것들이다.

여성과 남성이 추구하는 도덕적 논리(moral reasoning)의 유형이 각각 어떤 특징을 가지고 있는지에 대해서는 많은 논의가 있어 왔다. 여성과 남성 모두 페미니스트가 될 수 있다. 모성과 아이 간에 존재하는 사회적 관계의 여성주의적 모델을 받아들이고 이용함에 있어 여성이든 남성이든 어떤 도덕적 주체도 '양육자(mothering person)'이다.

헬드(Held, 1993)는 모성실천자의 개념을 비(非)남성우월적 사회에서의 모성실천의 유형을 설명하는 성 중립적 용어로, 여성과 남성 모두가 실천할 수 있는 것임에 틀림없다고 설명했다. 루딕(Ruddick, 1995)은 모성을 다음과 같이 정의하였다.

모성은 어머니로서의 역할뿐만 아니라 자식의 삶을 전적으로 책임지며 아이를 돌보는 것이 삶의 많은 부분을 차지하는 것이다. 남성의 모성과 여성의 모성에서 차이가 있더라도, 어느 한 성이 다른 성보다 모성실천을 더 잘 해낼 수 있다고 믿을 마땅한 이유는 없다.

아동에게 윤리적 돌봄을 제공하는 간호사는 달라이 라마가 제시했던 무조건적인 사랑을 갖는 어머니, 혹은 (남성 또는 여성) 양육자와 같다.

2 신뢰 형성

> 강가에서 목욕을 하던 소년이 익사할 위험에 처하게 되었다. 소년은 지나가는 여행자에게 도움을 요청했지만 여행자는 도움을 주기는커녕 무심하게 서서 소년의 부주의를 꾸짖었다. "아저씨!" 소년이 소리쳤다. "지금은 저를 먼저 구해주시고 나중에 마음껏 꾸짖어 주세요!"
> – 이솝우화(Aesop's Fables)

"어린아이는 취약하다. 자주 놀래는 작은 존재이다". 에릭슨(Erikson, 1950, 1985)의 심리사회적 발달 8단계 중 영아의 신뢰감 대 불신감 발달은 첫 번째 단계이다. 루딕(Ruddick, 1995)에 따르면 자식과의 관계에 있어 신뢰를 형성하는 것은 어머니의 책임이다. 아이들의 신뢰는 온전히 어머니의 양육과 보호에 의해 이루어지기 때문이다. 아주 특별한 상황을 제외하고 부모는 미성년 자녀에 대해 의사결정을 할 자율권을 위임받는다. 이러한 자율성은 자식에게 최선의 환경을 만들어주고자 하는 부모의 능력과 욕구로써 부여된 것이라고 할 수 있다.

일반적으로 부모가 자녀에 대한 의사결정을 내리는 데 있어 자율권을 가지고 있지만, 자녀들도 인간으로서의 기본적인 존엄성을 가지고 있다.

대부분의 아이들은 돌봄제공자를 신뢰할 수 있는 사람으로 의지하기 때문에 돌봄제공자들은 자녀의 건강 관리에 필요한 의료인을 선택하거나 의료 정책을 판단할 때 신중할 수밖에 없다.

부모가 좋은 간호사와 같이 적절한 의료 제공자를 선택할 수 없기 때문에 신뢰의 중요성이 더욱 커진다. 이 때문에 부모가 간호사나 다른 의료 제공자를 신뢰하는 것에 조심스러워하는 것은 당연한 것이다. 그러나 부모가 의료 제공자가 자기보다 더 나은 의료 지식과 능력을 가지고 있다고 믿는 것은 아주 자연스러운 일이며 마음을 편안하게 해 준다. 따라서 부모는 아이들의 건강에 있어 중요한 결정을 내릴 때 의료 제공자에게 의지하고 신뢰를 보이게 된다.

3 예방접종

예방이 불가능한 전염병의 심각한 위협으로 인해 1900년대 초반과 그 이전에 살았던 사람들은 이용 가능한 다양한 백신을 갖고 있다는 사실에 기뻐했을 것이다.

그러나 20세기와 21세기의 성공적인 공중 보건 발전으로 인해 미국의 많은 사람들은 홍역과 소아마비와 같이 현재 백신으로 예방할 수 있는 일부 오래된 질병을 직접 경험하지 못하였다. 따라서 일부 사람들은 사용 가능한 백신의 이점을 당연하게 여긴다.

하지만 일부 보호자들은 그들의 아이들에게 백신을 접종하지 않기로 결정하기도 한다. 보호자들이 홍역이나 소아마비와 같은 과거 전염병을 직접 보지 못할 때, 그들은 그들의 아이들이 그들로부터 안전할 것이라고 생각하지만, 그 질병들은 근절되지 않았다. 보호자들이 백신을 주저하는 다른 이유로는 (1) 의료 시스템과 의료 제품의 안전성에 대한 불신 (2) 잘못된 백신 정보 (3) 미디어, 가족, 친구들의 부정적인 영향 (4) 일부 백신으로 예방 가능한 질병이 쇠약해지거나 치명적일 수 있다는 것을 깨닫지 못하기 때문이다.

코로나-19 팬데믹 기간 동안 백신에 대한 불신과 잘못된 정보가 폭발적으로 증가하였다. 코로나-19와 같은 일부 질병의 경우, 광범위한 예방접종 없이는 집단면역에 도달하지 못할 가능성이 높다. 집단면역은 예방접종 프로그램의 주요 목표 중 하나이다. 집단면역은 다양하게 정의될 수 있지만, 그 기본적인 의미는 특정 지역에 있는 사람의 약 80%가 대상 질병에 대한 예방접종을 받아야 하고, 예방접종을 받은 사람이 인구 내에 고르게 분포되어 있어야 한다는 것이다. 홍역으로 집단면역을 이뤘지만 백신 접종을 주저하면서 이 면역력이 무너지기 시작했고 산발적으로 홍역이 발생하기도 했다. 또 다른 나라로부터 홍역 감염자가 유입되어 백신을 맞지 않은 미국 내 어린이들이 감염되기도 하였다.

미성년 자녀의 경우, 미성년 자녀가 백신으로 예방 가능한 질병으로부터 안전을 유지하기 위해 보호자에게 의존하고 있다는 문제가 추가되어 부모의 결정에 일반적인 윤리적 고려 사항이 적용된다. 역사적으로, 전통적인 보편적 예방접종 프로그램에 반대하는 일부 보호자들은 자녀가 자연 면역을 얻을 수 있는 방법을 모색해 왔다. 가끔 사용되어 온 방법은 아이들을 "노출 파티"에 참석시키는 것이다. 이전에 감염되지 않은 건강한 어린이로 이루어진 그룹은 현재 수두, 풍진, 홍역과 같은 특정 백신으로 예방 가능한 질병에 감염되어 있는 것으로 추정되는 어린이와 함께 모여서, 감염되지 않은 어린이가 자연적으로 감염되어 면역을 얻을 수 있도록 한다. 이러한 파티들은 위험성이 없는 것이 아니라 오히려 가끔 위험하고, 불필요한 질병에 노출시키는 결과를 가져올 수 있다. 수두 전염에 관한 웹사이트에 미국 질병통제예방센터(Centers for Disease and Prevention, CDC, 2021a)는 노출 파티를 다루는 프로필 표를 제공한다. 표의 제목은 " '수두 파티'—기회를 잡지 마세요."이다.

하지만 미국의 경우 아동 필수 예방접종법은 주마다 다르며, CDC(2022)에는 적격 면제를 포함하여 각 주의 학교 예방접종법에 대한 데이터를 집계하는 공중보건법 프로그램이 있다.

우리나라에서도 질병관리청(KDCA)을 중심으로 각 주의 학교 예방접종법에 대한 데이터를 집계하고 관리하는 프로그램이 운영되고 있다(예: 어린이 국가예방접종 지원사업을 통해 12세 이하 어린이에게 필수 예방접종의 접종비용을 전액 지원하며, 이를 통해 예방접종률을 높이고 있다). 또한, 초 · 중학교 입학생 예방접종 확인사업을 통해 학교 입학 전에 필요한 예방접종이 완료되었는지 확인하고, 미접종자에 대한 접종 독려를 실시하고 있다. 이러한 프로그램들은 미국 CDC의 공중보건법 프로그램과 유사하게, 학생들의 건강을 보호하고 감염병의 확산을 방지하기 위한 목적으로 운영되고 있다.

미국 CDC는 보호자를 위한 지침으로 다음과 같은 문서를 발표하였다.

"만약 당신이 당신의 아이에게 백신을 접종하지 않기로 결정한다면, 위험과 책임을 이해하세요." 보호자를 대상으로 하지만, 이 문서는 예방접종을 미루거나 자녀에게 예방접종을 하지 않기로 선택하는 보호자와 함께 일하는 간호사에게 도움이 된다.

이 정보는 CDC 웹사이트에 있다. CDC(2021b)는 또한 보호자와 백신을 논의할 때 의료제공자가 사용할 수 있는 풍부한 자원을 제공하는 "부모와의 백신 대화를 위한 제공자 자원"이라는 웹 페이지를 가지고 있다.

미국 CDC와 비교했을 때, 우리나라는 예방접종을 하지 않기로 결정한 보호자를 위한 별도의 지침을 제공하기보다는 예방접종의 중요성과 이점을 강조하는 데 초점을 맞추고 있다. 또한, 보호자의 자율적인 의사결정보다는 국가 차원의 예방접종 권고를 더 강조하는 경향이 있으며, "부모와의 백신 대화를 위한 제공자 자원"과 같이 의료진을 위한 상세한 지원 자료는 상대적으로 적게 제공되는 편이다. 따라서, 우리나라는 예방접종의 중요성을 강조하고 높은 접종률을 유지하는 데 주력하며, 미접종에 대한 위험보다는 접종의 이점을 강조하는 접근법을 취하고 있다.

4 이민 가족 아동

멕시코와 중미 출신 이민자 아이들의 곤경은 오바마와 트럼프 행정부에서 대중의 관심의 전면에 있었고, 바이든 행정부에서도 계속 뉴스거리가 되었다.

눈에 띄는 이슈와 상황들은 점점 악화되고 시들해지고 있지만, 미국과 멕시코의 이민자 어린이들이 계속해서 관련되어 있다. 가족과 함께 국경을 통과하는 어린이와 가족을 동반하지 않는 어린이, 즉 단순히 도망 중인 미성년 어린이들. 사람들은 국경에서 가족들이 분리되고 보호자 없는 어린이들의 보살핌과 대우에 분노했다. 이러한 사안에 대한 사실관계는 사건의 세부사항들이 너무 많고 사실관계가 정치적인 관점을 통해 제시되고 사실관계가 계속 변하는 것처럼 보이기 때문에 대중이 그 변화들을 따라잡기 어렵게 만든다. 따라서 어린이들을 서류미비 이민자로 간주하는 것은 어렵다.

미국의 주요 간호 전문 기관의 입장에 대하여 2018년 미국간호사협회(ANA)는 성명을 내고 "아이들을 가족과 강제로 분리시키는 이민자와 망명 신청자에 대한 행정부의 정책과 관행에 단호히 반대한다"라고 밝혔다. 이 성명은 서류 미비로 미국으로 이민 오는 모든 성인을 형사 기소할 것을 요구하는 트럼프 행정부의 무관용 정책 기간에 발표되었다. 이 정책의 일환으로 미국 공무원들은 많은 어린이들을 보호자로부터 분리했고, 어떤 경우에는 성인들을 자녀없이 본국으로 송환하기도 했다. 슈탕에와 슈타르크(Stange & Stark, 2019)는 이러한 분리와 관련된 윤리적 문제 중 두 가지를 설명했다. 첫째, 보호자와 어린이 모두 우울증, 야뇨증, 사회적 위축 등의 증상으로 인해 심리적 트라우마를 경험한다. 둘째, 보호자가 자녀의 치료에 대해 사전 동의를 제공할 수 있는 법적 권리가 침해된다. 게다가 이 가족들을 재회시키는 데 도움이 되는 기록이 거의 또는 전혀 유지되지 않는다.

보호자가 없는 이민자 아동들의 관리는 2003년 3월 난민정착청(ORR)으로 옮겨졌다(미국 보건복지부(HHS) 아동가족국). 그 이후부터 난민정착청은 409,550명이 넘는 아이들의 치료를 감독했다. 2021년 2월 유엔국제아동긴급기금(UNICEF)은 "모든 어린이를 위한 교

량 건설: 보호자가 없는 어린이를 지원하기 위한 돌봄 및 서비스"라는 제목의 보고서를 발표하였다. 그 보고서는 8가지 정책 필수 사항을 권고한다.

1. 아동이 정당한 절차를 받고, 망명 신청 시 보호를 받고, 가족과 재회할 수 있도록 요청한다.
2. 프로세스가 어린이에게 민감한지 확인한다.
3. 구금 및 시설 기반 보호를 최소화하고 가족 및 지역사회 기반 돌봄을 극대화한다. 사례 관리 서비스의 우선순위를 정한다.
4. 미국 보건복지부는 아동 프로그램과 이민자 돌봄을 연계한다. 포괄성, 비차별성, 치료의 형평성을 제공한다.
5. 최선의 관심 기준을 사용한다. 아동 옹호자를 임명한다.
6. 어린이의 연령과 성숙도에 따라 자신의 돌봄에 관한 결정에 참여할 수 있도록 허용한다.
7. 아동이 난민정착청 돌봄에서 해제될 때 돌봄의 연속성을 제공한다. 어린이들을 위한 무료 법률 지원을 제공한다.
8. 아동을 본국으로 돌려보낼 때 아동에 대한 세심한 지원을 보장하고 아동에게 최선의 이익이 되는 귀환이 이루어지도록 한다.

2021년 5월 현재 미국 구금 시설에 수용되어 있는 보호자 없는 이민자 아동의 수는 20년 만에 최고치를 기록한 후 감소하였다(영국방송공사[BBC], 2021). 안타깝게도 2021년 9월 기준 약 13,730명의 어린이가 여전히 난민정착청 구금 상태에 있다(USDHHS, 2021, 11월 15일).

스티븐과 조우차(Stephen & Zoucha, 2020)는 서류미비 이민자 아동과 관련된 윤리적 문제에 대해 논의하고 간호사를 요청하였다. 지도자들은 이러한 아이들의 곤경을 개선하려고 노력할 때 관료주의적 돌봄 이론을 사용한다. 아동 돌봄과 관련된 기본 원칙에는 인간의 존엄성, 건강관리권, 간호사의 돌봄 의무 및 가족의 우선권 등이 포함된다.

이러한 문제는 미국간호사협회(2015)의 해석적 진술을 갖춘 간호사를 위한 윤리강령에서도 다루고 있다. 관료주의 돌봄 이론은 조직 환경에서 사용하기 위해 레이(Ray, 1989, 2001)에 의해 개발되었다. 레이(Ray)는 경제적, 정치적 안정과 같은 의료 관료주의의 목표가 때때로 인본주의적 관점에서 실무를 수행하려는 간호사의 욕구와 충돌한다고 제안하였다. 따라서 관료주의적 돌봄은 인본주의적 돌봄과는 정반대이다. 이론에 따르면 간호사가 영적이고 윤리적인 돌봄을 시스템에 도입할 때 조직이 변화할 수 있다(Turkel, 2007). 스티븐과 조우차(Stephen & Zoucha, 2020)는 이민자에게 이 이론의 사용을 권장하면서 조직의 간호사 리더가 이민자 돌봄과 관련하여 변화를 주도하는 토론에서 목소리를 확실히 낼 것을 제안하였다.

5 아동기 빈곤과 전염병의 세계적 문제

전 세계 영유아와 아동의 충족되지 않은 요구 사항에 관한 통계 데이터는 모든 동정적인 사람, 특히 간호사들을 근심하게 만든다. 유니세프에 따르면, "어린이는 성인보다 빈곤 속에 살 가능성이 더 높다. 그들은 또한 그 영향에 더 취약하다". 유니세프는 다음과 같은 세계 보건 사실을 밝혔다.

- 전 세계적으로 10억 명의 어린이가 교육, 건강, 주택, 영양, 위생 또는 물에 접근할 수 없는 다차원적인 빈곤에 처해 있다.
- 3억 5,600만 명의 어린이가 하루 1달러 90센트 미만으로 연명해야 하는 극심한 빈곤 속에 살고 있다.
- 어린이는 성인보다 가난하게 살 가능성이 2배 이상 높다.
- 가장 가난한 가정의 어린이는 부유한 또래의 어린이보다 두 배의 비율로 사망한다.

아동기 빈곤은 저소득 국가에만 존재하는 것이 아니다. 미국에서는 거의 1,100만 명의 어린이, 즉 어린이 7명 중 1명이 경제적으로 불리한 환경에서 살고 있다(Haider, 2021).

우리나라 아동의 물질적 환경을 나타내는 박탈점수가 1.2점으로 개선되었지만, 기초생활보장 수급가구 아동의 박탈점수는 4.9점으로 매우 높게 나타났다. 또한, 아동의 결핍지수도 17.6%로, 상당수의 아동이 기본적인 생활 여건을 충족하지 못하고 있음을 보여준다. 국민기초생활수급 아동의 수도 여전히 상당한 것으로 보고되고 있어, 한국에서도 많은 아동들이 경제적으로 불리한 환경에서 살고 있음을 알 수 있다(아동종합실태조사, 2023).

미국진보센터(Center for American Progress)에 기고한 글에서 하이더(Haider)는 무엇보다도 미국에서 아동기 빈곤을 종식시킬 수 있는 방법을 다음과 같이 권장하였다.

- 식량, 주거, 의료 등 기본적인 필요 사항을 제공하는 정책 제정
    - 영양보충지원프로그램(Supplemental Nutrition Assistance Program, SNAP)과 같은 식량 지원 프로그램을 확대하여 학교에서 더 많은 무료 급식을 제공한다.

- 섹션 8 주택 프로그램을 강화 및 확대한다.
- 저소득자에 대한 의료보장(Medicaid)과 어린이 건강 보험 프로그램(CHIP)과 같은 저렴한 어린이 건강 관리를 위한 강력한 프로그램이 있는지 확인한다.

■ 정책 장벽 감소

아동 빈곤의 부담은 전 세계 아동들의 열악한 건강과 밀접한 상관관계가 있다. 유니세프(2020)에 따르면 "코로나-19로 인해 1억 5천만 명의 아동이 추가로 빈곤에 빠졌다". 공중 보건 전문가들은 세계 아동 건강 데이터에 보고된 많은 사망자가 저렴한 예방조치 또는 치료법이 있는 조건의 결과라는 것을 수년 동안 알고 있었다. 세계보건기구(WHO, 2020) 웹사이트에 게재된 세계 아동 건강 데이터에는 다음이 포함된다.

■ 2019년에는 약 520만 명의 5세 미만 어린이가 대부분 예방 및 치료 가능한 원인으로 사망하였다. 사망자 중 1~11개월 된 어린이는 150만 명을 차지했으며, 1~4세 어린이는 130만 명을 차지했다. 나머지 사망자는 신생아(생후 28일 미만)로 240만 명으로 가장 많았다.

■ 2019년에 추가로 50만 명의 어린이(5~9세)가 사망하였다.

■ 5세 미만 아동의 주요 사망 원인은 조산 합병증, 출생 질식/외상, 폐렴, 선천적 이상, 설사 및 말라리아이며, 이 모든 것은 예방 접종, 적절한 영양, 안전한 물과 음식, 양질의 관리를 포함한 간단하고 저렴한 개입을 통해 예방하거나 치료할 수 있다.

■ 감염병의 감소로 인해 사망률이 가장 큰 폭으로 감소한 것은 나이가 많은 어린이(5~9세)였다.

■ 부상(도로 교통 부상 및 익사 포함)은 나이가 많은 어린이들의 주요 사망 원인이다.

유니세프 연구실-이노센티(Innocenti)는 "왜 빈곤 속에 사는 사람들을 돕는가? 빈곤 감소의 윤리"라는 제목의 연구 보고서를 발표하였다. 이 보고서에 따르면 빈곤과 윤리를 연관시키는 근거는 빈곤은 불공정의 문제이기 때문이다. 슈바이거(Schweiger, 2019)도 불공정이 윤리와 아동기 빈곤의 중심에 있다고 주장하였다. 기타 관련 윤리적 준거 틀에는 "평등주의, 공리주의, 우선순위, 충분성 및 인도주의적 관점"이 포함된다.

미국간호사협회(ANA, 2015)의 간호사 윤리강령의 마지막 세 조항은 간호 "개별 환자와의 만남을 넘어서는 직무 측면"에 초점을 맞추고 있다.

조항 7.3은 간호사가 임상의, 교육자 또는 관리자로 활동하든 보건 정책을 개발하는 데 있어 간호사의 책임을 다룬다. 이러한 책임의 범위는 전 세계적이다. 학생 간호사들은 교육 과정에서 왜 보건 정책 내용이 필요한지 종종 궁금해한다. 한 가지 중요한 이유는 그것이 윤리의 문제이기 때문이다. 연민은 고통으로부터 존재를 분리하려는 욕망이다. 지역적, 주 전체적, 지방적, 국가적 또는 세계적으로 건강 정책을 개발하고 변화시키는 데 적극적으로 참여하는 것은 예방 가능한 질병과 상태에 노출되어 사망하는 취약한 어린이를 돕는 자비로운 간호 행위가 될 수 있다. 윤리강령 제8조에는 글로벌 건강에 대해 초점을 맞추고 있다. 조항 8.2는 간호사에게 "빈곤, 깨끗한 물과 깨끗한 공기에 대한 접근, 위생, 인권 침해, 기아, 영양학적으로 건전한 음식, 교육, 안전한 약물 및 건강 불평등과 같은 건강의 사회적 결정 요인을 포함하여 건강의 맥락을 다루도록 지시한다".

【윤리적 성찰】
전 세계적인 빈곤과 전염병의 문제를 사회 정의와 연관지어 생각해 보자.
– 전 세계 아동을 위해 사회적 정의를 실현하기 위해서 간호사로서 무엇을 할 수 있을까?

6 아동 학대

우리나라 「아동복지법」에서는 '아동'이란 18세 미만인 사람을 말하며 '보호자'란 친권자, 후견인, 아동을 보호 · 양육 · 교육하거나 그러한 의무가 있는 자 또는 업무 고용 등의 관계로 사실상 아동을 보호 · 감독하는 자를 말한다. 또한 '아동학대란 보호자를 포함한 성인이 아동의 건강 또는 복지를 해치거나 정상적 발달을 저해할 수 있는 신체적 · 정신적 · 성적 폭력이나 가혹행위를 하는 것과 아동의 보호자가 아동을 유기하거나 방임하는 것을 말한다'라고 규정하며 적극적인 가해 행위뿐만 아니라 소극적인 의미의 방임 행위까지 아동 학대의 정의에 포함하고 있다. 아동 학대(abused and neglected children)와 방임은 죽음, 심각한 신체적/감정적 상해, 성폭력, 착취를 야기하는 혹은 심각한 상해의 즉각적 위험을 초래할 수 있는 행위이다.

유엔(UN)아동권리협약은 아동의 건강하고 안전한 성장을 위해 우리 모두가 지켜야 하는 약속이다. 전 세계의 많은 나라가 '유엔아동권리협약'이라는 중요한 협정을 맺고, 아동의 권리를 보호하기로 약속하였다. 1989년 11월 20일 유엔 총회에서 채택되었고 우리나라는 1991년에 함께 지키기로 약속했다. 아동권리협약은 "아동은 누구일까?", "아동에겐 어떤 권리가 있을까?", "국가의 책임은 무엇일까?"와 같은 질문에 답하고 있다.

유엔아동권리협약의 주요 내용은 4가지 일반원칙으로 살펴볼 수 있다.

- 비차별
  모든 아동은 동등한 권리를 누려야 한다.
- 아동 최선의 이익
  아동에게 영향을 미치는 모든 사항은 아동의 이익을 가장 먼저 생각해서 결정해야 한다.
- 생존과 발달의 권리
  아동이 안전하게 살아가고 건강하게 성장하기 위한 보호와 지원이 있어야 한다.
- 아동 의견 존중
  아동은 아동에게 영향을 주는 것에 대해 의견을 말할 수 있고 존중받아야 한다.

1) 원인

(1) 부모 요인

어릴 때 학대받은 경험이 있는 부모가 아동 학대를 하는 경우가 많다. 또한 부모의 알코올 또는 약물 중독과 연관이 있다. 부모가 감정 조절 능력이 부족하여 쉽게 분노하거나 좌절하는 경우, 비정상적인 성적 욕구를 가지고 있는 경우 아동 학대의 위험성이 높다. 부모가 불안 장애, 우울증, 기타 정신 질환을 가진 경우 아동 학대의 가능성이 높은 것으로 알려져 있다.

(2) 아동 요인

아동 요인이 학대의 유발 요인인지, 학대로 인한 결과인지는 확실하지 않다. 그러나 다음의 특성을 보이는 아동들은 부모나 양육자의 신체적, 심리적 부담감을 가중시키고, 이로 인해 부모들이 쉽게 지친다. 또한 부모와의 애착 형성이 어려운 경우가 많다. 이로 인해 부모가 신체적, 심리적으로 지친 상태에서 아동에게 지속적인 관심과 애정을 주는 것이 어렵다. 이뿐만 아니라 장애아나 기형아에 대한 사회적 편견은 부모에게 큰 스트레스로 작용하여 아동을 학대할 가능성이 커지게 된다.

- 미숙아, 기형아, 만성 혹은 급성질환아, 신체적 · 정신적 · 기질적으로 특이하거나 장애가 있는 아동
- 운동 및 언어 발달이 늦은 아동, 심하게 보채거나 밤에 잘 자지 않는 아동, 음식을 먹거나 잠을 자는 데 어려움이 있는 아동
- 문제 행동을 보이는 아동, 사회적 반응의 결핍, 고집스러운 울음과 외모
- 수유의 어려움, 분리 불안 결함
- 자신감 결여, 지나친 경계, 무반응, 겁이 많음
- 적대적 행위, 충동적 특성, 폭력적 행동, 고집이 셈
- 대인 관계에 둔감하고 매력이 없음, 운동 조절 결함

(3) 가정적, 사회적 요인

아동 학대는 단순히 부모와 자녀 사이의 문제만은 아니다. 가족관계에 구조적 문제가 있는 경우(미성년 가족, 한 부모 가족, 이혼 가족, 재혼 가족 등)에 아동 학대의 빈도가 높다. 사회적으로 고립되어 있고 주변의 지지가 부족한 경우, 신체적인 체벌에 대해 허용적인 문화가 있는 경우, 폭력에 대한 가치와 규범이 없는 경우, 일부 후진국 사회처럼 아동을 존중하지 않는 문화나 자녀에 대한 소유 의식이 있는 경우에도 아동 학대의 발생 가능성이 높다.

2) 유형

(1) 신체학대

- 신체학대는 보호자를 포함한 성인이 아동에게 우발적인 사고가 아닌 상황에서 신체적 손상을 입히거나 또는 신체손상을 입도록 허용한 모든 행위이다.
- 신체학대 행위 예

> • 직접적으로 신체에 가해지는 행위(손, 발 등으로 때림, 꼬집고 물어뜯는 행위, 조르고 비트는 행위, 할퀴는 행위 등)
> • 도구를 사용하여 신체를 가해하는 행위(도구로 때림, 흉기 및 뾰족한 도구로 찌름 등)
> • 완력을 사용하여 신체를 위협하는 행위(강하게 흔듦, 신체부위 묶음, 벽에 밀어붙임, 떠밀고 잡음, 아동 던짐, 거꾸로 매닮, 물에 빠트림 등)
> • 신체에 유해한 물질로 신체에 가해지는 행위(화학물질 혹은 약물 등으로 신체에 상해를 입히는 행위, 화상을 입힘 등)

(2) 정서학대

– 정서학대는 보호자를 포함한 성인이 아동에게 행하는 언어적 모욕, 정서적 위협, 감금이나 억제, 기타 가학적인 행위를 말하며 언어적, 정신적, 심리적 학대라고도 한다.

– 정서학대는 행위 예

- 원망적/거부적/적대적 또는 경멸적인 언어폭력 등
- 잠을 재우지 않는 것
- 벌거벗겨 내쫓는 행위
- 형제나 친구 등과 비교, 차별, 편애하는 행위
- 가족 내에서 왕따 시키는 행위
- 아동이 가정폭력을 목격하도록 하는 행위
- 아동을 시설 등에 버리겠다고 위협하거나 짐을 싸서 쫓아내는 행위
- 미성년자 출입금지 업소에 아동을 데리고 다니는 행위
- 아동이 정서 발달 및 연령상 감당하기 어려운 것을 강요하는 행위(감금, 약취 및 유인, 아동 노동 착취)
- 다른 아동을 학대하도록 강요하는 행위

(3) 성학대

– 성학대는 보호자를 포함한 성인이 자신의 성적 충족을 목적으로 18세 미만의 아동에게 행하는 모든 성적 행위이다.

– 성학대 행위 예

- 자신의 성적 만족을 위해 아동을 관찰하거나 아동에게 성적인 노출을 하게 하는 행위(옷을 벗기거나 벗겨서 관찰하는 등의 관음적 행위, 성관계 장면을 노출, 나체 및 성기 노출, 자위행위 노출 및 강요, 음란물을 노출하는 행위 등)
- 아동을 성적으로 추행하는 행위(구강추행, 성기추행, 항문추행, 기타 신체부위를 성적으로 추행하는 행위 등)
- 아동에게 유사성행위를 하는 행위(드라이 성교 등)
- 성교를 하는 행위(성기삽입, 구강성교, 항문성교)
- 성매매를 시키거나 성매매를 매개하는 행위

(4) 방임

– 방임은 보호자가 아동에게 위험한 환경에 처하게 하거나 아동에게 필요한 의식주, 의무교육, 의료적 조치 등을 제공하지 않는 행위를 말하며, 유기란 보호자가 아동을 보호하지 않고 버리는 행위이다.

– 방임 행위 예

① 물리적 방임
- 기본적인 의식주를 제공하지 않는 행위
- 불결한 환경이나 위험한 상태에 아동을 방치하는 행위
- 아동의 출생신고를 하지 않는 행위, 보호자가 아동들을 가정 내 두고 가출한 경우
- 보호자가 아동을 시설 근처에 두고 사라진 경우
- 보호자가 친족에게 연락하지 않고 무작정 아동을 친족 집 근처에 두고 사라진 경우

② 교육적 방임
- 보호자가 아동을 특별한 사유 없이 학교(의무교육)에 보내지 않거나 아동의 무단결석을 방치하는 행위
  ※ 의무교육은 6년의 초등교육 및 3년의 중학교를 의미함(교육기본법 제8조 제1항)
- 초등학교 및 중학교의 장은 해당 학교에 취학할 예정인 아동이나 취학 중인 학생이
  – 입학 · 재취학 · 전학 또는 편입학 기일 이후 2일 이내에 입학 · 재취학 · 전학 또는 편입학하지 아니한 경우
  – 정당한 사유 없이 계속하여 2일 이상 결석하는 경우
  – 학생의 고용자에 의하여 의무교육을 받는 것이 방해당하는 때 지체 없이 그 보호자 또는 고용자에게 해당 아동이나 학생의 취학 또는 출석을 독촉하거나 의무교육을 받는 것을 방해하지 아니하도록 경고하여야 함(초 · 중등교육법 시행령 제25조)

③ 의료적 방임
- 아동에게 필요한 의료적 처치 및 개입을 하지 않는 행위

④ 유기
- 아동을 보호하지 않고 버리는 행위
- 아동을 병원에 입원시키고 사라진 경우
- 시설 근처에 버리고 가는 행위

꽃 선물 사온 아들을 계모는 쇠자로 때렸다…성탄절 전날 쫓겨난 형제

A씨는 2021년 5월부터 지난해 12월까지 경기도 주거지에서 초등학생 형제 C · D군을 쇠자 등으로 때리는 등 23차례에 걸쳐 상습적으로 신체 · 정서학대 및 방임한 혐의를 받는다. A씨는 첫째인 C군이 생일 선물로 꽃바구니를 사 오자 "어린애가 돈을 함부로 쓴다"며 쇠자로 손바닥을 여러 차례 때렸다. 또 술에 취해 D군을 침대에 눕힌 뒤 얼굴을 때려 코피가 나게 하는 등 C군 형제를 상습 학대한 것으로 드러났다. 이 외에도 "밥 먹을 자격 없다"는 이유로 밥을 먹지 못하게 하거나, 폭행으로 인해 멍이 크게 들면 학교도 보내지 않았다. 형제의 친부인 B씨는 A씨의 범행을 알면서도 묵인하고, 함께 자녀들을 때리는 등 9차례에 걸쳐 상습적으로 학대 · 방임한 혐의를 받는다.

출처: 서울신문. 2023-12-06. https://www.seoul.co.kr/news

3) 신고

2022년 집계된 아동학대 전체 신고접수 건수는 총 46,103건이며, 이 중 아동학대의심사례는 44,531건으로 전체 신고접수의 96.6%, 이외 동일신고는 711건(1.5%), 일반상담은 861건(1.9%)이었다.

아동학대의심사례로 신고접수된 44,531건에 대한 신고자 유형을 살펴보았다. 신고의무자에 의한 신고는 16,149건(36.3%)으로 나타났으며, 이 중 초·중·고교 직원이 6,370건(14.3%)으로 가장 높았다. 비신고의무자에 의한 신고접수 건수는 28,382건(63.7%)이었으며, 부모 10,779건(24.2%), 아동본인 9,488건(21.3%), 이웃·친구 2,760건(6.2%) 순으로 나타났다(그림 5-1).

아동학대로 판단된 27,971건 중 여아가 14,010건(50.1%), 남아가 13,961건(49.9%)으로 피해아동은 여아가 더 많은 것으로 나타났다.

피해아동의 연령의 경우, 13~15세가 6,903건(24.7%)으로 가장 큰 비중을 차지했고, 그다음으로 10~12세 6,522건(23.3%), 7~9세 5,331건(19.1%) 순으로 나타났다.

아동학대사례로 판단된 피해아동 가족유형의 경우, 친부모가정 18,152건(64.9%), 모자가정 3,713건(13.3%), 부자가정 2,526건(9.0%), 재혼가정 1,369건(4.9%) 순으로 나타났다.

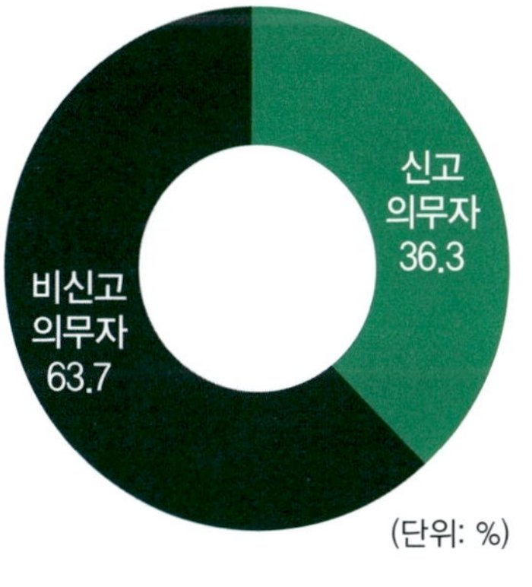

그림 5-1 신고자 유형

표 5-1 아동학대 신고접수

아동학대의심사례	동일신고[1]	일반상담	해외발생사례	계
44,531건(96.6%)	711건(1.5%)	861건(1.9%)	0건(0.0%)	46,103건(100.0%)

1 최초 신고접수 이후에 동일한 학대내용(동일시점 및 동일행위)에 대한 신고가 다른 신고자를 통해 접수

- 친부모가정: 혼인절차에 의한 부모와 부모사이의 자녀로 구성된 가족 형태
- 부자 · 모자가정: 부모의 이혼 및 사별 등의 사유로 부와 자녀 또는 모와 자녀로 구성된 가족 형태
- 미혼부 · 모가정: 혼인절차 없이 자녀를 출산하여 부와 자녀 또는 모와 자녀로 구성된 가족 형태
- 재혼가정: 이혼 혹은 사별 이후 혼인관계를 통해 재구성된 가족 형태
- 친인척보호가정: 8촌 이내의 혈족, 4촌 이내의 인척에게 보호되는 가족 형태
- 동거(사실혼 포함): 혼인신고 없이 동일한 주거지에서 생활하는 가족 형태
- 가정위탁: 가정위탁절차를 통해 보호가 필요한 아동을 보호하기에 적합한 가정에 일정기간 위탁하여 보호하는 형태
- 입양가정: 입양절차를 통해 양부모-양자의 관례를 맺은 가족 형태
- 시설보호: 보호조치를 통해 아동복지시설 등에서 보호하는 형태

학대행위자와 피해아동과의 관계는 부모에 의한 발생 건수가 23,119건(82.7%)으로 가장 높았고, 대리양육자 3,047건(10.9%), 친인척 879건(3.1%) 순으로 나타났다. 부모에 의해 발생한 사례 중, 친부에 의해 발생한 사례가 12,796건(45.7%), 친모는 9,562건(34.2%)으로 높은 비율을 차지했다.

아동학대 발생장소의 경우, 전체 아동학대사례 중 가정 내에서 발생한 사례가 22,738건(81.3%)으로 가장 높게 나타났고, 그 중 아동 가정 내에서 발생한 사례가 21,995건(78.6%)이었다.

어린이집, 유치원, 학교와 같이 아동을 돌보고 교육하는 기관에서 발생한 아동학대는 각각 613건(2.2%), 101건(0.4%), 1,654건(5.9%)으로 파악되었다. 또한 복지시설의 경우, 아동복지시설이 178건(0.6%), 기타복지시설이 51건(0.2%)으로 전체 사례 중 0.8%였다.

아동학대사례 유형은 정서학대가 10,632건(38.0%), 중복학대 9,775건(34.9%), 신체학대 4,911건(17.6%), 방임 2,044건(7.3%), 성학대 609건(2.2%) 순으로 높게 나타났다. 중복학대 중에서는 신체학대 · 정서학대가 8,439건(30.2%)으로 가장 높았고, 정서학대 · 방임이 571건(2.0%), 신체학대 · 정서학대 · 방임이 364건(1.3%), 모든 학대유형이 함께 발생한 신체학대 · 정서학대 · 성학대 · 방임은 2건(0.0%)이었다.

표 5-2 학대행위자와 피해아동과의 관계

관계		건수(비율)	
부모	친부	12,796건	45.7%
	친모	9,562건	34.2%
	계부	511건	1.8%
	계모	201건	0.7%
	양부	29건	0.1%
	양모	20건	0.1%
	소계	23,119건	82.7%
친인척	친조부	114건	0.4%
	친조모	215건	0.8%
	외조부	68건	0.2%
친인척	외조모	112건	0.4%
	친인척	246건	0.9%
	형제, 자매	124건	0.4%
	소계	879건	3.1%
대리양육자[1]	부, 모의 동거인	193건	0.7%
	유치원 교직원	100건	0.4%
	초 · 중 · 고교 직원	1,602건	5.7%
	학원 및 교습소 종사자	254건	0.9%
	보육교직원	600건	2.1%
	아동복지시설 종사자	175건	0.6%
	기타시설 종사자	69건	0.2%
	청소년관련시설 종사자	8건	0.0%
	위탁부	2건	0.0%
	위탁모	9건	0.0%
	아이돌보미	35건	0.1%
	소계	3,047건	10.9%
타인	이웃	119건	0.4%
	낯선사람	454건	1.6%
	소계	573건	2.0%
기타		353건	1.3%
계		27,971건	100.0%

1 '대리양육자'란 어떤 형태로든 다른 사람의 자녀를 하루의 일정시간 동안 대신 양육해주는 사람

출처: 보건복지부(2024). 2023년 아동학대 주요통계.

단원 요약

- 모성은 어머니로서의 역할뿐만 아니라 자식의 삶을 전적으로 책임지며 아이를 돌보는 것이 삶의 많은 부분을 차지하는 것이다.
- 영유아에게 윤리적 돌봄을 제공하는 간호사는 무조건적인 사랑을 갖는 어머니, 혹은 (남성 또는 여성) 양육자와 같다.
- 대부분의 아이들은 돌봄제공자를 신뢰할 수 있는 사람으로 의지하기 때문에 돌봄제공자들은 자녀의 건강 관리에 필요한 의료인을 선택하거나 의료 정책을 판단할 때 신중해야 한다.
- 아동학대는 보호자를 포함한 성인이 아동의 건강 또는 복지를 해치거나 정상적 발달을 저해할 수 있는 신체적 · 정신적 · 성적 폭력이나 가혹행위를 하는 것과 아동의 보호자가 아동을 유기하거나 방임하는 것이다.
- 아동학대의 유형에는 신체학대, 정서학대, 성학대, 방임이 있다.
- 신체학대는 보호자를 포함한 성인이 아동에게 우발적인 사고가 아닌 상황에서 신체적 손상을 입히거나 또는 신체손상을 입도록 허용한 모든 행위이다.
- 정서학대는 보호자를 포함한 성인이 아동에게 행하는 언어적 모욕, 정서적 위협, 감금이나 억제, 기타 가학적인 행위를 말하며 언어적, 정신적, 심리적 학대라고도 한다.
- 성학대는 보호자를 포함한 성인이 자신의 성적 충족을 목적으로 18세 미만의 아동에게 행하는 모든 성적 행위이다.
- 방임은 보호자가 아동에게 위험한 환경에 처하게 하거나 아동에게 필요한 의식주, 의무교육, 의료적 조치 등을 제공하지 않는 행위이다.
- 방임 행위에는 물리적 방임, 교육적 방임, 의료적 방임, 유기가 있다.
- 유기는 보호자가 아동을 보호하지 않고 버리는 행위이다.

사례 및 생각해 보기

사례1

이○○은 최근 8세 딸이 같은 반 친구와 다툼이 있었다는 사실을 알게 됐다. 딸의 팔에 무언가에 꼬집힌 상처가 있었는데, 물어보니 친구와 싸웠다는 것이다. 딸의 몸에 작은 상처가 생긴 것을 본 이○○은 분을 참지 못해 다음날 딸과 함께 싸웠다는 친구를 찾아가 멱살을 잡고 "너 다음부터 우리 딸한테 말 걸지 마!", "한 번만 더 말 걸면 그땐 경찰 아저씨한테 보내버릴 거야!"라고 말했다.

1. 아동학대 예방을 위한 대책을 논의해 보시오.

사례2

최○○은 7세 아들이 "놀이터에서 놀다 동갑내기가 자신을 엎드리게 하고 때렸다"라는 말을 듣고 직접 놀이터로 가 해당 아동 박○○을 찾았다. 가해자로 지목된 박○○을 만나자 최○○은 박○○을 놀이터 구석으로 데리고 가서 아들이 당한 것과 비슷하게 엎드리게 하고 '왜 때렸는지' 물었다. 박○○이 대답하지 않고 최○○의 아들에게 "미안하다고 했잖아!"라고 말하자 최○○은 손에 들고 있던 휴대전화로 박○○의 얼굴을 때리고, 아들에게도 때리라고 시켰다.

1. 아동학대 예방을 위한 대책을 논의해 보시오.

자율학습

1. 보호자를 포함한 성인이 아동의 건강 또는 복지를 해치거나 정상적 발달을 저해할 수 있는 신체적 · 정신적 · 성적 폭력이나 가혹행위를 하는 것과 아동의 보호자가 아동을 유기하거나 방임하는 것은 무엇인가?

   정답:____________________

2. 김○○은 6세 아들이 말을 잘 듣지 않는다는 이유로 아들의 손을 묶어놓거나 꼬집고 회초리로 때리는 행동을 자주 하였다. 학대의 유형은?

   정답:____________________

3. 남○○은 초등학생인 딸이 전교 1등을 하지 못한다는 이유로 잠을 재우지 않고 공부를 시키거나 학업성적이 떨어지면 "바보같다. 고아원에 보내버리겠다."라는 말을 자주 하였다. 학대의 유형은?

   정답:____________________

4. 도○○은 이혼 후 혼자 자녀들을 돌보았다. 자녀들은 쓰레기로 가득 찬 집에서 생활하면서 자주 끼니를 거르기도 하였다. C씨는 어느 날 친척 집 앞에 자녀들을 두고 사라졌다. 어떤 방임 행위인가?

   정답:____________________

5. 라○○은 중학생 자녀는 특별한 사유없이 무단결석을 반복하다가 결국 학교에 다니지 않게 되었으나 라○○은 그 사실조차 모르고 있었다. 어떤 방임 행위인가?

   정답:____________________

제6장

청소년 간호윤리

도덕적 행위는 사랑에서 나온다.

–마하트마 간디(Mahatma Gandhi)

학습목표

1. 청소년의 발달 단계를 이해할 수 있다.
2. 신뢰, 개인 정보 보호, 기밀성을 비교하고, 이들이 건강 관리 정보, 청소년 간호 및 청소년의 의사결정 능력과 관련하여 가지는 중요성 설명할 수 있다.
3. 청소년의 주요 위험 행동에 대해 설명할 수 있다.
4. 청소년기 사망의 주요 원인을 설명할 수 있다.
5. 청소년의 코로나-19 백신의 안전성 및 효과를 설명할 수 있다.
6. 청소년을 위한 인체 유두종바이러스(HPV) 백신의 이점 및 HPV 백신과 관련된 윤리적 문제 설명할 수 있다.
7. 임신, 낙태, 인간면역결핍 바이러스(HIV) 감염, 성병, 알코올, 기타 약물 사용, 식이장애, 성폭력, 자살, 우울증 및 자살 충동과 같은 중요한 건강 문제가 유발하는 윤리적 상황을 설명할 수 있다.
8. 청소년이 타인이나 자신의 죽음 과정에서 경험하는 슬픔의 다섯 단계를 설명할 수 있다.

주요개념

- 발달: 개인이 생물학적인 성숙 과정에 따라 자신의 환경과 상호작용하는 경험을 통해서 심리 구조와 기능을 발달 시켜가는 과정
- 기밀성: 보안의 세 가지 요소 중 기밀성은 허락된 사용자만 정보 자산에 접근할 수 있는 것을 의미
- 식이장애: 식이 행동에 심각한 문제가 있는 정신장애로, 먹는 양을 극도로 제한하거나 또는 폭식을 한 뒤 의도적 구토를 하는 등의 이상 증상
- 우울증: 의욕 저하와 우울감을 주요 증상으로 하여 다양한 인지 및 정신·신체적 증상을 일으켜 일상 기능의 저하를 가져오는 질환

1 청소년기

청소년은 자신들의 삶에 대해 어떻게 결정 내리고, 독립을 향해 나아가는 방식을 통하여 좋고 나쁜 경험이 형성된다. 청소년은 폭풍 같은 시기를 겪으면서, 자신의 정체성과 성적 정체성을 발전시킨다. 전문가들은 청소년기를 각 개인에 따라 길이가 다른 전환기로 설명하고, 물리적, 인지적, 감정적, 도덕적 및 심리 사회적 발달의 놀라운 연속적 변화의 시기라고 한다.

청소년의 발달 과정은 세 단계에 거쳐 이루어진다. 초기 청소년기(11~13세)는 어린 시절에서 중기 청소년기로의 전환기로, 보통 사춘기의 시작, 구체적 사고, 보호자 가치 체계의 시험, 보호자보다 또래를 선호, 실험 및 발견이 특징이다. 중기 청소년기(14~18세)는 또래 압력, 또래 지향성, 자기중심적 사고, 구체적 사고와 함께 추상적 사고 능력이 발달하며, 유행을 따르고, 또래가 받아들이는 음악을 듣는 것과 같은 전형적인 행동이 지배적이다. 후기 청소년기(19~24세) 는 일반적으로 청소년에서 성인으로의 전환을 나타내며, 추상적 사고, 이상주의, 또래 집단보다는 개별 관계에 중점을 두는 것이 특징이다. 후기 청소년기의 청소년은 일반적으로 이 단계를 통과하면서 자신의 미래와 인생 계획에 더 많은 중요성을 두기 시작한다. 청소년은 자신들이 누구인지 알아보고 한계를 시험하며 미지의 세계를 탐험하고자 하는 욕구가 있다. 특히 초기와 중기 단계의 대부분의 청소년은 구체적 사고에서 나온 가치, 또래의 동조 압력, 그리고 빠르게 변화하는 주변 세계의 영향을 받아 결정을 내린다. 이 과정에서 실수와 실패가 발생할 수 있지만, 성공도 있을 것이다. 청소년들은 자율적 결정을 내리고 지속적으로 자신의 가치와 선호도를 표현할 수 있도록 격려받아야 하며, 이를 통해 정의된 자아정체성을 가지고 성숙해질 수 있다.

2 청소년과 관련된 윤리적 문제

청소년기에는 건강 문제들이 발생하면서 이에 따른 의사결정 문제와 더불어 복잡한 윤리적 문제가 발생한다. 또한, 보호자나 타인과의 관계 갈등을 통해 난해한 질문들이 생겨난다.

BOX 6-1 청소년기 윤리적 문제 및 고려 사항

- 또래 집단과의 관계 형성과 의사소통
- 비밀 유지, 프라이버시, 신뢰
  - 신뢰-프라이버시-비밀 유지 딜레마
  - 비밀 유지의 한계
- 자율성 존중과 동의 과정
- 코로나-19 백신 접종에 대한 청소년의 자율성 존중의 원칙, 무해성의 원칙, 선행의 원칙
  - 모니터링 시스템과 부작용
  - 청소년과 코로나-19 백신의 윤리
- 청소년의 건강 위험 행동, 백신 접종, 무해성의 원칙, 선행의 원칙
  - 청소년 건강 위험 행동 예방 교육
    - 금욕만을 강조하는 프로그램 혹은 포괄적 성교육 프로그램
  - 무방비 성관계와 관련된 임신 및 낙태
  - 인체 유두종바이러스(HPV), HPV 백신 접종과 혜택, 인간면역결핍 바이러스(HIV), 기타 성매개감염(STI)과 문란한 성관계
    - HPV 감염
    - HPV 백신과 혜택
    - HIV 감염
    - 기타 성병(STD)
  - 청소년과 관련된 알코올 및 기타 약물 남용
  - 청소년과 관련된 섭식 장애
  - 청소년과 관련된 성적 학대
  - 청소년과 관련된 우울증 및 자살 충동
  - 죽음에 직면
    - 사랑하는 사람을 잃는 경우
    - 청소년이 자신의 죽음을 직면하는 경우

청소년의 윤리적 이슈들은 대체로 권리에 초점을 맞춘다. 모든 사람이 기대하는 권리 중 몇 가지는 다음과 같다.

- 치료에 대한 동의 또는 거부의 자유권(예: HPV 또는 코로나-19 백신 접종 또는 암 치료를 위한 화학요법)
- 비밀 유지와 사생활 보호의 권리(예: 청소년의 의료 기록)
- 연구대상자가 취약한 연령대일 경우, 폭력, 착취 또는 이용당하지 않을 권리

1) 관계와 의사소통

청소년의 삶에서 중심적인 부분은 '관계'이다. 청소년이 관계에 큰 가치를 두기 때문에, 간호사는 가족 내에서 배운 긍정적 혹은 부정적인 관계 기술이 청소년기에도 지속된다는 것을 기억해야 한다. 이로 인해 청소년은 흥분, 행복, 슬픔 및 외로움에 이르기까지 복잡한 감정을 경험한다.

보호자나 다른 권위 있는 사람들이 청소년의 행동 변화를 눈치채지 못할 때, 청소년들은 때때로 조용한 고통을 겪을 수 있다. 또한, 청소년들이 자신의 필요와 욕구를 아무도 듣지 않는다고 느낀다면, 그들은 조용한 고통자가 될 수 있다. 간호사들이 청소년들로부터 가장 흔히 듣는 말 중 하나는 "그들은 내 말을 듣지 않아요!"이다. 그리고 보호자들은 종종 "우리 아이는 내 말을 듣지 않아!"라고 말한다. 청소년과 관련된 다른 관계에서도 비슷한 말들이 나올 때가 있다: "선생님은 내 불만을 듣지 않아요", "그 간호사는 내 문제를 이해하지 못했어요" 등등. 보호자, 교사, 간호사가 이상하거나 극단적인 행동을 알아차리기 시작할 때, 그들은 청소년의 일상적인 불안, 좌절, 분노 또는 공포와 심각한 정신 건강 문제(예: 불안, 우울증) 등을 구별하는 데 어려움을 겪을 수 있다.

청소년은 자신들의 목소리에 경청하기를 원하고, 이해받기를 원한다. 반면, 보호자들은 자신들의 의견을 내고 받아들여지기를 원한다. 청소년들은 권위 있는 사람들의 간섭 없이 서로 자신만의 관계를 원한다. 반면에, 보건 전문가들과 다른 전문가들은 청소년들에게 질병 관리나 해를 예방하는 방법을 교육하고자 하며, 미디어 종사자들은 필요한 모든 수단을 동원해 청소년의 이목을 끌고자 한다. 청소년이 자신의 관계와 타인과의 상호작용에 대해 가진 생각과 보호자, 교사, 간호사, 미디어로부터 오는 일상적인 의견과 예방 교육 메시지 사이에서 명확한 의사소통과 상호 존중은 청소년과의 관계에서 중요한 요소가 된다.

간호사는 청소년들에게 어떻게 도움을 줄 수 있을까요? 마음 챙김과 효과적인 경청은 중요한 전략이며, 이때 청소년은 간호사가 말하는 내용을 주의 깊게 듣게 된다. 의사소통은 마음 챙김과 효과적인 경청을 포함하는 이상적인 윤리적 간호 역량이다. 간호사는 유익하고 전문적인 치료를 제공할 윤리적 의무가 있으며, 긍정적인 관계 형성을 통해 치료 효과를 향상시켜야 한다. 간호사는 마음 챙김과 효과적인 경청을 실천함으로써 청소년의 존경을 얻을 수 있으며, 이는 간호사와 청소년 관계에서 중요한 요소이다.

2) 비밀 유지, 사생활 보호 및 신뢰

간호사와 청소년 사이의 관계에서 비밀 유지, 사생활 보호 및 신뢰는 분리된 요소로 볼 수 없다. 윤리적 관점에서 볼 때, 비밀 유지, 사생활 보호 및 신뢰는 자율성 존중, 청소년의 사생활 보호 권리, 그리고 서비스 권리와 밀접하게 연결되어 있다. 비밀 유지는 개인의 사생활 보호 및 신뢰와 연결되어 있으며, 일반적으로 간호사나 의사에게 제공된 정보는 명시적 동의 없이 제3자와 공유되지 않고 비밀로 유지되어야 한다는 것을 의미한다. 간호사는 의무기록을 비밀로 유지할 윤리적 및 법적 의무가 있다. 사생활 보호는 개인의 사적인 정보 및 사안에 대한 침해로부터의 자유를 말하는 것이 포함된다(예: 사람이 합리적으로 기대할 수 있는 사생활에 대한 행동. 신뢰는 청소년이 때때로 그들의 취약성을 의료 제공자와 탐구하면서 제공자가 그들을 이용하지 않을 것이라고 믿는 것을 의미한다). 비밀 유지, 사생활 보호 또는 신뢰의 어떤 위반도 자율성의 침해로 간주된다.

신뢰는 건강하고 존중받는 관계에 중요하다. 신뢰가 깨지고 불신이 생기면, 정보를 제공하는 사람(간호사)이 신뢰를 회복하기 매우 어려워진다. 청소년은 간호사가 전달하려는 모든 것을 듣기를 거부할 가능성이 높다. 에릭슨(Erikson, 1963)에 따르면 신뢰는 인생의 첫 단계에서 발달해야 하는 기본적인 과제이다. 신뢰가 일찍이 깨지면 그 불신은 개인의 모든 관계로 이어진다.

청소년이 간호사를 신뢰하지 않는다면, 그들은 동의서를 작성하는 과정 중 설명을 듣지 않을 수 있다. 청소년과의 신뢰 관계를 촉진하기 위한 간호 전략은 '【윤리적 성찰】 청소년과의 신뢰 관계 증진 전략'에서 강조된다. 이러한 활동들을 함께 할 때 간호사의 신뢰를 얻게 되며, 이는 간호사가 신뢰할 수 있고 그들의 의무를 이행한다는 것을 의미한다.

【윤리적 성찰】 청소년과의 신뢰 관계 증진 전략

간호사가 청소년의 신뢰를 얻는 가장 중요한 방법은 다음과 같은 방법으로 일관되게 자신을 증명하는 것이다.

- 일관성을 유지하라.
- 정확한 정보를 제공하라.
- 약속을 지켜라.
- 관심과 배려를 보여주라.

(1) 신뢰-사생활 보호-비밀 유지 딜레마

간호사는 청소년과 신뢰 관계를 통해 청소년의 비밀을 알게 되면서 법적, 윤리적, 정치적 및 실무적 문제가 때로는 민감한 문제와 관련된 정보가 적절한 기관이나 다른 사람에게 보고되지 않으면 청소년에게 잠재적으로 해로울 수 있다. 청소년은 자신의 사생활과 다른 사람들, 특히 보호자와 또래들이 자신을 어떻게 생각하는지에 대해 걱정한다. 간호사는 청소년이 보호자나 또래로부터 물리적 거리를 유지하여 개인적으로 보호받을 수 있도록 해야 한다. 종종 위험한 행동으로 인한 신체적, 정서적 건강 문제로 청소년은 병원을 찾게 된다. 청소년은 민감한 문제로 수치심을 유발할 수 있는 잠재적 영향력 때문에 이 정보를 개인적으로 유지하고 싶어 하며, 특히 보호자가 알게 되는 것을 원하지 않는다.

(2) 비밀 유지의 한계

간호사와 청소년이 간호사-환자 관계로 형성되면 첫 만남에서 상호작용하면서 비밀 유지의 중요성을 확신시켜야 한다. 그러나 비밀 유지는 절대 보장될 수 없으며, 청소년이나 다른 사람들에게 해를 끼치거나 위험을 초래할 수 있는 경우에는 비밀 유지의 한계가 존재한다.

간호사는 청소년 자신에게 해가 되지 않거나 다른 사람들에게 잠재적 위협이 되지 않는 경우에는 비밀을 침해하지 않도록 해야 한다. 잠재적 해가 있는 경우, 청소년은 항상 보호자나 다른 의료인에게 민감하거나 논란의 여지가 있는 정보를 공개해야 한다.

간호사는 비밀 유지 및 비밀 유지의 한계에 관한 표준을 준수해야 한다. 간호하는 상황이 비밀 유지의 한계로 간주 되지 않더라도, 보호자와 이러한 비밀 유지 및 비밀 유지의 한계의 표준을 준수하는 것이 어려운 경우도 있다. 그러나 간호사는 14세 미만 청소년의 보호자를 참여시키려는 노력을 기울여야 한다. 왜냐하면 이 청소년들의 어린 시절에 보호자의 경계선이 더욱 모호해지고 의문이 생기기 때문이다.

3) 자율성 존중과 동의 과정

청소년은 18세 이상이어야 완전한 자율성을 가지고 동의할 수 있지만, 18세 미만의 청소년도 다양한 상황과 서비스에 대해 스스로 동의할 수 있다.

청소년이 실제로 자율적인 의사결정 능력을 가지고 있는지 결정하는 것은 그들의 개인적 자기결정성과 특성, 즉 도덕적 자기 통제와 밀접하게 연관되어 있다. 청소년기의 목표는 도덕적 자아를 발달시키는 것이다. 대부분 청소년의 도덕적 자아는 아직 완전히 형성되지 않았다. 청소년은 지속적으로 발달하는데, 이는 도덕적 자아가 발달하고 있지만 일관되거나 균등하게 발달하지는 않는다는 의미이다. 전통적으로, 연령, 인지적, 정서적 및 사회적 발달 단계는 사람이 성숙한 결정을 내릴 수 있는 능력에 영향을 미친다. 청소년의 의사결정 능력은 15세 이전에는 나타나지 않으며, 일부 전문가는 독립적인 의사결정을 중요하게 할 수 있는 나이를 14세로 구분하기도 한다.

미국과 세계 대부분의 나라에서는 성인과 청소년의 의료 결정에 대한 자기결정권을 중요하게 여겨왔다. 간호사와 청소년 간 유효한 동의가 이루어진 경우, 초기 단계는 대화와 교육의 형태가 되어야 한다. 동의 과정 중에 간호사의 책임은 청소년이 과정을 이해하고 인식하는 능력을 평가하는 것이다(예: 특히 예상치 못한 치료나 개입이 있을 때).

동의 과정은 암과 같은 복잡한 질병에서처럼 한 번의 사건으로 끝나지 않을 수 있다. 대신에, 질병과 관련된 치료와 검사가 증가함에 따라 필요한 동의의 수도 증가한다. 질병의 초기 치료 단계에서는 보호자가 동의 과정에 중요하게 관여할 수 있다. 치료 단계가 진행됨에 따라 청소년은 의사결정에서 성숙한 결정을 할 수 있으며, 따라서 후속 치료에 대해 동의하거나 동의하지 않을 수 있는 능력을 갖추게 된다. 청소년이 동의 내용을 이해하고 평가하는 수준은 점차 증가할 수 있다. 시간이 지남에 따라 청소년은 의사결정 과정에서 더 많은 책임을 지거나 전체 책임을 질 수 있으며, 치료와 교육은 치료 과정 내내 계속된다. 치료와 동의 단계에서 청소년의 도덕적 자아 발달에 대한 진행 상황을 문서화하는 것이 필수적이다.

4) 청소년의 코로나-19 백신, 자율성, 무해의 원칙, 그리고 선행의 원칙

청소년에게 권장되거나 의무화되지 않은 모든 백신이 전통적으로 보호자, 청소년들, 그리고 질병통제예방센터(CDC)의 권고 사이에서 논란이 되어왔듯이, 코로나-19 백신과 관련된 논란도 마찬가지이다. 미국 질병 사망률 주간 보고서(MMWR)에 따르면, 2021년 7월 16일까지 약 890만 명의 청소년들(12세에서 17세 사이)이 백신을 접종받았으며, 10명 중 4명(40.0%)의 보호자가 이미 자신의 12세에서 17세 사이의 자녀가 적어도 한 번의 코로나-19 백신 접종을 받았다고 보고했다. 2022년 우리나라 질병관리청에 따르면, 청소년 1차 접종률은 13~15세 66.3%, 16~18세 86.6%로 보고되었다. 청소년은 다른 연령대와 비교해 무증상 감염이 많아 조기 발견이 어렵고 또한, 코로나-19 감염 시 입원하거나 위중증으로 진행될 수 있고 학업에 부정적인 영향을 미치는 등 여러 문제가 발생할 수 있어 질병관리청에서는 예방접종을 적극 권장하고 있다.

(1) 모니터링 시스템과 부작용

모든 연령대를 위한 코로나-19의 안전성 및 효과에 대한 철저한 모니터링 시스템은 대한민국 질병관리청에 의해 관리되고 있다. 추적 및 모니터링 시스템은 지속적으로 운영되며 두 가지 방식으로 분류된다. (1) 수동 감시는 대한민국 질병관리청의 보고 시스템을 통해 안전 문제 및 부작용을 빠르게 감지할 수 있다. (2) 능동 감시는 매우 큰 데이터 시스템에서 백신의 안전 신호, 중증도 및 합병증을 매우 빠르게 감지할 수 있는 능력을 가지고 있다. 이 데이터 시스템은 수백만 명의 정보를 포함하고 있다. 12세에서 15세 사이의 청소년을 위한 코로나-19 백신 보고는 대부분 긍정적이며 효과적이었다.

코로나-19 백신 부작용은 다양하게 발생하지만, 12세에서 15세, 그리고 16세 이상의 청소년에게서 보고된 대부분의 부작용은 심각하지 않은 것으로 보고되었다. 12세 이상에서 코로나-19 백신의 가벼운 부작용으로 주사 부위 주변의 팔 통증, 피로감 및 두통, 관절 통증 및 근육 통증, 오한 및 발열 등이 있으며, 심각한 부작용으로 드물게 폐색전증, 두개 내 출혈, 심부전, 면역 장애 및 감염 등이 보고되었다.

(2) 코로나-19 백신과 청소년 윤리

역사적으로 모든 인구에 대한 백신은 의무화, 안전성, 효과성에 대해 많은 의문을 받아왔다. 지역 주민과 청소년의 보호자들 사이에서는 종종 백신에 대한 종교적, 정치적, 철학적 및 음모론적 신념이 있어 백신에 대한 두려움을 조장하기도 한다. 이러한 신념들은 정부의 백신 권장 사항과 직접적인 충돌을 일으킬 수 있다. 백신과 관련된 윤리적 문제는 끝이 없다. 이 장에서는 자율성, 선행 및 무해의 원칙에 초점을 맞추었다.

질병관리청 같은 정부 기관은 국민의 복지에 기여할 선행의 의무가 있다. 코로나-19 대유행과 같은 위기 상황에서, 질병으로부터 시민을 보호하기 위해 공리주의적 접근을 적용함으로써 표현된다. 공리주의 접근 방식은 정부가 자원을 배분하여 가능한 한 많은 사람에게 가장 큰 이익을 제공하고 가장 적은 피해를 주는 것을 목표로 한다. 대부분의 경우, 공리주의는 선행의 원칙을 촉진하고 해를 끼치지 않는 무해의 원칙을 장려한다. 코로나-19 백신은 사람들이 이에 동의한다면 가능한 한 많은 사람에게 가장 큰 이익을 제공하는 방법 중 하나이다. 개인들은 종종 정부의 노력을 자신의 자율성과 자유권을 침해하는 간섭으로 보고 백신 거부는 자신들의 자율권을 행사하는 방법으로 여긴다. 자신들의 신념과 의견에 따라 백신을 맞을 충분한 근거가 없다고 판단할 수 있다.

보호자와 청소년은 코로나-19 백신에 대해 의견이 다를 수 있다(예: 청소년은 안전성, 이점 및 위험을 연구한 후 백신 접종이 필요하다고 할 수 있지만, 보호자는 청소년의 의사에 동의하지 않을 수 있다). 이 장에서 이전에 논의된 다른 법적 동의 문제와 마찬가지로, 특정 조건하에서 청소년은 자신의 치료에 대해 동의할 수 있다(예: 정신적, 감정적 성숙도를 갖추고 백신의 위험과 이점을 알고 있는 경우 정보에 근거한 동의를 제공할 수 있다). 보호자를 설득하거나 보호자가 청소년을 설득하는 것이 모든 관련자에게 중요한 요소가 될 수 있지만, 모든 사람은 동의와 안전성, 이점, 위험 범위를 완전히 이해할 필요가 있다. 코로나-19 백신에는 심각한 부작용도 있었지만, 통계에 따르면 전반적으로 매우 안전하고 효과적이다.

5) 청소년의 건강 위험 행동, 무해 및 선행

역사상 그 어느 때보다도 높은 위험과 강화된 사회적, 기술적 압력에도 불구하고 위험을 감수하고 "나에게는 일어나지 않을 것"이라고 믿거나 불패의 감각을 가지고 있는 것은 청소년기의 특징이다. 대규모 글로벌 사회, 경제, 정치, 문화 변화의 현실이 청소년의 발달 과정에 영향을 미친다.

청소년의 건강 위험 행동에 관한 연구는 확실한 근거를 제공한다. 건강 위험 행동은 사람들의 건강에 부정적인 영향을 미치는 것으로 설명된다. 청소년은 특히 건강 위험 행동에 빠지기 쉽다. 때로는 여러 위험한 행동에 참여한다. 실제로, 한 가지 위험한 행동에 참여하는 것이 다른 위험한 행동에 참여하게 되는 경우가 많다(예: 흡연과 음주 또는 대마초 흡연과 위험한 성적 행위와 같은 짝을 이루는 행동). 대부분의 위험한 행동은 사회적으로 발생하며 교통사고, 폭력, 성적 학대로 인한 위험을 초래할 수 있다. 이러한 건강 위험은 오늘날에도 여전히 널리 퍼져 있다.

청소년 위험 행동 감시 시스템을 통해 수집한 데이터에 따르면, 연구의 4가지 우선순위 주제는 성적 행동, 고위험 물질 남용, 폭력 경험, 정신 건강 및 자살이다. 데이터 및 동향 요약 보고서에서 소개된 새로운 주제에는 오피오이드 남용, 성병(STD) 검사, 성소수자 청소년의 건강 행동 등이 포함되었다. "일부 고등학생들은 성병(STD), 인간면역결핍 바이러스(HIV) 감염 가능성을 증가시키고, 물질 남용, 정신 건강 문제, 대인 폭력 또는 자해를 증가시키는 차별적인 건강 위험을 경험한다"라고 보고했다.

6) 청소년 건강 위험 행동 예방 교육

청소년 건강 위험 행동 예방 교육에 있어 마음 챙김과 효과적인 경청은 소통을 위한 중요한 전략이지만, 소통의 제공자가 되는 방법, 장소, 범위는 특히 전문 간호사-청소년 관계에서 다양한 유형에 대한 중요한 윤리적 고려 사항이다. 이 연령층을 대상으로 한 예방 교육 및 건강 위험 메시지 프로그램의 계획 및 시행 시 유익성과 무해성은 중요한 윤리적 원칙이다. 건강 위험 메시지는 특정 행동이 취해지지 않을 경우 발생하는 부정적인 결과를 제시하는 설득적 메시지로, 청소년을 자극한다. 건강 위험 메시지는 보건교육자, 간호사, 의사 및 기타 관련 분야의 전문가들이 위험 행동과 관련 된 건강 문제가 의심될 때 사용하는 방법이다. 건강 위험 메시지가 효과적이라면 대상 인구가 건강한 선택을 하고 안전한 행동을 실천할 가능성이 더 높아진다.

【윤리적 성찰】 마음 챙김과 효과적인 경청 기술 자가 점검
- 나는 눈을 맞추고 의사소통 교환에 집중함으로써 주의를 기울이고 있나요?
- 나는 상대방이 말하는 내용에 진정으로 관심을 가지며 비판적이지 않은 태도를 보이고 있나요?
- 나는 상대방의 말을 듣고 고개를 끄덕이거나 미소를 지으며 이해하고 있다는 비언어적 신호를 제공하고 있나요?
- 나는 상대방의 생각을 요약하고 메시지의 의미를 명확히 함으로써 반영하고 있나요?

(1) 금욕만을 강조하는 프로그램이나 포괄적 성교육 프로그램

HIV와 AIDS 유행이 1980년대에 시작되기 전까지, 미국에서는 기본적으로 종교 교육을 제외하고는 정규 교육 기관에서 성교육이 거의 이루어지지 않았다. 1990년대와 2000년대 초반, 금욕만을 강조하는 프로그램이 포괄적 성교육 프로그램을 비교하는 것이 사회적 이슈였다. 많은 주들이 그 시기에 금욕만을 강조하는 예방 교육 프로그램을 위해 연방 자금을 요청하고 받았지만, 2010년까지 25개 주는 금욕만을 강조하는 프로그램을 위한 연방 자금을 요청하지 않았다. 2010년 이전에는 특히 1960년대의 성 혁명 운동 이후로, 학교, 가정, 교회에서 성적 금욕을 가르치는 데 있어 종교적이고 정치적인 초점이 훨씬 강하며 많은 자금이 지원되었다. 지난 십 년 동안 정치적 풍경은 성적 금욕에서 포괄적 성교육 프로그램으로 초점이 전환되었다.

우리나라 질병관리본부 등의 '청소년 건강 행태 조사'에 따르면 청소년의 성관계 경험률은 10년 사이 5.1%(2009년)에서 5.9%(2019년)으로 증가했다. 통계청의 해당 연령(만 13~18세) 주민등록인구가 총 309만 6,947명이었다는 점을 보면, 실제 성관계 경험이 있는 청소년은 17만 명 이상이라고 추산할 수 있다. 성경험이 있는 중1부터 고3 청소년을 기준으로, 성관계 시작 연령은 평균 13.6살(2018년 기준)로 나타났다. 2019년 기준으로 고3 남학생의 경우 100명 중 15명(14.6%)꼴로, 고3 여학생의 경우 100명 중 7명(7.2%)꼴로 성관계 경험이 있다고 답했다. 반면, 성관계 경험자의 피임 실천율은 58.7%밖에 되지 않았다. 따라서, 우리나라도 실제적인 성교육 프로그램으로의 전환이 절실히 요구되고 있다.

비록 성적 금욕이 어떤 생식기 접촉도 없는 것으로 정의되지만, 청소년들은 성적 금욕에 대한 명확한 의미가 없다. 전통적으로 청소년들은 '성관계를 갖는 것'을 단순히 성교와 동일시 해왔다. 젊은이들은 성적 친밀감을 표현하기 위해 성교 외의 더 창의적인 방법을 찾고 있다. 한편, 성적 금욕을 가르치는 보호자, 교육자, 그리고 다른 사람들은 계속해서 "성관계를 하지 마세요", "결혼 전에는 성관계를 갖지 마세요" 또는 "성관계 시작을 늦추세요"라고 말한다. 이러한 금지사항들이 정확히 무엇을 의미하는가? 오늘날 금욕은 커플이 콘돔을 사용하여 체액을 교환하지 않는 한 어떤 유형의 성적 활동에도 참여할 수 있는 것으로 정의될 수 있는가? 명확한 정의가 없다면, 교육자, 보호자, 그리고 다른 어른들은 성적 금욕의 의미에 대해 청소년들과 모호한 소통만을 하게 된다. 청소년들이 인식하는 성적 금욕의 정의와 어른들이 가르치려고 하는 성적 금욕의 정의는 아마도 다를 것이다. 윤리적으로, 모호함 자체가 해로울 수 있으며, 유익하지 않을 수 있다. 그 결과 정보가 잘못 인식될 수 있으며, 이는 보호되지 않은 성관계로 인한 원치 않는 임신과 HIV 또는 성병의 결과로 이어질 수 있다. 금욕만을 강조하는 프로그램은 자금이 줄어들면서 계속해서 감소하고 있다. 하지만 연구가 그 효과를 뒷받침하기 시작하면서 포괄적 성교육 프로그램에 자금이 집중되고 있다.

간호사들은 청소년 성교육 지침을 사용하여 계획 과정 초기에 성교육 프로그램을 평가해야 하고, 성교육 프로그램에 제시된 내용을 어떻게 인식하고, 해석하며, 실천할 수 있는지에 대한 방법을 생각하는 것이 중요하다.

간호사들이 메시지를 듣는 청소년들에게 효과적으로 집중할 수 있을 때, 메시지를 명확하게 해야 하며, 청소년들에게 정말로 무엇을 말하고자 하는지에 집중하고, 무엇보다도 청소년들이 실제로 듣고 있는 메시지를 명확하게 전달하려고 노력해야 한다. 성교육에 대한 전반적인 윤리적 고민은 복잡하지만, 일반적으로 간호사들은 성적 금욕에서 포괄적 성교육에 이르기까지 정보가 전달되는 지점에서 언제 정보가 비윤리적이거나 이로움이 없거나 심지어 해로워지는지 평가해야 한다. 오늘날 청소년들은 그 어느 때보다도 성교육이 필요하다.

간호사가 청중과 메시지의 내용에 집중하는 시간을 가진다면, 청소년들은 간호사가 그들을 돌보고 그들의 가치와 신념을 존중한다는 것을 깨달을 것이다. 간호사가 명확한 내용을 제공하고 효과적인 청취자가 됨으로써 상호 신뢰와 존중의 관계가 발전할 가능성이 더 커진다.

청소년에게 정보를 제공하는 간호사는 부적절하거나 잘못된 예방 또는 개입 프로그램을 선택함으로써 청소년에게 해를 끼칠 수 있다. 이 상황은 간호사가 청소년을 위해 사용 가능한 많은 표준화되고 인정된 프로그램 중에서 선택해야 할 때 중요한 윤리적 딜레마를 제기한다(예: 성교육에 있어 간호사는 때때로 성적 금욕을 가르치거나 안전한 성적 관행을 사용하도록 교육할지, 또는 종교적 신념에 초점을 맞춘 프로그램을 교육하도록 요청받을 수 있다). 특정 그룹에 대해 나이나 내용이 부적절하거나 쉽게 오해할 수 있는 정보를 선택하는 것은 청소년들을 잘못 이끌 수 있으며, 청소년들이 교육자가 의도한 방식과 다르게 건강 위험 메시지를 인식할 수 있다. 이러한 실수는 청소년이 정보에 어떻게 반응할지에 결정적인 영향을 미칠 수 있다. 보건교사가 때때로 교육 프로그램을 계획하고 실행하는 경우가 많으므로, 그들은 프로그램의 목표와 내용을 알아야 하며, 참여하는 청소년들에게 전달하려는 메시지를 예상해야 한다. 청소년들은 대개 보건교사에게 교육받았기 때문에 듣는 메시지가 정확하다고 생각한다. 청소년들이 잘못 해석된 정보를 그들의 관점과 행동에 통합할 때, 그들은 더 많은 건강에 위해가 되는 행동을 하게 된다.

7) 청소년 관련 알코올 및 기타 마약 남용

미국 전역에서 청소년 알코올 및 기타 마약 예방 및 중재 프로그램이 운영되고 있으며, 이러한 프로그램 중 일부는 과거에 효과가 증명된 프로그램이다. 그러나 2016년부터 2020년까지의 기간 동안 청소년들 사이에서 마약 사용 및 알코올 남용 보고가 공중 보건 당국과 대중에게 충격을 안겨주었다. 알코올은 청소년 및 젊은 성인들 사이에서 가장 흔하게 남용되는 물질이다(국립 마약 남용 통계 센터[NCDAS], 2021).

우리나라 대검찰청이 발간한 '2023 마약류 범죄백서' 통계자료에 의하면 마약류 사범이 해마다 50%씩 증가하여 3만 명에 접근하고 있고, 특히 우려스러운 것은 인터넷과 SNS에 익숙한 10대 · 20대의 급속한 증가가 일어나고 있다는 점이다. 10대 마약류 사범은 2013년 43명에서 2023년 1,447명으로 약 34배 이상 늘었고, 20대는 2013년 674명에서 2023년 8,368명으로 약 12배 이상 급격히 치솟는 양상이 나타나고 있다. 학생들의 입소문을 통해 '공부 잘하는 약'과 '살 빼는 다이어트 약'으로 알려져 공공연히 오남용되고 있는 향정신성 의약품들도 중독성이 강한 마약류의 일종이다.

청소년들은 여전히 많은 건강 위해 행위를 하고 있다. 2019년 청소년 위험행동 감시 시스템(YRBSS)은 사망과 장애의 주요 원인에 기여하는 청소년 행동의 여섯 가지 범주를 제시하였다. 여기에는 비의도적 상해 및 폭력, 성행위 및 의도하지 않은 임신, 알코올 및 기타 마약 사용, 담배 사용, 건강에 해로운 식습관, 불충분한 신체 활동이 포함된다. 알코올 및 기타 마약 사용과 행동 장애, 우울증, 자살 행동 간에는 상관 관계가 있다.

청소년기에 가족력으로 인한 약물 남용이나 물리적 학대 경험이 있는 경우, 약물 남용 문제와 알코올 사용 장애가 발생할 위험이 높아진다. 알코올 사용 장애는 알코올 사용이 개인의 일상생활에 영향을 주거나 신체적, 정신적, 사회적 또는 개인적 부정적 영향을 초래할 정도로 진행된 상태를 나타낸다. 이런 사람들은 우울증, 자존감 저하, 왕따 또는 또래 집단에 적응하지 못하는 경향이 있을 수 있다. 알코올 및 기타 약물 사용 및 남용과 관련된 윤리적 문제는 청소년의 자율성, 사생활 보호, 그리고 자신의 행동을 결정할 자유와 알코올 및 기타 약물의 부정적인 영향을 균형 있게 다루는 딜레마를 포함한다.

알코올과 기타 약물은 남용하거나 오용할 때 해롭지만, 작은 잔의 레드 와인은 심장 질환으로부터 보호하는 효과가 있다고 보고되고 있다. 이런 메시지는 청소년에게 혼란을 줄 수 있다. 청소년들은 알코올 사용에 대해 상반된 정보를 받고 있다(예: 광고는 종종 매력적인 젊은이들이 모여 맥주를 마시는 모습을 보여준다). 많은 기업들은 맥주를 마시면 더 매력적이고 인기가 있다는 미묘한 메시지를 전달하고자 한다.

8) 청소년 관련 식이장애

신체적 외모는 모든 청소년에게 자기 이미지의 중요한 부분이지만, 특히 여학생들에게 더욱 그렇다. 여학생들은 아름답고 날씬한 몸매를 꿈꾸며 자신의 몸에 만족하지 못한다. 지난 몇십 년간 남학생들도 식이장애가 나타나기 시작했으며, 현재 미국에는 2천만 명의 여성과 1천만 명의 남성이 식이장애를 겪고 있다.

많은 청소년들에게 비만은 자기 이미지 관리에 있어 방해가 되는 문제가 되었다. 비만은 체중이나 체지방이 과도하게 많은 상태를 의미한다. 비만한 청소년들은 종종 자신의 외모에 대해 자각하며, 이는 불안, 우울증, 과식의 평생 주기로 이어질 수 있다. 만성적인 과식과 비만은 심장 질환, 고혈압, 2형 당뇨, 호흡기 문제와 같은 심각한 건강 문제를 초래한다.

미국에서는 여학생의 50.0~75.0%가 지속적으로 다이어트를 하고 있으나 실제로 과체중인 경우는 16.0%에 불과하다고 한다. 여성은 남성보다 두 배 많은 비율로 평생 동안 식이장애를 겪지만, 대부분의 사람들은 자신의 식이장애를 보고하지 않는다. 6살 때부터 여아는 자신의 체중이나 체형에 대한 걱정을 표현하기 시작하며, 3학년이 되면 거의 절반의 여학생(42.0%)이 자신의 체중을 큰 문제로 생각한다. 청소년 중 여학생의 절반 이상과 남학생의 1/3은 체중을 감량하기 위해 식사 거르기, 단식, 담배 피우기, 구토, 완하제 복용 등 건강에 해로운 행동을 한다. 따라서, 건강에 해로운 행동으로 인하여 심각한 의학적 합병증을 초래하거나 제대로 치료하지 않으면 사망에 이를 수 있는 일반적인 식이장애 유형은 '【연구 노트】 식이장애 유형'에서 설명되어 있다.

이러한 장애를 겪는 대부분의 청소년은 의학적 문제가 심각해질 때까지 이를 숨긴다. 청소년과 밀접하게 일하는 간호사는 이러한 식이장애 위험이 있는 청소년을 평가하고 모니터링하는 데 매우 숙련된 기술을 가져야 한다. 체중 감소 외에도 이러한 장애를 간호사가 알아차릴 수 있는 몇 가지 징후로는 완벽주의적 성향이나 고효율을 추구하는 강박적 필요, 자존감 저하, 강한 죄책감의 공개적 표현, 우울증 징후 또는 음식, 칼로리, 지방 축적, 체중에 대한 집착 등이 있다.

아동 및 청소년 식이장애에 관한 중요한 부분으로 패션 산업이 마른 모델을 공개적으로 홍보하여 아름다움은 마름과 동일하다는 메시지를 전달한다는 것이다. '애나(Ana)'는 신경성 식욕부진증을, '미아(Mia)'는 신경성 폭식증을 일컫는 일반적인 약어이다. 식이장애는 심각한 감정적 고통을 수반하며, 감지되지 않거나 치료되지 않을 경우, 완전히 은둔하거나 친구가 없는 상태, 분노와 공격성 표출, 자해 행위와 같은 더욱 심각한 행동으로 진행될 수 있다. 심리치료가 필요하며, 간호사는 이러한 장애의 경고 신호를 모니터링하고 청소년 및 보호자와 대화를 나누어 적절한 의료 제공자와 심리치료사에게 의뢰할 수 있도록 해야 한다.

【연구 노트】 식이장애 유형

- 신경성 식욕 부진증(Anorexia nervosa): 사람들이 자신의 체중과 섭취하는 음식에 집착하여 큰 체중 감소를 경험하는 식이장애
- 신경성 폭식증(Bulimia nervosa): 사람들이 과도하게 폭식하고 구토나 완하제를 사용하여 토하거나, 토하지 않고 과도한 운동이나 단식과 같은 다른 불안전한 방법으로 체중을 감량하는 식이장애
- 폭식 장애(Binge eating disorder): 사람들이 대량의 음식을 비밀리에 폭식하는 식이장애
- 구체적으로 지정되지 않은 식이장애(Eating disorder not otherwise specified, EDNOS): 의료 제공자가 아직 구체적으로 지정하지 않은 식이장애

【연구 노트】 식이장애 경고 신호 – 신경성 식욕 부진증 및 신경성 폭식증

- 급격하고 드라마틱한 체중 감소
- 지나친 운동
- 음식을 조금씩 먹거나 접시에 음식을 재배열하는 등의 음식 섭취 의식
- 칼로리 세기에 집착
- 완벽주의자 또는 완벽을 추구하는 필요성
- 자주 체중계에 몸무게를 재기
- 완하제, 이뇨제 및 식욕억제제의 일반적 사용
- 폭식 또는 구토
- 식사를 전혀 하지 않거나 자주 혼자 식사하기
- 체중이 계속 감소함에도 불구하고 자신을 뚱뚱하다고 여기는 자아상
- 대인 관계 문제
- 통제로 억제되는 종종 무력감 느끼기

9) 청소년 관련 성적 학대

성적 학대는 가해자가 폭력을 사용하거나 두려움과 공포 속에서 협박을 통해 다른 사람에게 원치 않는 성적 활동을 강요하는 것이다. 매년 수십만 명의 미성년자가 가정 내에서 주로 신체적 또는 성적 학대를 받는다. 그러나 성적 학대는 가정 외부에서도 발생한다. 모든 주에는 아동을 학대로부터 보호하기 위한 명확한 법률, 정책 및 지침이 있다. 많은 청소년들이 성적 학대를 당했다고 말하지 않는 경우가 많으며, 주로 그들이 말해도 믿어주지 않을 것이라는 두려움이나 학대자에 대한 두려움 때문이다. 성적 학대범들은 학대받은 청소년들에게 그들이 잘못했다고 믿게 만든다.

데이트 폭력은 지난 수십 년간 주목을 받아왔고, 항상 문제가 되어 왔다. 성인들이 로맨틱한 갈등을 해결해야 하듯이, 청소년들도 마찬가지이다. 중 · 후기 청소년기의 청소년들은 젊은 청소년들보다 분노, 질투, 감정적 고통, 파트너의 행동, 한 사람이 다른 사람을 통제하려는 시도와 관련된 폭력적인 관계에 더 자주 연루될 가능성이 높다. 사람들은 데이트 관계에서 공격성의 주요 원인으로 질투를 보고한다. 청소년들 사이에서는 조직폭력, 미끼 폭력, 동성애 혐오 폭력, 괴롭힘, 성희롱, 강간과 같은 다른 유형의 폭력과 학대도 나타난다.

간호사는 청소년들과의 대화 중에 마주치는 중대한 사건 변화를 담당한다. 성적 학대나 기타 학대는 기밀 유지의 한계에 속한다. 청소년들과 일하는 간호사는 마주친 모든 사례를 적절한 당국이나 의료 전문가에게 신고해야 한다(예: 보건교사는 학대나 폭력을 교장에게, 응급실 간호사는 성적 학대를 의사, 정신 건강 전문가 또는 사회복지사에게 신고한 후 사건을 법 집행 기관에 신고해야 한다). 청소년에게 상황의 심각성을 설명하기 전에, 간호사는 청소년이 자신의 감정과 상황에 대한 반응을 표현할 수 있도록 최선을 다해야 한다.

청소년 관련 성적 학대 및 기타 학대 문제 영역과 관련된 위험 요소에 초점을 맞춘 예방 프로그램이 가장 효과적인 프로그램이다. 성적 학대 및 기타 학대 예방 프로그램은 다면적이어야 성공할 수 있다. 간호사가 예방 교육을 제공한 후, 초점은 대인 관계 보호 전략, 갈등 해결 및 의사결정 기술에 대한 청소년 교육으로 이동한다. 대인 관계 기술은 폭력 예방 프로그램의 중심이다.

10) 청소년 관련 우울증 및 자살 생각

우울증은 지속적인 슬픔이나 흥미 상실을 특징으로 한다. 이러한 문제들은 때때로 청소년기의 큰 감정과 드라마와 관련되어 있다. 우울한 행동은 일상적인 극단적 행동 속에 숨겨져 있을 수 있다. 청소년의 자살 생각과 시도에는 많은 위험 요소가 있으며, 여기에는 가족 내 문제, 가족력, 학교 내 왕따, 사이버 왕따, 성적 지향 갈등, 사회환경적 문제들이 포함된다. 자살은 미국 전체 사망 원인 중 10위이다. 14세에서 18세 사이 청소년의 자살은 비의도적 상해 후 두 번째로 주요한 사망 원인이다. 같은 연령대에서 2,039건의 자살이 발생하여 모든 비의도적 상해의 33.9%를 차지했다.

우리나라 2024년 청소년통계에 따르면 2023년 중 · 고등학생 26%는 최근 1년 내 2주 내내 일상생활을 중단할 정도의 심각한 수준의 우울감을 경험했다고 설문을 통해 답했다. 중학생(26.3%)의 우울감 경험률이 고등학생(25.6%)보다 소폭 높았고, 여학생(30.9%)이 남학생(21.4%)보다 우울감을 더 많이 느꼈다. 2024년 질병관리청이 발표한 우울감 경험률 현황을 보면, 지난해 기준 만 19세 이상 성인이 최근 1년간 2주 이상 일상생활에 지장이 있을 정도로 우울감을 경험한 비율은 7.3%로 나타났다. 이와 비교하면 청소년은 성인에 비해 심각한 수준의 우울감을 경험하는 비율이 3.5배가량 높은 셈이다.

청소년의 자살은 심각한 문제이다. Healthy People 2020의 목표 중 하나는 부상, 중독 또는 과다복용으로 인한 자살 시도를 줄이는 것이다. 초점은 예방 및 중재 프로그램이다. 청소년의 자살 사망 방법은 총기, 질식 및 중독 순이다. 청소년 자살은 종종 정신건강력과 연관되어 있다. 우울증 치료는 자살 예방을 위해 필수적이다. 간호사는 청소년의 변화 징후를 놓치거나 실수할까, 두려워할 수 있다. 청소년 자살의 관찰 가능한 징후와 주관적 메시지를 평가해야 한다.

자살 경향은 자살에 대한 생각 및 시도의 경향이 있는 사람을 의미한다. 자살 생각은 자살에 사로잡혀 있는 사람을 말한다. 2019년 청소년 위험행동 감시 시스템(YRBSS)에서, 14세에서 18세 사이의 청소년 중 18.8%가 심각하게 자살을 고려했고, 15.7%는 자살 계획을 세웠으며, 8.9%는 자살을 시도했고, 2.5%의 시도는 부상, 중독 또는 과다복용과 같은 의료 치료가 필요했다. 우리나라 여성가족부 '2024년 청소년 통계'에 따르면 자살은 12년째 청소년 사망 요인 1순위를 기록하고 있으며, 대한민국은 OECD 회원국 중 자살률 1위의 불명예를 안고 있다.

우리나라 2022년 자살예방백서(2020년 통계기준)에 따르면 2016~2020년 5년간 청소년(9~24세) 자살자 수와 인구 10만 명당 자살률은 꾸준히 증가하였다. 2016년 744명, 2017년 722명으로 자살률은 7.7~7.8명대를 이어갔으나 2018년 827명(9.1명), 2019년 876명(9.9명)으로 늘어나다 코로나-19 첫해인 2020년 957명(11.1명)으로 급증했다. 코로나-19 이전인 2019년에 비해 청소년 자살자 수는 9.2%, 인구 10만 명당 자살률은 12.2%가 증가한 수치다.

【윤리적 성찰】 청소년 자살의 관찰 가능한 징후 및 주관적 코멘트

청소년 자살의 관찰 가능한 징후

- 식사 및 수면 습관의 변화
- 친구, 가족 및 일상 활동에서의 철수
- 폭력적 행동, 반항적 행동 또는 가출
- 약물 및 알코올 사용
- 평소와 다른 개인적 외모 소홀
- 뚜렷한 성격 변화
- 지속적인 지루함, 집중력 결여 또는 학교 성적 저하
- 신체 증상에 대한 빈번한 불만, 대개 감정과 관련된 증상으로 복통, 두통, 피로 등
- 즐거운 활동에 대한 흥미 상실
- 칭찬이나 보상을 견디지 못함
- 좋아하는 소지품을 주거나 가치 있는 물건을 버림
- 우울한 기간 후 갑자기 쾌활해짐
- 정신병 증상 보임

청소년 자살의 주관적 코멘트

- 자신을 나쁜 사람이라고 느끼거나 속이 썩은 것 같다는 불만
- "곧 문제가 해결될 거예요" 같은 말로 미묘한 암시
- "자살하고 싶어요" 또는 "자살할 거야"와 같은 말들

만약 간호사가 청소년이 우울증, 자살 사고 또는 자살 경향의 징후를 보이는 행동을 하는 것을 발견한다면, 간호사는 문제를 신속하게 파악하고 청소년의 의도를 확인하며 통보 과정을 명확히 설명하고 치료 계획의 희망과 전망을 제공해야 한다.

11) 죽음에 직면하기

(1) 사랑하는 사람을 잃는 것

모든 청소년에게 있어 사랑하는 사람을 잃는 것은 엄청난 비극이다. 간호사가 수행할 수 있는 간단한 치유 전략에는 함께하기, 효과적인 경청을 수행하고, 청소년이 필요한 만큼 자신을 표현하도록 허용하기 등이 포함된다. 일부 청소년은 사랑하는 사람을 잃은 자신의 감정에 대한 정보를 공개하고 싶어 하지 않으며 혼자 있는 시간이 필요하다. 많은 청소년은 기도, 희망 및 절대적인 존재 또는 더 높은 존재에 대한 믿음으로 전환한다. 일부 청소년은 자기 대화, 추억, 꿈을 통해 치유한다. 보호자를 잃는 것은 청소년에게 어려운 일이다(예: 한 소년(16세)은 어머니가 사망한 후 3년이 지난 시점에서 어머니에 대한 기억을 표현했다. 그는 어머니가 사망했을 때 겨우 13살이었다).

청소년들은 종종 강해야 한다는 격려를 받기도 하지만, 이것이 때로는 그들에 대한 지원 부족으로 이어질 수 있다. 그러나 충분한 지원을 받고 적절히 애도할 수 있도록 허용된다면 대부분의 경우 청소년들은 영구적인 상처 없이 치유될 수 있다. 폭력이나 사고와 같이 예기치 않은 사망의 경우, 청소년들은 종종 “오 마이 갓, 왜?” 또는 “아니오!”라는 비명과 큰 소리를 내곤 한다. 동료 학생의 사망은 다른 이들에게 충격을 줄 수 있다. 청소년들이 예상치 못하거나 예상대로 사랑하는 사람을 잃었을 때, 친구나 가족이든, 그들은 어떻게 작별 인사를 하고, 고통을 겪으며, 어떻게 나아갈 수 있을까?

청소년들은 죽음이 되돌릴 수 없는 사건임을 인지하고 있다. 그러나 애도가 적절히 진행되지 않을 경우, 병적인 애도가 발생할 수 있다. 청소년들은 현재를 살고 결과에 대해 생각하지 않는 것이 일반적이다. 슬픔은 누구에게나 복잡한 과정이지만 특히 청소년에게 그렇다. 애도 과정 동안 그들은 평소보다 더 많은 위험을 감수하고 스스로를 해칠 수 있다.

윤리적으로 간호사나 보건교사는 사랑하는 사람을 잃은 청소년들을 슬픔의 단계를 통해 도움을 주면서 선행과 무해함을 증진시키려고 노력해야 한다. 장기적인 간호사-청소년 관계가 존재한다면, 간호사는 청소년이 발달 과제의 장벽을 극복하도록 도와야 한다. 간호사와 교사는 청소년들이 비정상적인 위험을 감수하는 것 외에도 다음과 같은 기능 장애적인 애도 징후를 알아야 한다. (1) 만성 우울증 증상, 수면 문제, 자존감 문제 (2) 학업 성취도가 낮거나 학교 관련 활동에 무관심한 경우 (3) 가족 구성원이나 오랜 친구들과의 관계 문제가 있다. 보건교사는 슬퍼하는 청소년들에게 지지를 제공하고, 교사들에게 학교 환경에서 죽음과 임종에 대처하는 방법을 교육하는 이상적인 위치에 있다. 교사들은 동료와 가족의 죽음을 겪으며 죽음과 임종을 대처하려는 청소년들과 함께 일할 때 지식과 노하우가 부족하다고 보고했다.

(2) 자신의 죽음을 직면하는 청소년들

자신의 죽음을 직면하고 있는 청소년들은 말기 질환이 있을 수 있다. 이 경우, 그들은 또래나 다른 사람들에게 인상을 주기 위해 생명을 위협하는 위험을 감수할 수도 있다. 말기 질환을 앓고 있는 젊은이들은 미래가 보장되지 않은 상태에서 정체성의 주요 문제들과 씨름하고 있다. 그들은 "나는 지금 누구인가?", "나는 누구였나?", "나는 누가 되고 싶은가?", "나는 누가 될 것인가?", "내 친구들은 나를 어떻게 기억할 것인가?"와 같은 질문을 한다. 자신들이 죽음을 알고 있을 때 청소년들이 겪는 슬픔의 단계는 다른 사람을 위해 슬퍼할 때와 다르다. 사람들이 자신의 죽음을 알고 있을 때, 슬픔의 다섯 단계는 부정, 분노, 타협, 우울, 수용이다.

말기 질환을 앓고 있는 청소년들이 친밀한 관계를 맺을지 고민하면서, 제한된 시간의 삶에 목적과 의미를 찾으려 할 때, 그들은 거의 목표 없이 하루하루를 살아갈 수 있다. 그들은 다른 사람들에게 상처를 줄까 두려워할 수 있다. 청소년들은 두 세계에서 살아야 한다—고통스러운 치료, 재발, 죽음의 위협이 있는 의료 세계와 건강한 청소년들이 직면하는 모든 도전들이 있는 집, 학교, 지역, 그리고 간호사-청소년 관계에서 중요한 윤리 원칙은 선행, 무해 및 자율성이다. 사람들이 자신이 죽어가고 있다는 것을 알 때 겪는 다섯 가지 슬픔의 단계가 적용된다. 죽어가는 청소년들과 함께 일하는 간호사들은 먼저 청소년에게 이 단계들을 설명해야 한다. 그 다음에, 간호사와 가족 구성원들은 잠재적인 문제에 주의를 기울여야 한다. 극단적인 행동과 위험한 시도는 간호사와 가족 구성원들이 해를 방지하기 위한 조치를 취해야 한다는 신호이다. 말기 환자의 청소년들에게 이로움을 주거나, 좋은 것을 하는 것은 그들의 삶의 질을 가능한 한 유지하거나 개선하는 것을 포함한다. 삶의 질을 향상시키는 방법으로는 그들의 두려움과 걱정을 표현할 수 있게 해주고, 문화적 및 영적 요구를 충족하는 데 민감하게 반응하며, 동정심을 갖고 자비를 보여주며,

건강한 청소년들이 경험하는 대부분의 같은 도전을 겪고 있다는 것을 기억하는 것이다. 간호사는 이러한 발달적 도전을 겪는 동안 적절하게 자율적인 의사결정에 참여하도록 아픈 청소년들을 격려해야 한다.

3 청소년 간호

청소년 간호는 동의, 비밀보장, 예방 및 질병 관리에 관한 청소년들의 윤리적 문제에 대한 관리를 알아본다. 간호사-청소년 관계에서 윤리적 간호 역량을 일관되게 실천하는 것이 중요하다. 이 역량에는 도덕적 성실성(정직, 진실함 및 진실을 말하는 것, 선의, 지혜, 도덕적 용기), 의사소통(마음 챙김과 효과적인 경청), 관심(옹호, 권력 및 문화적으로 민감한 간호)이 포함된다.

(1) 비밀보장 의무가 있지만 때로는 비밀보장의 한계가 있으며, (2) 매우 제한적인 기준으로 개인적 및 전문적 가치에 따라 행동할 권리와 의무가 포함된다. 윤리 역량을 기반으로 실천하는 간호사는 존중받는 간호사-청소년 관계를 개발하는 데 더 성공적이다. 청소년들은 간호사와 더 긴밀한 관계가 필요하며, 이는 신뢰성, 진정성, 동정심, 정직, 영성을 포함한 윤리 영역을 넘어서는 역량을 요구한다.

1) 신뢰성

신뢰성은 간호사가 자신의 행동에 대해 책임을 지고 의무를 다할 때 믿을 수 있고 진실되다는 것을 의미한다(예: 10대 소녀가 임신 가능성과 그녀에게 가능한 선택지에 대해 논의하기 위해 약속을 지키기로 한 보건교사를 신뢰하는 경우이다).

2) 진정성

청소년들은 다른 어떤 인구보다 사람의 진정성을 더욱 민감하게 인지한다. 진정성은 간호사가 얼마나 신뢰할 수 있고 진실함을 나타낸다(예: 간호사가 청소년과의 진정한 관계를 원하지 않으면서 진정성을 가장한다면, 청소년은 가식을 느낄 것이다). 이러한 가식은 간호사가 진정한 관계를 원하지 않는다는 것을 인정하는 것보다 청소년에게 더 해로울 수 있다.

3) 연민

연민은 간호사가 청소년의 고통을 이해하고 그 고통을 경감시키려는 의지를 가지는 것을 의미한다. 연민의 표현은 간호사가 가져야 할 인간적인 특성이다. 한국 간호사 윤리강령(2023) 및 국제간호협의회 윤리강령(2021)에서는 고통의 경감과 연민이 공통적인 주제이다.

간호사가 연민을 보이는 한(예: 숨겨진 아픔을 가진 청소년을 대신하여 개입하는 것이다) 청소년의 숨겨진 아픔은 침묵 속의 고통으로 이어질 수 있다. 침묵에 대한 고통의 원인은 가족 구성원이나 또래들이 체중 문제, 학교 성적 저하, 외모 또는 기타 인식된 결점 때문에 놀리거나 괴롭히는 것 등 정신적 스트레스를 크게 유발할 수 있다. 피해자는 정서적으로 학대받고 하찮게 느껴지며, 시간이 지남에 따라 자아존중감이 낮아지고 공격성, 폭력, 소극적 태도 또는 철수하는 등 극단적인 행동 양태가 나타날 수 있다. 연민 있는 보건교사의 예로는 지속적으로 괴롭힘을 당하거나 놀림을 받는 청소년과 신뢰 관계를 구축하려고 시도하면서 공격적인 행동을 즉시 중단시키는 조치를 취하는 간호사가 있다. 학교 상담사나 교장에게 알리고 청소년의 보호자와 대화하는 것도 중요한 고려 사항이다.

4) 정직

간호사와 대상자와의 관계에서 정직은 가장 기본이 된다. 정직함은 솔직하고, 진실하며, 속이지 않는 것을 의미한다. 간호사는 관계에서 자신의 감정과 정서를 표현해야 한다(예: 청소년의 행동에 대해 슬픔, 불만, 만족 또는 불쾌감을 표현하는 것이 감정을 숨기려고 하는 것보다 낫다). 자신의 감정을 숨기는 것은 관계에 장벽을 만들고 돌이킬 수 없는 손상을 초래할 수 있다.

간호사가 청소년 치료에서 신뢰성, 진정성, 연민 및 정직함과 같은 덕목을 실천하면 간호사와 청소년 사이에 건강하고 존중받는 관계가 발전할 가능성이 높아진다. 청소년은 간호사의 실천에서 이러한 덕목의 증거를 볼 필요가 있으며, 이를 통해 신뢰를 기반으로 한 관계가 발전하고 진화할 수 있다.

5) 영적 고려 사항

간호사가 청소년의 영적 성장을 돕기 위해 할 수 있는 가장 중요한 일 중 하나는 그들의 이야기를 듣고, 상호적으로 그들과 이야기를 나누는 것이다. 우리 사회에는 인간의 본질적인 부분으로서의 영성이 있음에도 불구하고 영적 공허함이 존재한다.

청소년이 절대자, 즉 하나님을 믿는다면 그들은 보통 하나님을 믿는 믿음과 함께 살아가는 것에 대해 위안을 느낀다. 청소년에게 영성은 건강하고 비징벌적인 사회화, 수용의 한 형태를 제공할 수 있다. 간호사는 명상과 경청하기, 현재에 집중하기, 약속을 지키는 등 청소년의 영성에 도움이 되는 작은 행동을 기억함으로써 청소년의 영적 성장을 촉진할 수 있다. 영성은 모든 종교적 신념을 초월하기 때문에 간호사는 다양한 종교적 신념에 익숙해짐으로써 청소년을 더 잘 도울 수 있다.

간호사는 청소년의 영적 성장을 돕기 위해 여러 가지를 할 수 있다. 이때 간호사의 영적 헌신 정도에 따라 긍정적이거나 부정적인 경험이 될 수 있는 주의 사항이 있다. 간호사가 청소년의 영성을 촉진하는 데 도움을 줄 때, 의식적이거나 무의식적으로 자신의 영성을 개발할 수 있다. 작은 행동이 때로는 매우 긍정적인 효과를 낳을 수 있으며, 이는 자비를 베풀고 연민을 보이는 것을 포함한다.

자비심은 많은 사람들이 경험하는 친절한 감정과 성향이다. 환자에게 자비롭게 대하는 것은 필요하지만, 일정 수준의 의지가 요구된다. 간호사는 자신의 보살핌과 친절이 부적절하거나 비윤리적이거나 불법적인 성적 접근으로 인식되지 않도록 주의해야 한다.

간호사는 연민을 실천함으로써 영적 성장을 촉진할 수 있다. '【윤리적 성찰】 연민과 관련된 덕'을 참고하라. 이러한 관심의 한 이유는 대부분의 사람들이 영성이 인간 생활 경험의 핵심이라고 믿기 때문이다. 간호사가 청소년과 대화하고 진정으로 그들의 이야기를 듣는다면, 청소년과 간호사 모두에게 영적 성장이 일어날 수 있다.

【윤리적 성찰】 연민과 관련된 덕

- 용서: 상대방의 상황과 그 상황의 이유에 항상 열려 있는 태도
- 인내와 관용: 자신의 의제와 결과에서 벗어나 다른 사람의 의제에 대해 기다리고 열린 마음
- 평정: 균형 잡히고 침착함을 보여주는 덕목(예: 청소년과의 상황에 참여하면서 환자의 복지를 위해 노력하되 관계에 해를 끼칠 수 있는 비건강적인 집착이 없는 것)
- 책임감: 사람들이 서로 연결되어 있으며 그 연결성에서 책임감이 자라남을 앎
- 조화로움: 상황의 현실과 다른 사람들과의 접촉을 유지함
- 만족감: 영적 방향을 따르고 실천함으로써 사람에게 찾아오는 간헐적인 안락함의 느낌

단원 요약

- 간호사는 일관성을 유지하고, 정확한 정보를 제공하며, 약속을 지키고, 관심과 보살핌을 보여줌으로써 청소년들의 신뢰를 얻어야 한다. 이러한 전략들은 특히 청소년들과의 신뢰를 얻는 검증된 방법이다. 간호사가 청소년의 비밀스러운 건강 및 사회 정보를 맡게 되면 신뢰-개인 정보 보호-비밀 유지의 딜레마가 발생한다.
- 타인 또는 자신에게 잠재적인 해가 있을 때 기밀성에는 제한이 있다. 기밀성의 제한은 일반적으로 자살 충동, 타살 충동, 신체적 학대, 성적 학대 및 청소년이 신체적 해를 입을 위험에 처하게 하는 기타 행동을 포함한다.
- 청소년들 사이에서 알코올 및 기타 약물 사용은 여전히 생명을 위협하는 문제이다. 약물 및 알코올 남용의 예측 요인으로는 초기 연령의 공격성, 고위험 친구들, 비전통적 행동, 행동 문제, 알코올 중독 보호자, 우울증, 술을 마시는 또래, 보호자의 지원 및 감독 부족 등이 있다.
- 청소년 여학생의 1/2 이상과 남학생의 1/3이 식사 거르기, 단식, 담배 피우기, 구토, 완하제 복용과 같은 건강에 해로운 행동을 통해 체중을 감량하려고 한다. 식이장애(예: 신경성 식욕부진증, 신 경성 폭식증, 폭식 장애 등)는 제대로 치료되지 않거나 전혀 치료되지 않을 경우 심각한 의학적 합병증 및 사망에 이를 수 있다.
- 성적 학대 또는 기타 학대는 비밀 유지의 제한에 속하기 때문에, 간호사는 만난 사례를 적절한 관계자에게 보고해야 한다.
- 우울증과 자살은 때때로 관련이 있다. 자살은 의도하지 않은 상해를 겪은 청소년들 사이에서 사망 원인이 두 번째로 높다. 자살의 세 가지 주요 방법은 총기, 질식 및 중독이다. 청소년의 자살 충동 및 자살 경향의 관찰 가능한 징후로는 다음과 같은 것들이 있다: 식사 및 수면 습관의 변화, 철수, 폭력적인 행동, 개인적인 방치, 약물 및 알코올 사용, 지루함, 신체적 불만, 즐거움 상실, 정신병의 징후, 개인 물품 나누어 주기, 우울증 후 갑자기 명랑해짐.
- 퀴블러-로스(Kübler-Ross, 1970)가 정의한 5단계의 슬픔 단계를 경험하는 청소년들은 자신이 죽을 것임을 알고 있다. 자신 또는 동급생을 위해 슬퍼하는 청소년들은 간헐적으로 고위험 행동에 참여할 가능성이 있다.

단원 요약

- 간호사는 신뢰성, 진정성, 연민, 정직을 포함하는 덕목의 도덕적 틀에 기반한 청소년과의 실천을 해야 한다. 간호사 윤리강령 및 해석 성명서(ANA, 2015) 및 국제간호협의회 윤리강령(2021)은 실천에서 도덕적 성실성을 강조한다. 영적 고려는 청소년이 경험하는 모든 고난의 측면에서 중요하다. 간호사는 영성의 덕목을 실천하고 청소년에게 가르쳐야 한다.

사례 및 생각해 보기

사례

16세의 박○○이 당신이 근무하는 청소년 상담소에 왔다. 박○○은 임신 12주 상태이지만 아직 아무에게도, 보호자나 남자친구에게도 말하지 않았다고 한다. 박○○은 남자친구에게 말하면 헤어지게 될까 봐 두려워한다. 박○○은 낙태를 원하며, 임신이나 낙태 사실을 누구에게도 알리고 싶어하지 않는다.

1. 박○○의 상황을 둘러싼 윤리적 이슈가 무엇인지 생각해 보시오.

2. 사례와 관련하여 신뢰, 사생활 보호, 비밀 유지에 대해 생각해 보시오.

3. 기밀유지의 한계에 대해 생각해 보시오.

자율학습

1. 또래 압력, 또래 지향성, 자기 중심적 사고, 구체적 사고와 함께 추상적 사고 능력이 발달하는 나이는?
   ① 8~10세
   ② 11~13세
   ③ 14~18세
   ④ 19~21세
   ⑤ 22~25세

2. 코로나-19 백신 접종과 관련된 생명윤리 원칙은?
   ① 자율성존중 원칙
   ② 악행금지의 원칙
   ③ 선행의 원칙
   ④ 정의의 원칙
   ⑤ 신의의 원칙

3. 청소년 상담 내용 중 기밀성의 원칙이 지켜져야 하는 경우는?
   ① 타인 또는 자신에게 잠재적인 해가 있을 때
   ② 자살 충동이 있는 경우
   ③ 친구에 대한 불만을 토로한 경우
   ④ 신체적 학대가 있는 경우
   ⑤ 청소년이 신체적 해를 입을 위험에 처한 경우

제7장

성인 간호윤리

학습목표

1. 자기결정, 의사결정, 미국 보건의료 전문가들의 의료화와 치료법에 대한 가치와 관련하여 문화적 관점을 이해할 수 있다.
2. 간호사들이 만성질병이나 만성질환이 있는 환자들에게 간호를 제공할 때 윤리적 환경을 창출하는 방법을 설명할 수 있다.
3. 다양한 장기조달 방법의 사용을 정당화시키기 위해 공리주의적 또는 의무론적 개념 틀을 설명할 수 있다.
4. 미국 전역에 장기할당을 위한 장기조달과 이식 네트워크의 지침 요인들을 분석할 수 있다.
5. 동일사망판정법(Uniform Determination of Death Act)과 관련하여 사망에 대하여 설명할 수 있다.
6. 사망 기증자 규칙(dead donor rule)의 두 가지의 도덕적 원칙에 대한 합리적 근거를 제시할 수 있다.
7. 장기기증 및 이식을 경험한 성인 환자들에게 간호를 제공하는 간호사들의 역할을 설명할 수 있다.

주요개념

- 의료화(Medicalization): 특정한 질병이나 장애를 포함하여 사회적, 심리적, 도덕적 문제에 대하여 의학의 틀을 적용하여 진단 및 치료 대상으로 판단하고 개입하는 것
- 순응(Compliance): 제공자의 의학적 치료 또는 간호 과정을 따르려는 환자의 의도를 나타내는 서면 또는 비서면 승인
- 준수(Adherence): 환자의 행동이 제공자 또는 간호사와 환자가 합의한 권장 사항과 일치하는 정도
- 만성질환 환자 옹호(Chronic disease patient advocacy): 만성질병이나 만성질환 환자의 존엄성과 자율성을 존중하면서 환자의 권리를 대변하는 간호사의 도덕적 책임
- 장기기증(Organ donation): 자신의 장기나 조직을 필요로 하는 수혜자에게 이식할 수 있도록 생존 중이거나 사후에 제공하는 것
- 장기조달(Organ procurement): 장기이식을 위해 기증자로부터 적합한 장기나 조직을 확보하는 과정으로, 의료적 · 윤리적 기준에 따라 적출, 보관 및 분배 과정
- 장기이식(Organ transplant): 기증자로부터 건강한 장기나 조직을 적출하여 손상되거나 기능을 상실한 수혜자의 신체에 이식하는 의료적 절차

1 의료화

의료화는 의료 전문가들이 의료 조건으로서 인간의 사회적 문제와 장애, 증후군을 진단하는 과정을 통해 발달하였다. 의료화는 의학용어로 정의되고 의학적 언어를 사용하여 기술되며, 의료의 개념 틀의 채택을 통해 이해되거나 의학적 개입으로 치료되는 현상이다. 의료모델에서는 간호보다 치유가 강조된다. 구체적으로, 의료화는 질환, 장애 또는 사실 그 자체로서 의료 문제가 되는 질병이 아니라, 문제의 의료화를 위해 질병으로 정의될 필요가 있는 질환, 장애, 질병이다.

의료화의 개념은 언론과 문헌을 통해 사회에서 상당한 조사를 실시한 후에 주로 의료과정과 보건의료시스템의 변화 때문에 오랜 세월에 걸쳐 진화하였다. 일부 비평가들은 의료화가 비의료적, 사회적, 또는 개인적인 문제를 의학적 상태로 변화시킴에 따라 일상생활에서 허용되는 문제의 범위를 축소시켰다고 지적하기도 한다. 의료 전문가가 증상을 분류 및 라벨링을 하고 누가 아픈지 결정한다. 일부 개인이나 집단이 의료화의 장점으로 인식하는 것이 다른 사람에게는 단점으로 인식될 수 있으며, 그 반대의 경우도 마찬가지이다. 사회적 조건을 의학적 문제로 분류함으로써 의료화는 환자의 역할을 확대하고, 문제에 대한 개인의 책임을 줄이며, 사회적 맥락보다는 개인에 초점을 맞추게 한다. 반면에 많은 사람들은 알코올 중독, 발기 부전, 탈모 등 여러 인간 질병에 대한 약물과 치료의 도움을 받아 문제를 해결하고 있다.

비록 의사들이 여전히 의학적 치료의 관문 역할을 수행하고 있고, 지속적으로 대부분의 장애를 치료하고 있지만, 다음에 제시하는 3가지의 시장주도적 이해관계가 사회의 의료화를 계속 확대시켜 나간다. (1) 관리 의료 (2) 유전적 가능성과 제약 치료와 같은 생명공학 (3) 소비자, 인간의 사회적 조건을 의료 문제로 분류하는 경향은 어떠한 경고의 신호도 없이 계속 증가하고 있다.

관리 의료로의 전환이 나타남에 따라, 환자들은 그들이 받은 의료서비스와 그들이 원하는 의료 제공자, 구입할 수 있는 건강보험정책의 유형에 대해 소비자의 입장에서 생각하기 시작하였다. 환자들은 자신의 치료에 대해 소비자로서 더 적극적으로 목소리를 내었고 더 많은 서비스를 요구하였다. 같은 시기에 제약 회사들은 신약 치료제 개발로 막대한 이익을 창출하였고, 지금도 계속해서 이익을 내고 있다. 1990년대에는 인간 게놈 프로젝트가 사회의 관심을 진단과 치료법의 새로운 가능성으로 전환시켰다. 1990년대가 끝나면서 의료 전문가의 건강관리 및 치료에서의 지배력은 다소 감소하였지만, 의사들은 여전히 상당한 수준의 통제력을 가지고 진료를 하고 있다.

1) 순응, 준수, 일치

순응, 준수, 일치라는 용어는 의료화의 범주에 속한다. 보건의료서비스의 맥락에서 순응은 제공자의 의학적 치료 또는 제공자의 의도 및 제안된 치료 과정을 따르려는 환자의 의도를 나타내는 간호사의 건강관리요법에 대한 환자의 서면 또는 비서면 승인을 의미한다. 순응은 강압(coerciveness)에 거의 근접하기 때문에, 처방된 요법에 순종하는 태도로 환자들이 행동하도록 설득하는 가부장적인 접근법을 의미할 수도 있다.

과거 몇십 년 동안, 사회는 비순응적인 환자의 행동을 관찰할 때 어느 정도의 무능과 일탈을 인지하게 되면 의료 제공자가 비순응이라고 해석할지도 모르는 특정한 부정적인 함의 때문에 순응이라는 용어의 사용이 감소하였다. 환자의 비순응은 여전히 지속적인 우려사항으로 남아있지만, 간호사가 순응에 대한 접근 방식을 확대시킴으로써 보다 더 효과적인 발명이 가능해질 것이다. 바로프스키(Barofsky, 1978)는 의료 제공자의 치료에 대한 3가지 유형의 환자 반응에 대해 논의하였다. (1) 순응(compliance) (2) 준수(adherence) (3) 일치(concordance). 바로프스키는 이 3가지 유형에 대해 치료적 동맹(therapeutic alliance)이라고 특징적으로 표현했다. 이러한 반응들은 오늘날에도 여전히 의미가 있다. 바로프스키(1978)의 연속선상에서 순응은 강압(coercion), 준수는 동조(conformity), 일치는 간호 제공자와 환자 간의 치료적 동맹을 의미한다.

동조가 준수를 정의하는 유일한 방법은 아니다. 동조는 제공자 통제를 약화시키고 치료에 대한 환자 선택과 환자가 처방된 치료법을 준수하기로 결정했는지의 여부를 강조하려는 시도로서 순응을 대체하는 용어가 되었다. 준수에 대한 좀 더 구체적인 정의는 환자의 행동이 제공자 또는 간호사와 환자가 합의한 권장 사항과 일치하는 정도이다.

의료 제공자는 종종 비준수라는 용어를 환자가 전체 치료법을 따르거나 전혀 따르지 않는 것을 의미하는 '전부 아니면 전무'의 환자 접근 방식을 나타낼 때 사용한다. 원하는 치료 계획이나 치료 결과가 실현될 가능성이 낮은 정도는 비준수의 의미를 보다 포괄적으로 포착하는 것으로 보인다. 환자들은 치료 계획을 준수하지 않는 이유로 의도하지 않은 이유와 의도적인 이유를 인용한다. 비준수에 대한 의도치 않은 이유에는 재정적 또는 기타 제약이나 기억력이나 능력의 한계가 포함되고, 의도적인 이유는 환자의 신념, 태도, 환자가족의 가치 체계에 따른 기대가 치료계획과 다를 때 발생한다. 환자의 준수나 비준수를 좋거나 나쁘다고 규정해서는 안 되며, 대신 준수의 정도가 높거나 낮은지의 측면에서 고려되어야 한다. 간호사와 의사는 임상 진료 중에 환자가 치료 계획을 얼마나 잘 준수하고 있는지에 대해 반드시 언급하거나 명확하게 말로 표현하지 않기 때문에 준수의 수준을 판단하기 어려운 경우가 많다.

일치는 바로프스키(1978)가 사용한 용어인 치료적 동맹과 유사하다. 일치는 의료서비스 제공자와 환자 간의 치료 계획에 대한 보다 공유된 접근방식 또는 파트너십을 의미한다. 일치된 합의에 있어서 중요한 것은 환자의 신념이나 바람과 치료가 언제, 어떻게 진행되고 약을 언제, 어떻게 복용할 것인지의 여부와 관련된 환자와 제공자 간의 협상이다. 제공자들은 어느 다른 국가보다도 영국에서 더 많은 일치 활동에 관여하였다. 이러한 일치의 관행에는 많은 장점이 있지만, 의료 및 간호 실무에서 더 많이 사용되기 위해서는 이 용어에 대한 더 많은 이해와 인식이 필요하다. 이러한 일치를 실천하는 제공자들은 순응이나 준수로부터 일치를 구분하는 것과 관련하여 빈번하게 문제에 직면해 왔다.

2) 의료화된 환경에서의 자기결정의 가치

오늘날의 보건의료시스템 내에서, 적은 자원으로 더 많은 일을 한다는 것은 보건의료 제공자가 개인의 건강을 개선하기 위한 전략을 계획할 때 우려가 되는 사항이다. 건강한 행동을 증진시키고 치료법을 처방하면서도 자기결정권을 존중하려고 하는 것은 복잡한 상황이 얽힌 문제이다. 해답을 제시해야 할 필요가 있는 윤리적 질문 중 하나는 환자의 행동이 치료비나 그 밖의 다른 자원을 포함하여 사회에 막대한 비용을 부담시키는 경우, 보건의료 제공자가 환자의 자율성 존중의 측면에서 어느 정도까지 존중해야 하는가이다. 만약 보건의료 제공자와 간호사가 윤리적으로 행동하려면, 환자에게 건강한 행동을 촉진시키기 위한 전략을 교육할 때 권위주의적이고 강압적인 행동은 피해야 한다.

자기결정과 의사결정은 자율성 존중의 원칙에서 중요한 요소이다. 결혼한 부부나 동거하는 파트너는 종종 의료 관련 의사결정을 함께 하게 된다. 공동으로 또는 개별적으로 의사결정을 하든, 통제하는 영향으로부터의 자유와 의도적인 행동 능력 간의 신중한 균형이 필요하다. 자율성 존중의 원칙은 의료 전문가들이 환자의 선택과 의견에 대한 권리를 존중한다는 것을 의미한다. 자율성 존중의 원칙을 존중하면서, 의료 제공자들은 제안된 치료의 위험과 이점, 환자가 건강에 좋지 않은 행동을 유지하는 데 드는 사회적 비용, 그리고 환자의 자기관리에 대한 책임 사이의 균형을 유지하면서 효율적이고 비용 절감 치료에 대한 정보를 제공해야 한다.

【윤리적 성찰】 자율성 존중의 원칙의 중요한 요소

자율성 존중의 원칙은 간호윤리의 4가지 원칙(자율성 존중의 원칙, 선행의 원칙, 악행 금지의 원칙, 정의의 원칙) 중 하나이다. 보샹과 칠드레스(Beauchamp & Childress, 2019)는 개인의 선택이 자율적이라고 간주되기 위한 세 가지 조건인 '의도성, 환자의 행동 의도 이해, 그리고 환자의 행동에 대한 이해'라고 인식하였다.

외부 통제 없음: 환자가 다른 사람에 의해 통제되지 않음

1. 환자가 선택을 하기 전이나 선택을 할 때 자율성의 세 가지 요소가 모두 뚜렷하게 나타났던 임상 상황을 설명해 보시오.
2. 환자가 선택을 하기 전이나 선택을 할 때 자율성의 요소 중에 하나 이상 나타나지 않았던 임상 상황을 설명해 보시오.

3) 의료화와 치료법에 대한 문화적 관점

복잡한 치료법과 의료화가 혼합된 상황 속에서 효과적인 간호는 자율성, 독립성, 자기관리, 그리고 가족의 권위적인 인물과 관련된 문화적 가치를 존중하는 것을 포함한다. 미국에서의 보건의료 전문가들은 질환이나 질병을 줄이기 위한 노력의 일환으로 환자들에게 자기관리 전략을 가르치는 능력을 중시하고 이에 의존한다. 환자의 가치관은 종종 간호 제공자가 습득한 서구적 가치관과 충돌한다. 다양한 문화권의 일부 환자와 가족은 제공자 또는 간호사가 교육을 제공하려는 열의를 반드시 가치 있게 생각하지 않을 수 있다. 대신, 그들은 선제적인 열의를 간호 전략이라기보다는 부정적인 결과를 초래하는 강압적 경고 진술로 볼 수 있다.

또 다른 문화적 고려 사항은 의사결정 방식이다. 일반적으로, 환자들은 자신을 돌보는 방법을 알고 싶어 하지만, 때로는 환자 가족의 의견을 중시하고 가족의 지시 없이는 결정을 내리지 않는다. 이 경우, 일방적인 환자 결정보다는 가족의 신중한 접근 방식에 따라 결정이 내려진다. 아시아 문화와 같은 동양 전통의 일부 문화권에서는 가장이 결정을 내려야 한다고 믿는 반면, 아메리카 원주민은 모든 의료 관련 결정을 조부모가 내리는 것을 선호한다. 이러한 신념은 자기 통제, 자기 관리, 자율성, 돈, 그리고 간호보

다 치료에 중점을 두는 미국 서부의 전통과 충돌할 수 있다. 생명 유지 방법과 복잡한 치료법의 광범위한 사용과 같은 관행은 치료 비용이 얼마이든 간에 간호보다 치료에 중점을 둔다는 것을 보여준다.

적응 이론의 적용은 문화적 갈등을 줄일 수 있는 잠재력을 가지고 있다. 문제는 사람이 자신이 살고 있는 물리적, 사회적 환경에 어느 정도까지 적응할 것인가 하는 것에 있다. 모든 사람이 그런 것은 아니지만, 일부 사람들은 그들의 문화적 전통을 좀 더 광범위한 환경에 적응시키려고 한다. 문화적 갈등이 발생하면, 하나의 환경 조건하에서 성공한 것이 다른 환경 조건에서는 그렇지 않을 수 있기 때문인 경우가 많다. 간호사는 적응에 중요한 역할을 수행하며, 특히 개인이 편안하게 적응할 수 있도록 촉진함으로써 사회적 고립과 익명성의 가능성을 줄일 수 있다. 미국간호사협회(ANA, 2015)와 국제간호협의회(ICN, 2021)는 간호사 윤리강령에서 간호사들이 환자를 존중하고 편향되지 않는 방식으로 환자를 위한 간호를 실시해야 한다고 강조하였다. 국제간호협의회(2021) 간호사 윤리강령은 다음과 같이 명시하고 있다. 간호에 고유하게 내재되어 있는 것은 문화적인 권리, 삶과 선택에 대한 권리, 존엄성에 대한 권리 및 공손한 치료를 받은 권리를 비롯한 모든 인권에 대한 존중이다. 또한, 간호는 연령, 피부색, 신조, 문화, 장애 또는 질병, 성, 성적 기호, 국민성, 정치, 인종, 사회적 지위에 대한 고려를 존중하고 이로 인해 제한을 받지 않는다.

【윤리적 성찰】 의료화에 대한 경험을 탐구

의료화와 환자를 위한 치료법의 효과를 경험했던 한 가지 상황에 대해 토론해 보시오. 이 시나리오는 개인적인 가족 경험이나 간호사로서 또는 학생으로서 자체 간호실무를 통해 얻은 경험에서 도출될 수 있다.

1. 간호사와 그 밖의 다른 보건의료 제공자들 사이에서 관찰한 역동성과 건강관리체계, 환자의 치료선택과 결과에 영향을 미치는 가족에 대해 탐구해 보시오.
2. 일치와 순응, 준수의 사용이라는 측면에서 제공자와 간호사 실무 접근법에 대해 기술해 보시오.
3. 환자의 선택과 보건의료 제공자가 처방한 치료 사이에 균형이 존재한 것을 관찰하였다면, 그 균형이 어느 정도였는지에 대해 토론해 보시오. 보건의료 제공자와 간호사가 가부장적인 태도를 행사하고 인간의 존엄성과 문화적 가치, 자율성을 어느 정도 존중했는지에 대한 자신의 인식을 기술해 보시오.
4. 미국간호사협회와 국제간호협의회 윤리강령에 명시된 도덕적 의무를 충족하기 위해서 당신의 실무를 안내하는 윤리적 틀은 무엇인가? 공리주의, 의무론, 도덕 윤리의 기본틀을 고려하여 합리적인 근거를 들어 설명해 보시오.

2 만성질병과 만성질환

미국에서 사망과 장애의 주요한 원인은 만성질병(chronic disease)인데, 일반적으로 이 질병은 여러 가지 원인으로 인해 오랫동안 지속되고 치료법이 없는 것이 특징이다. 그러나 만성질병은 지속적인 의료적 관심을 통해 관리할 수 있는 경우가 많다. 만성질병은 지속적인 의료적 대응이나 치료가 필요하거나 일상생활에 제한이 있는 상태가 1년 이상 지속되는 것이다.

의학 기술과 치료법의 기하급수적인 발전에도 불구하고, 만성질병을 앓고 있는 사람들의 수는 지난 몇십 년 동안 매우 빠르게 증가해 왔다. 만성질병은 미국에서 3조 8천억 달러에 달하여 의료비의 대부분을 차지한다.

세계 각지의 몇몇 전문가들은 흡연, 알코올 및 기타 유해한 약물의 사용, 건강에 해로운 식습관, 신체활동 부족 등 생활 방식과 관련된 질병을 생활습관병으로 분류한다. 일부 사람들은 생활습관병과 관련된 만성질병에 대한 치료에 대한 접근과 자원의 제한과 배분이 윤리적으로 타당한 결정인지에 대해 의문을 제기하기도 한다. 비전염성 질병은 전 세계 사망자의 70% 이상을 차지한다(세계보건기구, 2020). 전 세계 비전염성 사망의 주요 원인으로는 심혈관 질환, 암, 당뇨병, 만성 호흡기 질환이 있다. 전 세계 질병 부담의 대부분은 생활 방식의 선택과 행동의 결과이며, 이 통계는 빠르게 증가하고 있다.

【연구 노트】 2020년 미국의 사망 또는 장애를 유발하는 만성질병 통계

- 가장 흔하고 비용이 많이 들지만 예방이 가장 쉬운 만성질병에는 심장병, 뇌졸중, 암, 당뇨병, 비만, 관절염이 포함된다.
- 만성질병의 가장 큰 위험 요인은 알코올 사용, 과체중과 비만, 신체활동이나 운동 참여 감소, 24시간 동안 7시간 미만의 수면, 흡연이다.
- 2021년 미국 성인 10명 중 4명은 2가지 이상의 만성질병을 앓고 있었다.
- 2020년 사망 원인 10가지 중 7가지가 만성질병으로 인한 것이었고, 그 중에서도 심장병, 암, 뇌졸중은 매년 전체 사망자의 50% 이상을 차지하였다.

출처: Centers for Disease Control and Prevention (CDC). (2021)
https://www.cdc.gov/chronicdisease/about/index.htm

만성질환(chronic illness)은 삶의 질에 대한 사람들의 인식이자 만성질환을 겪는 삶의 어려움이다. 만성질환이 있는 사람들은 장기적인 고통과 괴로움으로 묘사되는 일련의 증상들을 경험한다. 기술의 발전과 더 나은 치료법으로 인해 장수할 가능성은 증가하였지만, 이러한 통계적인 수치에 대해 좋게 해석하든 나쁘게 해석하든 만성질환과 질병을 가진 사람들은 장수하는 시간만큼 고통과 괴로움을 더 오래 경험한다. 워커와 마르코스(Walker and Markos, 2002)는 연구 참여자와의 인터뷰와 주제 추정을 통해 만성질환을 정성적으로, 좀 더 포괄적인 정의를 하려고 시도하였지만, 연구결과를 분석한 후에 만성질환연합(Chronic Illness Alliance)은 만성질환의 보편적인 정의에 합의하지 못했다. 이 연구에서 흥미로운 점은 참여자들이 만성질환에 대한 경험과 이러한 질환이 삶에 어떤 영향을 미쳤는지에 대해 언급한 내용이다. 대부분의 참여자들은 만성질환을 회복에 대한 희망을 박탈하는 부정적인 상태로 인식하였다.

【연구 노트】 만성질환의 공유된 의미–참여자의 관점

호주 연구의 참여자들은 그들의 다양한 만성질환에 대한 생생한 경험을 보고하였다. 관절염이나 근골격계 질환이 27개 질병과 질환 목록 중에서 가장 높은 순위를 차지했으며, 그 뒤로 우울증, 다발성 경화증, 유방암, 만성 통증, 천식, 간질, 뇌졸중, 갑상샘 문제, 고혈압이 뒤따랐다. 그 외의 다른 질병은 빈번하게 나타나지 않았다. 연구자들은 43명 환자들의 생생한 경험에 대한 내러티브를 통해 9개 주요 주제를 추정하였다. 그 주제는 다음과 같다.

1. 만성질환을 앓고 있는 사람들의 사회적 영향: 이 주제에는 다음의 내용이 포함된다. (1) 일할 수 없음 (2) 의존성, 심지어 사망, 빈곤, 고립, 그리고 외로움으로 이어지는 질병을 앓고 있음 (3) 가정 내에서 다양한 유형의 지원이 필요함
2. 만성질환이 있는 환자와 의료 제공자 간의 관계: 환자들은 보건의료 제공자들이 그들의 만성질환에 좌절감을 느끼고, 보건의료인력이 환자간호를 할 수 있도록 적절하게 훈련을 받지 못하였으며, 많은 치료와 약물이 효과가 없는 것처럼 보이는 의료모델이 지배적이었고 의료관리가 부실하고, 치료가 일관적이지 않다고 느꼈다.
3. 만성질환과 연관된 낙인: 환자들은 차별과 낙인에 대한 감정을 느꼈으며, 친구와 가족들은 사랑하는 사람에게 더 열심히 노력하라고 말을 하고, 환자들은 치료법을 따르지 않았거나 따를 수 없었다면 의료 및 간호 제공자들에 의해 '비순응' 환자로 분류되었고, 환자들이 치료법에 효과가 없었다고 말하면 '곤란한' 환자로 분류되었다.
4. 라벨링과 분류: 환자들은 특정 의료용어로 분류되거나 라벨링되면 더 넓은 세계적 인식에서 부정적인 영향을 받는다고 느꼈고, 만성, 장기, 장기적 등과 같은 용어가 차별을 불러오는 라벨이라고 생각하고 있었다.
5. 만성질환에 대한 새로운 정의의 필요성: 환자들은 만성질환에 대한 복잡한 경험을 포함하는 더 광범위한 관점을 가진 새로운 정의를 원하였다.
6. 만성질환의 중요한 특징: 환자들은 만성질환에 다음과 같은 특징이 있다고 보았다.
   – 지속적이고 문제가 있는 상태

계속

【연구 노트】 만성질환의 공유된 의미-참여자의 관점(계속)

- 업무의 질이 저하됨
- 관계가 손상됨
- 평생동안 간병 제공자의 실질적인 헌신
- 불확실성의 요소
- 고가의 치료와 보건의료 제공자 방문
- 불치병
- 치료 불가능
- 복잡하고 지속적인 관리의 필요함
- 생명의 위협
- 해결되지 않음
- 복잡한 질병
- 삶의 전반에 침투함
- 피로

7. 만성질환에 대한 건강증진적 정의의 필요성: 환자들은 다른 사람들이 그들의 어려움과 필요를 이해하는 데 도움이 되는 새로운 건강증진적 정의를 원하였다.
8. 정책이 만성질환을 고려해야 한다는 소비자의 관점: 환자들은 사회와 정부가 만성질환이 있다는 이유로 그들에게 처벌할 것을 두려워하였다.
9. 만성질환과 행동주의: 환자들은 자신의 권리를 위해 싸우겠다는 헌신을 원하였다.

출처: Walker, C., & Markos, S. (2002). Developing a shared definition of chronic illness: The implications and benefits for general practice (GPEP 843: Final report). Chronic Illness Alliance, Inc. Victoria: Health Issues Center

1) 윤리적 문제와 고통

카터 등(Carter et al., 2002)의 연구는 만성질병이나 만성질환이 있는 환자들을 간호하는 사람들에게 유의미한 글로벌 시사점을 제시하였다. 몇 가지 근본적인 윤리적 문제는 환자가 통제력 부족에 대해 느끼는 감정, 환자의 고통, 서비스에 대한 접근의 어려움이 있다. 이 세 가지의 문제는 앞 절에서 논의한 의료화의 문제와 관련이 있을 가능성이 있을 수 있다.

만성질병이나 만성질환이 있는 환자는 자신의 인생을 통제할 수 있다고 느끼기보다 질병이 그들을 통제하는 것처럼 느끼는 경우가 많다. 카터 등(Carter et al., 2002)의 연구결과를 통해 알 수 있듯이, 취약하다고 느끼는 환자와 보건의료 제공자 간의 권력 불균형은 통제력 부족에 대한 부정적인 감정을 증폭시킨다. 환자가 그들 자신이나 타인에게 해를 끼치려는 경향을 보이지 않는다면, 보건의료 전문가는 환자가 자신의 삶을 스스로 통제하려는 욕구를 존중해야 한다.

캐서린 가렛(Catherine Garrett, 2004)은 과민성 대장 증후군(위통, 장통 및 경련, 소화기능 장애의 증상이 나타남)을 경험한 자신의 만성질환과 고통을 기반으로 연구를 진행하였다. 그녀는 이러한 통증과 고통을 안고 50년 이상을 살았으며, 책을 집필하면서 가졌던 열망은 아픔과 장애, 폭력, 슬픔, 상실, 혼동, 절망에 관한 자신의 스토리와 학술적 연구에 대해 이야기하고 공유하는 것이었다. 캐서린 가렛(2004)은 만성질환의 고통을 죽어가는 환자와 그 가족들이 고통을 묘사할 때 자주 사용하는 표현과 유사한 특징을 가진 여러 유형의 고통 중 하나일 뿐이라고 설명하였다. 그녀의 연구는 만성질환과 고통을 연결시키는 신체적, 정서적, 지적 및 영적 구성요소들에 대한 탐구였다.

만성질환은 지속적이고, 계속되고, 치유되지 않는 고통을 야기하며, 분리할 수 없는 부분이 고통을 받으면 그 사람 전체가 고통을 받는다. 만성질환은 사람이 대응해야 하는 엄청난 요구와 갈등을 초래한다. 만성질환이나 만성질병과 관련된 환자의 고통은 완화되지 않는 통증, 만성질환의 낙인, 삶의 질 저하로 인식되는 잠재적 결과와 함께 살아가는 것의 불균형이 결합되어 발생한다. 만성질환과 질병을 앓고 있는 환자들은 종종 외로움과 비참함을 느끼고 고통의 징후가 분명해진다. 많은 만성질환 환자들은 왜 그렇게 많은 고통을 겪어야 하는지 알아내기 위해 내적 성찰과 영성을 통해 고통에 의미를 부여하려고 노력하고 있다. 때로는 자신이 고통을 자초한다고 결론을 내리기도 한다.

2) 윤리적 간호의 제공

간호사는 만성질환이나 만성질병이 있는 환자에게 어떻게 간호를 제공하는가? 이와 관련한 두 강력한 주제가 카터 등(Carter et al., 2002)의 연구로부터 나왔다. 첫 번째 주제는 만성질환이나 만성질병을 가지고 있는 사람들은 다른 환자에게는 필요로 하지 않는 수준의 특별한 관심과 이해가 요구되는데, 이는 간호사들이 먼저 환자들의 인간적 존엄성과 가치를 존중해야 한다는 것이다. 존중에는 오랫동안 지속적인 질병과 질환을 가지고 살아가는 환자들의 경험에 대한 더 많은 이해를 얻는 것이 포함된다. 두 번째로 중요한 주제는 궁극적으로 라벨링과 고정관념을 피하기 위해 만성질환에 대한 명확하고 포괄적인 건강증진적인 정의가 필요하다는 것이다.

간호사들은 이러한 주제를 다루기 위해 양질의 개입을 계획할 필요가 있다. 간호를 제공하려면 간호사는 이상적인 윤리적 역량을 발휘해야 하고, 만성질병이나 만성질환이 있는 사람들은 동일한 수준 혹은 그 이상의 간호역량이 요구된다. 이러한 역량에는 다음이 포함된다. (1) 도덕적 성실성, 즉 정직과 진실성, 진실 말하기, 선행, 지혜, 그리고 도덕적 용기 (2) 의사소통, 즉 마음 챙김과 효과적인 경청 (3) 관심, 즉 옹호, 권력 및 문화적으로 민감한 간호이다.

이러한 모든 윤리적인 역량들이 중요하지만, 만성질환(chronic illness)이나 만성질병(chronic disease)을 앓고 있는 환자들과 신뢰할 수 있는 치료적 관계를 구축하는 데 있어 옹호(advocacy)가 특히 중요하다. 옹호의 한 부분은 의료관리에 대한 감독을 하는 것이지만, 더 큰 옹호 역할은 부드러운 조언이나 가르침을 통한 정서적 지원과 안정감을 필요로 한다. 옹호자로서 간호사는 환자를 대변하여 목소리를 내거나 환자와 그 외의 다른 사람들 간의 갈등발생 시 이에 관여하거나, 간호사와 환자 관계에 있어서 무엇이 존재할 것인가에 대한 가능성을 실현하는 것과 같은 특정 위험을 감수해야 할 것이다.

옹호 활동에 특히 중요한 또 다른 윤리적 역량으로는 의사소통이 있는데, 여기에는 마음 챙김과 효과적인 경청이라는 두 가지 역량이 포함된다. 좋은 의사소통을 실천하면 간호의 시점과 그 이후 환자와 가족, 그리고 더 넓은 주 및 국가 차원에서 일어나는 옹호 활동이 촉진시킬 수 있다. 더 광범위한 옹호의 범위에서, 간호사는 윤리위원회, 정치적인 행동단체, 전문적인 조직에서 그 일원으로서 활동할 수 있다. 또한, 만성질환이나 만성질병을 앓고 있는 환자들을 대변하여 출판물에 글을 쓰거나 미디어 행사에 참여함으로써 문제를 해결할 수 있다. 이러한 미디어 관련 예를 보여주는 하나는 많은 환자들이 경험하는 임시방편적인 간호 대신 보건의료서비스와 개별 맞춤형 간호에 대한 접근성을 개선하기 위한 조치를 공개적으로 지원하는 것이다. 하지만 간호사가 모든 수준의 간호서비스에서 옹호자로서의 역할을 수행하는 것은 정서적으로나 신체적으로 지치게 할 수 있다.

【윤리적 성찰】 심한 기능장애를 보이는 류머티스성 관절염을 앓고 있는 중년의 환자

중년의 여성 환자인 송 씨는 23년 동안 심한 기능 장애의 류머티스성 관절염을 앓고 있다. 어느 날, 송 씨는 낙상하여 머리를 부딪힌 후 응급부서에 발생가능한 부상에 대해 알렸다. 응급부서에서 송 씨는 낙상과 관련된 머리 통증에 대한 호소도 하지 않았고 X선 사진에서도 머리 부상의 증거는 없었으나, 극단적인 관절 통증을 호소하였다. 그녀의 과거력을 통해 수년 동안의 관절과 뼈의 염증에 기인한 오랫동안 지속되어온 기능 장애와 관절과 뼈의 침식, 심각한 피로, 간헐적인 열병, 완전하게 타인에게 의존하여 간호와 지원을 받는다는 사실을 알 수 있었다. 그녀를 간호하는 간호사로서, 당신은 송 씨가 몸이 약해지고 악화된 것처럼 보이는 시점까지 고통의 신호를 보인다는 것을 알게 되었다. 그녀의 가족에 따르면, 고통의 경험이 즐거움, 만족감, 열정까지도 앗아갔다고 한다. 송 씨와 대화를 했을 때, 삶에 대한 열정은 사라지고 고통과 통증이라는 짐으로부터 자유로워지고 싶다고 말하였다.

1. 만성질병(chronic disease)이나 만성질환(chronic illness)은 무엇인가?
2. 송 씨의 만성질환 후유증이 의료화의 개념에 적합한가?
3. 송 씨와 그녀의 가족의 만성통증과 정신적 전망에 대한 표현을 워커와 마르코스(Walker & Markos, 2002)의 만성질환에 관한 연구결과와 비교할 수 있는가?
4. 만성질병과 만성질환이 있는 환자들을 돌볼 때 어떤 윤리적 문제가 발생하는가?
5. 윤리이론이나 접근법을 간호계획에 통합시키고 간호전략에 대해 토론해 보시오.

위에 대한 답변을 제시할 때, 간호실무와 다학제간 접근법의 측면에서 송 씨의 옹호자로서 역할을 수행하는 방법에 대해 탐구해 보시오.

【윤리적 성찰】 간호사와 자기관리

간호사가 신체적, 정신적 에너지를 보충하기 위해서는 자기관리실무가 매우 중요하다.

1. 마음챙김과 자기치유를 촉진시키는 자기관리 행동에는 요가, 정신적 명상, 스트레스를 완화시키는 활동, 기 치료, 스토리텔링, 글쓰기, 그 밖의 다른 치유의 경험이 있다. 간호사들은 자기관리실무를 선택할 수 있지만, 간호사들이 만성질환이나 만성질병이 있는 환자들로 하여금 지속적인 건강을 위한 몇 가지 유형의 자기관리 행동에 참여할 수 있게 독려하는 것도 마찬가지로 중요하다.
2. 자기관리의 또 다른 측면은 전문성 개발과 교육이다. 간호사 및 간호학생들은 윤리회의에 참여하거나, 심도 깊은 독서를 하고, 간호사의 대면 그룹이나 온라인 블로그 및 공개 포럼에서 윤리 대화에 참여하며, 윤리에 관한 생중계 또는 온라인 과정을 완수하거나, 윤리학과 관련한 전문성을 갖춘 멘토를 파악하여 상담을 실시함으로써 윤리와 생명윤리에 대한 지식과 이해를 높일 수 있다.

3 장기이식

사람들은 장기이식의 성공 스토리를 “의학과 수술의 놀라운 도약”, “현대의학의 기적 중 하나”라고 평가하였다. 수년 동안 주로 동물과 때로는 인간을 대상으로 실험적 장기이식을 시도한 후에야 외과의사와 연구원들은 성공을 거두었다. 2021년 현재 미국에서는 106,000명 이상의 사람들이 장기이식을 기다리고 있다. 미국에서는 매일 33,000개 이상의 장기가 사망한 기증자로부터 확보되고 있다(Organ Procurement and Transplantation Network, 2021a).

1954년, 외과의사 조셉 머레이(Joseph Murray)가 의사 존 메릴(John Merrill)의 도움을 받아 지금은 브리검 여성 병원으로 알려져 있는 보스톤의 피터 벤트 브리검 병원에서 최초로 일란성 쌍둥이에서 다른 일란성 쌍둥이로의 성공적인 신장이식을 실시하였다. 수혜자는 쌍둥이의 유전 물질과 동일하거나 유사했기 때문에 8년간 살 수 있었다. 1990년, 조셉 머레이는 그가 기여한 공로에 대해 의학부문 노벨상을 받았다. 1967년, 남아프리카 케이프타운 출신의 외과의사 크리스천 버나드(Christiaan Barnard)가 최초의 인간 심장 이식수술을 시행하였다.

1) 초기의 장기이식 윤리 문제

장기이식은 1950년대보다 21세기에 더 많아 받아들여졌다. 그 당시에는 사망 또는 생존한 기증자로부터 장기 적출과 관련된 윤리적인 문제들이 오늘날 인간복제와 관련하여 직면하고 있는 윤리적 문제들만큼이나 심각하게 불안감을 유발하였다. 최초의 심장이식 수술이 이루어진 직후, 곧바로 다음의 몇 가지 합리적한 윤리적인 이슈가 발생하였다.

(1) 외과의사가 어떤 사람의 장기를 다른 사람에게 주려고 건강하게 생존해 있는 기증자의 몸을 침범해도 되는 것인가?
(2) 공정성을 유지하려면 어떤 선택 방법을 사용할 수 있을까?
(3) 생존해 있는 기증자가 아니라면 어디에서 신장을 구할 것인가?
(4) 만약 기증자가 죽은 사람이라면 사망에 대한 기준은 무엇인가?

최초의 신장 이식 의사인 조셉 머레이는 건강한 사람의 장기를 이식받을지 여부를 결정하는 과정에서 특히 아픈 사람이 건강해지도록 돕고 다른 사람들에게 해를 끼치지 않겠다는 맹세를 고려하면서 질문 (1)을 제기하였다. 질문 (2)는 역사상 처음으로 외과 의사들이 이용가능한 장기 부족으로 인해 장기이식 수혜자에 대한 기준을 결정할 수밖에 없었기 때문에, 다시 말해, 누가 살고 누가 죽을지를 선택해야 하는 상황이 발생하였기에 문제가 되었다. 질문 (3)과 (4)는 외과의사가 사망한 기증자로부터 장기를 적출할 수 있는지 여부와 더불어 만약 그것이 가능하다면, 어느 시점에서 장기를 적출해야 하는지에 대해 불명확성이 존재한다는 측면에서 이슈화되었다. 동일사망판정법(Uniform Determination of Death Act)에 따른 사망에 관한 정의는 1981년까지 법제화되지 못했고, 이에 따라 기증자의 사망을 결정하는 임상적 증거가 불확실했다. 또 다른 주요한 문제는 부적절하고 유해한 항거부 약물 때문에 장기 거부 반응으로 인해 많은 사람들이 사망했다는 점이다. 1978년이 되어서야 비로소 효과적인 면역억제제 사이클로스포린(cyclosporine)을 사용할 수 있었다.

최초의 신장 이식 수술이 실시된 지 60년이 지난 지금도 사람들은 아직도 장기기증과 이식에 관한 윤리적인 문제에 대해 여전히 논쟁을 벌이고 있지만, 21세기의 이슈들은 좀 더 다양한 문제들로 변화하였다. 현재의 주요 이슈 중 하나는 장기적출에 대한 사회적 압력으로, 이는 공급량을 훨씬 초과하는 장기에 대한 글로벌 수요가 그 원인이다. 또 다른 주요한 이슈는 사망과 장기기증, 법적으로 정의된 사망에 관한 개인의 도덕적인 신념에 대해 의문을 제기하는 사람들과 관련이 있다.

2) 장기조달

장기조달은 시스템과 조직, 프로그램을 통해 장기이식을 위한 장기의 확보, 양도, 처리와 관련된 과정을 말한다. 사람들이 계속 장기기증을 거부하는 경향을 뒷받침하는 증거자료가 있고, 이것은 공급과 수요의 심각한 불균형을 초래하는 이유 중 하나가 되기도 한다. 미국에서는 성인 인구의 45%가 장기기증자로 등록되어 있는 반면에 영국에서는 33%에 불과하다. 하지만, 영국에서 등록된 장기기증자의 수가 적음에도 불구하고, 영국 여론조사 결과에 따르면 대다수의 국민들의 90%가 장기기증을 지지하는 것으로 나타났다.

장기기증 등록자가 많지 않은 이유 중 일부는 뇌사 정의에 관한 오해, 의료 전문가들에 대한 불신, 종교적인 관점 때문이다. 장기기증은 민감한 주제이며, 많은 사람들에게 장기기증은 일반적으로 죽음에 대한 불편한 감정을 떠올리게 한다. 장기기증에 대한 생각만으로도 자신의 죽음이나 신체 일부의 상실에 관한 불안한 생각을 하게 될 수 있다.

장기에 대한 수요가 공급보다 훨씬 초과한다. 공급과 수요의 불균형을 해소하기 위해 미국 보건복지부는 지속적으로 장기 공급을 늘리기 위한 캠페인을 실시하고 있다. 앞서 제시한 이유 때문에 사회윤리적 갈등이 국가의 장기기증 캠페인과 잠재적 기증자들의 가치 사이에 존재한다. 공리주의는 장기 공급을 늘리기 위한 목표를 계획하고 실행하는 공통적인 윤리적 기본틀이다. 반대로, 많은 사람들의 신념의 핵심에는 자율성과 인간 존엄성에 대한 존중의 가치가 있으며, 이것이 의무론적 윤리학의 기본 틀이다.

일반대중들이 계속 자기결정권에 대해 높은 가치를 부여하기 때문에 공리주의에 기반한 프로그램들은 장기기증자의 수를 늘리는 데 어려움을 겪고 있다. 공리주의 관점에서, 한 명의 장기기증자의 장기를 이용하여 여덟 명의 생명을 구할 수 있는 잠재력을 가지고 있지만, 미국에서는 장기를 기다리는 동안 계속 죽어가고 있다. 일부 국가에서는 사람들이 구체적으로 다르게 표현하지 않는 한 장기기증에 대해 자동적으로 동의한다는 의미를 지닌 추정 동의(presumed consent)나 유자격자가 면허 신청서, 납세 신고서, 그 밖의 다른 공식적인 국가 신원기록에 장기기증 선택 여부와 관련하여 '예 또는 아니오'를 표시해야 한다는 의미를 가진 의무적 선택(mandated choice)을 촉진함으로써 더 광범위한 범위의 공리주의를 적용하고 있다. 사람들은 이 의무적 선택의 구속을 받지만, 사전지시서(advance directive)나 서면으로 작성된 변경의사를 통해 결정을 번복할 수도 있다.

미국에서 기증자 카드(donor card)는 장기기증 과정에서 다른 서류와 함께 사용되는 법적인 문서이다. 기증자 카드는 사망 시 개인의 신체 장기를 사용할 수 있는 권한을 부여한다. 사전지시서도 장기기증에 관한 본인의 의사를 표현하는 데 사용되는 법적인 문서이다. 미국의 성인들은 필수 응답(required response)을 통해 장기기증에 대한 본인의 의사를 표현한다. 사람들은 장기기증을 거부하거나 기꺼이 동의할 수도 있으며, 친척을 대리인으로 지정할 수도 있다.

한국의 장기조달은 보건복지부 산하의 국립장기조직혈액관리원(Korea Organ Network for Organ Sharing, KONOS)을 중심으로 이루어지며, 한국장기조직기증원(Korea Organ Donation Agency, KODA)이 주요 역할을 수행한다. 이 기관들은 뇌사 장기기증자(Donor)와 이식대상자(Recipient)의 적정 선정을 위해 전국의 장기이식대상자 등록기관과 뇌사판정의료기관, 장기이식의료기관, 뇌사판정대상자관리전문기관, 장기구득기관 등의 관련 기관들을 관리하고 있으며, 장기이식정보시스템(K-net)을 통해 객관적이고 공정하게 이식대상자를 선정하여 장기이식을 필요로 하는 모든 환자에게 장기이식 받을 기회를 공정하게 보장하고 있다.

살아 있는 자 사이의 장기기증 · 이식 선정은 각 이식의료기관에서 사회복지사의 상담평가 및 신체검사, 의료진의 의견 등을 첨부하여 선정승인 신청 시 관계 확인 심사 등을 거쳐 불법장기 매매가 아니라는 순수성이 확인되면 이를 승인하고 있다. 뇌사자 장기이식을 받으려면 우선 환자가 진료를 받고 있는 병원의 의사 및 간호사 등 의료진과 사회복지사의 상담을 거쳐 국립장기조직혈액관리원의 전산프로그램인 장기이식정보시스템에 등록하게 된다.

의료기관에서 뇌사기증자가 발생하면 한국장기조직기증원의 전문 코디네이터가 출동하여 뇌사관리가 시작되며(뇌사판정대상자 관리전문기관에서 발생한 뇌사기증자인 경우는 자체 코디네이터가 수행), 성공적인 장기기증을 위하여 발생병원에서 관리가 어려운 경우를 제외하고는 환자의 이송을 최소화하고 있다. 뇌사관리는 먼저 혈액형 및 HLA검사를 포함한 신체검사 결과, 뇌사조사, 뇌사판정 등 일련의 절차를 거쳐, 관련 내용을 국립장기조직혈액관리원의 장기이식정보시템에 입력하면서 시작된다. 이후 국립장기조직혈액관리원의 이식선정기준에 의해 이식대상자가 선정 및 확정되며, 장기이식 대기 중인 환자에게 신속하게 이식되면 장기이식이 완료된다(그림 7-1).

한국의 이식대상자 선정기준은 다음의 기준으로 선정되며, 부록(장기등 이식에 관한 법률 시행령의 이식대상자의 선정기준)을 참조하면 된다.

- 이식대상자 선정기준에 따라 각 이식의료기관에서 등록된
  - 의학적 응급도(간장 · 심장)와 그 판별기준(성인과 소아의 경우로 구분)
  - 항목별 점수(나이, 대기기간, 기증 전력 여부, 혈액형 동일 여부, 지리적 접근도 등)를 고려해서 KONOS에서 선정
- 전산프로그램인 장기이식정보시스템(K-net)에 의해 객관적이고 체계적이며 공정한 선정기준에 의해 이식대상자를 선정

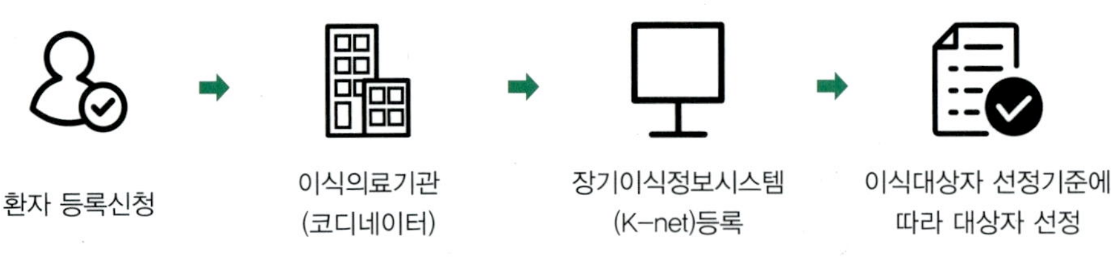

그림 7-1 장기이식 과정

3) 장기의 공정한 분배

1984년 미국의 국가장기이식법은 후보자의 국가적 목록을 만드는 길을 열었으며, 장기공유연합네트워크에 의해 관리되고 있다. 이 조직은 가장 적합한 후보자에게 장기를 할당하도록 보장한다. 이 법은 또한 미국 전역의 모든 장기 분배에 대한 공정성을 주로 보호하는 국가적 공유 조직인 장기공유연합네트워크의 설립을 지정하기도 하였다. 사용 가능한 장기의 희소성이 장기공유연합네트워크로 하여금 균형 잡힌 결정을 보장할 수 있도록 두 가지의 요인을 적용할 수 있게 하였다. 즉, 이 두 요인은 정의와 의료 유용성이다. 정의는 "후보자와 의료상의 필요에 대한 공정한 고려"이고, 의료 유용성은 "수행되는 이식의 횟수와 환자와 장기의 생존기간을 늘리기 위한" 노력이다.

미국에서 장기를 필요로 하는 모든 사람들의 이름은 이식센터의 의사들이 각 개인의 문서화된 필요성을 평가한 후에만 국가 목록에 올라간다. 장기기증에 관한 기준은 장기마다 상이하나, 일반적인 지침에는 의료 응급 상황, 기증자와의 혈액/조직 유형 및 크기 일치, 대기 기간, 기증자와 수혜자 간의 지리적 근접성 등이 포함된다. 생명의 선물 기증자 프로그램은 1974년 델라웨어에 설립된 작은 기관에서 몇몇 신장 이식 수술을 관리하기 위한 목적으로 시작되었다. 오늘날, 이 기관은 다양한 기관을 관리하는 완벽한 평판의 대규모 국가적 조직이다. 이 프로그램의 주요 목표는 "가장 높은 수준의 의료, 법률, 윤리 및 재정 기준을 유지하면서 기증자 장기 및 조직의 가용성을 극대화함으로써 이식을 대기하는 환자의 삶의 질을 향상시키는 것"이다. 또한, 이 기관은 이식 및 기능 전문가를 위한 교육을 조정한다.

4) 사망의 윤리적 문제와 사망 기증자 규칙

1981년 미국의 동일사망판정법은 사망을 순환계 및 호흡계 기능의 비가역적인 정지 또는 뇌의 모든 기능의 비가역적인 정지로 정의하였다. 루빈스타인 등(Rubenstein et al., 2006)은 사망에 관한 법적인 정의에 대해 다음과 같은 질문을 제기하였다.

(1) 왜 사망에 대한 명확한 정의를 하는 것이 중요한가?

(2) 이 문제가 올바르게 갈 때 어떤 인간적 이익이 있는가?

(3) 이 문제가 잘못되어 갈 때 발생하는 도덕적 해이는 무엇인가?

의료계는 두 가지 도덕적 원칙을 채택하였는데, 이를 사망 기증자 규칙이라고 한다. 이 규칙은 잠재적 장기기증을 관리하는 규범으로 기능한다. 사망 기증자 규칙의 원칙은 기증자가 반드시 먼저 사망한 상태여야 장기를 적출할 수 있고, 사람의 생명과 간호를

"잠재적 장기 수혜자를 위해 절대 타협해서는 안 된다."라는 것이다.

사망에 관한 법적인 정의에 따라 사람의 장기를 적출하는 것과 관련한 아직 해결되지 않은 윤리적인 문제가 세 가지가 있다.

(1) 사망 선고가 내려질 때까지 죽어가는 사람에 대한 적절한 돌봄(caring)

(2) 죽어가는 사랑하는 사람과 작별해야 하는 가족 구성원들의 안녕(well-being)

(3) 장기기증 자체의 인식된 선의(perceived good)

윤리적 문제 (1)은 사람이 사망할 때까지 타협하지 않고 유능한 간호를 보장하는 것이다. 사망 기증자 규칙이 준수된다면 여기에도 적용된다. 간호사와 보건의료 제공자는 먼저 죽어가는 환자의 간호를 해야 하는데, 이는 공격적인 치료를 시행하거나 그 사람의 치료가 의학적으로 무의미하다는 것을 입증하는 것을 의미할 수 있다.

윤리적 문제 (2)는 가족과 보건의료 전문가들의 안녕이다. 구체적으로, 이러한 윤리적 문제는 가족이 슬픔에 잠기고 정보를 처리할 시간이 충분하지 않아 가족에게 해를 끼칠 위험과 가족이 죽음을 받아들이는 데 너무 오래 기다려 생존 가능한 장기를 얻지 못할 위험을 포함한다. 루빈스타인 등(2006)에 따르면 '이러한 삶의 마지막 순간과 사망의 첫 순간은 적어도 고인이 된 사람만큼이나 슬픔에 잠긴 사람'이 속하지만, 동시에 이 같은 시간은 조달팀과 외과의사도 해당된다는 것이다. 장기를 적출하여 알려지지 않은 수혜자에게 전달하기 위한 신속한 조치가 필요하다.

사망선고가 내려지면, 보건의료 제공자들은 장기조달팀이 장기를 적출, 보존, 이송할 때까지 환기와 순환보조장치를 사용하여 환자의 신체를 유지한다. 잘 훈련된 조달팀은 사망자의 가족과 함께 도덕적으로 불안정한 상황에 처하게 된다. 이 조달팀이 환자의 장기기증 의사를 확인해야 하는 경우에도 슬픔에 잠긴 가족에게 다가가는 것은 어려운 일이다. 때로는 자동차 사고나 다른 부상과 같은 갑작스러운 사고로 인해 사망에 이르게 되기도 하고, 가족들은 사랑하는 사람의 죽음을 받아들이는 데 시간이 필요하다.

잠재적 기증자가 사망선고를 받으면, 그 사람은 여전히 살아 있는 것처럼 기계적 인공호흡장치를 통해 계속해서 산소 공급을 받으며, 따뜻한 피부와 가슴의 상하 움직임을 유지하고, 정맥 주사를 통해 수액을 계속 공급받는다. 가족은 사랑하는 사람의 가슴이 상하로 움직이는 것을 보고, 그 사람이 사망 선고를 받았음에도 불구하고 가족은 사랑하는 사람이 여전히 살아 있다고 여기게 된다. 이로 인해 보건의료 전문가와 가족은 모호한 감정에 빠질 수 있다. 간호사는 환자가 사망 선고를 받고 장기기증자가 되지 않을 경우,

의료 제공자가 의학적 치료와 인공호흡 지원을 중단할 때 도덕적 고통을 경험한다.

윤리적 문제 (3)은 장기기증 그 자체에 대해 인식된 선의 문제와 관련이 있다. 어떤 관점에서 보면, 장기기증은 사망에 어느 정도의 의미를 부여할 수 있어서 선행과 이타적인 행동이라는 마지막 행위를 가능하게 한다(예: 생명을 유지할 수 있는 희망이 없을 때, 보호자는 아이의 장기를 그 아이의 생명을 유지할 수 있는 방법이라고 상상하면서 자녀의 장기를 기증할 수도 있다). 또 다른 관점에서 보면, 환자는 장기기증을 위해 사전 등록을 할 때 어느 정도 자율성과 자기결정권을 보장받는다. 조달팀은 종종 자신을 사망 이후 환자의 소원을 이행하는 옹호자로 이러한 옹호 행위는 의료에 있어 자율성의 원칙을 넘어서는 것이지만, 수혜자의 소원을 이행하거나 사망한 사람의 장기를 또 다른 사람의 건강을 위하여 양도하는 행위는 사회에서 널리 받아들여진 공리주의 패러다임이다.

격렬한 논쟁을 불러오는 것은 사망 기증자 규칙과 그 적법성 문제이다. 사망 기증자 규칙은 시대에 뒤처져 있는가? 앨런 슈몬(Alan Shewmon, 2004)은 사망이 비현실적이고 무의미한 존재론적(존재 또는 실재에 대한 연구) 사건이라고 간주하는 그의 견해를 명확히 제시하였는데, 특히 사회에서 지난 26년 동안 사람들이 만든 법적 표준에 따라 사람을 사망했다고 판정하였을 때 더욱 그러하다.

사망 기증자 규칙의 타당성에 의문을 제기한 결과, 일부 생명윤리학자들은 사망을 과정이 아닌 사건으로 정의하려고 시도하였는데, 사망 기증자 규칙을 완전히 뒤집기 위해 공리주의의 범위를 확장시키는 아이디어를 고심하였으며, 궁극적으로, 고등 뇌 기능을 잃은 환자로부터 장기를 적출할 수 있게 되었다. 고등 뇌 기능을 잃은 환자는 인지기능은 없지만 뇌간은 온전하며, 일반적으로 기계적 인공호흡장치 없이 호흡을 한다. 예를 들어, 테리 시아보(Terri Schiavo)처럼 지속적인 식물인간 상태에 있는 환자는 고등 뇌 기능이 없고, 하등 뇌 기능만 있는 환자이다.

이 개념은 이러한 관행이 윤리적으로나 법적으로 허용될 수 있는지에 대한 의문을 제기한다. 뇌간 기능은 있지만 뇌의 고등 기능이 없는 환자의 사망을 선언하는 것은 사회가 사망을 바라보는 방식에 있어 완전한 존재론적 전환을 의미한다. 사망 기증자 규칙을 완전히 뒤집고 사망에 대한 동일사망판정법의 정의에 따라 아직 살아 있는 환자에게서 장기를 적출하는 것은 장기적인 삶의 질과 구할 수 있는 사람의 수의 관점에서 볼 때 공리주의적 윤리적 기본 틀이 될 것이다(예: 한 개인의 장기가 여덟 명의 사람의 생명을 구할 수도 있다). 따라서, 사회는 다음과 같은 질문에 답해야 한다.

(1) 만약 사망 기증자 규칙이 변경되어 뇌 기능이 저하된 환자로부터만 장기조달팀이 장기를 적출할 수 있다면, 이런 환자를 포함하기 위해 사망 정의를 어떻게 변경해야 하는가?

(2) 뇌 기능의 수준이 높지 않지만 현행법의 사망 정의에 따라 사망한 것으로 간주되지 않는 환자들은 도덕적 입장에서 완전한 권리를 가지고 있는가?

사회는 타인을 위해 선행을 하는 도덕적 명령과 도덕적 한계 내에서 행동하고, primum non nocere(먼저 해를 끼치지 마라)를 존중하는 것 사이의 도덕적 의무 측면에서 사망이 실제로 무엇을 의미하는지에 대한 탐구를 해야 한다.

BOX 7-1 뇌사 장기기증자 돌봄의 태도

피어슨 등(Pearson et al., 2001)은 뇌사 장기기증자에 대한 중환자실 간호사들의 태도와 경험에 관한 질적 연구를 수행하였다. 연구자들은 돌봄과 관련된 두 가지의 주요 주제(가족과 간호사)를 발견하였다.

1. 가족

연구에서 간호사에게 가장 중요한 것은 환자 가족들의 요구를 충족시키는 것이었다. 기증자 가족 구성원들에 대한 간호를 위한 몇 가지 중요한 고려사항은 다음과 같다.

- 가족의 요구를 우선시함
- 가족의 비극에 대한 공감
- 가족의 결정을 지지
- 환자에 대한 돌봄이 가족에 대한 간호를 보여준다는 것임을 인식
- 가족이 슬퍼하고, 작별 인사를 하고, 상황을 받아들일 수 있도록 공간과 사생활을 보장
- 가족의 슬픔을 침범하지 않음

2. 간호사

집중치료실 간호사의 또 다른 도전과제는 뇌사 판정을 받은 환자들과 잠재적 기증자의 경우에서 의미를 찾는 것이다. 이 연구에서, 간호사들은 뇌사환자들을 살아 있는 사람처럼 대우해야 한다고 말했다. 왜냐하면 이러한 행동은 환자와 가족에 대한 존중을 보여주기 때문이며, 가족 구성원에게 존중과 친절을 보여야 한다는 확고한 의지를 보였다. 궁극의 친절함을 보여주는 온정어린 방법은 가족들의 사랑하는 사람에게 훌륭한 간호를 제공하는 것이다.

유능한 간호의 제공과 가족의 요구 충족, 절실히 필요한 정서적 지원 속에서, 간호사들은 뇌사와 그 밖의 다른 의학적 용어에 대한 정의를 가족들에게 명료하게 설명해야 할 필요성을 느껴 감정적으로 지치는 경향이 있다. 또한 간호사들은 뇌사에 관한 법적 정의의 모호함과 관련하여 정서적 부담을 느끼기도 한다. 장기조달시스템이 확대됨에 따라 간호사들은 삶과 죽음의 불확실성과 내적인 도덕적 갈등과 관련된 도덕적 고통을 경험한다. 만약 간호사들이 장기이식 간호 및 슬픔에 빠진 가족에 대한 추가 교육을 활용하면, 간호사는 자신과 위기에 처한 가족의 감정을 관리하는 데 더 잘 대처할 수 있을 것이다.

5) 간호사 및 장기기증자

중환자실과 이식팀에서 간호사는 잠재적 장기기증자와 수혜자, 그들의 가족들에게 매일 간호 관리를 한다. 장기조달팀은 간호사, 외과의사 및 기타 훈련된 보건의료 전문가들로 구성된다. 기증자, 기증자 가족 및 수혜자를 위한 장기이식과정이 미치는 심리사회적 영향과 결과는 독특하다. 미국간호사협회(ANA)의 간호사 윤리강령(2015)에 따르면, 간호사는 자율성과 선행, 비악행, 정의의 원칙을 증진시키기 위해 훌륭한 인격이라는 도덕적 기본틀 안에서 업무를 수행한다. 이러한 원칙이 윤리강령의 필수적인 측면에서 어떻게 명시되어 있는지 검토하려면 BOX 7-1을 참고하면 된다. 대부분의 간호사들은 인간의 선을 증진시키고, 환자의 존엄성을 최대한 보장하며, 돌봄 환경을 유지하고 있다는 신념에 기반하여 만족감을 얻고 싶어 한다.

미국간호사협회의 간호사 윤리강령(2015)과 해석적 진술에는 성인 환자 간호와 관련된 필수적인 사항들이 포함되어 있으며, 해당 내용은 조항(1.2, 1.3, 1.4, 2.1, 5.1, 6.1, 6.2, 8.3)에서 다루어지고 있다. 이러한 조항들은 다음과 같은 핵심 요소들을 고려해야 하는 중요성을 강조한다.

(1) 문화, 가치 체계, 신념 체계, 사회적 지원, 성 정체성, 그리고 주요 언어
(2) 간호사가 돌보는 환자의 건강과 안녕을 최적화하는 중재
(3) 의사결정, 문화적 신념, 건강에 대한 이해, 자율성에 대한 우려 및 관계 측면에서의 환자의 자율성
(4) 환자의 고유성, 가치, 존엄성을 존중하려는 간호사의 헌신
(5) 모든 인간의 도덕적 가치와 존엄성에 대한 존중
(6) 지식, 기술, 지혜, 인내, 연민, 정직, 이타심, 용기와 같은 '좋은 간호사'의 덕목 실천
(7) 존엄성, 안녕, 존중, 건강, 독립성과 같은 인간의 덕목과 가치를 증진하는 실천
(8) 간호사가 윤리적 의무를 다할 수 있도록 지원하는 실무 환경의 조성 및 유지
(9) 세계적으로 다양한 문화적 배경을 가진 사람들의 독특한 의료요구를 존중하고 배려하는 태도

단원 요약

- 치료의 황금기로 알려진 1970년대부터 전통적인 의료화 개념과 세 가지 시장 주도적인 힘은 제공자의 역할을 지배적인 위치에서 더 많은 존중의 위치로 변화시켰다.
- 의료 패러다임의 전환에 기여한 세 가지 시장 주도적인 힘은 관리의료, 생명공학 그리고 소비자이다. 이러한 변화로 환자들은 현재 의료서비스의 유형과 제공자, 그들이 원하는 보험 정책을 선택할 때 소비자처럼 생각한다.
- 건강한 행동을 촉진하면서도 개인의 자율성을 존중하려는 윤리적 문제는 복잡한 상황을 만든다. 따라서 고려해야 할 윤리적 질문은 비순응적인 행동이 사회에 막대한 비용과 자원을 초래할 때, 간호 제공자가 환자의 자율성을 얼마나 존중해야 하는가이다.
- 의료화의 개념에는 순응, 준수, 일치의 개념이 있다. 만성질병 및 질환이 있는 환자들은 일반적으로 의료화 개념에 속한다.
- 만성질병과 질환에는 장기질환과 관련된 고통, 낙인, 격리, 외로움과 같은 개념이 포함된다.
- 장기기증과 관련한 공급-수요의 위기도 존재한다. 장기의 수를 늘리려는 공리주의에 기반한 프로그램이 도전과제로 남아 있다.
- 만성질병과 질환이 있는 사람들에게 간호를 제공하는 일은 다음 내용을 포함하는 특정한 이상적인 간호윤리적 역량이 포함된다. (1) 도덕적 성실성: 정직, 진실성, 진실 말하기, 선행, 지혜, 도덕적 용기 (2) 의사소통 마음 챙김과 효과적인 경청 (3) 관심: 옹호, 권력, 문화적으로 민감한 간호이다.
- 모든 윤리적 역량이 간호실무에 중요하지만, 옹호와 의사소통은 만성질병과 질환이 있는 환자에게 간호를 제공하는 것과 특히 관련이 있다.
- 뇌사 장기기증자에 대한 주요 간호 의무에는 기증자 가족에 대한 간호와 장기기증자의 간호에 대한 간호사들의 높은 개입이 포함된다.

사례 및 생각해 보기

사례

2021년 9월 국내 신문기사에서 20대 여성 김○○이 교통사고로 뇌사 판정을 받은 후 장기기증을 하고 사망하였다고 보도되었다. 기사에서 ○○ 대학병원은 중환자실에서 집중치료를 받았으나 의식을 회복하지 못하고 뇌사 판정이 내려진 김○○이 심장, 폐, 간, 신장 및 췌장 등의 장기를 기증해 7명의 환자에게 성공적으로 이식했다고 밝혔다. 김○○은 생전에 장기기증 의사를 밝혔으며, 가족들의 동의로 다수의 환자들에게 새 삶을 선사하였다.

1. 만약 장기기증자 김○○이 생전에 별다른 장기기증 의사를 밝히지 않은 경우에 가족이 장기기증을 결정하는 것이 윤리적으로 정당한지 토론해 보시오.

2. 간호사는 장기기증을 고려하는 가족들에게 정보를 제공하는 과정에서 어떤 윤리적 원칙을 가장 우선적으로 고려해야 하는지 토론해 보시오.

3. 가족이 감정적으로 동요하여 결정을 내리기 어려운 상황일 때, 간호사는 어떤 방식으로 도움을 줄 수 있는지 토론해 보시오.

자율학습

1. 장기이식을 위해 기증자로부터 적합한 장기나 조직을 확보하는 과정으로, 의료적 · 윤리적 기준에 따라 적출, 보관 및 분배를 하는 과정은 무엇인가?

   정답:________________________

2. 특정한 질병이나 장애를 포함하여 사회적, 심리적, 도덕적 문제에 대하여 의학의 틀을 적용하여 진단 및 치료 대상으로 판단하고 개입하려는 것은 무엇인가?

   정답:________________________

3. 제공자의 의학적 치료 또는 간호 과정을 따르려는 환자의 의도를 나타내는 환자의 서면 또는 비서면 승인을 하는 것은 무엇인가?

   정답:________________________

4. 간호사가 의료 관리 감독뿐만 아니라 정서적 지원과 안정감을 제공하며, 환자의 권리를 대변하고 갈등 상황에서 중재 역할을 수행하는 것은 무엇인가?

   정답:________________________

5. 자신의 장기나 조직을 필요로 하는 환자에게 이식할 수 있도록 생존 중이거나 사후에 제공하는 이타적인 생명 나눔 행위는 무엇인가?

   정답:________________________

제8장

노인 간호윤리

약한 이들을 어떻게 다루느냐가 우리 사회의 품격을 나타낸다.

– 넬슨 만델라(Nelson Mandela)

학습목표

1. 노인 차별에 대한 정의를 할 수 있다.
2. 노인들이 의미 있는 삶을 경험하는 데 영향을 미치는 요인을 파악할 수 있다.
3. 노인의 윤리적 간호와 관련된 자율성의 원칙에 대해 토론할 수 있다.
4. 윤리적 간호 실무와 관련하여 선의의 간섭주의의 범위를 평가할 수 있다.
5. 다양한 수준의 도덕적 기관들의 차이점을 구분할 수 있다.
6. 삶의 질 평가에 대한 다양한 관점에 대해 토론할 수 있다.
7. 노인 학대의 징후와 적절한 간호 중재에 대해 파악할 수 있다.

주요개념

- 노화(Aging): 인간의 자연스러운 발달 과정의 일부로 신체적 · 심리적 · 사회적 측면에서 다양한 변화를 수반
- 도덕적 행위: 사람들이 자신의 신념과 행동에 대해 책임 있고, 그 방향을 설정할 수 있는 역량
- 삶의 의미: 개인의 생활에 대한 전반적인 평가를 직관적으로 표현한 것

1 노화

노화(aging)는 인간의 자연스러운 발달 과정의 일부로 신체적 · 심리적 · 사회적 측면에서 다양한 변화를 수반한다. 노화는 다차원적 측면을 가지고 있으며 부정적 의미뿐만 아니라 심리적 성장과 같은 긍정적 의미를 포함한다.

사람들은 의학과 공중 보건의 기술적 진보 덕분에 지난 세기 동안 더 길고 건강한 삶을 살고 있다. 만 65세 이상의 고령인구가 19.2%로 초고령 사회로 진입하고 있다. 이처럼 인간의 수명이 연장되었는데도 불구하고, 만성 질환으로 유병률 증가, 돌봄 및 의료비용 증가로 이어질 것이며, 더불어 연령차별, 저출산, 핵가족화로 사회적 환경의 변화에 따라 노인 돌봄을 위한 제한된 사회적 지원 및 자원으로 인하여 노인의 수명의 질이 어떻게 위협받고 있는지에 대한 문제는 여전히 남아 있다(통계청, 2024).

그리고 뇌혈관질환과 알츠하이머병과 같은 만성질환은 노인에게 사회 내에서 다른 사람과 연결하는 가장 중요한 고리 중 하나인 그들의 목소리를 잃게 만든다. 개인의 감정, 욕구 및 필요를 표현할 수 있는 목소리의 상실은 노인 고립의 가장 심각한 원인 중 하나이다. 따라서 노인의 윤리적 문제는 노인의 목소리 상실과 그들의 인생이 갖는 의미에 대한 사회의 인식 감소에 대한 고려가 이번 장에서 논의하는 윤리적 문제이다. 노인 간호윤리에서 큰 부분은 사회에서 노인이 다른 사람들, 특히 가족 및 의료 전문가와 가진 관계에 기초하고 있다. 때로는 노인의 삶은 지역사회의 다른 성인들의 삶과 분리되어 취급된다. 또한, 세대 간 분리에 대한 전반적인 관점이 노인 중심의 윤리를 연구하게 되는데도 불구하고, 연령차별은 버틀러(Butler, 1975)에 의해 처음으로 기술된 사고방식으로, 사회 내 일부 사람들에게 노인을 다른 사람들과 근본적으로 다르다고 보는 데 영향을 미쳤다. 그 결과 일부 사람들은 노인을 정상적인 인간으로 인식하지 않게 되었다.

인종차별과 성차별이 사람들의 피부색이나 성별 때문에 사람들을 고정 관념화하고 차별하는 것과 마찬가지로, 연령차별은 나이를 기준으로 노인들에 대한 같은 유형의 부정적인 인식을 포함한다. 연령차별은 노인들의 도덕과 능력이 인지적으로 손상되었고, 고집이 세며, 도덕과 능력에 있어 구세대라는 생각을 지속시킨다.

오늘날 서구 사회가 얼마나 청소년 중심인지를 인식할 때, 노인들에게 불안을 조성하는 표현이 될 수도 있다. 대중매체는 대부분 젊은 성인과 재정적으로 부유한 중년의 인구층을 고객으로 한다. 아름답고 유명한 젊은 사람들과 커플들의 사진이 잡지 표지에 눈에 띄게 부각 되어 있고, 젊은 운동선수들이 서구 사회에서 존경받는다. 나이 많은 배우들, 특히 여배우들은 영화 산업에서 그들에게 좋은 역할이 없다고 불만을 토로한다. 사람들이 나이 들어감에 따라 자기 외모와 신체 능력이 떨어짐을 경험하고 때때로 낙담하게 되는데, 이것은 놀라운 일이 아니다. 매체를 통해 묘사되는 젊은이들의 활력이 넘치고, 적극적이며, 화려한 인생은 많은 노인들이 경험할 수 있는 것과 현저한 대조를 이룬다. 아기치(Agich, 2003)는 "생산성에 가치를 부여하고 다른 가치보다 물질적인 부가 젊은 층의 중심이며, 그에 따른 자연스러운 결과로 노인들은 쓸모없거나 불필요한 사람으로 바라보고 또는 그들 자신도 그렇게 바라보는 사회"라고 했다.

그렇다면 오늘날의 사회에서 노인에 해당할까?

사비신스키(Savishinsky, 1991)에 따르면 노인 계층에는 부유한 사람과 가난한 사람, 아픈 사람과 건강한 사람, 정신이 온전한 사람과 그렇지 않은 사람으로 분류되고, 건강한 소위 젊은 노인(60세에서 75세 사이)과 80세 이상의 삶을 살고 있는 좀 더 취약한 나이 든 노인(old old)으로 분류한다. 일부 노인은 가족과 공동체와 친밀하게 연결되어 있는 반면에, 다른 일부는 친척들과 단절되어 살아간다. 일부 노인들은 적극적이고, 열정적인 반면에, 일부는 소외되고, 절망적으로 살아간다.

1700년대 후반과 1800년대 초, 마치 성지 순례를 하듯이 노인들은 가족이나 공동체에 봉사하며 죽기 전까지 노년을 보내야 한다는 인식이 팽배했다. 하지만 1850년대 무렵부터 사회가 죽음에 관한 생각을 가지지 말아야 한다는 믿음이 나타나기 시작했다. "나이보다는 젊음의 미덕, 오래된 것보다는 새로운 것에, 공동체보다는 자기 의존과 자율성"에 더 가치를 부여 하는 쪽으로 변화되었다(Callahan, 1995).

이러한 관점들이 20세기 노인차별이 시작되는 근간을 형성하였고, 오늘날은 거동이 불편한 장애를 가진 노인들에게 더 많은 초점이 맞추어져 있을 수 있다. 모든 연령대의 사람들의 삶은 자신의 궁극적인 노화와 죽음에 대한 인식으로 인해 가려져 있으며, 노년기에는 이러한 문제를 더 이상 무시할 수 없다. 누군가 피할 수 없는 노화와 죽음의 사실에 실제로 직면하게 되면, 그 과정에 관련된 신비는 놀랄 수 있다.

무디(Moody, 1992)는 생명 의학 기술의 현대적인 발전이 여태껏 간과되었던 매우 중요한 윤리적 물음을 제기했다. 이러한 물음들은 죽음과 죽어가는 것에 관한 딜레마, 삶의 질이 무엇을 의미하는지에 대한 인식, 노인들의 정신적, 신체적 기능 능력에 대한 판단과 관련이 있다. 무디는 권리와 의무를 기초로 한 생명윤리에 대한 전형적인 모델 및 접근법이 윤리와 노화에 대한 고려와 잘 어울리는지에 대해 의문을 가졌다. 따라서 무디는 다음과 같은 물음을 제기하였다. "고령화 사회에 있어 적절한 이상은 무엇인가?" 세대들 간의 자율성과 정의가 중점이 되는 만큼, 노인들과의 관계에 참여하는 바람직한 윤리적 모델 제공이 더욱 어려워진다. 노인 중심 윤리에는 협상과 덕목의 토대도 포함된다. 또한 원칙과 규칙도 반드시 포함해야 한다. 하지만 간호 제공자들의 실무적 지혜와 훌륭한 인격을 전반적인 윤리 구상의 일부분으로서 강조하지 않는다면 원칙과 규칙이 목적을 무너뜨리게 될 것이다.

2 삶의 의미와 유의미성

> 언젠가, 마하트마 간디가 탄 열차가 기차역에서 천천히 벗어나고 있었는데, 한 유럽 기자가 그의 객실 창문까지 뛰어오더니 이런 질문을 던졌다. "우리 국민들에게 전달해 줄 수 있는 메시지가 있나요?" 그 날은 간디의 침묵의 날로, 꽉 짜인 연설 일정을 잠시 중단하는 매우 중요한 날이었다. 그래서 간디는 대답을 하지 않았다. 대신, 종이에 몇 마디를 휘갈기듯 적고 기자에게 건넸다. "내 삶이 바로 내가 전하는 메시지요."
>
> – 에크나트 이스와란(E. Easwaran), 〈당신의 삶이 메시지다(Your Life Is Your Message)〉

노인의 윤리를 고려할 때 자율성, 취약성, 의존성 및 좋은 관계에 대한 성찰이 필요하다. 그러나 노인과 주변 관계자들에게 중요한 도덕적 이슈, 즉 노인이 자신의 삶의 의미에 대한 감정이다. 사회와 과학자들이 노화의 생물학을 폐지하고자 하는 것은 "의미 부여의 완전한 실패"에 지나지 않는다. 사람들은 나이가 들어감에 따라, 간디의 말, 즉 나의 삶이 바로 나의 메시지라는 말의 진실을 깨닫기 시작한다. 하지만 서구 사회는 노인의 삶의 의미와 중요성을 노인들이 되돌아보도록 지원 등을 제공하는가? 예전에는 전통이 사회에서 매우 중요하게 여겨졌고, 노인들의 삶의 의미가 문화적으로, 도덕적으로, 다양성의 사회인 오늘날과 다르게 보여주고 있다. 노인 삶의 의미와 중요성은 오늘날 우리의 문화적, 도덕적으로 다양한 사회에서 오늘날과는 다르게 여겨졌다. 과거에, 노인들은 공동체에서 높은 지위를 차지하였고, 노인들의 지혜가 사회를 위해 소중했고, 그들의 지혜가 사회의 도덕적 전통에 대한 영속화와 해석까지도 요청받게 되는 특별한 위치에 오르는 것을 가능하게 했기 때문이다.

현재 서구 문화권에 나타나는 다양한 관점들은 때때로 도덕적 전통을 전수하는 데 있어 공동체 전반의 역할이 약화됨에 따라, 노인들을 위한 전통적, 사회적 목적을 감소하게 했다.

오늘날 노인은 재정적으로 여유가 있다면 기업에 중요하고, 손자를 재정적으로 지원하고 돌볼 의향과 능력이 있다면 가족에 중요하며, 투표 집단으로서 정치인에게 중요하며, 자원봉사자로서 비영리기관에 중요하다. 일부 사람들은 이러한 노인들의 역할이 사회 내에서 노인들을 가치 있게 한다고 믿는다. 그러나 자세히 살펴보면, 높이 평가되는 것은 나이가 아니라 가처분 소득과 여가 시간과 같은 노년의 우연한 특징이 높은 평가를 받는다는 것을 알 수 있다.

삶의 의미는 "개인의 생활에 대한 전반적인 평가를 직관적으로 표현한 것이다." 존재론적으로, 삶의 의미는 경험에서 일관성, 감각, 유의미성에 대한 살아 있는 인식을 의미한다. 삶의 의미를 "일정한 전통, 신념, 개념 또는 아이디어에 의해 뒷받침되는 내적 감정으로," 자신 삶에 목적을 갖고, 내적 자아와 외부 세계와의 관계에서 잘 구조화되어 있으며, 노화와 죽음에 직면해 있을 때에도 삶의 의미를 부여할 수 있는 내적 감정이다. 유의미성은 "사회의 구조와 정치에 있어서 견고하고 소중한 위치를 차지하고 있어서 필수 불가결한 정도는 아니더라도 중요하다고 여겨지는 세대 간의 응집을 제공하는 노인에 대한 가치의 사회적 귀속"이라고 했다(Callahan, 1995).

그리고 피츠패트릭(Fitzpatrick, 1983)의 〈삶의 조망 이론(Life Perspective Rhythm Mode)〉에 의하면 의미는 건강과 웰빙에 직접적인 영향을 주며, 삶을 유지하고 강화하기 위한 필수적인 요소로 삶의 의미에 대한 인식을 통해 인간의 본질이 강화된다. 따라서 각 개인 삶의 의미는 개인적, 대인 관계적 및 사회적인 3가지 측면으로 영향을 받으므로, 삶의 의미에 대한 다차원적인 접근이 중요하다(Fitzpatrick, 2008).

간호사는 노인 삶의 의미와 유의미성 추구에 대한 고려가 왜 간호 윤리와 관련이 있는지 의문을 가질 수 있다. 간호 윤리는 무엇보다도 관계를 최우선으로 하고, 환자의 고통을 경감시키며, 환자의 안녕을 촉진하는 것에 있다. 간호 윤리는 노인이 자신의 목소리, 가치와 감정을 표현할 수 있는 수단을 찾고, 유지하도록 돕는 데에도 초점을 맞추고 있다. 의미와 유의미성을 찾을 때 많은 노인의 고통이 경감되고 행복을 도모할 수 있게 된다(BOX 8-1 참고).

노인이 삶의 의미를 스스로 자각하여 향상할 수 있도록 지지하는 것은, 노인의 안녕감과 전반적 삶의 질 증진에 크게 도움이 된다.

BOX 8-1 의미 발견

〈프레디, 낙엽 이야기(The Fall of Freddie the Leaf)〉라는 이야기에서, 프레디라는 나뭇잎은 지혜로운 나이든 나뭇잎 다니엘에게 삶과 그 의미에 대해 질문했다. 다니엘은 프레디에게 "나뭇가지의 모든 잎과 나무 자체도 결국 죽게 된다."라고 말했다. 프레디는 "그렇다면 이러한 모든 것들이 존재하는 이유는 무엇인가요? 우리가 결국 떨어져서 죽는다면, 우리는 모두가 왜 여기에 존재하나요?"라고 물었다.

다니엘은 대답했다. "이것은 해와 달과 관련이 있어, 함께 한 행복한 시간을 보내는 것과 관련 있어, 그리고 그늘과 노인들, 나무 그늘 아래에서 놀고 있는 어린이들과 관련이 있어, 가을의 색깔과 관련이 있어, 계절에 관련이 있어. 이 정도면 충분하지 않을까? "

출처: Buscaglia, L. (1982). The fall of Freddie the leaf: A story of life for all ages(모든 연령들을 위한 인생스토리).

1) 의미의 추구

신경학자이자 정신과 의사인 빅터 프랭클(Viktor Frankl, 1905~1997)은 그의 저서 〈죽음의 수용소에서(Man's Search for Meaning)〉를 집필하고 1959년 발표했다. 이 책은 프랭클이 제2차 세계대전 중 아우슈비츠 수용소에서의 겪은 경험에서 의미를 찾아가는지 다루고 있다. 올포트(Allport, 1984)는 프랭클의 신념인 "인생은 고통이고, 생존은 고통에서 의미를 찾는 과정이다. 즉 인생에 목적이 있다면, 그 목적은 반드시 고통과 죽음의 과정 속에서 존재해야 한다."라고 기록했다.

프랭클(1959/1984)은 인간 삶에 있어서 주요한 동기가 "의미"라고 했다. 그는 수용소에서의 마지막 인간의 자유가 자신의 고통에 대한 태도를 선택하는 것으로 결론을 내렸다. 프랭클은 수용소에서 삶은 바꿀 수 없는 상황이고, 젊은 나이에 죽지 않는 한 모든 사람에게 노화가 발생하고, 모든 사람은 결국 죽게 된다는 것이다. 이는 인생의 이야기가 만들어짐에 따라 전개되는 과정에서 마주치는 환경에서 지속적으로 의미를 찾아가는 선택에 있고, 나이가 들면 결국에는 노년기의 의미 있는 삶의 구조를 형성하게 된다는 점을 밝혀준다.

프랭클(1959/1984)은 불교에서 말하는 무상함과 유사한 삶의 덧없음, 즉 덧없음, 본성의 의미 찾기를 삶의 중심에 두고자 하는 사람들이 부정해서는 안 된다고 믿었다. 오히려, 고통과 죽음조차도 깨달음의 경험이 될 수 있다. 아무도 다른 사람의 삶의 의미를 대신해 줄 수는 없지만, 간호사는 노인들이 자신 삶에서 의미를 발견하고 자신이 지역사회의 의미 있는 구성원임을 믿도록 도와줌으로써 노인들의 삶의 여정을 도울 수 있다.

2) 에릭슨의 생애 주기 이론 수정

칼라한(Callahan, 1995)은 노령기의 공통된 의미에 대한 추구는 에릭슨(Erikson)이 기술한 생애 주기 이론의 고려가 필요하다고 제안했다. 1982년 처음 출판된 에릭슨의 저서 〈생애 주기의 완성(The Life Cycle Completed)〉은 에릭슨의 생애 주기의 모든 8단계가 명확하게 분리될 수 없으며, 상호연관되어 있다는 점을 강조했다. 에릭슨이 91세의 나이로 사망한 후, 그의 아내 조안(Joan)은 남편이 쓴 아이디어와 노트를 사용하여 책을 개정했다. 조안은 9단계의 발달단계를 제안하고 노인인데 진짜 노인들(old-old people)에 관련된 다른 문제를 다루었다. 조안 에릭슨이 개정된 책을 집필한 시기는 그녀가 90대였으며, 그녀만의 목소리를 사용하여 노인인데 진짜 노인들(old-old people)을 대변했다.

생애 주기의 발달 9단계는 발달 8단계의 확장으로, 노인들이 절망과 혐오 또는 진실성을 어느 정도 발달하게 되는 시기이다. 지혜는 발달 8단계와 발달 9단계를 모두 성공적으로 헤쳐 나가는 데 의존하는 강점(힘) 또는 덕목이다. 발달 9단계는 인생을 80년 또는 90년 살아본 사람들의 경험 단계이다. 다음은 노인들이 지혜와 진실성을 달성하기 어렵게 만드는 발달 9단계에서 발생하는 몇 가지 어려움에 대해 제시한 내용이다(Erikson & Erikson, 1997).

- 지혜는 시각과 청각을 통해 보고, 듣고, 기억하는 작업이 필요하다. 진실은 touch(터치)와 관련이 있는 intact(손상되지 않은)라는 단어에서와 같이 tact(촉각)와 비교할 수 있다. 90대의 노인들은 종종 시력, 청력 및 촉각이 손상되거나 상실되는 경우가 많다.
- 사람들이 80대 후반의 나이에 이르거나 90대로 진입하면서, 놓쳐버린 기회를 만회하려고 노력해도 인생이 너무 짧다는 사실을 깨닫고 절망감을 느끼게 된다.
- 심지어 노년 초년기에 대한 후회라는 부담이 더해지지 않았을 때도, 신체적 한계 때문에 노인인데 진짜 노인처럼 보이는 사람들이 하루를 잘 견뎌내려고 노력하면서 절망감이 발생할 수 있다. 사람들이 자신의 삶이 원하는 대로 되지 않았다고 믿을 때, 절망은 더욱 깊어진다.
- 80대와 90대에 사람들은 다른 어떤 연령대보다 관계의 상실을 크게 경험한다. 이러한 상실과 직접적으로 관련된 고통 외에도, 사람이 죽음의 문이 열려 있고 그리 멀지 않은 곳에 있을 때 고통이 발생한다.

개인과 사회가 상호 연관되어 있으며 사람들이 끊임없이 역동적인 공동체와 주고받는 행위에 관여하고 있다고 믿는 것은 오늘날 공동체 윤리학자들의 주요 입장이다. 사회가 노인들에 대한 건전한 이상을 가지고 있지 않을 때, 총체적인 인생의 관점을 공동체에 잘 통합시킬 수 없다. 노인들이 공동체의 가치 있는 구성원 위치에서 배제되면, 그들은 종종 지혜의 전형이 아니라 수치심의 전형으로 보일 수 있다.

조안 에릭슨은 라스 토른스탐(Lars Tornstam)의 작품에서 노년초월(gerotranscendence)의 개념을 사용하였는데, 초월은 "한계를 넘어 올라간다, 한계를 뛰어넘는다, 넘어서다, 탁월하다."라는 의미이다. 에릭슨은 노년의 "초월한 사람들의 경험"을 다음과 같이 설명했다.

- 보편적 정신과 우주적 연합을 느낀다.
- 시간에 대해 현재 또는 다음 주로 제한하여 느낀다. 그렇지 않을 경우, 미래는 뿌연 안개와 같다.
- 공간의 차원이 개인의 신체적 역량이 허용하는 주변부로 축소되었음을 느낀다.
- 죽음이 사람에게 지속적인 존재라고 느끼고 죽음을 "모든 살아 있는 사물의 방식"으로 바라본다.
- "폭넓은 상호 관련된 사람들"을 포함하는 자아에 대한 확장된 의식이 있다.

그다음 에릭슨은 초월을 초연결성(transcendance) 단어로 활성, 전환시켜 그 의미를 예술과 연관 지었고, 구체적으로 "관련된 모든 신체, 정신 및 영혼이라는 항목을 만들고 행하는모든 영역들로 우리를 옮겨놓을 수 있는 인생의 춤"으로 의미를 부여했다.

3 도덕적 행위자

노화와 노화의 자연스러운 진행 때문에 노인들이 취약한 인구 계층이라고 일반적으로 알려져 있다. 이러한 취약성 때문에, 도덕적 행위자가 노인과의 관계에 있어서 핵심 고려 사항이다. 자기 자신을 포함한 지각 있는 존재들의 고통과 행복에 영향을 미치는 중요한 삶의 경험들과 관련하여 고의적인 행동을 할 수 있는 능력을 "개인의 도덕적 행위"라고 한다. 도덕적 행위는 사람들이 자신의 신념과 행동에 대해 책임을 지고 그 방향을 설정할 수 있는 역량이 있다.

1) 의사결정 능력

의사결정 능력 또는 무능력은 대부분의 성인이 합리적인 결론이나 해결책에 도달할 수 있는 능력 또는 무능력을 의미한다. 의사결정 능력은 일반적으로 역량(competence)이라는 개념과 동일시할 수 있다. 역량은 합법적으로 정보에 입각한 동의서를 요구하는 공식적 상황과 밀접하게 관련되어 있다는 점에서 법적인 함축성을 더 많이 담고 있다. 의사결정 능력과 역량에 관한 문제는 때때로 3가지의 인구 계층과 연관되어 있는 경우가 많다.

(1) 정신장애가 있는 사람

(2) 인지능력이 저하된 노인

(3) 아동

의사결정 능력과 역량에 대한 평가 기준은 존재하지 않는다. 보샹과 칠드레스(Beauchamp & Childress, 2019)는 의사결정 능력과 역량에 대한 평가 방법을 제시하였는데, 이 방법은 최소한의 역량만을 지닌 사람들이 더 높은 능력을 요구하는 기준으로 나아가는 행동에 대해 기술함으로써 시작된다.

- 선호나 선택을 표현하거나 소통할 수 없다.
- 자신의 상황과 그 결과를 이해할 수 없다.
- 관련 정보를 이해할 수 없다.
- 이유를 제시할 수 없다.
- 합리적인 이유를 제시할 수 없다.
- 위험 또는 이익과 관련된 이유를 제시할 수 없다.
- 합리적인 결정에 도달할 수 없다(예: 합리적인 사람의 기준에 따라 판단됨).

간호사는 취약하고 의존적인 노인 환자들이 종종 잘못된 인상과 연령차별로 인해 정신적으로 무능력하거나 역량이 없다고 여겨지는 경우가 많다는 사실에 민감해야 한다(예: 사람의 약해 보이는 외모에 기반한 근거 없는 가정이 이루어질 때, 노인 환자들은 그들의 안녕에 중요한 의사결정 과정에서 배제될 수 있다). 신체적으로 약한 노인들은 장기요양 시설에서 목욕하고 싶은 시간을 결정하는 것부터 의료 전문가들이 법적으로 노인의 의사결정 능력을 무시하고 치료 옵션 및 재정 관리를 돕는 것에 이르기까지 결정에 참여하지 못할 수 있다.

대부분 가족 구성원들은 노인 가족을 돌볼 때 윤리적 동기를 가지고 있지만, 항상 그런 것은 아니다. 때때로, 가족 구성원과 제공자들이 노인의 복지보다는 자신의 이익만 챙기는데 더 관심을 가질 때가 있으며, 이때 가족이나 간호제공자는 노인을 무능력하다고 판단할 수 있다. 의도적이든 비의도적이든 이런 편향된 결정은 노인이 갖고 있는 재력에 접근하고 이를 유지하기 위한 욕망이나 혐오 또는 격분의 감정에 기반할 수 있다. 간호사들은 노인들의 의사결정 능력을 결정하는 데 영향을 미치는 환자와 상황에 대해 평가할 때 반드시 주의하고 현명하게 경계해야 한다. 간호사의 일차적인 헌신은 환자를 위한 것이어야 한다.

2) 자율성과 가부장주의

생명윤리학에서 자율성은 개인이 이성적이며 자신의 건강 관련 및 생활 결정을 스스로 지휘할 수 있다는 것을 의미한다. 가부장주의는 의료 전문가가 환자에게 최선의 이익이나 환자 자신의 이익을 위한 것이라고 믿는 바에 따라 환자를 대신해 결정을 내릴 때 발생한다. 의사와 간호사는 때때로 환자가 자신의 치료 필요성을 완전히 이해할 수 없다고 믿는다. 가부장적 행동의 덜 정당화된 이유는 의료 전문가들이 그들의 직업이 환자에 대한 권력을 정당화한다고 믿는 것에 기반한다.

가부장주의는 한때 의료 전문가들 사이에서 예상되는 행동이었지만, 오늘날에는 전문가들이나 치료를 받는 사람들에 의해 쉽게 받아들여지지 않는다. 그러나 노인들은 여전히 의료 전문가들에 의해 자신의 자율성이 침해될 위험이 크다. 이는 종종 노인의 연약한 외모와 사회적 연령차별의 영향으로 인해 노인의 의사결정 능력에 대한 잘못된 가정에서 비롯되는 경우가 많다. 노인은 때때로 상황의 세부사항에 대해 혼란스러워할 수 있지만, 항상 의사결정 능력을 잃은 것은 아니다. 노인 환자가 응급실에 있는 의사의 이름을 기억하지 못하거나 의사가 드나드는 상황을 잘 인식하지 못한다고 해도, 그것만으로 치료 결정을 내릴 수 없는 상태라고 단정할 수는 없다. 더 중요한 것은 환자가 자신이 지금 병원 응급실에 있다는 사실을 인지하고 있는지 여부이다. 이처럼 전체적인 상황을 이해하고 자신의 치료와 관련된 중요한 판단을 내릴 수 있다면, 여전히 의사결정 능력이 있다고 볼 수 있다. 심지어 이 판단만으로 의사결정 능력을 치료 결정에 정하지 않을 수도 있다.

노인들이 자신의 현재 상황에 대한 일부 세부 사항에 혼란을 느낄 때, 의료 전문가들은 가부장적으로 행동하고 싶은 유혹을 받을 수 있다. 노인 자신이 병원 응급실에 있다는 것을 모른다 하더라도, 의료 전문가들은 환자의 치료 거부를 자동으로 무시해서는 안 된다. 대신, 노인의 전체적인 생활 맥락을 평가해야 하며, 이는 결정의 이익, 위험 및 결과를 이해할 수 있는 능력과 시간에 걸친 노인의 대화와 희망 표현의 일관성을 포함한다. 의료 전문가들은 노인의 현재 희망이 이전에 표현된 욕구와 행동 방식과 일치하는지 평가해야 한다. 사람들이 노인의 결정이나 요구를 쉽게 무시하려 할 때도, 노인의 자율성은 정당하게 존중되어야 한다.

일부 윤리학자들은 과거 의료현장에서 의사와 간호사가 보였던 과도한 가부장적인 태도가 오늘날 환자의 자율성을 지나치게 강조하게 된 하나의 반작용을 불러왔다고 보고 있다. 이 윤리학자들에 따르면, 자율성을 보호하려는 의도가 과도하게 강조되면서 윤리적 논의의 중심이 지나치게 한쪽으로 치우쳤으며, 그 결과 상호적인 인간관계의 중요성, 공동체에 대한 소속감과 연대감, 그리고 도덕적 덕목의 가치가 과소평가되고 있다고 우려한다(Agich, 2003; Callahan, 1995; Hester, 2001; MacIntyre, 1984, 1999; Moody, 1992). 따라서, 노인 환자에 대한 행동은 정당하지 않은 가부장주의에서부터 자율성 존중에 대한 엄격한 준수에 이르기까지 넓은 범위에서 다양할 수 있다. 공동체 윤리학자 히스터(Hester, 2001)는 치유 과정에는 공동체의 참여가 필수적이며, 자율성에 대한 과도한 강조는 오히려 공동체의 참여와 개인 간의 관계를 소외시킬 수 있다고 주장했다.

노인 환자들이 간호사의 돌봄이 필요한 경우는 자율성의 능력을 존중받기 위해서가 아니라 정신적 능력이나 신체적 능력, 또는 두 가지 모두를 잃었기 때문일 수 있다. 자율성과 같은 규칙이나 원칙의 사용에 중점을 두기보다는 노인의 안녕을 촉진하고 고통을 완화하는 인본주의적 접근이 더 중요한 치료의 초점이 될 수 있다. 자율성에 대한 존중은 생명윤리학과 간호 윤리에서 여전히 매우 중요하지만, 규칙 중심의 행동에 대한 무조건적인 충성보다는 환자의 인간성과 안녕을 치료의 중심에 두는 인본주의적 접근이 필요하다.

또한, 간호사는 노인 환자의 자율성을 지지하기 위해 가족 참여를 최소화해야 한다고 생각할 수 있다. 의료 제공자가 노인이 자기 결정을 유지할 수 있도록 지원해야 하지만, 가족 간병인은 일반적으로 노인의 치료에 관한 결정 과정에서 배제되어서는 안 된다. 자율적인 노인 환자가 가족의 결정이나 권고에 반드시 구속될 필요는 없지만, 대부분의 노인은 가족의 관심과 신뢰할 수 있는 간호사가 제공하는 적절한 의사결정 지원을 소중히 여긴다. 시간이 지남에 따라 반복적인 접촉을 통해 노인 환자에게 잘 알려진 간호사를 포함한 간병인들은 환자에게 낯선 사람이 아니라 친밀한 사람이다. 환자의 안녕을 중시하는 간호사가 환자의 건강관리 결정에 대해 전혀 개입하지 않고 객관적으로 분리된 태도를 유지할 수 있다고 믿는 것은 비현실적이다. 노인 환자에게 의사결정 지원을 제공할 때, 간호사는 변덕스러운 가족의 영향, 연령차별, 편견 등이 환자에게 제공되는 지원과 조언에 어떤 영향을 미치는지를 파악하기 위해 실용적 지혜를 발휘해야 한다. 궁극적으로 현명하고 자비로운 의사결정 지원은 간호 실무와 환자 옹호의 핵심 요소이다.

3) 취약성과 의존성

자율성뿐만 아니라 취약성과 의존성 또한 도덕적 주체성과 밀접하게 관련되어 있다. 맥킨타이어(MacIntyre, 1999)는 공동체가 구성원들의 공동선을 실현하기 위해서는 인간이 자신의 동물적 본성을 인정할 필요가 있다고 강조했다. 인간 존재의 본질이 동물적이라는 점을 인식할 때, 취약성과 의존성은 부끄럽거나 부정할 것이 아니라 자연스러운 인간 조건으로 받아들여진다. 이러한 취약성과 의존성은 인간이 성장 과정에서 겪는 보편적인 특성이며, 대부분의 사람들은 어린 시절의 의존적 상태를 지나 성인이 되면 독립적이고 실용적인 추론 능력을 갖추게 된다. 단, 일부 복잡한 상황에서는 이러한 전환이 어려울 수 있다.

그러나 성인이 되어서도, 인간은 노화 과정 중 신체적 및 인지적 변화로 인해 취약성과 의존성을 다시 경험할 수 있다. 맥킨타이어(1999)에 따르면, 윤리학자들은 종종 강하고 독립적인 사람들이 취약하고 의존적인 사람들에게 자신의 덕을 자비롭게 베푸는 관점에서 이야기한다. 간호사들은 모든 사람, 심지어 간호사 자신들까지도 취약성과 의존성의 대상이 될 수 있음을 명심하는 것이 좋다. 취약하고 의존적인 노인들로부터 얻을 수 있는 지식은 매우 풍부하며, 간호사가 이들의 삶의 이야기에 귀 기울이고 이를 이해하려는 태도를 지닌다면 그 가능성은 더욱 커진다(Butts & Rich, 2004).

【윤리적 성찰】
간호사는 임상현장에서 나타나는 연령차별적 태도에 어떻게 대응해야 하는가?

4) 자율성과 선의의 간섭주의

생명윤리에서 자율성은 인간이 합리적인 존재로서 자신의 건강과 삶에 대한 결정을 스스로 내릴 수 있는 능력을 의미한다. 반면, 선의의 간섭주의는 의료 전문가가 환자의 최선의 이익이 무엇인지에 대한 자신의 판단을 근거로 환자를 대신해 결정을 내리는 상황에서 발생한다. 이는 의료진이 환자가 치료와 관련된 모든 정보를 충분히 이해하지 못한다고 판단할 때, 환자의 자율성을 제한하면서도 환자의 복지를 위한다고 믿는 방식으로 나타날 수 있다. 선의의 간섭주의가 정당화되지 않는 한 가지 이유는, 일부 의료 전문가가 자신의 직업적 지위가 환자에 대해 정당한 권한을 부여한다고 믿기 때문이다. 과거에는 의료 전문가가 환자의 최선의 이익을 위해 결정을 내리는 것이 당연하게 여겨졌으나, 오늘날에는 환자의 자율성을 존중하는 방향으로 의료윤리가 변화하고 있다. 그럼에도 노인은 여전히 의료 전문가에 의해 자율성이 침해될 위험에 놓여 있다. 이는 종종 노인의 허약한 외모나 사회 전반에 존재하는 연령 차별적 태도로 인해, 노인의 의사결정 능력이 과소평가되는 잘못된 전제에서 비롯된다.

그러나 노인이 상황의 사소한 세부 사항에 혼란을 느낀다고 해서 의사결정 능력이 없다고 판단해서는 안 된다. 실제로 노인은 시간, 사람의 이름, 역할에 대해 일시적으로 혼란스러울 수 있지만, 여전히 자신의 삶과 치료에 대해 합리적인 결정을 내릴 수 있는 능력을 유지할 수 있다. 한 노인 환자가 응급실 의사의 이름을 기억하지 못한다고 해서 그 환자가 치료 결정을 내릴 수 없는 것은 아니다. 오히려 더 중요한 것은 그 환자가 자신이 병원 응급실에 있다는 사실을 인지하고 있는지 여부이다. 다만, 이러한 한 가지 판단 기준만으로는 환자의 의사결정 능력을 충분히 평가했다고 볼 수 없으며, 보다 정밀하고 다면적인 평가가 필요하다.

노인들이 현재의 상황과 관련한 몇 가지 세세한 부분에 대해 혼란스러워할 때, 의료 전문가는 선의의 간섭주의로 행동하려는 유혹을 받을 수 있다. 노인이 병원 응급실에 있다는 사실을 모르더라도, 의료 전문가들은 환자의 치료 거부를 자동적으로 무시해서는 안 된다.

대신, 노인의 삶을 전체 맥락에서 보고, 의사결정의 이점과 위험 및 결과를 이해하는 능력과 노인들의 대화와 희망에 대한 표현과 관련한 전반적인 일관성의 측면에서 평가해야 한다. 의료 전문가들은 노인의 현재 희망이 이전에 표현된 욕망과 존재 방식과 일치하는지 평가해야 한다. 사람들은 때때로 노인들의 자율성을 정당하게 존중해야 할 때, 노인의 결정과 요청을 재빨리 무시하고 싶어 한다. 일부 윤리학자들은 과거 의사와 간호사들이 지나치게 보호적인(선의의 간섭주의) 태도를 보였던 것이 반발을 불러일으켜, 현재는 환자의 자율성을 존중하는 것에 대한 관심이 과도하게 높아지고 불균형을 초래하고 있다고 믿는다. 이들 윤리학자에 따르면, 현재 윤리적 논의는 자율성 보호에 지나치게 치우쳐 있으며, 이로 인해 원만한 인간관계를 위한 상호작용, 공동체 의식의 함양, 그리고 덕의 가치가 간과되고 있다고 본다. 이러한 관점에서 볼 때, 노인 환자를 대하는 태도는 정당화되지 않은 선의의 간섭주의에서부터 자율성을 절대적으로 중시하는 접근까지 매우 넓은 스펙트럼으로 나타날 수 있다.

공동체 윤리학자인 히스터(2001)는 치유에는 공동체의 개입이 필요하며, 자율성에 대한 과도한 관심은 바람직하지 않다고 주장했다. 만약 자율성이 의료의 핵심 초점이 되어버리면, 공동체의 개입과 개인적인 관계 형성이 배제될 수도 있다.

노인 환자들은 간호사의 보살핌이 필요한 경우가 많다. 이는 그들의 자율성을 존중받아야 하기 때문이 아니라, 정신적 능력, 신체적 능력, 혹은 그 두 가지 모두를 상실했기 때문이다. 따라서 자율성과 같은 규칙이나 원칙을 따르는 것보다는 노인의 행복을 증진하고 고통을 완화하는 데 초점을 맞추는 인간 중심적인 접근 방식이 더욱 중요할 수 있다.

자율성 존중은 생명윤리 및 간호윤리에서 여전히 매우 중요한 요소이지만, 규칙 중심적인 태도를 맹목적으로 따르는 것보다 환자의 인간성과 복지를 중심에 두는 인간 중심적 접근 방식이 필요하다.

또한, 간호사들은 노인 환자의 자율성을 지원하기 위해 가족의 개입을 최소화해야 한다고 생각할 수도 있다. 그러나 의료 제공자는 노인이 자율성을 유지할 수 있도록 돕는 것이 필요하지만, 노인의 돌봄에 대한 의사결정 과정에서 가족 돌봄 제공자를 배제해서는 안 된다. 자율적인 노인 환자는 반드시 가족의 결정이나 권고에 따를 필요는 없지만, 대개는 가족의 따뜻한 관심을 고맙게 여기며, 신뢰할 수 있는 간호사가 제공하는 적절한 의사결정 지원도 받아들이는 경우가 많다.

노인 환자와 반복적인 접촉을 통해 친숙해진 간호사를 포함한 돌봄 제공자들은 환자에게 있어 낯선 사람이 아니라 친밀한 사람들이다. 환자의 안녕을 걱정하는 간호사가 환자의 의료 결정에 대해 객관적으로 거리감을 유지해야 한다고 믿는 것은 비합리적이다. 노인 환자에게 의사결정 지원을 제공할 때, 간호사는 실천적 지혜를 발휘하여 그들이 제공하는 지원과 방향성이 편견, 연령차별, 또는 근거 없는 가정에 영향을 받고 있지 않은지 평가해야 한다. 결국, 지혜롭고 온정적인 의사결정 지원은 간호 돌봄과 환자 옹호의 중요한 요소이다.

5) 치매

가정간호와 장기요양 시설에서 근무하는 간호사는 종종 치매 환자에게 간호를 제공한다. 키트우드(Kitwood, 1997)는 우리 사회와 의료 공동체가 치매 환자를 "사회의 새로운 낙오자(new outcasts of society)"로 취급하도록 조장해 왔다고 주장했다. 젠킨스와 프라이스(Jenkins and Price, 1996)는 치매를 겪는 사람들이 경험하는 상실은 인격의 상실로 비유될 수 있다.

치매 환자를 다룰 때 중요한 윤리적 원칙 중 하나는 비인격화를 피하는 것이다. 키트우드(1997)는 치매 환자들에게 가해지는 비인격화 경향을 17가지로 나누어 제시했으며, 이는 환자가 더욱 소외감을 느끼고, 인격을 상실한 존재로 취급받을 위험을 방지하기 위한 경고이다. BOX 8-2는 치매 환자에게서 피해야 할 비인격화 경향을 정리한 내용이다.

BOX 8-2 피해야 할 비인격화 경향

1. 배신: 속임수를 사용하여 주의를 산만하게 하거나 조작하기
2. 무력화: 사람들이 자신의 능력을 사용하지 못하게 하기
3. 영아화: 후견인처럼 무례하게 대우하기
4. 위협: 신체적 힘 또는 위협을 통해 두려움 유발하기
5. 라벨 붙이기: 치매와 같은 카테고리를 사용하여 상호작용과 설명의 기준으로 삼기
6. 낙인 찍기: 누군가를 외톨이나 병든 대상처럼 대우하기
7. 앞서가기: 다른 사람들이 감당할 수 있는 것보다 더 빠르게 행동하도록 압박하기; 정보를 너무 빠르게 제시하기
8. 무효화: 다른 사람들의 주관적 경험과 감정을 인정하지 않기
9. 추방: 신체적 또는 심리적 배제
10. 대상화: 다른 사람을 느끼고 생각하는 존재가 아닌 "물질 덩어리"처럼 대우하기
11. 무시하기: 누군가 있는데도 그 사람이 없는 것처럼 다른 사람과 대화하거나 상호작용하기
12. 강요: 어떤 행동을 강제로 시키기, 선택의 가능성을 무시하거나 부정하기
13. 거부: 요청받은 주의나 분명한 필요를 충족시켜 주지 않기
14. 비난: 능력 부족이나 오해에서 비롯된 행동이나 실패에 대해 비난하기
15. 방해: 누군가의 행동이나 사색에 거칠게 침입하기
16. 조롱: 굴욕을 주거나 다른 사람의 비용을 들여 장난 치기
17. 폄하: 다른 사람의 자존감을 훼손하기, 무용하거나 쓸모없거나 무능하다는 메시지 전달하기

출처: Kitwood, T. (1997). Dementia reconsidered. Open University Press, pp. 46-47.

치매 환자들은 능력이 점차 감소하면서 종종 덜 중요한 존재로 취급받는다. 이는 그들이 한때 보여왔던 능력이나 행동을 잃어가는 과정에서 더욱 두드러지게 나타난다. 그러나 치매 환자들은 쇠퇴하는 과정 속에서도 여전히 감정을 인식하고, 자신이 누구인지를 인식하는 능력을 일정 부분 유지할 수 있다. 진행성 치매의 초기와 중기 단계에서는 환자가 여전히 일부 인지 능력을 가지고 있어, 이 시기에도 환자에게는 인격적 존중이 필요하다.

키트우드(1997)는 치매 환자들이 "사회의 낙오자"로 전락하게 되는 이유 중 하나는 사회와 의료 시스템에서 그들의 존엄성이 부인될 때 발생한다고 지적했다. 치매 환자와 그들의 가족, 의료 전문가 간의 일상적인 상호작용에서 존엄성은 매우 중요하다. 때로 치료에만 집중하다 보면 치매 환자와의 인간적 관계가 소홀해져, 환자의 존엄성이 위태로워질 수 있다. 따라서 의료 전문가들은 치매 환자와 상호작용할 때 그들의 존재를 존중하는 태도를 반드시 유지해야 한다.

치매 환자의 가족과 돌봄 제공자는 종종 좌절감과 불안을 겪는다. 간호사는 치매 환자와 그 가족들과 상호작용할 때 연민과 평정심이라는 미덕을 보여줌으로써 다른 돌봄 제공자들에게 멘토 역할을 할 수 있다. 간호사가 사용하는 부드러운 의사소통은 치매 환자 돌봄에 있어 전반적인 존엄성을 지원하는 데 도움이 된다. 부드러운 말은 두려움과 불안의 분위기를 조성할 수 있는 큰 소리나 거친 말 대신, 차분한 환경을 만들어낸다. 경험이 부족한 돌봄 제공자는 간호사의 행동을 보고 배우므로, 간호사는 자신이 타인에게 미치는 영향력을 인식하고 긍정적 또는 부정적 영향을 잘 관리해야 한다.

4 노인에게 필요한 미덕

메이(May, 1986)는 노화가 문제라기보다 신비로운 과정이며, 사회 전체가 이를 해결하는 방법보다 노화에 대한 태도와 행동할 것인가에 초점을 맞추어야 한다고 주장했다. 특히 의사와 간호사와 같은 의료 전문가들의 권력적 위치는 수동적인 수혜자로 보일 수 있는 취약한 환자들과 비교할 때 생명윤리에서 중요한 주제이다. 노인 환자들이 의료 전문가들로부터 받는 치료는 그들이 더 큰 사회에서 기대할 수 있는 것에 대한 상징으로 인식되기도 한다. 따라서 의료 전문가들의 태도와 행동은 노인들에게 중요한 영향을 미친다.

메이(1986)는 노인이 겉으로는 무력해 보일지라도 여전히 개인적으로 자신의 삶의 질에 책임을 지는 도덕적 행위자로 남아 있다고 제안했다. 간호사와 의사들에게 일방적인 돌봄 윤리는 의료 전문가와 환자 간의 권력 불균형을 해결할 수 없다. 오히려 노인들은 자신만의 안녕감을 역동적으로 창조해 나갈 때 삶에서 더 큰 의미를 경험할 수 있다. 삶은 정적인 것이 아니며, 노년기에도 활력을 유지할 수 있다.

메이(1986)가 제안한 노인들이 도덕적 삶의 질을 향상시키기 위해 배양해야 할 미덕들은 생명윤리위원회(President's Council on Bioethics, 2005)의 보고서 "간호제공: 고령화 사회의 윤리적 간호제공(Taking Care: Ethical Caregiving in Our Aging Society)"에도 포함되어 있다. 노년기에도 계속해서 도덕적 성장이 이루어진다는 점을 인식하는 간호사들은, 노인들이 이러한 덕목을 함양할 수 있도록 지원함으로써 노인들의 도덕적 발전 여정을 지속할 수 있도록 도울 수 있다.

1) 용기

세인트 토마스 아퀴나스(St. Thomas Aquinas)는 용기를 "사람들 앞에서의 영혼의 확고함"으로 묘사하였는데, 이는 노인에게도 적용될 수 있다. 노인은 삶에서 죽음과 상실의 확실성에 직면할 때 용기가 필요하다.

2) 겸손

노인들은 그들의 존엄성이 신체적 노화를 경험하는 과정에서, 그리고 자신이 노쇠함으로 인해 젊은이들로부터 혐오감을 받을 수 있다는 느낌을 받을 때, 그리고 삶에서 점점 더 많은 사람들과 가치를 잃어갈 때 겸손이 필요하다. 겸손은 간호 제공자가 노인과의 관계에서 권력을 행사하는 입장 때문에 생길 수 있는 거만한 행동을 상쇄하는 데 필요한 덕목이다. 간호사는 오랜 세월을 살아왔고 많은 기쁨과 고통을 겪은 노인 환자의 이야기를 적극적으로 경청할 때 통찰력과 실용적 지혜의 선물을 얻을 수 있다.

3) 인내

노년은 때때로 비통함과 분노의 감정을 자극할 수 있지만, 인내의 덕목에 대해 긍정적인 개념은 이러한 반응적 감정을 극복하는 데 도움이 될 수 있다. 인내는 "목적의식이 분명한 기다림과 수혜이며, 의지"로, 이는 다른 모든 것이 통제 불능이 될 때 정확히 자신의 정신을 통제해야 할 때 요구되는 덕목이다. 인내는 노인들이 짧은 거리를 걸을 때 숨이 차는 것과 같은 문제로 자신의 운명을 저주하고 좌절감을 느끼는 것보다 노화된 신체의 좌절감을 안고 살아갈 수 있게 하는 데 유용한 덕목이다.

4) 소박함

소박함은 베네딕트 수도사들이 노년기의 도덕적 표식으로 언급한 덕목이다. 소박함은 "가볍게 여행하는 법을 배운 순례자"의 미덕으로, 노인들이 물질적 소유물을 축적하는 것보다 친구와의 식사와 같은 삶의 작은 즐거움에서 큰 기쁨을 경험할 때 표출된다.

5) 자비

자비는 "정화된 자비"로 정의된다. 이는 죽음에 직면하여 삶을 붙잡으려는 일부 노인들의 탐욕과 인색함에 반대된다. 자비는 탐욕의 인색함에 대한 대답을 제공하며, "죽음의 공허함이 아니라 사랑의 관대한 손길로" 자비의 미덕을 보여주는 노인들은 다른 보통의 노인들이 죽음에 이르렀을 때 발견할 수 있는 삶의 의미를 이미 깨닫은 사람들이다. 그들은 다른 사람에게 봉사하면서 기쁨을 찾는 방법을 배운 사람들이다.

6) 진실성

진실성의 덕목은 노년기의 인격과 관련한 모든 덕목을 종합하여 "포괄적인 인격의 통합"을 의미한다. 인격은 도덕적 구조로 인격 그 자체로서 하나가 될 때 다른 무엇보다도 더 중요한 덕목이다. 진실성, 즉 인격의 온전함은 노인들이 상실과 무상함이 더 부정적인 방향으로 그들을 끌어당길 수도 있는 상황에서도 친절함과 낙관적인 태도를 유지하며 우주와의 초월적 연결을 지속할 수 있도록 돕는 토대가 된다.

7) 지혜

지혜 또는 신중함은 과거 경험에서 얻은 교훈을 통해 성실성을 가능하게 한다. 신중함은 memoria (과거에 대한 열린 태도), docilitus (현재를 받아들이는 능력), solertia (예상치 못한 상황에 대한 준비성)으로 구성된다. 이 미덕은 노인들이 자신을 잘 이해하고, 순간에 주의를 기울이며, 예상치 못한 상황에도 유연하게 대응할 수 있도록 돕는다 (BOX 8-3 참고).

BOX 8-3 유연한 삶

사람은 살아있을 때 부드럽고 유연하지만, 사망하게 되면 단단하게 경직된다. 식물은 살아 있을 때 부드럽고 연약하지만, 죽으면 시들고 마른다. 따라서, 단단하고 경직된 것은 죽은 것의 범주에 속하고, 부드럽고 유연한 것은 살아 있는 것들의 범주에 속한다.

출처: Tzu, L. (1989). Tao teh ching (J.C.H. Wu, Trans.). Shambhala, p. 155. (Original work published 1961). Reprinted by permission.

8) 초월함과 태연함

초월함과 태연함은 유사한 덕목이다. 초월함은 지혜와 연계된 덕목이고, 에릭슨이 정의한 "일정 부분 경험의 축적에 의존하는 태도"로 설명한 것과 일치한다고 제안했다.

경험이 풍부한 사람들은 상황을 신중하게 평가하고 지혜롭고 차분하게, 그리고 사랑으로 반응하는 반면, 경험이 부족한 사람들은 과잉 반응을 하거나 재난에 휩싸이게 된다. 또한 메이는 성경적 미덕에 기반한 태연함을 "삶의 선물과 시련을 담담하게 받아들이는 능력으로 설명했다(예: 초월함이나 태연함의 미덕은 심각한 의료 문제를 가진 노인이 손자와 함께하는 시간을 삶의 선물로 즐기면서도, 그들이 대학을 졸업하는 모습을 보지 못할 수도 있다는 현실을 차분하게 받아들이는 능력으로 나타날 수 있다).

9) 예의

예의는 지혜와 관련된 성경적 미덕에 기반을 두고 있다. 예의는 "사회 현장에서 긴급하고, 불협화음이 있으며, 악의적인 모든 상황을 품위 있게 다룰 수 있는 능력"이다. (BOX 8-4 참고).

10) 유쾌함

유쾌함은 베네딕토회 수도사들이 노년의 미덕으로 인정한 또 하나의 덕목이다. 노인들은 낮아진 세로토닌 수준, 고정된 소득에 대한 불안, 신체적 · 개인적 · 물질적 손실, 수면 패턴의 변화 등으로 인해 우울증에 위험이 다른 연령대보다 더 높을 수 있다. 그러나 수도사들은 유쾌함이 노년의 현실적인 미덕이라 믿었다. 유쾌함(hilaritas)은 "많은 것을 보고, 많은 것을 하여 왔고, 많은 슬픔을 경험하고, 많은 슬픔을 겪었지만 이제는 천장

BOX 8-4 마지막 예의 행위

이다(Ida)는 79세의 알츠하이머 환자로, 입양 가정에서 동요하여 응급실에서 정신과 의사인 뮐러 박사(Dr. Muller)의 진료를 받았다. 이다는 실제 나이보다 젊어 보였고, 치매 환자의 얼굴에서 보통 사라지는 빛의 일부를 여전히 간직하고 있다. 그녀의 간이 정신 상태 검사(Mini Mental Status Exam) 점수는 30점 만점에 7점이었지만, 면담 중 거의 정보를 제공하지 않았지만, 협조하려는 의지를 보이는 모든 징후를 보였다. 이다는 항정신병 약물인 할로페리돌을 처방받고 다시 위탁 가정으로 퇴원하는 계획이 세워졌다. 뮐러 박사가 이다에게 작별 인사를 하러 갔을 때, 그는 이다가 면담 전에 누워 있었던 들것 위의 시트를 반듯하게 펴고 베개를 정리하는 모습을 보았다. 그녀는 "[스티로폼 컵과 음식 포장지]를 쓰레기통에 버리려" 애쓰고 있었지만, 쉽지 않아 보였다. 뮐러 박사는 "이 친절한 여성이 치매로 인해 연도, 계절, 월, 일에 대해서도 알지 못했지만, 응급실을 떠나기 전에 마지막 예의의 표현을 하려는 그 마음이 그녀의 뇌와 정신 속에 여전히 남아 있다는 사실에 깊은 감명을 받았다"고 말했다. 뮐러 박사는 신경학자 올리버 색스(Oliver Sacks)의 말을 인용하며, "스타일은 신경학적으로 한 인간 존재의 가장 깊은 부분이며, 치매 속에서도 거의 마지막 순간까지 보존될 수 있다.

출처: Muller, R. (2003). Psych ER. The Analytic Press, pp. 63–65.

위의 파리가 인간 세상을 내려다보듯, 유머 있는 초월의 상태를 습득한 사람들에게서 나타나는 일종의 천상의 명랑함"이라고 하였다. 유쾌함은 스스로를 너무 진지하게 받아들이는 것과는 관련이 없다.

5 삶의 질

사람들은 삶의 질 문제를 논의할 때, 그들은 무엇을 의미하는 것일까? 많은 사람들이 의료 전문가들까지 포함하여 삶의 질을 자명한 개념으로 여긴다. 존슨과 동료들(Jonsen & colleagues, 2022)은 삶의 질 판단이 본질적으로 가치 판단이며, 가치 판단은 그 가치를 평가하는 사람들마다 차이가 있을 수 있음을 의미한다(예: 환자의 삶의 질이 심각하게 저하되었다고 판단될 경우, 종종 생명 연장 치료를 하지 않는 것에 대한 정당성이 제시된다. 하지만 일부 사람들은 인간의 삶이 신성하다고 믿으며, 삶의 질에 관계없이 생명을 보존해야 한다고 주장한다).

많은 사람들은 삶의 질을 근거로 치료를 유보하거나 중단할 수 있다고 믿지만, 동시에 생명의 신성함 역시 존중해야 한다고 생각한다. 삶의 질을 객관적으로 평가하기 위해 다양한 척도들이 개발되었으며, 신체적 · 심리적 기능을 측정하는 여러 방법들이 제안되었다. 그러나 삶의 질을 수치화하거나 평가하는 방식에 대해 사람들의 반응은 개인차가 크며, 이에 대한 수용도 역시 다양하다. 연구에 따르면 일부 의료 전문가들은 환자 본인이 평가하는 삶의 질보다 더 낮게 판단하는 경향이 있는 것으로 나타났다(Jonsen et al., 2022).

삶의 질에 대한 평가는 개인적 평가와 관찰자 평가로 나눌 수 있다. 개인적 평가는 "자신의 신체적, 정신적, 사회적 상황에서 표현하거나 경험하는 개인적 만족감"이다. 반면, 관찰자 평가는 삶을 살아가는 본인이 아닌 타인이 평가하는 삶의 질 판단으로 최소한의 기준을 설정하고, 그 기준 이하에서는 삶이 바람직하지 않다고 평가를 반영할 수 있다. 삶의 질을 판단할 때 윤리적 문제가 발생하는 경우는 대부분 관찰자 평가에서 비롯된다. 이는 관찰자의 평가가 잘못된 가정, 편견, 선입견, 혹은 일시적일 수도 있는 상황(예: 노숙 상태나 가족 문제)에 대한 고정된 믿음을 반영할 수 있기 때문이다.

특히 노인 환자와 관련된 삶의 질 평가에서 발생할 수 있는 문제들은 주로 의료 전문가들이 환자의 연령, 사회적 가치, 치매 상태, 또는 전문가와 환자의 인생 목표와 가치 차이에 따라 환자에 대한 차별을 하는 데에서 비롯될 수 있다.

치료 결정은 환자의 의료 필요성에 대한 정직한 판단과 환자의 선호에 따라 이루어져야 하며, 환자가 이전에 전달한 의사가 없을 경우 사랑하는 사람들의 예측에 따라 결정을 내려야 한다.

전문가들이 특정 상황에서 합리적인 사람이 원하는 것을 예측하려 할 때 쉽게 문제가 발생할 수 있다. 이때 나이에 따른 편견과 편향된 차별이 관찰자 평가에 영향을 미칠 수 있다. 특히, 노인 환자에 대한 행동에서 다른 연령대 간의 가치와 목표가 다를 것이라는 가정에 특별히 주의를 기울여야 한다. 젊은 의료 전문가들이 가질 수 있는 가치관을 노년층에 적용하는 것은 도덕적 간호의 원칙에 벗어날 수 있다. 노인은 자신의 삶에 대한 질을 인식할 수 있지만, 여전히 젊은 세대는 그와 같은 삶의 질을 쉽게 인정하지 못할 수 있다. 따라서 자동적인 가정에 의존하기보다는 도덕적 상상력을 발휘하여 노인 환자와의 가치 역사를 반영하는 것이 윤리적 치료를 보장하는 데 필수적이다. 이러한 기록은 지속적으로 재평가되어야 한다(BOX 8-5 참고).

프랭클은 인간의 삶에서 의미를 찾는 것이 주된 동기라고 주장했다. 인간은 고통을 완화하고, 이해하며, 웰빙을 향해 나아가기 위해 의미를 추구한다. 그는 의미를 찾는 과정에서 내적 긴장이 필수적이며, 이는 정신 건강의 전제 조건이라고 믿었다. 프랭클에 따르면, 균형과 항상성을 추구하는 것이 반드시 최선의 상태가 아니며, 고통을 완전히 제거하려는

BOX 8-5 가치 역사 진행하기(삶의 가치 이력 양식)

다음은 노인과 함께 삶의 의미를 부여할 때 사용할 수 있는 질문 예시이다.

노인과의 삶의 의미 인터뷰 질문 예시

1. 이 문서를 읽는 사람에게 당신의 삶에 대한 전반적인 태도를 어떻게 설명하고 싶나요?
2. 당신에게 삶을 가치 있게 만드는 것은 무엇인가요?
3. 당신의 건강 문제나 장애에 대해 어떻게 생각하나요? 가족, 친구, 의사, 간호사가 이러한 감정을 이해하기를 바라나요?
4. 현재 또는 미래에 필요할 수 있는 의료 처치와 관련하여 가족, 친구, 다른 사람들이 당신의 결정을 어떻게 지지하기를 기대하나요?
5. 현재의 신체적 또는 정신적 건강이 악화된다면 어떤 느낌일 것 같나요?
6. 독립성 또는 의존성이 당신의 삶에 어떤 영향을 미치나요?
7. 임종이 가까워질 때, 무엇이 당신에게 가장 중요할 것 같나요? (예: 신체적 편안함, 통증 없음, 가족과 함께 있기 등)
8. 어디에서 임종을 맞이하고 싶나요?
9. 의료 치료에 대해 하고 싶은 일반적인 의견이 있나요?
10. 당신의 종교적 배경이나 신념이 심각한 질병, 만성 질환, 또는 말기 질환에 대한 감정에 어떤 영향을 미치나요?

출처: Institute of Public Law, University of New Mexico School of Law. (n.d.). Values history form. (p1–5). https://cdn.ymaws.com/www.hospicefed.org/resource/resmgr/hpcfm_pdf_doc/valueshistoryform.pdf

태도는 위험할 수 있다고 경고했다. 이러한 사고방식은 특히 노인과 상호작용할 때 더욱 그렇다. 왜냐하면 노인의 전반적인 존재가 일반적으로 균형 상태에 머물지 않기 때문이다.

균형이 반드시 가장 건강한 상태가 아니라는 믿음을 받아들이는 것은 고통을 제거해야 할 것처럼 공격해서는 안 된다는 믿음을 지지한다.

오히려 진정한 안녕은 고통을 수용하고 그것을 완화하려는 과정에서 찾아진다. 칼라한(1995)은 이 철학을 개선주의(meliorism)라는 개념으로 설명하며, 이는 고통을 수용하고, 고통 속에서 의미를 추구할 수 있도록 도움을 주는 행동 윤리로 정의된다.

【윤리적 성찰】

연령차별이 말기 결정과 노인에게 어떤 영향을 미칠 수 있는가? 간호사는 연령차별에 기반한 말기 치료 및 결정과 싸우기 위해 무엇을 할 수 있는가?

통합적 돌봄(holistic care)에 대한 강조는 계몽주의 시대의 일부 신념, 즉 인간의 몸을 신체를 기계에 비유할 수 있다고 여겨지던 계몽주의 시대의 일부 신념을 제거하는 데 도움이 되었다. 이러한 사고방식은 종종 "환원주의(reductionism)"라고 불린다. 기계공은 기계를 고치지만, 의료 전문가와 환자와의 관계는 이와 동일하게 여겨져서는 안 된다. 오늘날의 의료 시스템과 의료 전문가들은 여전히 엘리엇(Eliot)이 설명한 개선주의를 지속적으로 추구하는 경향이 있다. 개선주의는 의사와 간호사들이 모든 비용을 들여서라도 질병을 치료하고 고통을 경감시키는 태도를 의미한다. 모든 연령대의 환자, 특히 노년층 환자를 돌볼 때는 고통을 완화하는 노력이 필요하지만, 모든 고통을 완전히 제거하거나 모든 질병을 치료하는 것이 항상 가능하지는 않다는 점을 인식해야 한다. 이러한 경우, 간호사의 목표는 환자가 고통을 받아들이고 그 고통에서 의미를 찾도록 돕는 것이다. 환자의 혼란과 고통 속에서, 간호사는 불교 승려 탓닉한(Thich Nhat Hanh)이 묘사한 "고요한 존재"처럼 비유될 수 있다(BOX 8-6 참고). 환자의 고통은 환자와 간호사 모두에게 깊고 변혁적인 삶의 경험을 가져올 수 있다.

BOX 8-6 폭풍 속의 평정

베트남에는 작은 배를 타고 나라를 떠나는 사람들이 많은데, 이들을 보트 피플이라고 부른다. 종종 이 배들은 거친 바다나 폭풍에 휩쓸려 사람들이 공포에 빠지고, 배가 침몰할 수도 있다. 하지만 배에 탄 사람 중 한 명이라도 침착하고 명확한 판단을 유지하며, 무엇을 해야 하고, 무엇을 하지 말아야 할 것을 알고 있다면, 배가 가라앉지 않게 할 수 있다. 그 사람의 얼굴표정과 목소리는 명료함과 평온함을 전달하며, 사람들이 그에게 신뢰한다면, 그리고 그가 하는 말을 따르게 된다. 단 한 사람의 침착함이 많은 사람의 생명을 구할 수 있다.

출처: Thich Nhat Hanh. (2001). Thich Nhat Hanh: Essential writings (R. Ellsberg, Ed.). Orbis Books, p. 162.

6 자가간호 능력 평가

노인이 안전하게 집에서 혼자 계속 살 수 있는 역량을 평가하는 것은, 지역사회에서 일하는 간호사들이 급성기 치료에서 가정 간호로 환자의 퇴원을 계획하는 데 종종 직면하는 문제이다. 특히 허약한 노인이 강력하게 자신의 집에 머물거나 퇴원하고자 원할 때, 그리고 돌봄제공자가 노인의 결정에 동의하지 않을 때 특히 어렵다. 돌봄제공자는 노인의 실제적 및 인지된 능력과 무능력을 신중하게 고려하고, 그들의 생활환경의 안전성을 검토해야 한다. 인지 능력을 평가하는 방법은 이 장에서 이미 다뤄졌다. 노인이 무능력하다고 판단될 경우, 노인의 자율성을 존중하는 것과 돌봄제공자의 선행의 원칙의 고려가 필요할 수 있다. 윤리적 문제는 선의의 간섭주의 방식에 따라 적용할 것인지 여부를 결정하는 문제로 이어질 수 있다.

【윤리적 성찰】
노인을 대상으로 하는 적절한 치료에 대한 의료 전문가들의 믿음은 노인의 개인적 삶의 질 판단을 과소평가하는 것에서부터 질병을 치료하고 신체적 고통을 제거하는 성공만이 가치 있는 목표라고 믿는 것에 이르기까지 연속선상에 있다. 이 연속선과 관련하여 간호사가 환자 옹호자로서 활동할 수 있는 예를 제시해 보시오.

보샹과 칠드레스(Beauchamp & Childress)는 선의의 간섭주의에서 이타주의나 해를 끼치지 않으려는 목적으로 타인의 삶에 개입하여 본질적으로 비자발적인 행동을 방지한다.

선의의 간섭주의에서는 행위자는 선의(beneficence) 또는 악행 금지(nonmaleficence)의 원칙에 따라 비자발적인(nonvoluntary) 행동을 예방하는 것을 목표로 하여 타인의 삶에 개입한다(Beauchamp & Childress, 2019).

비자발적 또는 비자율적인 행동은 합리적 의사결정에 기반하지 않은 행동이다. 선의의 간섭주의가 개입을 정당화하기 위해서는 개입 대상자가 일정 수준의 의사 결정 능력 손상을 가지고 있어야 한다. 실제로 선의의 간섭주의(paternalism)가 선의의 간섭주의(paternalism)에 해당하는지에 대한 논쟁도 존재한다.

왜냐하면 사람들이 자신의 통제를 벗어난 상황에서 잘못된 정보에 기반하여 위험한 결정을 내리는 경우, 의사결정 능력이 손상된 경우, 그를 보호하는 것이 그의 최선의 이익을 위한 행동으로 간주되며, 이는 일반적으로 논란의 대상이 되지 않는다. 결정 능력이 온전히 유지된 노인이 신체적 제한으로 인해 집에서 안전하게 생활할 수 없는 상황임에도 불구하고 계속 집에 머물기를 원하는 경우, 자기 자신에게 해를 끼칠 가능성이 있는 결정을 내리는 문제는 윤리적 딜레마를 초래할 수 있다. 따라서 가족 돌봄 제공자 및 의료 전문가들은 자기 자신에게 해를 가할 위험을 예방하기 위해, 온건한 온정주의적 개입이 언제, 어느 정도까지 정당화될 수 있는지를 신중하게 고려해야 한다.

7 장기요양

장기요양 시설에서의 간호사와 환자 사이의 도덕적 관계에 대한 문제는 이 장에서 논의된 다른 문제들과 유사하다. 즉, 관계는 종종 자율성의 문제에 초점을 맞춘다. 이전에 언급한 바와 같이, 자율성 존중에 너무 좁게 초점을 맞추는 것은 간호사와 노인과의 도덕적 관계를 구성하는 실제 일상적인 복잡성을 간과할 수 있다. 많은 경우, 노인들이 장기요양 시설에 입소하는 이유는 그들이 더 이상 안전하게 자신을 돌볼 수 있는 자기 지휘를 행사할 수 없기 때문이다. 이 사실은 자율성을 존중하고 보존하려는 노력이 때때로 비현실적인 목표가 될 수 있음을 시사한다. 장기요양 시설에서 비현실적인 목표를 인정하지 않으면, 종종 장기요양 시설에서 일하는 간호사와 보조인력들에게 좌절감을 줄 수 있다.

풀맨(Pullman, 1998)은 장기요양 간호에서 자율성의 윤리 대신 존엄성의 윤리를 사용할 것을 제안했다. 존엄성의 윤리로는 돌보는 사람들의 도덕적 특성에 초점을 맞추는 것이 환자들의 자율성보다 중요하다. 물론 현실적으로 가능할 때는 자율성을 존중해야 하지만, 더 이상 완전한 자율성을 행사할 수 없는 환자를 간호할 때, 공동체의 존엄성 윤리는 연민을 내포한 돌봄을 제공할 수 있다. 노인이 자율적 선택을 완전히 행사할 수 있을 때도, 존엄성의 윤리는 간호를 수행할 수 있는 적절한 기초를 제공한다.

풀맨(1998)은 존엄성에 대해 모든 인간에게 내재된 기본적 존엄성과 개인의 자율성과 연결될 필요가 있는 공동체에 의해 결정되는 개인적 존엄성으로 구분했다. 개인적 존엄성은 공동체 구성원 간의 상호관계를 중시하는 공동체의 가치관으로 볼 수 있다. 존엄성의 윤리를 채택함으로써 노인의 기본적이고 존엄성과 개인적인 존엄성에 대한 인정은 간호제공자들이 그들의 능력에 최선을 다해 환자에게 이익이 되는 방향으로 지속적으로 노력한다는 신념이 포함된다. 장기요양 시설의 노인 거주자들이 독립적이어야 한다는 믿음이 있고, 의존적인 것이 나쁘다고 여겨지며 목표가 노인의 돌봄 필요성을 최소화하는 것이지 더 많은 돌봄을 제공하는 것이 아니라면, 장기요양 시설의 간호사와 노인 거주자 간의 관계는 처음부터 문제가 있다.

풀맨(1998)은 장기요양은 환자와 의료 제공자 간의 관계 시작 될 때부터 선의의 간섭주의 개입이 필요로 한다고 제안했다. 그는 이러한 선의의 간섭주의 개입을 위한 지침으로 정당화된 선의의 간섭주의 규칙(rule of justified paternalism)을 정의했다: "정당화되거나 요구되는 선의의 간섭주의 개입의 정도는 자율성의 정도에 반비례한다." 간호사는 환자의 자율성을 존중하는 것과 환자 돌봄에서 정당화되거나 선의의 간섭주의를 실천하는 것 사이에서 판단 오류가 발생하지 않도록 실천적 지혜(practical wisdom)의 지적 미덕을 함양하는 데 매우 민감하고 신중해야 한다.

노인이 치료와 일상 생활 활동에 대한 선택을 할 수 있는 능력이 있을 때, 그들은 개인적 결정을 내릴 자유를 가져야 한다. 이러한 선택에는 약물 복용 거부나 물리치료 거부와 같은 것들이 포함된다. 그러나 노인의 자율성을 존중한다는 것은 노인이 논란이 되는 선택의 잠재적 결과에 대해 차분하게 논의하는 데 필요하다면 상당한 시간을 들이지 않아도 된다는 것을 의미하지 않는다. 존엄성의 윤리에서 돌봄을 실천하는 간호사는 환자에게서 감정적으로 분리되어 있지 않으며, 대신 노인 환자가 자신들이 최선이 아니라고 믿는 선택을 할 때 개인적인 실패나 손실감을 느낄 위험을 감수할 준비가 되어 있다.

BOX 8-7 더 가까이 보세요, 진짜 나를 보세요

다음 시의 저자는 알려지지 않았지만, 스코틀랜드의 노인 시설에 살고 있던 노인 여성이 쓴 것으로 알려져 있습니다. 그녀가 사망한 후 그녀의 소지품 사이에서 발견되었으며 그 이후로 널리 퍼졌습니다.

간호사님, 무엇을 보시나요, 저를 바라보며 무엇을 생각하시나요? 성미가 고약한 노파, 지혜롭지 못하고, 습관이 불확실하며, 멀리 보는 눈을 가진. 음식을 흘리고 큰 소리로 "노력해 보세요"라고 말할 때 아무 대답도 하지 않고, 당신이 하는 일들을 전혀 알아차리지 못하고, 언제나 양말이나 신발을 잃어버리는. 저항하든 말든, 당신이 원하는 대로 목욕이나 식사를 하게 내버려두는. 그게 당신이 생각하는 것입니까? 그게 당신이 보는 것입니까? 그렇다면 눈을 뜨세요, 간호사님; 당신은 저를 보고 있지 않아요.

제가 누구인지 말씀드릴게요, 여기 이렇게 조용히 앉아서, 당신의 지시대로 움직이고, 당신의 의지대로 먹으며. 저는 사랑하는 부모와 형제, 자매와 함께 사랑하는 서로를 사랑하는 열 살짜리 어린아이예요.

열여섯의 젊은 소녀, 곧 만날 연인을 꿈꾸며 발에 날개를 달고. 스무 살의 신부, 마음이 뛰며, 지키겠다고 약속한 서약을 기억해요. 이제 스물다섯, 제 자신의 어린 아이들이 저를 필요로 하고, 안전하고 행복한 집을 지키려고 해요. 서른의 여자, 제 아이들은 빠르게 자라, 서로를 묶어둘 관계를 맺어요.

마흔에 저의 젊은 아들들은 자라나 떠났고, 내 남자는 내가 슬퍼하지 않도록 곁에 있어요.

어두운 날들이 찾아왔어요, 내 남편은 죽었어요; 미래를 바라보며 떨고 있어요... 제 젊은이들은 모두 자신의 젊은이를 키우고 있고, 나는 그동안 알았던 연도와 사랑을 생각해요.

이제 나는 늙은 여자가 되었고, 자연은 잔인해요; 늙음이 어리석게 보이게 하는 것은 장난이죠. 몸은 무너지고, 우아함과 활력은 사라지고, 한때 가슴에 있던 마음은 이제 돌이 되었어요.

하지만 이 낡은 육체 안에는 여전히 젊은 소녀가 살고 있어요, 가끔 내 상처받은 마음이 부풀어 올라요. 나는 기쁨들을 기억하고, 고통을 기억하며, 다시 사랑하고 삶을 살아가요.

나는 지난 수년을 생각해요; 너무 적고, 너무 빨리 갔어요, 그리고 아무것도 영원하지 않다는 엄격한 사실을 받아들여요. 그러니 눈을 뜨세요, 간호사님, 눈을 뜨고 보세요, 성미 고약한 노파가 아니에요; 더 가까이 보세요—진짜 나를 보세요!!

8 노인 학대

간호사는 환자가 폭력이나 학대의 피해자라는 것을 가장 먼저 알아차리는 경우가 많으며, 이는 특히 응급실과 가정 간호 분야에서 그렇다. 노인의 도덕적 간호는 간호사가 학대의 징후를 인식하고 적절한 조치를 취하는 데 관심을 기울이도록 요구한다. 노인 학대는 간병인 또는 다른 사람에 의한 알고 있는, 의도적인 또는 부주의한 행위로서 노인에게 해를 끼치거나 심각한 위험을 초래하는 것을 의미한다. 이는 신체적 학대, 성적 학대, 간병인의 방임, 경제적 학대, 정서적 학대 및 자기 방임을 포함한다. 자기 방임은 노인의 건강이나 복지를 위협하는 행동을 포함한다.

노인 학대의 가능성을 나타내는 문제는 다음과 같다.

- 신체적 학대: 멍, 압박 흔적, 골절, 찰과상 및 화상
- 성적 학대: 생식기 부위의 멍이나 부상으로 앉거나 움직이기 어려울 수 있음
- 정서적 학대: 정상적인 활동에서의 철수, 불안, 우울, 평소와 다른 행동 또는 불안함
- 방임: 욕창, 미처리된 의료 필요, 불량한 위생, 이상적인 체중 감소
- 경제적 학대: 개인 또는 간병인의 특징적이지 않은 구매; 청구서 지불 또는 약속 유지 실패; 의심스러운 행동

의료 시설 내에서 발생하는 학대의 징후는 다음과 같다.

- 구속: 구속에 대한 의사의 지시(시간 제한이 있어야 함), 신체적으로 구속된 환자 수, 사용된 구속의 종류, 구속의 정확한 적용, 구속된 환자를 확인하는 직원의 빈도
- 과다 투약의 징후
- 직원 또는 다른 환자로부터의 괴롭힘, 모욕, 또는 위협의 징후
- 직원 주변에서 불편함을 느끼는 환자
- 멍이나 다른 상해의 징후
- 환자 방임의 증거(예: 환자가 소변이나 대변에 젖은 채로 청소되지 않고 방치된 경우)

【법적 관점】

간호사는 윤리적으로뿐만 아니라 법적으로도 학대 신고 의무자로 간주되기 때문에 다음과 같이 해야 한다.

- 학대 신고 대상:
  - 아동 보호 서비스
  - 성인 보호 서비스
  - 장기요양 옴부즈맨 (일반적으로 기관이나 의료 제공자가 관련된 경우)
  - 주 라이센싱 보드(주의 면허위원회) (의료 제공자가 관련된 경우)
  - 법 집행 기관 (법률에 따라 필요한 경우)
- 언제:
  - 사건 발생 후 24시간 이내에 서면 또는 구두로 보고

출처: Westrick, S. J. (2014). Essentials of nursing law and ethics (2nd ed.). Jones & Bartlett, p. 133.

9 노인에 대한 인본주의 간호

트래블비(Travelbee, 1971)는 간호사와 대상자 간의 관계를 “상호 간의 유의미한 경험”으로 묘사했다. 그는 관계의 각 참여자는 다른 사람의 인간성을 인식하고 반응한다. 즉, ‘환자’는 ‘질병’, ‘방 번호’ 또는 ‘수행해야 할 작업’으로서가 아니라 독특한 인간으로 인식되어야 한다고 한다.

그러나 불행히도 노인들은 건강관리 전문가들과 상호작용을 할 때 비인간화되는 느낌을 자주 받으며, 이는 사회에서 겪는 비인간화를 더욱 심화시킨다. 또한, 그는 “만약 건강관리 전문가가 대상자를 ‘인간’으로 대우한다면, 그의 돌봄이 그 사람에게 동일한 사람을 단순히 ‘환자’로 인식하는 10명의 다른 건강관리 전문가들을 대처할 수 있는 힘을 부여할지도 모른다.”라고 하였다.

동정심을 가진 간호사는 환자가 피할 수 없는 고통을 극복하거나 받아들일 수 있도록 헌신한다. 초드론(Chödrön, 1997)은 “타인과 동정심을 가지고 관계를 맺고, 진실된 마음으로 대화를 나누는 일은 힘든 도전이고, 동정심은 치유자와 상처받은 사람 간의 관계가 아니고 그것은 동등한 존재들 간의 관계이다”라고 말했다. 많은 노인에게 세상은 외로운 곳이다. 이 취약한 집단의 고통을 완화하거나 받아들이도록 돕고자 하는 진심 어린 열망을

가진 간호사들은 세상의 동정심의 범위를 확대하는 역할을 할 수 있을 것이다.

간호사는 노인 환자와의 인간 대 인간 관계를 수립하고 노인의 안녕 상태에 영향을 줄 수 있는 여러 요인의 상호작용을 인식해야 한다. 노인에게 영향을 미치는 많은 요인은 변경할 수 없으며 평화롭게 받아들이고 성실성을 달성하는 데 사용되어야 한다. 노인을 돌보는 일은 예술과 과학을 혼합한 동적인 개입을 요구한다. 고통과 손실은 노인의 일상생활에 내재되어 있으며, 무상의 현실은 노년층이 무시하기 어려운 두드러진 존재감을 형성한다. 노인 환자의 윤리적 간호에는 많은 접근 방식이 있지만, 간호사들은 탓닉한(Thich Nhat Hanh, 1998)이 제안한 존재의 방식과 유사한 간호 접근 방식을 채택할 수 있다. 탓닉한은 경전이 "동정심의 눈으로 보고 듣도록" 조언한다고 말했다. 그는 또한 "동정심을 바탕으로 한 경청이 치유를 가져온다."라고 덧붙였다. 간호사의 동정심 있는 경청은 종종 비온정적인 세상에서 개별 노인에게 그들의 목소리를 제공한다.

단원 요약

- 연령차별, 즉 연대 기반의 차별은 노인과 관련된 많은 윤리적 문제의 기반이 된다.
- 사회는 종종 과학자들이 노화의 생물학을 폐지하려고 할 때 노인의 삶의 의미를 간과한다.
- 노인에 대한 의사결정 능력의 판단은 때때로 편견에 기반한 가정이 아닌 사실에 기반하여 이루어진다.
- 노인은 의료 전문가들이 관찰적 판단에 기반하여 인식하는 것보다 자신의 삶의 질을 더 높게 인식할 수 있다.
- 선의의 간섭주의는 때때로 노인을 돌보는 데에 동정심 있는 접근 방식이 될 수 있다.
- 일부 노인, 특히 장기요양 시설에 있는 노인들의 경우 완전히 자율성을 행사할 수 없을 때, 엄격한 자율성의 윤리보다 존엄성의 윤리에 초점을 맞추는 것이 더 현실적이다.
- 간호사는 노인 학대와 방임의 징후를 인식해야 하며, 노인에 대한 정의를 위해 적극적으로 참여할 수 있다.

사례 및 생각해 보기

사례

전북 임실에서 자녀들을 모두 도시로 보내고 농사를 지으며 아내와 단둘이 살아오던 최◯◯(82)은 2024년 1월 청천벽력 같은 진단 결과를 들었다. 아내가 폐암 4기 판정을 받은 것이었다. 최◯◯은 아내를 정성을 다해 보살폈다. 집에서 50여㎞ 떨어진 전주의 병원으로 숱하게 입 · 퇴원을 반복했다. 70대의 아내를 부축해 농어촌버스와 기차, 택시를 차례로 갈아타고 병원 길을 오갔다. 어려운 가정형편에 치료비를 줄이기 위해 집에서 도시락을 싸가기도 했다. 최◯◯의 이 같은 노력에도 아내는 날이 갈수록 병세가 깊어지고 고통이 커졌다. 아내는 폐렴이 악화되면서 2024년 4월 27일 대학병원 응급실로 옮겨졌다. 입원 1주일 만에 호흡이 어려워진 아내는 중환자실로 옮겨져 심폐소생술까지 받았다. 의식이 거의 없어진 아내에게 코를 통해 위로 영양이 공급됐다. 입을 통해 기관지에 연결된 튜브로 인공호흡이 이뤄졌다. 최◯◯은 아내를 집에 데려가고 싶었지만, 병원 측은 위독한 환자를 퇴원시킬 수 없다는 이유로 만류했다. 아내가 중환자실에 옮겨진 다음 날인 5월 5일 오후 최◯◯은 바지 주머니에 접이식 과도를 들고 중환자실로 들어갔다. 그는 두 간호사의 제지를 물리치고 영양 공급 튜브를 자른 뒤 인공호흡 튜브를 잡아 뽑았다. 아내는 질식해 10여 분 만에 숨졌다.

1. 위에 제시된 사례에 대하여 윤리적 문제에 조별 의견을 작성하고 발표해 보시오.

2. 팀별 내에서 각 개인의 의견을 발표한 뒤 팀별 의견을 작성해 보시오.

3. 팀 내에서 의견이 일치한 부분과 불일치한 부분을 논의해 보시오.

4. 팀별 윤리적 문제를 해결하면서 배운점, 느낀점, 생각을 논의해 보시오.

자율학습

1. 80대와 90대의 사람들이 이전 생애 단계에서 희망과 신뢰를 개발했을 때 가능해지는 것은 무엇인가?

   정답:____________________________

2. 노인 환자에게 있어 합리적인 결론이나 해결책에 도달할 수 있는 능력을 무엇이라 하는가?

   정답:____________________________

3. 장기요양 시설에 있는 노인환자를 간호할 때 특별히 고려되어야 하는 윤리는 무엇인가?

   정답:____________________________

제9장

말기환자 간호윤리

죽음에 의해 영향을 받지 않는 장소는 존재하지 않는다. 공간에도 존재하지 않으며,
바다에도 존재하지 않으며, 산 중턱에도 존재하지 않는다.

–부처(The Buddha)

학습목표

1. 죽음 불안과 이상적인 죽음을 둘러싼 문제와 힘을 이해할 수 있다.
2. 죽어가는 환자들의 고통의 의미를 이해할 수 있다.
3. 안락사의 다양한 유형을 비교하고 대조하여 설명할 수 있다.
4. 사망의 정의와 역사적인 사망 사례 및 이슈를 설명할 수 있다.
5. 다양한 대리 결정 기준의 유형과 각각의 기준이 필요한 상황을 설명할 수 있다.
6. 말기 진정과 의사조력자살이라는 두 가지 임종 상황을 대조하여 설명할 수 있다.
7. 죽어가는 환자와 그 가족을 돌보는 데 있어 간호사의 도덕적 고통을 이해할 수 있다.
8. 죽어가는 환자와 그 가족의 영적 돌봄을 관리할 수 있는 방법을 설명할 수 있다.

주요개념

- 존엄사: 무의미한 연명치료를 중단하고 자연스러운 죽음을 받아들임으로써 인간이 지녀야 할최소한의 품위를 지키면서 죽을 수 있도록 하는 것
- 안락사: 불치병으로 견디기 힘든 고통을 당하는 말기환자의 죽음을 인위적으로 앞당겨 주는 것
- 말기 진정: 말기환자에게 진정제 같은 특수 약물을 사용하여 극심한 고통을 완화시키는 치료법
- 의사조력자살: 독극물 처방은 의사가 하되, 이를 복용 또는 투약하는 행위는 환자 본인이 직접 하는 것
- 말기환자: 적극적인 치료에서 불구하고 근원적인 회복의 가능성이 없고 점차 증상이 악화 되어 보건복지부령으로 정하는 절차와 기준에 따라 담당 의사와 해당 분야의 전문의 1명으로부터 수개월 이내에 사망할 것으로 예상되는 진단을 받은 환자

1 죽음이란 무엇인가?

현대의 윤리적 논의는 "좋은 죽음이란 무엇인가?"와 "우리 모두는 어떻게 죽을 것인가?"와 같은 흥미로운 질문에 답하려는 철학자들의 노력과 관련이 있다. 최근 몇 년 동안 초점은 죽음을 위한 준비, 죽음에 대한 수용 그리고 죽음을 위한 적절한 시기를 아는 것과 같은 어려운 문제들에 맞추어져 있다. 많은 죽음에 관한 질문들에 답변을 제시할 수는 없지만, 개인마다 죽음의 의미에 관한 주관적인 개념을 발전시킬 수 있다. 사람들이 더 평화롭게 죽음을 맞이하기 위해서는 죽음과 사후 세계에 대한 자신만의 이해를 갖추고, 죽음의 연관성에 대한 개인적인 인식을 발전시켜야 한다. 독일 철학자 니체(Friedrich Nietzsche)는 모든 사람이 죽음과 관련된 삶의 철학이 필요하다고 제안했다. 빅터 프랭클(Viktor Frankl)은 "살아야 할 이유를 가진 사람은 살아야 할 방법도 거의 모든 방식으로 견딜 수 있다."라는 니체의 말을 인용하였다.

오랜 시간 동안 의사들은 신경학적 기준으로 사망시점을 결정하려고 했으며, 이는 1981년에 사망의 합법적인 정의를 수립할 수 있게 하였다. 이 정의는 의사가 사망을 선고하기 위해 두 가지 기준 중 하나 또는 두 가지 모두를 충족해야 한다고 명시하고 있다. 두 가지 기준은 다음과 같다. 전뇌사는 뇌의 모든 기능, 뇌줄기(뇌간)를 포함하여, 되돌릴 수 없는 정지 상태를 의미하고, 순환기 및 호흡기 기능의 정지는 혈액 순환과 호흡이 되돌릴 수 없이 멈춘 상태를 의미한다. 기술의 발전은 의사들이 전뇌사를 독립적인 기준으로 사용하여 사망을 선고할 수 있게 하였으며, 이는 순환기와 호흡기 기능의 정지와는 별개의 기준으로 사용될 수 있다. 이러한 변화는 사망의 정의를 과학적으로 뒷받침할 수 있는 새로운 방법을 제공하였다. 기술의 발전은 의사들이 전뇌 사망이라는 독립적인 기준으로 사망을 선언할 수 있게 했으며, 이는 두 가지 사망 기준 중 하나이다. 또다른 기준은 순환 및 호흡 기능의 중단이다. 죽음의 정의가 만들어진 이후로, 의료 기술의 지속적인 발전과 장기 및 장기이식에 대한 수요 증가로 더불어 윤리학자들은 죽음에 관하여 신경학 기준에 따른 사망에 대한 법적인 정의를 마련하기 시작했다. 죽음의 정의, 범위, 죽음과 관련된 윤리적 및 법적 문제와 결정을 살펴 보고자 한다.

1) 이상적인 죽음

우리는 죽음을 개인적으로 받아들이는 것은 어렵다. 비소설 베스트셀러 〈모리와 함께 한 화요일〉의 주인공인 모리(Morrie)는 "모든 사람은 자신이 죽을 것이라는 것을 알고 있지만, 아무도 그것을 믿으려고 하지 않는다."라고 하였다. 이 표현은 사람들이 죽음을 인식하고 있더라도, 실제로 그것을 진지하게 받아들이거나 그 의미를 진지하게 생각하는 데는 어려움이 있다는 것을 강조한다.

사람들은 "그가 세상을 떠났다"라는 표현을 사용하여 "그가 죽었다"라는 말을 피하거나 죽음의 현실과 관련된 불안감을 직면하지 않으려고 한다. 얄롬(Yalom, 1980)은 죽음 불안을 "무의식에 자리 잡은 죽음에 대한 두려움, 정확한 개념이 형성되기 이전의 어린 시절에 형성된 두려움, 언어나 이미지의 외부에 존재하는 끔찍하고 불명확한 두려움"으로 정의했다. 키에르케고르(S. Kierkegaard), 하이데거(Heidegger), 사르트르(Sartre)와 같은 실존 철학자들은 죽음과 존재하지 않음의 가능성과 마주하는 것이 개인이 자신을 가장 잘 알게 되는 방법이라고 했다. 실존주의 철학자들인 키에르케고르, 하이데거, 사르트르는 인간이 죽음과 무(無)의 가능성을 직면할 때 비로소 자기 자신을 가장 잘 알 수 있다고 강조한다. 즉, 인간은 삶을 이해하기 위해 먼저 죽음을 직시해야 한다.

얄롬(1980)은 개인이 자신의 죽음을 직면하는 것을 피하는 두 가지 방어 기제를 제시했다. 첫 번째 방어 기제는 불멸성 프로젝트로, 사람들은 자신을 가치 있는 프로젝트, 직업, 혹은 자녀 양육에 몰두함으로써 죽음의 현실로부터 자신을 보호하려 한다. 이 활동에 깊이 빠져들면서, 그들은 간접적으로 자신의 유한성을 부정하고 죽음을 회피하려 한다. 두 번째 방어 기제는 구원자에 대한 의존이다. 이는 다른 누군가가 자신에게 안전함을 제공하거나, 죽음에 대한 두려움으로부터 보호해 줄 수 있다고 믿는 것이다. 이러한 믿음을 통해 개인은 자신의 유한성을 직면하는 부담을 줄이려 한다.

죽음은 치료의 중단으로 결코 생명이 단축되는 것이 아니라 치료 불가능한 질병에 의한 자연적인 결과이다(윤영호, 2008). 거의 모든 사람은 죽음의 두려움에서 어느 정도 벗어나고 싶어 한다. 환자들은 간호사, 의사 및 다른 의료 전문가들에게 구조자의 역할을 기대한다.

죽음은 한 사람의 생명체로서의 끝을 의미한다. 비록 사람들이 살아있는 동안 죽음은 종종 어두운 비밀로 남아있지만, 언젠가 때가 되면 좋은 죽음을 원하게 될 것이다. 그것이 정확히 무엇을 의미할까? 죽음이 예고된 진단을 받고 장기간 투병 생활을 할 때, 좋은 죽음은 일반적으로 사람이 의료 서비스로 인해 죽음 불안에 시달리지 않게 하고, 대신 질병의 진행에 따른 최상의 완화 의료 서비스를 받는 것을 의미한다.

간호사와 다른 의료 전문가들은 죽어가는 사람들을 위한 옹호자가 되어야 하며, 죽음을 모든 사람이 직면하는 과정으로 생각해야 한다. 현대 호스피스 운동은 1967년 런던에서 간호사 데임 시슬리 손더스(Cicely Saunders)에 의해 시작되었다. 손더스는 호스피스 운동의 플로렌스 나이팅게일로 여겨진다. 손더스는 죽음과 죽어감에 대해 다음과 같이 말했다.

> "한 번은 죽음을 앞둔 남자에게 자신을 돌보는 사람들에게 무엇이 가장 필요한지 물어본 적이 있다. 그는 '나를 이해하려고 노력하고 있는 것처럼 보이는 사람'이 필요하다고 말했다. 다른 사람을 완전히 이해하는 것은 불가능하다는 것을 알지만, 그는 성공을 요구하지 않고 단지 누군가가 충분히 노력하는 모습만을 보여주기를 원했다는 점을 절대 잊지 않았다. 죽어가는 사람들의 (임종의) 고통은 신체적, 정서적, 영적, 사회적 요소를 포함한 '총체적 고통'이다."

많은 사람들은 이상적인 방식으로 죽음을 맞이할 기회를 얻지 못한다. 대신, 많은 사람들의 죽음 경험은 손더스가 묘사한 고통받는 남자의 모습과 비슷하다. 간호사는 일부 환자들이 죽음 불안을 경험한 결과로 부정적인 영향이나 행동을 나타낼 가능성을 고려해야 한다. 대부분의 사람들에 있어 죽음은 가족과 다른 사람들이 주변에 있는 편안한 장면이 아닌 미지의 어떤 것이다. 환자들은 종종 의식이 있다면 인공호흡기 및 다른 기계, 정맥주사와 측정기에 연결되어 여러 약물을 투여받는 상황에 직면한다. 기술과 의료는 비인격화 문제를 악화시켜 가족이나 중요한 타인은 물리적, 기술적, 환경적 장벽 때문에 사랑하는 사람과 의사소통하는 데 어려움을 겪는다. 이 혼란스러운 시기에 간호사는 환자에게 가장 신뢰할 수 있는 대상이 될 수 있다.

임종에 관한 결정을 내려야 할 때, 가족들은 사랑하는 사람이 특정 상황에서 어떤 치료를 원할지에 대해 불확실함을 느끼게 된다. 환자가 충분한 의사결정 능력을 지니고 있더라도, 의료결정에 관한 가족이나 대리인의 의견을 원할 때가 많다. 때로는 가족 구성원들은 환자와 치료의 불확실성에 대해 논의하기 어려워할 수 있다. 이 어려움은 병원에서 가족 방문을 제한할 때 가족들이 이러한 불확실성에 대해 논의할 시간이 부족해지는 것과 같은 간단한 이유에서 비롯될 수 있다. 또 다른 이유는 가족들이 결정에 영향을 미칠 능력이 없다고 느끼며, 환자가 자신들이 얼마나 부족함을 느끼는지 알기를 원치 않기 때문이다.

어떤 종류의 죽음을 경험하든—좋은 죽음이든, 예견된 죽음이든, 갑작스럽고 예상치 못한 죽음이든, 고통스럽고 오래 지속되는 죽음이든—대부분 사람은 그들이 어떻게 죽을지 선택할 수 없다. 개인은 "우리가 죽는다는 것"에 대한 생각에서 "어떻게 죽을 것인가"로 초점을 옮겨, 자신에게 가장 좋은 임종간호에 대해 충분히 고민해야 한다.

이상적인 죽음을 상상하고 때때로 그것을 반영하는 행동이 갖는 이점은 평화로운 죽음을 맞이할 준비된 마음을 가지도록 돕는 것이다. 미국 철학자 존 듀이(John Dewey)는 상상력을 통한 극적 리허설을 통해 사람의 지능적 습관을 개발하는 도덕적 틀을 설명했다. 듀이는 특정 시나리오에서 두 명 이상의 사람들 간의 창의적인 대화로 극적 리허설을 논의했다. 상상력을 통한 극적 리허설을 적용하면, 사람은 이상적인 죽음 시나리오를 재구성하여 자신의 죽음을 상상할 수 있다. 계속해서 반영하다 보면, 이러한 상상을 통해 풍부하고 의미 있는 경험을 발견할 수 있다. 이상적인 죽음을 상상하는 사람들은 삶의 마지막에 더 큰 의미를 찾을 가능성이 있으며, 어느 정도는 자신의 임종과정을 형성하게 된다.

2) 죽어가는 환자의 인간적 고통의 개념

철학자, 전문가, 연구자 및 종교 지도자들은 고통을 하나의 간결한 정의로 요약하기 어렵다고 한다. 인간의 고통은 많은 사건, 맥락 및 상황과 연결될 수 있지만, 고통에 관한 문헌의 많은 부분이 만성 질환과 병 또는 죽어가는 환자, 그 가족과 관련이 있다.

히스터(Hester, 2010)는 의료 전문가들이 고통의 개념을 통증으로 축소해서는 안 된다고 강조하면서, "우리가 고통에 대해 이야기할 때 우리는 단순히 통증 이상의 것을 의미한다."라고 설명했다. 칸과 스티브스(Kahn & Steeves, 1986)는 개인이 존재, 자아, 그리고 존재에 대한 위협을 느낀 후에 고통을 경험할 수 있다고 하였다. 마찬가지로 엘릭 카셀(Eric Cassell, 2004)은 고통이 신체뿐만 아니라 인간 전체를 포함하는 경험임을 강조하며, 통증(pain)과 고통은 별개의 현상이라고 보았다. 고통(suffering)이 신체뿐만 아니라, 오랜기간 동안 고통을 연구한 에릭슨(Erikson, 1997)은 고통을 존재 전체를 위협할 수도 있는 바람직하지 않은 내적 경험으로 기쁨과 행복과 마찬가지로 삶에서 필수적인 요소라고 정의하였다. 또한, 타인이 고통받는 사람에게 연민을 베푼다면, 그 사람은 좀 더 의미 있는 고통의 경험을 할 수 있다고 하였다.

스탄 반 후프트(Stan van Hooft, 2006)는 인간의 고통을 설명하는 방법으로 아리스토텔레스(Aristoteles)의 인간 영혼의 틀을 연구하는 데 앞장섰다. 아리스토텔레스는 영혼이 신체적 요소와 정신적 요소가 분리될 수 없는 방식으로 연결된 존재로 이루어져 있다고 주장했다.

전체 존재의 모든 부분은 하나의 목적을 가지며, 아리스토텔레스는 이를 유다이모니아라고 명명하였다. 에우다이모니아(eudaimonia)는 행복, 인간의 성취와 번영을 의미한다. 만약 한 부분이 이 목표를 달성할 수 없다면, 마음과 몸은 분리할 수 없기 때문에 전체 존재가 고통받는다. 따라서 스탄 반 호프트(2000)는 고통이 번영의 반대의 개념이라고 결론지었다.

통증과 고통을 구별하기 위해, 스탄 반 호프트(2000)는 통증이 강도와 정도가 다양한 불쾌하고 고통스러운 감각이기 때문에 개인이 번영하는 삶을 달성하는 것을 방해할 수 있으며, 따라서 고통으로 이어질 것이라고 말했다. 통증은 식물적 상태나 신체적 상태의 병이나 질병의 결과로, 기쁨, 만족, 행복을 앗아가고 개인을 고통스럽게 하여 삶에 대한 열정을 잃게 할 수 있다. 고통은 네 가지 모든 부분에서 전체 신체를 압도한다.

캐서린 가렛(Catherine Garrett, 2004)의 생애 연구는 고통의 의미에 기여하며 고통받는 사람을 괴로워하는 존재로 묘사한다. 고통은 삶을 경험하는 과정에서 피할 수 없는 불쾌한 요소이다. 고통은 주관적일 뿐만 아니라 객관적이기도 하여, 고통받는 사람의 증상이 다른 사람들에게 인식 가능한 징후가 될 수 있다(예: 죽음을 경험하는 사람, 만성 질환을 앓고 있는 사람, 또는 지속적인 폭력을 겪고 있는 사람).

3) 고통받는 환자에 대한 간호사의 책임

인간의 고통을 어떻게 이해할지는 개인적인 문제이다. 간호사는 환자의 고통을 인식하고 해석하여 이를 완화하거나 최소화하는 도덕적 의무를 가진다. 이는 여러 공식적인 간호 문서와 윤리 강령에서 강조되는 중요한 개념이다. 간호사는 환자의 고통에 대한 간호사의 도덕적 의무에는 환자의 고통을 줄이고 완화할 필요성에 관한 진술이 포함되어 있다.

카셀(Cassell, 2004)은 개인적 차원의 인간 고통과 연민(compassion)의 필요성 사이에 연관성을 강조하였다. 간호사가 이 관계를 인식하는 것은 환자의 고통을 깊이 이해하는 데 도움이 될 수 있다. 간호사는 간호사정(nursing assessment), 면담(interview), 대인관계(interpersonal interaction) 등을 통해 환자에 대한 정보를 얻는다. 그러나 환자를 이해하는 첫걸음은 연민의 태도를 가지는 것에서 시작될 수 있다. 간호사는 일반적으로 고통받는 환자를 위로하기 위해 공감, 동정심, 그리고 주의 깊은 경청과 같은 전략들을 사용한다.

4) 안락사

죽음 이전의 오랜 고통과 괴로움에 대한 생각은 대부분의 사람들에게 공포감을 불러일으키기 때문에 정서적, 재정적, 사회적 부담을 최소화하고 고통을 회피하는 것은 항상 가능한 일은 아니다. 많은 사람들은 고통을 회피하기 위해 극단적인 방법을 취하는데, 오루크(O'Rourke, 2002)는 "고통은 모든 형태에서 악(惡)이며, 이를 완화하기 위해 합리적인 모든 노력이 이루어져야 한다."라고 강조하였다. 그러나 여전히 수많은 사람이 극심한 고통과 고뇌 속에서 생을 마감하고 있다. 오랜동안, 사람들은 종종 자비로운 죽음(mercy killing)으로 불리는 안락사(euthanasia)를 합법화 여부에 대해 논쟁해 왔다. 잭 케보키언(Jack Kevorkian) 박사는 환자가 임종에 직면해 있을 때 안락사가 꼭 필요하다고 강력히 주장한 사람 중 한 명이었다. 안락사에 대한 논쟁은 의료 윤리, 환자의 자기결정권, 그리고 인간의 존엄성에 대한 깊은 철학적 · 사회적 질문을 포함하고 있다.

【윤리적 성찰】 인간 고통에 대한 간호사의 도덕적 의무

간호사의 의무와 책임은 여러 공식 간호 문서에 게시되어 있다.

- 한국간호사 윤리강령: 간호의 근본이념은 인간 생명을 존중하고 인권을 지키는 것이다. 간호사의 책무는 인간 생명의 시작부터 삶과 죽음의 전 과정에서 간호 대상자의 건강을 증진하고, 질병을 예방하며, 건강을 회복하고, 고통이 경감되도록 돌보는 것이다. 간호사는 간호 대상자의 자기결정권을 존중하고, 간호 대상자 스스로 건강을 증진하는 데 필요한 지식과 정보를 획득하여 최선의 결정을 할 수 있도록 돕는다.
- 미국간호사협회(ANA) 윤리강령 성명서(2015): 간호는 건강과 웰빙의 보호, 증진 및 회복; 질병과 부상의 예방; 개인, 가족, 그룹, 지역사회 및 인구의 고통 완화를 포함한다.
- 국제간호협의회(ICN) 간호 윤리강령(2021): 네 가지 요소가 간호사의 윤리적 행동을 위한 틀을 구성한다. 여기에는 "간호사와 환자 또는 돌봄이나 서비스가 필요한 사람들, 간호사와 실무, 간호사와 전문직, 그리고 간호사와 글로벌 건강"이 포함된다.

출처: International Council of Nurses (2012); American Nurses Association (2015).

안락사는 좋은 죽음 또는 고통 없는 죽음을 의미하며, 최근 몇 년 동안 강한 호소력을 갖게 되었다. 이는 부분적으로 존엄사(right-to-die) 문제에 대한 찬반여론과 이 문제들이 임종을 맞이하는 환자들의 고뇌과 연관되어 있기 때문이다. 안락사에는 두 가지 주요 유형이 있다. 능동적 안락사(active euthanasia)는 죽어가는 사람이 요청했는지 여부에 상관없이 다른 사람의 즉각적인 죽음을 유발하는 의도적이고 목적적인 행위이다(예: 말기 질환, 고통스러운 질병을 앓고 있거나, 치유될 수 없는 사람이 포함된다). 케보키언 박사는 많은 환자들에게 적절하게 의사조력자살(physician-assisted suicide) 절차를 수행했으나, 당시 그는 의사조력자살이 허용되지 않은 주에서 이러한 행동을 수행했다. 이 행동은 의사조력자살이 아닌 능동적 안락사의 정의와 일치했다. 수동적 안락사(passive euthanasia) 또는 '놓아주기'는 의도적으로 의학적 또는 생명 유지 치료를 중단하거나 철회하는 것이다. 미국에서는 능동적 안락사와 수동적 안락사 사이에 실제 도덕적 차이가 있는지에 대한 논쟁이 계속되고 있으며, 비록 오늘날 연명치료를 중단하거나 철회하는 것이 널리 받아들여졌지만, 능동적 안락사는 여전히 법적 · 윤리적으로 인정받지 못하고 있다.

안락사는 자발적(voluntary), 비자발적(nonvoluntary), 그리고 비의도적(involuntary)으로 분류될 수 있다. 자발적 안락사는 의사결정 능력이 있는 환자가 의사에게 자신의 생명을 끝내도록 허락하는 경우를 의미한다. 자발적 안락사는 주로 의사조력죽음(physician-assisted dying; 이전에는 의사조력자살로 알려짐)이라는 용어와 관련이 있다. 이는 의사가 처방한 치명적인 약물로 자신의 생명을 끝내는 것을 의미한다. 캘리포니아, 콜로라도, 컬럼비아 특별구, 하와이, 몬태나, 메인, 뉴저지, 뉴멕시코, 오리건, 버몬트, 워싱턴 등 11개 지역에서는 의사조력죽음 또는 의학적 도움에 의한 죽음을 승인하는 법이 있다. 다른 주들은 관련 법안을 투표 중이거나 논쟁 중이다. 비자발적 안락사

【법적 관점】 잭 케보키언 박사의 수감

1999년부터 2007년까지 8년 동안 2급 살인 혐의로 복역할 때까지, 잭 케보키언 박사는 100건 이상의 자살 또는 자비로운 죽음을 도왔다. 1990년부터 1998년까지 미국 여러 지역에서 고통받는 환자들의 요청에 따라 그들의 생명을 끝내는 것을 도왔다. 그는 이러한 안락사 관행 때문에 '죽음의 의사'로 불렸다. 케보키언은 여러 차례 기소되었으나, 토마스 유크를 안락사시킨 혐의로 유죄 판결을 받기 전까지는 무죄를 선고받았다. 1998년 11월 22일, CBS 프로그램에서 1,500만 명의 시청자들이 케보키언 박사가 루게릭병으로 죽어가는 52세의 유크에게 치명적인 주사를 놓는 장면을 보았다. 이 프로그램이 방영된 후, 전 세계의 언론, 의료, 정치 및 법률 시스템에서 강한 논쟁이 일어났다. 케보키언 박사는 사람들이 죽을 권리와 죽음을 요청할 권리가 있다는 오랜 신념을 가지고 2011년 6월에 사망했다. 그날 그의 행동은 의사조력자살을 훨씬 넘어 능동적 안락사에 해당하는 것이었다.

출처: Frontline. (1998). The Kevorkian verdict: The chronology of Dr. Jack Kevorkian's life and assisted suicide campaign. http://www.pbs.org/wgbh/pages/frontline/kevorkian/chronology.html

는 사람이 자신의 생명을 끝내는 것에 명시적인 동의를 할 수 없고 자신이 안락사로 사망하게 된다는 사실을 알지 못할 때 발생한다(예: 의사가 의사결정자의 역할을 하는 가족 구성원의 동의로 환자를 안락사할 수 있다). 비의도적 안락사는 환자가 동의를 받을 수 있음에도 불구하고 동의를 구하지 않고 의사가 명시적인 동의 없이 사람을 안락사하는 것을 의미한다(예: 사형수의 안락사).

2 구제 가능성과 불가능성 원칙

베틴(Battin, 1994)의 저서 〈가장 덜 나쁜 죽음(The Least Worst Death)〉에서 안락사는 자비, 자율성, 정의의 원칙에 근거한 도덕적으로 정당하고 인간적인 행위라고 주장했다.

자비의 원칙(Principle of Mercy: 자비로운 죽음)에는 두 가지 의무가 포함된다: 추가적인 고통을 야기하지 않을 의무와 기존의 고통을 끝내기 위해 행동할 의무이다.

자율성의 원칙은 의료 전문가들이 개인이 적절한 의료 치료 과정을 선택할 권리를 존중해야 한다는 생각을 포함한다. 정의의 원칙은 돌봄 제공자가 영구적으로 무의식 상태인 환자가 회복 불가능(unsalvageable)하다고 판단하는 경우, 이를 바탕으로 정의를 실현해야 한다.

그러나 구제 가능성/불가능성(salvageability/unsalvageability) 원칙에 따르면, 여전히 의식이 있고, 의사결정 능력이 있지만 회복이 불가능한 말기 환자에게도 안락사가 정당화될 수 있다. 이 원칙에서 법적 · 도덕적 경계를 어디에 설정할 것인가는 의료진과 가족에게 매우 어려운 결정이 될 수 있다. 특히 행위가 불구제성(unsalvageability) 원칙이 이루어지는 경우, 모든 결정은 신중히 검토되어야 한다. 많은 반대자들은 이 안락사 논리가 "미끄러운 비탈길(slippery slope)"라고 말한다. 베틴(1994)은 구제 불가능성(unsalvageability) 상태에서의 고통받는 환자를 위한 안락사를 지지하면서도 미끄러운 비탈길로 논리에 반대한다.

1) 죽음의 정의에 대한 역사적 영향

18세기와 19세기 유럽에서는 사람이 죽었는지 감지하는 방법이 불충분하여 생매장에 대한 두려움이 널리 퍼져 있었다. 때때로 시신이 발굴되었을 때 관 뚜껑 안쪽에서 긁힌

자국이 발견되기도 했다. 생매장된 사람들에 대한 기록된 사례가 있지만, 시간이 지나면서 일부 이야기는 과장된 것이었으나 그 결과, 많은 사람들이 조기 매장에 대한 과장된 이야기를 믿게 되었다.

수백 년 동안 사람이 의식을 잃었을 때 의사나 다른 사람들은 맥박을 촉진하고, 귀로 숨소리를 듣고, 물체를 신체의 코 근처에 두어 응축 현상을 확인하고, 고정되고 확장된 동공을 검사했다(Mappes & DeGrazia, 2001). 1819년에 청진기가 발명되면서 의사들은 가슴에 놓인 확대 청진 장치를 통해 심장 박동을 더 확실하게 들을 수 있게 되어 두려움이 줄어들었다.

20세기 초 네덜란드 의사 빌렘 아인트호벤(Willem Einthoven)이 최초의 심전도(EKG)를 발명하면서 심장의 전기적 특성을 발견한 것은 기술적 돌파구였다. EKG는 심장에 대한 민감한 정보를 제공한다. 19세기 중반부터 20세기 중반까지, 죽음을 결정하는 것에 대한 합의가 있었다. 즉, 심장이 멈추고 사람이 숨을 멈추면 그 사람은 사망한 것으로 간주되었다.

기술이 의학에 통합되면서 사회는 죽음에 대한 인식을 바꾸기 시작했다. 1950년대와 1960년대에 의사들이 자연적인 심장 박동이 없는 상태에서도 환자를 살리면서 죽음과 관련된 불확실성이 커졌다. 1960년대와 1970년대에 이식 수술이 수행되면서, 죽음의 진단이 반드시 심장 박동과 호흡의 부재에만 의존하지 않을 것이라는 점이 분명해졌다.

1968년, 하버드 의과대학의 특별 위원회는 인공호흡기에 의존하며 뇌 기능이 완전히 소실된 환자들을 대상으로 하여 죽음을 단순히 심장과 폐 기능의 정지로만 정의하는 것이 아니라 이러한 상태를 "회복 불가능한 혼수상태(irreversible coma)"라고 설명하여 신뢰할 만한 뇌사 기준(brain death criteria)을 추가하여 재정의하려는 시도를 했다. 그러나 당시, 이러한 정의는 뇌사라는 용어에 대한 혼란을 초래했고, 많은 사람들에게 인간 유기체, 즉 사람이 실제로 사망한 것인가? 에 대한 논란을 불러일으켰다.

어떤 이유에서인지 뇌사라는 용어는 기술적으로는 뇌의 죽음을 의미함에도 불구하고, 점차 인간 유기체나 사람의 죽음을 의미하는 개념으로 받아들여졌다. 일부 사람들은 뇌사의 의미를 받아들이는 방식 때문에, 그들은 1968년의 정의를 인간 유기체에 대해 전통적인 심폐 사망(heart-lung death)과 새로운 종류의 죽음인 뇌사(brain death)로 두 가지 종류의 죽음이 존재한다고 해석했다. 벤자민(Benjamin)은 윤리학자들과 의사들이 1968년 해당 논문이 발표되기 전에 이 용어를 충분히 명확히 하는 데 주의를 기울이지 않았다고 강조했다.

2) 죽음의 정의

윤리학자, 의사, 그리고 다른 사람들은 죽음에 대해 계속해서 열띤 논쟁을 벌였다. 1981년에 이르러서야 대통령직속 생의학 및 행동 연구 윤리 문제 연구위원회 위원들은 죽음의 정의(Defining Death)라는 문서에서 신체는 하나의 유기체 전체라고 표현하였다.

> "심장, 폐, 뇌 이 세 기관은 서로 매우 밀접한 관계가 있어서 그 중 하나의 비가역적인 정지는 나머지 두 기관도 매우 빨리 멈추게 하고, 결과적으로 유기체 전체의 통합 기능을 중단시킨다. 이 세 기관은 쉽게 측정할 수 있었기 때문에, 순환과 호흡은 전통적으로 기본 '활력 징후'였다. 그러나 호흡과 심장 박동이 생명 그 자체는 아니다. 그것들은 단순히 더 깊고 복잡한 현실을 보는 하나의 창으로 사용될 뿐이다. 이 창은 뇌를 정점으로 하는 상호 연관된 시스템의 삼각형이다."

위원회 위원들은 1981년에 죽음의 정의를 승인하고 그 채택을 권장했다. 어떤 기준이 죽음의 정의에 포함되어야 하는지, 더 구체적으로는 뇌사에 대한 기준이 무엇인지에 대한 자세하고 복잡한 논쟁이 계속되고 있다. 이 1981년 정의가 채택된 이후, 뇌사 기준은 모든 주에서 채택되었다.

【윤리적 성찰】 죽음을 정의하는 세 가지 접근법

- 심폐사: 호흡과 심장 박동이 비가역적으로 멈출 때 심폐 기준에 따라 사람은 죽은 것으로 간주된다.
- 전뇌사 또는 영구적 뇌 기능 상실: 뇌간을 포함한 모든 뇌 기능이 비가역적으로 정지하고, 뇌에서 전기 활동이 전혀 없는 상태를 죽음으로 간주된다.
- 대뇌사: 의식 능력이 비가역적으로 정지된 상태를 인간의 죽음으로 간주하며, 이는 지속적 식물 상태처럼 뇌간의 지속적인 기능이 호흡과 심장 박동을 조절하더라도 그 사람이 죽은 것으로 간주된다.

출처: Degrazia, D. (2007; updated, substantive revision 2021, May 17). The definition of death. Stanford encyclopedia of philosophy. https://plato.stanford.edu/archives/sum2021/entries/death-definition/

전뇌사의 경우, 환자의 뇌 기능이 완전히 정지되었음에도 불구하고, 기계적 인공호흡기를 통해 불확정 기간 동안 신체적으로 생존할 수 있다. 이 상황은 특이한데, 베치(Veatch, 2003)는 이를 다음과 같이 설명했다: "인공호흡기에 있는 뇌사 환자는 물론 특이한 시체가 된다. 인공호흡기 덕분에 그는 호흡을 하고 심장이 뛰고 있다. 하지만 그의 전체 뇌가 죽었다면, 법적으로 그 환자는 사망한 것으로 간주된다". 이러한 상황들로 인해 철학자와 생명윤리학자들은 여러 급진적인 아이디어로 죽음의 정의를 계속 탐구하고 있다.

1981년 동일사망판정법(Uniform Determination of Death Act, UDDA) 기준에 따라 뇌사로 정의된 사람은 사망으로 선언되면, 기계적 인공호흡과 의료 처치를 중단할 수 있다. 기관마다 뇌사에 대한 임상 평가가 다르기 때문에, 미국 신경학회는 뇌사를 결정하기 위한 통일된 임상 평가 지침을 제시했다.

뇌전도(EEG)는 뇌의 전기 활동을 측정하는 장치다. 전체 뇌사와 같이 사망 판정을 받는 과정에서 생명 유지 장치를 사용하는 경우, 임상 평가 지침에 나열된 가이드라인 외에도 EEG가 필요하다. 미국에서는 대개 하나의 EEG로 의사가 뇌사를 선언하기에 충분하지만, 일부 지역에서는 의사가 생명 유지 장치를 해제하기 전에 24시간 간격으로 수행된 두 번의 EEG에서 뇌 활동이 없음을 보여야 한다. 의사와 간호사는 또한 뇌 기능 상실이 정신 변화 약물, 저혈당증, 저나트륨혈증 또는 다른 원인에 의해 발생하지 않았는지 확인해야 한다.

고등뇌사(higher-brain death)는 대뇌의 기능이 상실된 상태를 의미하며, 이러한 환자는 기계적 인공호흡기 없이 무기한 지속적인 식물 상태(persistent vegetative state, PVS)에 빠지게 된다. 하지만 인공호흡기의 도움 없이도 생존할 수 있다는 점에서 전뇌사(whole-brain death)와 차이가 있다. 고등뇌사 환자는 일부 기능을 영구적으로 상실했을 뿐 모든 뇌 기능이 정지된 것은 아닐 수 있다. 바로 이 부분이 엄청난 논쟁의 원인이 되었다. 사회에서 언제 한 개인을 완전한 도덕적 지위를 가진 사람으로 취급되어야 하는지에 대한 질문은 여전히 지속되고 있다.

사회와 의사, 간호사들은 동일사망판정법(UDDA) 정의에 따라 죽음을 정의하려고 할 때, 특히 심폐사, 전뇌사 또는 고등뇌사의 표준을 포함시키려고 할 때 어려움을 겪는다. 벤자민(2003)은 사람들이 생각해 볼 수 있도록 다음과 같은 질문을 제기하였다. "우리가 너 또는 나와 같은 어떤 사람이 죽었다고 말할 때 죽음은 정확히 무엇을 말하는 것인가?" 고등뇌사에 관한 명확한 기준이 전혀 존재하지 않지만, 1994년 전담팀이 지속적 식물인간 상태(지속적 식물인간 상태에 관한 다중-사회 전담팀)에 대한 일반 지침을 발표하였다.

3 죽음과 임종에 대한 결정

1) 사전 의료 지시서

사전 의료 지시서는 "의학적 의료, 특히 말기 질환 또는 중증 질환 시 돌봄에 대한 개인의 바람"을 서면 기록한 것이다.

개인이 자신의 삶을 통제할 수 없게 되면, 의사결정 능력을 상실할 수도 있으며, 이때 사전 의료 지시서는 다른 사람들이 따를 수 있는 미래의 건강 관리 지침이 된다. 사전 의료 지시서는 자신이 직접 작성할 수도 있고, 환자의 지시에 따라 다른 사람이 준비할 수도 있다. 사전 의료 지시서에서 다루어야 할 중요한 문제는 거부하거나 시행해야 할 특정 치료, 지시서가 실시되어야 할 시기, 사용할 특정 병원과 의사, 상담할 변호사(있는 경우), 윤리 팀, 목사 또는 이웃과 같은 기타 특정 상담 등을 포함한다.

사전 의료 지시서의 존재는 환자와 가족에게 위안이 될 수 있지만, 그 한계와 범위를 이해해야 한다. 사전 의료 지시서의 유효성을 보장하고, 환자를 원치 않는 침습적 치료로부터 보호하는 것의 중요성을 인식하며, 환자가 서면으로 표현한 바람에 대해 마음을 바꿀 가능성을 존중하는 것은 간호사가 환자와 그 가족을 배려하는 방법이다.

2) 대리 의사 결정권자

환자가 더 이상 최선의 결정을 내릴 수 없게 되면, 가족들은 진행 중인 올바른 행동 방침을 결정하는 데 어려움을 겪을 수 있다. 이상적인 상황은 환자가 자율적인 의사결정권자가 되는 것이지만, 자율성이 더 이상 불가능할 때, 의사결정은 대리인에게 넘어간다. 대리 의사결정권자 흔히 대리인으로 알려진 사람은 환자를 대신하여 행동하는 개인으로, 가족 구성원과 같이 환자가 선택한 사람이거나, 법원에서 임명된 사람, 또는 다른 권한을 가진 사람이다.

의료 기술과 생명 유지 치료의 발전은 오늘날 알려진 대로 대리 의사 결정권자 역할의 발전을 촉진했다. 치료 옵션에 대한 결정과 이러한 결정 배후의 동기는 복잡하고 파괴적일 수 있다. 대리인이 결정을 내리기 전에, 의사, 간호사, 대리인 간에 적절한 대화가 필요하다. 대리인은 환자를 대신하여 정보 수집과 환자(가능한 경우), 확대가족 구성원, 의사, 간호사, 및 다른 의료 전문가들과의 상호 작용을 위한 불편한 다단계 의사결정 과정을 견뎌야 한다. 이 과정에서 대리 결정자는 자신의 주관적인 견해, 환자의 상태에 대한 타인의 인식, 의학적 증거 및 환자의 선호를 고려한다.

대리 결정자는 때때로 자신의 감정과 타인의 감정을 구분하는 데 어려움을 겪거나 특정 결정을 내리는 데 금전적인 동기가 있을 수 있다. 간호사와 의사의 책임은 이러한 종류의 동기나 우려에 주의를 기울이고, 대리인과의 논의를 위한 치료적 방법을 찾는 것이다.

대리 의사결정 기준에는 3가지 유형이 있다.

대리 판단 기준(Substituted Judgment Standard)은 과거에는 의사결정을 내릴 능력이 있었지만, 현재는 무능력 상태가 된 환자를 위한 의료결정을 내리는 데 사용된다. 이 기준은 무능력한 환자도 유능한 환자와 동일한 의료결정 권리를 가지고 자신의 건강 관리에 대한 판단을 내릴 수 있다는 전제에 기반을 둔다. 대리인은 환자가 여전히 유능하고 자신의 바람을 표현할 수 있었더라면 무엇을 결정했을지를 바탕으로 의료결정을 내린다. 이를 위해 대리인은 환자가 과거에 명시적으로 혹은 암묵적으로 표현된 신념과 가치관을 바탕으로 이해하여 결정을 내린다. 환자가 의사결정권을 잃기 전에 대리인에게 구두 또는 서면 지시로 치료에 대한 바람을 명확하게 알리거나, 비공식적인 대화를 통해 치료 선호도를 암시적으로 했을 수도 있다.

여러 형제/자매가 임종을 앞둔 부모의 돌봄에 대한 결정을 함께 내릴 때, 오해가 발생하고 실질적, 법적, 재정적 문제에 대해 감정적인 갈등이 드러나는 경우가 많다. 형제자매는 각자의 독특한 방식으로 부모의 죽음에 영향을 받게 된다. 부모와 각 형제/자매 사이의 관계 유형, 각자의 과거 죽음 경험, 현재의 삶의 상황과 스트레스 요인, 형제/자매 간 또는 타인과의 과거 감정적 원한, 그리고 현재의 형제/자매 관계 등 다양한 요인에 따라 부모의 죽음이 각 형제/자매에게 미치는 영향은 다를 수 있다. 일반적으로 한 명의 형제/자매가 주도적으로 역할을 맡거나, 형제/자매들이 한 명에게 그룹을 대신해 의견을 전달할 대변자로 지정한다. 그러나 한 형제/자매가 권한을 부여받았더라도, 다른 형제/자매들은 의사결정 과정에서 동등한 목소리를 내고자 할 것이다. 그러나 한 사람이 결정권을 갖더라도 다른 형제들도 동등한 발언권을 원하기 때문에 의견이 일치하지 않을 경우, 이는 모든 당사자에게 좌절감을 줄 수 있다. 따라서 이와 관련된 사람들이 이해의 상태에 도달하고, 추가적인 오해와 고통을 피할 수 있도록 대화가 매우 중요하다.

순수 자율성 기준(Pure Autonomy Standard)은 환자 스스로 의사결정을 내릴 수 있을 때 자율적으로 환자가 내린 결정에 기반하며, 이후 무능력하게 된 경우에도 그 결정을 존중하는 원칙이다. 이는 확장된 자율성 원칙에 따라 유지된다. 최선의 이익 기준(Best Interest Standard)은 환자가 스스로 의사결정을 할 수 없는 경우(영유아나 지적 장애 성인)와 같은 특정 의료 상황에서 무능력한 환자에게 무엇이 좋은지 평가하는 것이다.

대리인은 환자의 개념에 관계없이 환자의 존엄성과 인간으로서의 가치를 기반으로, 환자의 선호나 가치관을 고려하지 않고 최선의 결정을 내리려고 한다. 그러나 대리인은 무능력한 환자의 의사나 최선의 이익을 결정할 증거나 근거가 없지만, 가능한 치료 옵션의 이익과 부담을 평가하는 방식으로 의사결정을 내려야 한다. 최선의 이익 기준이 환자 중심의 접근 방식이므로, 대리인은 현재와 미래의 이익을 고려으로 결정을 내려야 한다. 이러한 결정에는 무능력한 환자의 단순한 삶의 즐거움과 만족에 대한 평가, 사회적 가치에 대한 인식, 경험하는 고통과 고난의 정도, 치료의 이익과 비용을 평가하는 것과 같은 주관적이고 복잡한 삶의 질 관련한 요소를 종합적으로 고려하여, 대리인은 환자의 삶의 질을 극대화할 수 있는 방향으로 의료결정을 내리게 된다.

4 의료의 무익성

무익성(futility)은 무의미하거나 의미 없는 사건이나 대상을 의미한다. 의료적 무익성은 환자에게 치료적 혜택을 가져올 가능성이 극히 낮은 것으로 정의된다. 생명윤리와 관련하여 의료적 무익성에 대해 질문을 고려할 수 있다.

- 무엇이 문제인가?
- 무익성이라는 개념은 얼마나 중요한 의미를 지니는가?
- 의료적 무익성의 의미와 중요성이 생명윤리의 전반에서 인식되고 있는가?
- 의료진이 특정 의료 개입이 명백히 무익하다고 생각할 때, 의료 전문가의 윤리적 의무는 무엇인가?
- 최종 결정을 내리는 사람은 누구인가? 누가 권력(결정권)을 가지고 있는가?
- 병원과 기타 의료 기관이 무익성에 대한 합리적이고 공정하며 객관적이고 명확한 정책을 어떻게 통합할 수 있는가?

슈나이더만(Schneiderman, 1994)은 의료의 무익성 정의를 총체적인 인간과 연결지어 설명했는데 전체적인 인간(Whole Person)개념과 연결했다. 이는 아리스토텔레스가 인간을 서로 분리할 수 없는 네 가지 요소로 언급한 방식과 유사하다.

즉, 고통받는 사람은 자신의 온전함(wholeness)을 되찾기 위해 치료(cure), 치유(healing), 또는 돌봄(care)에 대한 도움을 의료 제공자에게 구할 것이다. 무익성 개념을 평가할 때 간호사는 고통–치유–제공자 관계가 건강 과정과 의학 및 간호의 목표에 얼마나 중요한지를 이해해야 한다. 돌봄제공자는 신체적인 측면에만 영향을 미치는 것이 아니라 총체적인 측면에서 환자에게 이익을 줄 수 있도록 치료와 간호에 개입할 책임이 있다. 책임이 있다. 이 과정 전반에 걸쳐 환자가 의료의 이점을 이해하고 인정하는 것이 필수적이다. 이러한 이점을 이해하려면 환자가 적어도 부분적으로 의식이 있어야 하며, 지속적인 식물인간 상태에 있는 환자는 치료의 유익한 효과를 인식할 수 없다. 어떤 의료적 개입이 단순히 생물학적 효과를 일으킨다고 해도, 그것이 환자가 삶의 목표(life goals)나 인간적 충족(human fulfillment), 혹은 아리스토텔레스가 강조한 목적(telos)을 이루는 데 도움이 되지 않는다면, 그 효과는 진정한 의미에서의 혜택(benefit)이 될 수 없다. 즉, 의료적 개입이 단순히 생명을 연장하는 것이 아니라, 환자의 삶의 질과 의미를 고려해야 한다는 생명윤리적 관점이 강조된다.

의료의 무익성은 오랜 역사를 가지고 있다. 고대 그리스에서는 의사들이 병에 심하게 시달리는 사람들을 치료하지 않는 문화가 있었다. 의료적 무익성 운동은 1970년대에 의료기술의 발전으로 생명유지 및 생명연장 치료가 획기적으로 발달하면서 촉발되었다.

의사들이 "좋은 죽음(Good Death)이란 무엇인가?"와 "언제 치료를 중단해야 하는가?"라는 질문을 하기 시작하면서 의료 무익성이 중요한 개념으로 대두되었고, 1970년대와 1980년대 동안 철학자와 의사들 사이에서 무익성의 개념 정의와 실천 가이드라인을 마련하기 위해 강력한 논쟁을 벌였다. 1990년대에 들어서면서, 의료적 무익성의 정의는 단순히 의료진의 실패를 비판하는 개념에서 벗어나 치료의 실질적인 효과와 가치를 양적 · 질적 가치를 평가하는 방향으로 전환되었다.

의료 전문가들과 대부분의 사람들이 무익하거나 특별한 치료를 중단하거나 철회하는 것을 수용하고 윤리적으로 정당화했지만, 이러한 수용이 치료의 중단이나 철회가 보편적으로 받아들여진다는 것을 의미하지는 않는다. 테리 샤이보 사건은 주로 의료 무익성에 관한 것이 아니었다. 오히려 이는 테리의 남편 마이클 샤이보가 테리의 현재 상황에서 계속 살고 싶지 않다는 그녀의 명확하고 이전의 언어를 통한 소망 표현을 수행해야 할 법적 책임에 관한 것이었다. 부검을 수행한 의사가 제시한 모든 증거에 따르면, 테리 샤이보는 지속적인 식물 상태에 대한 법적 정의를 충족했으며, 따라서 치료와 관련하여 의학적으로 무의미한 사례였다.

말기 환자에게 치료가 혜택을 줄 것이라는 합리적인 희망을 가질 수 없을 때, 그 의료 치료는 무익한 것으로 간주된다. 종종 의학적으로 무익한 것으로 간주되는 치료에는 심폐소생술, 기계적 인공호흡, 인공영양 및 수액, 혈액투석, 화학요법 및 기타 생명 유지 기술이 포함된다. 대리인이 환자를 위한 대변인인 경우, 간호사의 책임 중 하나는 의료팀과 가족의 의사 결정자 사이의 의사소통이 계속 원활하게 이루어지도록 하는 것이다. 모든 사람은 의학적으로 무익한 치료 옵션에 대해 감정과 우려를 표현할 기회를 가져야 한다.

의료적 무익성은 명확하게 판단될 수 없다. 의료적 무익성 문제를 논의할 때는 보통 의심스러운 회색 영역이 존재한다. 왜냐하면 의료 제공자와 전문가들이, 특히 환자가 인지능력이 손상되어 감정을 느끼지 못하더라도 환자의 희망을 받아들이고 환자의 가치와 감정을 고려하려고 하기 때문이다. 그러나 간호사들은 모든 인간이 한계를 가지고 있음을 인정한다. 인간 요소가 무익성-가치 문제의 양측에 존재하지만, 경계를 흐리게 하는(Gray Boundaries) 회색 영역은 항상 존재할 것이다. 환자, 가족, 판사, 환자 옹호 단체, 미디어, 사회정치적 문제와 관련된 다양한 이해관계자들 그리고 대중은 이러한 회색 경계에 지속적으로 도전할 것이다.

5 완화의료

완화의료(palliative care)는 환자가 말기 상태일 때 적극적인 의료 치료(aggressive medical treatments) 대신 요청할 수 있는 편안한 돌봄(comfort care) 조치를 포함한다. 간호사는 모든 의료 전문가 중에서 말기 환자의 완화적 요구를 가장 충족시키는 데 역할을 한다. 1990년대부터 완화 치료는 공식 협회와 조직을 통해 조직화된 의료 운동이 되었다.

완화 치료는 다음과 같이 정의된다.

> "생명을 위협하는 질병(Life-threatening Illness)과 관련된 문제에 직면한 환자(성인 및 아동)와 그 가족의 삶의 질을 향상시키는 접근 방식이다. 이는 고통의 초기 발견, 정확한 평가 및 치료를 통해 신체적, 심리적, 사회적, 영적인 문제를 예방하고 완화한다." (세계보건기구[WHO], 2020년 8월 5일)

죽어가는 환자에게 삶의 질이 무엇을 의미하는지 이해하는 것은 간호사의 임종 돌봄의 중요한 부분이며, 환자가 어떤 단계의 임종을 경험하든지 간에 완화의료의 주요 목표는 고통을 예방하고 완화하며 환자와 가족에게 가능한 한 최고의 간호 제공을 고려하는 것이다.

간호사가 완화의료를 제공할 때, 이들은 환자의 죽음을 앞당기거나 연장하지 않으며, 대신 환자가 고통과 고통에서 벗어나도록 돕고 임종 과정에서 존엄성을 유지하도록 돕는다. 완화 치료는 환자와 가족이 치료를 포기, 보류, 철회할 수 있는 선택권도 포함될 수 있다. 일부 환자는 소생 금지(do not resuscitate, DNR) 명령을 가질 수 있으며, 이는 환자의 차트에 병원 직원이 어떠한 형태의 심폐소생술(cardiopulmonary resuscitation, CPR)이나 다른 소생 조치를 수행하지 않도록 하는 서면 의사결정이다. 각 병원과 기관은 DNR 명령을 작성하고 따르는 방법에 대한 특정 정책과 절차를 가지고 있다. 의사가 환자, 가족 구성원 또는 대리인과 상의하지 않고 환자의 기록에 DNR을 작성하면, 정보에 입각한 동의에 대한 중요한 윤리적 위반이 발생할 수 있다. DNR 의사결정은 세 가지 이유 중 하나로 정당화되어야 한다(예: CPR을 통해서 의료적 혜택도 얻을 수 없는 경우, CPR를 하기 전에 삶의 질이 매우 낮은 경우, 그리고 CPR 후의 삶의 질이 매우 낮을 것으로 예상되는 경우).

1) 죽을 권리와 치료를 거부 권리

죽을 권리는 자율성 원칙에 근거하여 환자가 내릴 수 있는 선택이다. 충분한 정보를 가진 환자가 의사결정을 할 수 있는 능력이 있을 경우에 추천된 치료를 거부하거나 중단할 권리가 있으며, 이를 통해 죽음 과정에서 장기간의 고통을 피할 수 있는 선택을 할 수 있다.

죽을 권리는 개인이 생명 유지 또는 생명 연장 치료 조치를 거부할 수 있는 자율적인 권리를 의미한다. 대부분의 경우, 환자가 치료를 거부하더라도 윤리적 · 법적 문제가 발생하지 않으며, 법원도 일반적으로 의사결정이 가능한 환자가 치료를 거부할 권리를 지지한다. 그럼에도 의료 전문가들은 환자의 결정이 진정으로 자율적이고 강압에 의한 것이 아닌지 확인해야 한다. 의료 전문가들은 의사결정이 가능한 환자의 치료 포기 결정을 받아들이기 어려울 수 있다. 의료진은 환자가 치료를 포기하는 결정을 내릴 때 이를 받아들이기 어려울 수도 있다. 그러나 환자의 자율성을 존중하는 것이 의료 윤리의 중요한 원칙이다.

환자는 때때로 의료적 치료의 부담이 그 혜택보다 더 크다고 인식하는 경우가 있다. 인식된 부담은 간호사, 의사 및 환자에게 중요한 문제이다. 왜냐하면 치료로 인한 신체적 통증과 정서적 고통, 또는 치료를 연장하고 수행하는 것에 대한 두려움을 감당하기에 너무 어려울 수 있기 때문이다. 부담에 대한 다른 관점은 환자와 가족에게 경제적, 사회적, 정신적, 영적 부담이 있다. 삶의 마지막 순간이든 아니든, 의사결정 능력을 가진 자율적인 성인 환자는 언제든지 의료 치료를 거부할 수 있으며, 그 거부는 종교적 또는 문화적 신념에 기반할 수 있다.

2) 생명 유지 치료의 보류와 중단

생명 유지 치료의 보류(withholding)와 중단(withdrawing)은 환자나 가족 구성원에 대해 인식된 불균형한 부담 또는 다른 이유로 환자가 원하지 않는 생명 유지 치료를 포기하는 것이다. 주목할 만한 법적 결정들은 죽을 권리와 생명 유지 치료를 보류하고 중단할 권리에 관한 많은 질문을 야기했다. 지속적 식물 상태에 있는 사람들을 위한 치료의 보류와 중단에 관한 최근의 사례로는 2005년 3월 31일에 사망한 테리 샤이보의 경우가 있다. 총 21건의 법적 소송이 있었지만, 마지막 몇 건은 남편 마이클이 그녀의 영양 공급관을 제거하여 인공 영양과 수분 공급을 중단하라는 요청과 관련이 있었다. 테리의 부모는 이 요청에 반대했다. 플로리다 법에 따라 남편이자 보호자인 마이클 샤이보는 테리를 위한 대리 결정권자로서 법적 권리를 가졌다.

대리 판단은 윤리적, 법적 기준이 되었으며, 보호권이 중심이 되어 테리 샤이보의 돌봄과 결과에 관한 결정에 중요한 요소였다. 대리인들은 환자가 스스로 결정할 사항에 대한 이해를 바탕으로 한 공정한 대리 판단을 내려야 하며, 대리인의 가치가 아닌 환자의 가치를 반영해야 한다. 법원은 마이클 샤이보와 다른 사람들로부터 테리가 다른 사람에게 부담이 되는 상태로 살고 싶지 않다고 말했다는 문서화 된 증거를 확보했다. 이 증거는 테리의 부모에 대한 법원의 많은 기각 결정의 근거가 되었다.

간호사는 환자에게 동정심 있고 훌륭한 간호를 제공해야 한다. 어떤 결정이 내려지든 가족 구성원과 환자는 간호사가 도덕적 민감성을 유지하면서 올바른 행동의 방침을 따를 것이라는 확신을 느껴야 한다. 간호사는 오로지 한 사람의 생명을 끝내려는 단독적인 의도를 가지지 않는 한, 윤리적으로 공감적이고 존엄한 임종 간호를 제공하는 것을 지지한다.

법원 판결 이후 테리 샤이보 사건에 관한 특별 성명이 발표되었으며, 이는 인공 영양 및 수분 공급을 포기할 환자나 대리인의 권리를 지지하는 결정이었다. 비록 무능력 상태일지라도 환자는 대리인을 지정하거나 의료 치료를 계속할지 여부를 명시할 권리가 있다. 간호사는 환자를 돕고 그들의 존엄성을 유지할 의무가 있다. 테리 샤이보 사건은 이러한 권리와 관련된 사례 중 하나였다. 테리 샤이보는 자율적인 결정권이나 대리 결정권을 가질 권리가 있었다. 그녀는 수년간 지속적인 식물 상태에 있었으며, 인공적인 방법으로 생명을 유지하기를 원치 않는다는 의사를 표현한 증거가 있었다.

3) 임종 환자의 통증과 고통 완화

삶의 질 정도는 환자가 임종 과정에서 내리는 선택에 영향을 미친다. 통증과 고통을 완화하려는 노력은 간호사와 돌봄 제공자의 주요 책임 중 하나로, 이는 완화의료 전체 영역을 윤리적 문제로 만든다. 환자들은 질병의 결과인 통증, 고통, 그리고 죽음의 과정을 두려워한다. 대부분의 경우 통증 약물을 투여하고, 투여 전후에 환자의 상태를 평가하는 사람은 간호사다.

한국간호사 윤리강령에서는 취약한 간호 대상자 보호를 위해 간호사는 취약한 환경에 처해 있는 간호 대상자를 보호하고 돌본다고 하였다. 한국 간호사 윤리강령 제19조에서는 말기 및 임종 과정의 간호에 대해서는 간호사는 말기 및 임종 과정에 있는 간호 대상자에게 동반자 역할을 수행함으로써 인간의 존엄성을 유지할 수 있도록 돌본다. 간호사는 말기 및 임종 과정에 있는 간호 대상자나 가족, 대리인이 호스피스 · 완화 간호를 요구할 때 이를 제공해야 한다. 간호사는 임종 과정에 있는 간호 대상자에게도 수분과 영양공급 등 생명 유지에 필요한 기본적인 간호와 적절한 돌봄을 제공해야 한다고 명시하고 있다.

6 이중 효과의 원칙

이중 효과의 원칙(rule of double effect)은 선한 결과와 악한 결과를 모두 초래할 행위가 다음 조건을 충족할 때 허용된다는 논리에 기초한다.

1. 행위 자체가 도덕적으로 허용 가능해야 한다.
2. 행위자는 선을 의도하지만 악을 목적이나 수단으로 의도하지 않는다.
3. 행위자는 관련 의무를 다루고, 결과를 비교하며, 악의 필요성을 고려하고, 이를 제거하거나 완화하기 위해 적절한 주의를 기울이는 비례적으로 중대한 이유를 가진다.

오늘날의 이중 효과의 원칙은 예상되지만 불가피한 결과인 해를 초래할 수 있는 행위를 포함한다. 이중 효과 추론의 사용은 의료 전문가가 그 행위에서 일부 선을 보면서도 그 행위에 악이 있을 것임을 확신하는 상당히 걱정스러운 영역이다. 이중 효과의 원칙이 적용될 때, 간호사는 죽음이 예상되고, 불가피하지만 의도되지 않은 결과여야 한다는 점을 인식해야 한다. 한국 간호사 윤리강령 제18조에서 간호사는 간호 대상자의 존엄성 유지와 최선의 이익을 위한 연명치료 결정이 될 수 있도록 간호 대상자를 지지하고 간호 대상자와 가족, 의료진과의 의사소통을 촉진해야 한다고 명시하고 있다. 또한 간호사는 간호 대상자의 연명치료 결정과 이행의 과정에서 윤리적 갈등이 발생했을 때, 적절한 해결책을 마련하기 위해 병원 윤리위원회 등 자원을 연계하고 관련 활동에 참여할 수 있다고 하였다.

윤리적 갈등과 간호사의 역할

간호사는 모르핀 황산염(Morphine Sulfate)과 같은 고용량의 아편유사제 약물 또는 아편유사 합성 약물 사용에 대해 상충되는 도덕적 가치를 가질 수 있다. 간호사가 불편함을 느낄 때, 자신의 태도와 의견을 상사와 논의하고, 적절한 경우 임상 팀 회의에서 논의하는 것이 필요하며 각 환자와 상황을 개별적으로 평가하는 것이 중요하다.

1) 말기 진정

말기 진정은 미국과 많은 다른 나라에서 받아들여지는 관행이다. 퀼(Quill, 2001)은 말기 진정을 "고통받는 환자를 의식 불명 상태로 진정시키는 마지막 수단으로, 일반적으로 바비튜레이트(Barbiturate) 또는 벤조다이아제핀(Benzodiazepine)의 지속적인 투여를 통해 이루어진다. 그런 다음 환자는 탈수, 기아 또는 다른 개입 합병증으로 사망하게 되며, 모든 생명 유지 개입이 중단된다."라고 정의하였다. 말기 진정은 일반적인 완화 진정과 다르다. 말기 진정에서는 의료팀이 약물과 영양 공급관을 중단한다. 일부 사람들은 말기 진정이 죽음을 촉진한다고 생각하지만, 말기 진정이 약물과 영양 및 수분 공급이 생명을 연장하지 않을 때만 사용된다.

"말기"라는 용어가 사용될 때, 의료팀과 가족 구성원 간에는 그 결과가 죽음이 될 것이며, 경우에 따라서는 이것이 바람직한 결과일 수도 있다는 이해가 형성된다.

따라서 말기 진정과 관련된 도덕적 · 윤리적 함의를 이해하는 것이, 간호사가 개별적인 상황에서 올바른 방향으로 나아가는 데 중요한 역할을 하게 된다.

2) 의사조력자살

사회는 의사조력자살에 대해 도덕적 분노에서 사회적 수용까지 다양한 반응을 보였다. 미국의 4개 주에서는 의사조력자살이 합법화되었다: 오리건주는 1994년, 워싱턴주는 2008년, 몬태나주는 2009년, 버몬트주는 2013년에 합법화되었다. 다른 여러 주에서도 의사조력자살 법안이 주 의회 의원들에 의해 제출되었으며, 그중 두 개 주는 코네티컷주와 하와이주이다. 특정 한계에도 불구하고, 임종이 가까운 환자들은 인간으로서 존엄을 유지하면서 삶을 마감하는 처방약을 받을 수 있다. 독극물 처방은 의사가 하되, 이를 복용 또는 투약하는 행위는 환자 본인이 직접 하는 것이다.

20년간의 안락사 관행에 대한 논쟁 끝에, 특정 지침하에서 네덜란드에서는 의사들이 안락사를 시행할 수 있었다. 2002년 2월, 네덜란드는 자발적 안락사와 의사조력자살을 허용하는 법을 통과시켰다. 미국에서 안락사에 대한 논의는 의사조력자살에만 한정되어 있는 반면, 네덜란드에서는 논의의 범위가 훨씬 넓다.

오리건주의 존엄사법과 관련된 특별 지침은 의사조력자살을 선택한 환자를 돌보는 간호사를 위해 오리건 간호사 협회에서 작성되었다. 지침에는 (1) 지원, 편안함 및 기밀유지 (2) 환자 및 가족과의 임종 옵션 논의 (3) 약물 자가 투여 및 사망 시 환자 곁에 있기 등이 포함된다. 간호사는 스스로 약물을 주입하거나 기밀을 침해하거나 환자에 대해 어떤 판단적 발언을 하거나 환자 돌봄을 거부해서는 안 된다.

7 임종 환자 돌봄

간호사들은 환자와 가족에게 적절한 도덕적 지침과 방향을 제공하기 전에 먼저 안락사와 죽음에 대한 자신의 감정을 정리해야 한다. 죽음의 광경, 소리, 냄새는 간호사들에게 감정적으로 소모적인 경험일 수 있지만, 간호사들은 환자와 가족의 필요를 충족시켜야 한다.

매일, 간호사들은 죽어가는 환자의 편안함을 위해 지속적인 모르핀 황산염(Morphine Sulfate) 주입을 계속해야 할지, 호흡 억제의 위험을 고려할지, 인공영양과 수분 또는 다른 생명유지 장치를 중단하고 철수하는 것을 도와야 할지 등의 불편한 도덕적 갈등과 고통에 직면한다. 간호사들이 의사결정에서 개인적인 가치와 전문적인 도덕적 고통을 경험할 때, 그들은 불확실한 도덕적 기반에 서게 될 수 있다. 윤리적 문제에 관한 의사결정의 내용과 도덕적 고통의 경험은 이러한 진단이 사용되는 정도와 이야기의 풍부함을 잃지 않도록 문서화해야 한다.

간호사인 바바라 카우덴(Barbara Couden, 2002)은 중환자실에서의 상실과 죽음에 대한 그녀의 감정적 경험을 아름답고 감동적으로 묘사하며, 때때로 도망가고 싶다고 말했다. 그녀는 육체적, 감정적 소진의 경험, 피로, 죄책감, 때때로 죽음이 찾아왔을 때의 안도감을 묘사했다. 옷에 밴 죽음의 냄새와 울고 있는 가족들이 얼굴에 닿아 젖은 얼굴, 눈물, 슬픔, 그리고 자신의 강렬한 슬픔과 상실감을 묘사했다. 카우덴은 표현되지 않은 측정할 수 없는 슬픔과 해결되지 않은 개인적인 상실, 환자들의 상실을 함께 경험하며, 환자들에게 표현할 감정도, 환자들에게 쓸 에너지도 남지 않았다.

카우덴은 자신의 위기를 극복하기 위한 방법을 모색한 후, 감정적 작업의 세 가지 중요한 측면을 발견했다. 첫째, 그녀는 눈물과 대화를 통해 지속적으로 상실을 표현하며 자신의 슬픔과 상실에 직면해야 했다. 둘째, 그녀는 자신의 강렬한 슬픔과 상실감을 말로 표현하기 전에 다룰 방법을 찾아야 했다. 그녀는 환자들과 함께 울고 자신의 슬픔을 표현하며, 그렇게 하면서 환자들과 감정을 교환하는 환경을 만들었다. 그녀는 자신을 달래는 방법을 찾았다. 셋째, 환자들에 대한 태도와 환자들에게 대응하는 방식에 대해 좋은 감정을 느끼는 것이다. 카우덴은 그녀의 이야기들에 감동한 치료사의 모습을 보고 자신이 환자들에게 대응하는 방식에 대해 자신의 감정을 확인했다.

환자와 간호사의 관계는 간호 윤리의 핵심이다. 최상의 간호는 환자와 간호사의 영혼에 유익하다. 대부분의 간호사들은 환자의 고통, 고난, 기쁨의 감정적 경험을 함께 나누며 단순히 피상적인 돌봄을 제공하거나 잊어버리지 않는다. 죽어가는 환자에게 돌봄을 제공하는 것은 간호사 자신의 삶에서 중요한 구성 요소가 되며, 그들이 기억하는 환자에 대한 이야기는 자신의 삶 이야기와 얽히게 된다. 메이브(Maeve, 1998)는 고통과 죽어가는 환자들과 함께 일한 아홉 명의 간호사를 연구했다. 그녀가 간호사들의 이야기를 들으면서, 고통과 죽어가는 환자와 관련된 실천과 관계에 대한 도덕적 이슈가 지배적임을 깨달았다. 이 연구에서 세 가지 주요 주제가 확인되었다. 첫 번째 주제는 참여 조절로, 간호사들이 얼마나 많이 참여할지에 대한 딜레마나 갈등을 겪는 것을 의미한다. 한계 설정, 환자의 삶과 자신의 삶을 구분하는 경계를 설정하는 것, 환자와 실제로 경험을 함께 살아가는 것과 같은 참여 조절이 포함된다. 두 번째 주제, 옳은 일/좋은 일 하기는 교육, 경험, 용기, 도덕적 딜레마, 환자와의 몇 가지 수행이나 결정에 대한 과거의 후회를 포함한다. 세 번째 주제, 정리하기는 환자와의 참여가 끝났음을 나타낸다. 이 기간 동안 간호사는 경험을 반성하고 슬픔을 정리해야 한다.

일본 간호사를 대상으로 말기 환자에게 인공 음식과 수분을 중단하는 것에 관한 연구에 의하면, 대부분의 간호사들은 환자가 인공 음식과 수분의 중단을 요청했거나 그 행위가 환자의 고통을 완화하는 경우에만 이를 지지했다. 환자의 안락함이 간호사들에게 매우 중요한 문제였다. 한 간호사는 "인공 음식과 수분은 환자의 고통을 연장시킬 뿐이다. 중단했을 때 환자의 얼굴에 평화로움이 보였다. 저는 이런 환자들을 여러 번 보았다."라고 말했다. 같은 연구에서 인공 음식과 수분의 중단 결정에 도덕적 갈등을 겪고 있는 또 다른 간호사는 "중단은 살인이고 잔인합니다. 죄책감을 느낍니다."라고 말했다.

다른 말기 문제들도 도덕적 갈등의 원인이 될 수 있다. 연구자들은 간호사들이 죽어가는 환자에 대한 돌봄을 어떻게 인식하는지에 대한 윤리적 문제를 주제로 문헌 검토를 실시했다. 간호사들의 도덕적 갈등과 고통에 관한 체계적인 연구는 미흡하였다. 그러나 간호사들이 경험하는 말기 돌봄의 도덕적 딜레마는 다음과 같다.

- 환자와 가족에게 모든 희망을 깨뜨릴까 두려워 죽음에 대해 진실되게 소통하는 것
- 죽음을 앞당길까 두려워 통증 증상을 관리하는 것
- 간호사의 의견으로는 무의미하거나 너무 부담스러운 의료 치료에 대해 다른 의료팀 구성원들과 협력해야 하는 압박감
- 치료의 이유에 대해 충분히 정보를 제공받지 못해 불안감을 느끼는 것
- 자신의 도덕적 가치를 배신하는 느낌 때문에 환자, 가족, 동료들과의 관계에서 자신의 도덕적 완전성을 유지하려 노력하는 것

간호사는 동정심 넘치는 완화 간호를 제공할 의무가 있지만, 다른 간호사가 그 돌봄을 인계받은 경우라면 죽어가는 환자를 치료하고 돌보는 것에서 물러날 권리가 있다. 돌봄이 자신의 개인적 및 전문적 도덕성과 가치를 침해한다고 느끼는 경우, 간호사는 돌봄 방식을 변화시킬 필요가 있다. 죽어가는 환자에 대한 간호는 시간이 지나면서 역량이 강화되어야 한다. 왜냐하면 신규 간호사와 일상적으로 죽어가는 환자를 돌보지 않는 간호사들은 이 유형의 돌봄에 자동으로 숙련되지 않기 때문이다. 간호사들은 다른 실무 분야와 마찬가지로

말기 돌봄에 대한 전문 지식과 기술을 습득해야 한다. 우리가 볼 수 있듯이, 연민이 넘치는 돌봄은 죽어가는 환자에 대한 간호의 필수적인 요소이다.

1) 동정심 있는 간호사와 말기 환자

간호사들은 죽어가는 말기 환자를 돌보는 과정에서 도덕적 갈등으로 불확실한 상황을 경험할 수 있지만, 환자들에게 정직해야 하고 사전 의료 지시서 및 의료적 치료 옵션에 관한 충분한 정보를 제공해야 한다. 그러나 가장 중요한 측면은 환자의 죽음에 대한 두려움에 공감하고 고통과 고난을 경감시킴으로써 죽어가는 말기 환자들을 지원하는 것이다. 가족들은 사랑하는 사람을 지원해야 할 필요가 있고, 간호사와 대화를 나누고 간호사가 환자와 상호작용하는 방식을 관찰하면서 지원 전략을 배울 수 있다. 죽어가는 말기 환자들이 간호사와 가족의 동정심과 자비심이 있는 행동을 경험하면, 죽음은 그들에게 긍정적인 경험이 될 수 있다. 간호사들은 죽어가는 말기 환자들의 간호에 있어서 작은 일들이 큰 차이를 만든다는 것을 기억해야 한다. 고통과 고난을 완화하는 것을 목표로 하는 의학 치료는 완화 치료와 공존할 수 있으며, 간호사의 자비심 있는 행동은 이 조화로운 공존에 필수적이다. 특정한 자비심 있는 행동 중 하나는 간호사들이 지역사회와 병원 환경에서 개인과 환자에게 연명치료와 증상 관리와 같은 말기 치료 결정에 대해 교육하는 것이다. 간호사들은 환자들에게 사전 의료 지시서와 대리인 지정에 대해 교육할 수 있다.

2) 신체적 및 정서적 고통 관리

말기 환자의 통증을 적극적으로 관리하는 것은 간호사들이 직면하는 가장 큰 윤리적 딜레마 중 하나이다. 환자의 중독이나 죽음에 대한 문제와 두려움으로 인해, 많은 간호사와 의사들이 통증과 고통을 제대로 치료하지 못하는 경우가 발생한다. 통증을 조절할 때 간호사들이 세 가지 기본 원칙을 적용하는 것이 중요하다. 간호사와 의사들은 WHO(2018)의 암성 통증 사다리 프로토콜을 따르는 것, 통증이 통제되지 않으면 치료하기 더 어려우므로 통증을 조기에 적극적으로 치료하는 것, 말기 환자들에게 중독을 두려워하지 말고, 제대로 투여된 통증 약물로 인해 환자가 중독되는 경우는 드물다는 것을 설명해야 한다. 암 통증 관리의 목표는 수용 가능한 삶의 질을 유지하는 수준으로 통증을 완화하는 것이다.

8 영적 고려사항

영성은 말기 간호에서 가장 중요한 측면 중 하나이지만, 종종 간호사들은 환자에게 적절한 영적 돌봄을 제공하는 데 무력감을 느낀다. 의미 있는 경험, 특히 삶의 끝에서의 경험은 간호사들이 환자를 돌볼 때 중요하다. 이는 간호사들이 관대하거나 동정심 있는 행동을 통해 환자의 삶에 어떤 식으로든 영향을 미친다고 느끼기 때문이다. 이러한 방법 중 하나는 영성을 촉진하는 것이다. 영성은 완화 치료의 정의에 포함됨에 따라 간호 돌봄에 더 필수적인 요소가 되었다. 대부분의 미국인들은 말기 영적 돌봄이 죽음 과정의 중요한 부분이라고 믿고 있으며, 동시에 간호사들과 다른 사람들이 효과적으로 영적 돌봄을 제공하지 않는다고 생각한다.

영성은 사람의 삶에서 개인적이고 통합된 부분이다. 간호에서는 여러 가지 영성의 정의가 존재한다. 영성은 사람의 통합적인 힘이며 모든 삶에 스며드는 존재의 본질로서 자신의 존재, 지식, 행동에 나타나며, 자기 자신, 타인, 자연, 신/생명력/절대자/초월자와의 상호 연결성이다. 말기환자와 가족들은 간호사에게 친절과 존중, 대화와 경청, 기도, 진정성 있는 관계, 질 높은 간호, 종교적 또는 영적 자원의 동원에 대한 간호에 요구가 있다.

사람이 죽음을 맞이하는 데 완전히 올바른 방법은 없다. 죽음의 과정은 개인적인 경험이기 때문이다. 간호 돌봄은 각 상황에 따라 달라진다. 가족 구성원과 죽어가는 환자가 이야기하는 이야기는 죽음을 이해하는 데 특히 중요하며, 인간의 죽음을 제대로 기리기 위한 핵심이다. 죽음은 죽어가는 사람의 상실을 경험한 사람들의 세계를 영원히 변화시킨다. 죽음에 대한 결정에 간호사가 참여하는 것은 점점 더 많은 기술이 임종 과정에 생겨남에 따라 매일 더 복잡해지고 있다. 가족과 환자는 모든 윤리적 결정 과정에 참여해야 한다.

단원 요약

- 대부분의 경우, 사람이 경험하게 될 죽음은 좋은 죽음, 예상된 죽음, 갑작스럽고 예상치 못한 죽음, 고통스럽고 오래 지속되는 죽음이든 간에, 사람들은 자신이 어떻게 죽을지 선택할 수 없다.
- 고통은 모든 인간과 모든 살아있는 존재가 경험하는 것이며, 인간의 다차원적인 측면 때문에 고통은 사람들의 삶의 모든 부분, 즉 신체적, 정신적, 정서적, 사회적, 그리고 영적인 부분에 영향을 미친다.
- 안락사의 유형에는 자발적, 비자발적, 비의도적 안락사가 있다. 의사조력자살은 자발적 안락사의 한 유형이다.
- 죽음은 1981년에 동일사망판정법(Uniform Determination of Death Act)에서 법적으로 정의되었다.
- 죽음에 대한 세 가지 기준으로는 심폐 기준, 전뇌 기준, 고등뇌 기준 용어들과 관련된 중요한 법적 판결의 결과로 나타났다.
- 간호사는 말기 환자에게 교육을 제공하기 위해 사전 의료 지시서의 유형에 대한 인식과 지식을 개발해야 한다.
- 대리 의사결정권자는 종종 대리인으로 알려져 있으며, 환자를 대신하여 행동하는 개인로서 환자가 선택한 가족 구성원이나 법원이 임명하거나 다른 유형의 권한을 가진 사람(대변자)이다.
- 대리 의사결정 기준에는 대리 판단 기준, 순수 자율성 기준, 확장된 자율성 원칙 기준, 그리고 최선의 이익 기준이 포함된다.
- 의사들이 환자의 치료를 의학적으로 무의미하다고 간주하기 전에, 먼저 환자를 의학적으로 무의미하다고 지정하는 데 대한 미국의학협회의 지침을 고려하고 "환자의 자율성을 얼마나 존중해야 하는가?"와 "치료의 잠재적 결과는 무엇인가?"와 같은 질문에 답하려고 노력해야 한다.
- 완화 치료와 말기 진정은 미국을 포함한 대부분의 국가에서 수용되는 관행이다.
- 테리 샤이보의 중요한 법적 사례는 환자(또는 대리인)의 자율성에 관련된 죽을 권리 또는 치료 거부권, 인공 영양 및 수분 공급, 기계적 환기와 같은 생명 유지 치료의 보류 및 철수, 그리고 지속적 식물인간 상태와 전뇌 사망의 개념에 대한 인식을 가져왔다.

단원 요약

- 죽음과 죽음 과정은 간호사가 환자와 가족에게 동정심 있는 돌봄을 제공할 때 더 긍정적인 경험이 될 수 있다.
- 간호사는 간호 대상자의 존엄성 유지와 최선의 이익을 위한 연명치료 결정이 될 수 있도록 간호 대상자를 지지하고 간호 대상자와 가족, 의료진과의 의사소통을 촉진해야 한다. 간호사는 간호 대상자의 연명치료 결정과 이행의 과정에서 윤리적 갈등이 발생했을 때, 적절한 해결책을 마련하기 위해 병원 윤리위원회 등 자원을 연계하고 관련 활동에 참여할 수 있다.
- 간호사는 말기 및 임종 과정에 있는 간호 대상자에게 동반자 역할을 수행함으로써 인간의 존엄성을 유지할 수 있도록 돌본다. 간호사는 말기 및 임종 과정에 있는 간호 대상자나 가족, 대리인이 호스피스 · 완화 간호를 요구할 때 이를 제공해야 한다. 간호사는 임종 과정에 있는 간호 대상자에게도 수분과 영양 공급 등 생명 유지에 필요한 기본적인 간호와 적절한 돌봄을 제공해야 한다.

사례 및 생각해 보기

사례

말기암으로 호스피스완화 의료 병동에 입원한 90세 이○○ 할머니는 극심한 통증으로 고통스러워 하였다. 통증으로 인해 거의 식사를 못하고 수면장애도 극심하여 간호사를 볼 때마다 빨리 죽여달라고 애원하였다.. 호스피스 완화 의료팀은 이○○ 할머니의 보호자와 함께 여러 번에 걸친 회의를 거쳐 말기 진정을 적용하기로 하였다.

1. 이○○ 할머니에게 적용된 말기 진정과 악행 금지의 원칙에 대해 논의해 보시오.

2. 이○○ 할머니에게 적용된 말기 진정과 선행의 원칙에 대해 논의해 보시오.

3. 말기진정과 안락사에 대해 논의해 보시오.

자율학습

1. 불치병으로 견디기 힘든 고통을 당하는 말기환자의 죽음을 인위적으로 앞당겨 주는 것은?

   정답:____________________

2. 뇌간을 포함한 모든 뇌 기능이 비가역적으로 정지하고, 뇌에서 전기 활동이 전혀 없는 상태는?

   정답:____________________

3. 의료 돌봄, 특히 말기 또는 중증 질환 동안의 돌봄에 대한 개인의 바람을 서면으로 표현한 것은?

   정답:____________________

제3부

간호실무윤리

제10장

정신건강 간호윤리

학습목표

1. 개인 및 직업적 가치가 정신건강간호에 미치는 영향을 설명할 수 있다.
2. 정신질환자가 건강관리 전문가와 일반 대중들에 의해 오명이 씌워지는 방식을 설명할 수 있다.
3. 중독의 개념과 종류에 대해 설명할 수 있다.
4. 중독 사례에 대한 예방 대책을 논의할 수 있다.

주요개념

- 알코올 의존: 알코올 사용에 있어 자기통제가 불가능하며, 내성과 금단증상이 있는 상태
- 알코올 남용: 반복적인 음주로 인하여 사회적 또는 직업상의 문제가 발생함에도 음주를 지속하는 상태
- 마약류: 인간의 중추신경계에 영향을 미쳐 중추신경의 작용을 과도하게 하거나 억제하는 물질 중 신체적 · 정신적 의존성이 있는 것
- 디지털 미디어 중독: 인터넷 · 스마트폰 등 디지털 미디어를 과다사용하여 디지털 미디어 사용에 대한 금단과 내성을 지니고 있으며, 이로 인해 일상생활의 장애가 유발되는 상태
- 게임이용장애: 게임에 대한 점진적인 통제력 상실, 내성 및 금단증상 등의 인지적, 행동적 증상을 야기하는 과도하고 지속적인 게임 패턴을 보이는 상태

1 정신간호의 특징

정신의학은 다른 의료 특수분야와 구별하는 세 영역이 존재한다. 이는 치료적 관계의 특징, 정신질환자의 특징 그리고 치료적 제도(therapeutic project)라고 부르는 영역이다. 정신간호를 세 요소, 즉 정신치료적 간호사-환자 관계(언어), 정신약리학(약물), 환경관리(환경)로 구분할 수 있고, 이러한 세 요소들은 모두 정신병리학에 대한 깊은 이해가 뒷받침되어 있어야 한다.

정신의학의 첫 번째 영역은 '전문가-환자 관계'의 특성이다. 다른 건강관리 분야보다 정신건강관리에서 훨씬 더 중요할 수 있다. 이는 촉진적 관계가 정신질환자에 대한 치료 효과의 열쇠가 되는 경우가 종종 있기 때문이다. 치료적 관계를 "외과의사의 메스와 유사한 치료적 도구"에 비유하였다. 간호사들이 환자의 변화라는 결과를 불러오기 위해 자신들의 인격을 사용할 때, 간호사의 행동이 도덕적 인격을 반영한다는 점이 매우 중요해진다.

정신의학의 두 번째 영역은 '정신질환자의 특징'과 관련이 있다. 정신질환자는 다른 환자들에 비해 착취, 의존, 관계의 불평등에 대해 훨씬 취약할 수 있다. 정신질환과 연관된 오명과 정신질환자의 판단력의 추정적 감소 등이 이런 특별한 취약점으로 이끈다. 정신의학 윤리의 중심 쟁점은 "치료 거부, 돌봄과 보호를 위한 비자발적 입원, 범죄 상황에서의 책임, 능력의 기준을 둘러싼 쟁점들(예: 재판받을 수 있는 능력, 치료에 대한 거부 또는 동의를 할 수 있는 능력, 법적계약을 수행할 수 있는 능력)"과 관련한 취약성이다.

정신간호의 세 번째 영역은 '치료적 제도'와 관련이 있다. 윤리와 정신건강 간의 전반적 관계에 있어 중요한 한 부분이다. 치료적 제도란 "개인의 장기적인 성향과 역량, 사회적/관계적 속성의 집합체"로서 총체적인 측면에서 환자의 총체적 자아나 인격을 개혁하는 것이다.

간호사는 간호사 자신의 자아(self)를 사용함에 있어 치료적 제도 측면에서 정신질환자와 함께 일할 때 중요한 도덕적 책임감을 갖는다. 치료적 제도의 영향력과 비교되는 단지 몇 가지 소수의 사회적 제도가 존재하는데, 그중 하나가 자녀 양육으로, 권력자의 자리에 있는 사람에게 취약한 사람들에 대한 큰 책임감을 부여하기도 한다.

2 가치판단적 전문 분야

그리스의 철학자 소크라테스(Socrates)는 "반성하지 않는 삶은 살만한 가치가 없다."라고 말한 것으로 유명하다. 이러한 사고는 정신건강간호사들로부터 환자들이 받는 간호의 목적 상당 부분에 기저를 이루고 있다. 소크라테스의 그 유명한 말에 대한 보충 설명으로 다음의 두 문장을 추가해 넣을 수 있을 것이다.

① 많은 사람들이 자신의 삶을 제대로 성찰할 수 없지만, 이들의 삶도 여전히 살 가치가 있다.

② 자신의 삶의 내용과 맥락을 살펴보려는 사람들에게도, 이해는 종종 어려운 경우가 많다.

정신의학은 가끔 의학 분야라기보다는 도덕 분야로 언급되기도 한다. 인간의 가치는 일반적으로 물리의학이 기술한 경험이나 행동에 관하여 공유된 가치이다. 하지만 정신의학에서 경험이나 행동과 관련된 가치는 아주 다양하다. 정신건강전문가와 환자들 간에 이러한 다양한 가치들은 일반적으로 동기부여, 바람, 신념에 초점을 맞춘다. 하지만 간호사들이 환자와 다른 건강간호 제공자들과의 가치 차이나 의견 불일치를 해결해야 할 때, 실용적 지혜를 사용하는 방법을 모르는 경우에 정신 건강간호에도 문제가 발생한다.

간호사가 전통적으로 간호의 목표에 대해 배운 내용과 정신의학의 의료 모델의 우선순위 사이에는 이론적 가치 차이가 있는 경우가 많다(BOX 10-1 참고). 정신의학 시스템은 종종 간호 우선순위를 2차적 중요성의 등급으로 격하시키기도 한다.

정신건강기관에서는 다른 건강관리 전문가들이 간호사들이 환자의 행동과 경험에서 의미를 찾으려 하고 환자의 개인적인 가치를 강화시키려고 노력하는 간호사의 역할이 가치 있는 일임을 인식할 수 있도록 독려해야 한다.

정신건강간호사는 진정한 앎이란 어려운 일이고 다른 사람들의 감정과 단어, 행동의 이면에 무엇이 있는지를 이해하는 것은 훨씬 더 어렵다는 점을 기억하는 것이 중요하다. 정신의학에서의 윤리실천은 무비판적인 태도이다. 그렇다고 간호사가 생각과 가치, 판단 또는 의견을 고려하지 말아야 한다는 의미는 아니다. 간호사들의 가치가 간호사의 업무에 영향을 미치지 않는다고 해서 간호사의 업무가 완전히 가치-중립적일 수 있다고 생각한다면 비현실적이다. 도덕적 간호의 열쇠는 간호사가 도덕적 가치를 갖는 것이다. 간호사들은 판단을 내릴 때 실무적인 지혜를 사용하고, 자기만의 가치에 관해 스스로 진실해야 하고, 환자들을 상대로 일을 할 때 배려하며 진실된 태도를 보여야 할 책임이 있다. 간호사는 자신의 태도가 생색내기나 연민의 태도로 변질되지 않도록 주의를 기울여야 할 필요가 있다.

BOX 10-1 가능한 우선순위의 차이

간호 우선순위

"간호사"는 다른 모든 사람들의 신념을 존중하고, 사람들을 평등하게 대우하며, 환자들에게 개인적인 돌봄을 제공하고, 존엄성을 유지하며, 사생활을 보장하고, 항상 윤리적인 태도를 취하고, 모든 환자들을 보살필뿐 만 아니라 환자들의 건강을 위해 일해야 한다.

정신의학[시스템] 우선순위

정신과의사는 입술 헤르페스나 기관지염을 치료하는 것처럼 정신과의사의 실제적이고 독립적인 행위로서 정신질환을 진단 치료하도록 훈련을 받는다.

출처: Seedhouse, 2000

3 정신건강의 실무 영역: 독특한 특성

정신의학은 19세기 철학이 오늘날의 진료 접근 방식에 지속적으로 강한 영향을 미치는 의료 전문 분야 중 하나이다. 심지어 21세기에도 '나쁘다(bad)'라는 표현이 '미쳤다(mad)'라는 표현과 동일시되는 경우가 종종 있고, 정신질환의 낙인을 줄이기 위한 노력과 법의학 정신의학 사이에는 긴장감이 감돌고 있다. 신약물요법의 발견으로 정신의학 분야의 혁명을 불러오기 전까지 정신질환이 있는 환자들은 종종 매우 오랜 기간 동안 심지어는 평생동안 정신병원에 갇혀서 사는 경우가 빈번했다. 1950년대와 1960년대의 연구가 정신의학의 변형을 불러온 새로운 향정신약(정신작용제, psychotropic medication)을 생산했다. 신약 개발로 전에는 관리가 어렵거나 전혀 불가능했던 정신질환 증상을 관리하는 방법을 제공할 수 있게 되었지만, 이러한 약물은 그 사용과 관련하여 많은 심각한 부작용을 낳기도 하였다.

새로운 약물의 발견 때문에, 1960년대와 1970년대에 정신병원에서 환자를 퇴원시키는 일이 대규모로 이루어지고 있었고, 이러한 사람들 중 상당수가 결국 노숙자가 되거나 수감되는 신세가 되었다. 병원에서 환자들을 퇴원시켰을 때, 환자들은 지역사회 안에서 정신질환에 대한 적절한 치료를 받을 수 있을 것이라고 확신했지만, 사회와 의료계는 이들 환자들에게 약속을 지키지 않았다.

1970년대 이후, 환자들은 아직도 새로운 향정신성 의약품(psychotropic drug)으로도 잘 관리되지 않고, 정신분석도 믿음을 잃어가기 시작하였다. 1980년대와 1990년대에 건강관리기관에서 정신질환자에 대한 간호와 치료를 추가로 제한했을 때 총체적 간호는 거의 와해되었다. 환자들을 대상으로 치료요법 회기를 실시할 목적으로 정신과의사들이 받은 지불금액은 더 이상 이러한 서비스를 제공하기 위한 장려금이 아니었고, 정신과의사들도 생의학 치료에 초점을 맞추는 방향으로 밀려 나갔던 반면, 비의료인 치료사들도 의약품에 대한 상담만 제공하였을 뿐 어떠한 처방도 하지 않았다. 일차적인 간호와 다른 비정신과 의사들은 현재 환자들에게 향정신약을 많이 처방하고 있다. 이러한 치료의 추세는 정신질환자 간호의 환경에 심각한 분열을 불러오기 시작했다. 의사(physicians)와 치료사(therapists)들은 전통적으로 서로 간에 잘 소통을 하지 않았기 때문에 가끔 영역권 다툼을 벌였는데, 이것이 환자간호의 질 향상을 지연시켰다.

정신의약품의 상당한 개선이 진행되어 왔지만, 여전히 치유가 아닌 증상만을 치료하는 수준을 아직도 제공하고 있고, 의약품에 대한 처방이 적절하게 내려지지 않는 경우가 종종 있다. 일반적으로 정신질환을 생체의학으로 치료하는 전문가와 심리요법이나 상담을 제공하는 전문가 사이의 단편적인 구분이 여전히 계속 존재한다. 이러한 분열화, 즉 치료 격차는 환자들이 받게 되는 치료의 질에 대한 윤리적 시사점을 제시한다. 간호사가 도덕적 관점에서 나아갈 수 있는 것은 이러한 치료 공백을 메우는 데 있다.

간호사는 정신의약품에 대한 정신질환자의 행동과 반응을 평가함으로써 교육, 심리적, 영적 간호, 상담 및 지원을 제공함으로써 정신질환자에 대한 총체적인 간호를 촉진하는 중대한 가교 역할을 하고 있다.

1) 낙인(오명, Stigma)

정신질환자들이 사회의 광범위한 스펙트럼 속에서 낙인이 씌워져 있다는 점은 흔하게 알고 있는 사실이다. 사실, 어떤 사람들은 이러한 낙인이 정신질환자들을 치료하는 간호사나 의사들과 같은 전문가들에게까지 확대 적용되고 있다고 생각한다.

정신과적 낙인은 "정신질환을 앓고 있는 개인, 가족, 친구, 서비스 제공자를 수치심과 연관시키는 거짓되고 부당한 행위"이다. 정신질환자에 대한 사회적 낙인 형성과 관련해 언론의 역할이 중요한 것은 언론이 사회적 이슈에 대한 특정한 관점의 틀을 형성하는 프레이밍 효과를 가지기 때문이다. 빈번하게 커뮤니티 내의 적대감과 서비스 제공자 및 고용주에 의한 차별이라는 결과를 불러오게 된다. 정신질환자들이 정신질환과 정신의학적 치료에 대한 일반인들의 사회적 낙인과 부정적 태도에서 벗어나기 위해 전문적 진료를 받지 않고 스스로 대처하는 경향이 있다(이안나 외, 2018).

미국 연방정부 의무감은 정신질환이 있는 사람들에 대해 언급하면서, "낙인은 비극적이게도 사람들의 존엄성을 박탈하고 사회로의 완전한 참여를 방해한다."라고 말했다. 전국정신질환연맹에서는 사람들이 견뎌내야 할 낙인을 두려워하기 때문에 향정신약이 필요하지만, 그러한 약에 대한 사용을 꺼리는 경향을 보인다는 사실을 밝힌 연구를 인용하였다. 일부 문화권, 특히 아시아 문화권의 건강관리 전문가들과 환자들은 정신질환 진단을 내리거나 그러한 진단에 대한 수용조차도 꺼릴 수 있다. 안타깝게도, 의료 전문가들조차도 정신질환의 낙인을 영속화시킨다.

정신과 의사인 볼턴(Bolton, 2003)은 건강관리 전문가들의 정신질환자에 대한 부정적인 인식과 관련한 고충에 대해 토로하였다. 그는 환자들을 의뢰하는 건강관리 전문가들이 종종 그에게 이런 말을 하는 경우가 많다고 했다. "선생님, 미친놈이 또 한 명 더 들어 왔네요". 볼턴은 이러한 언어를 사용하는 사람들에게 그 언어의 부적절성에 교육할 필요가 있다고 주장하며 정신질환에 관한 공통된 낙인을 다음과 같이 제시하였다.

- 정신질환이 있는 사람들은 다른 사람들에게 위험한 존재이다.
- 정신질환은 거짓이거나 상상이다.
- 정신질환은 성격의 약점을 반영한다.
- 장애는 스스로 자초하여 발생한 것이다.
- 결과가 좋지 못하다.
- 장애는 치료가 불가능하다.
- 정신질환이 있는 사람들과의 의사소통은 어렵다.

2) 정신건강증진 및 정신질환자 복지서비스 지원에 관한 법률[시행 2024. 7. 3.]

「정신건강증진 및 정신질환자 복지서비스 지원에 관한 법률」(약칭: 정신건강복지법) 내에서 치유의 이념을 상징적으로 나타낸다고 할 수 있는 조항은 제2조의 기본이념이다. 정신건강복지법은 제2조의 기본이념을 원칙으로 하여 정신보건에 관한 사항을 규정하고 있으며 정신질환자의 처우에 관한 조항 중 기본이념에 가장 가까운 내용을 가진 조항이 제41조 자의입원이다.

정신질환자 본인의 건강이나 타인을 해할 위험성으로부터 환자 본인이나 타인을 보호하여야 한다는 요청에 기인하여 '정신보건법'은 정신질환자에 대한 강제입원 등을 인정하고 있었다. 그러나, 정신질환자의 부당한 강제입원을 줄이기 위한 법이 위험하지 않은 환자의 강제입원 등으로 남용되었고, 아울러 환자의 기본적 인권이 보호자나 국가 또는 의사에 의하여 침해될 가능성을 내포하고 있었다. 즉, 정신질환자의 보호를 위하여 제정된 '정신보건법'이 사회적 편견이나 개인의 이기심에 의하여 제도적으로 남용될 수 있고, 인간으로서의 존엄과 가치 및 헌법에 의하여 보장되는 정신질환자의 권리까지도 침해할 수 있다고 판단하여 헌법재판소는 2016년 본인 동의 없는 정신병원 강제입원에 대해 위헌 결정을 내렸다.

이후「정신건강증진 및 정신질환자 복지서비스 지원에 관한 법률」이 제정되면서 강제입원 절차는 한층 까다로워졌다. 환자의 인권을 침해하고 가족 간 갈등에 강제입원 제도가 악용된다는 지적이 나오면서 강제입원 절차가 강화되었으며, 이에 따라 강제입원 환자 수는 현저하게 감소했다. 현재 우리나라의 강제입원, 이른바 비자발적 입원 방법은 보호의무자에 의한 입원(제43조), 특별자치시장 · 특별자치도지사 · 시장 · 군수 · 구청장에 의한 입원(제44조), 응급입원(제50조) 3개로 구분된다. 강제입원의 적합성을 입원적합성심사위원회가 심사하는 절차도 도입했다.

현재는 복잡한 절차와 법적 분쟁 가능성 등 책임 여부 문제로 본인의 동의가 없는 강제입원은 사실상 어려운 상황이다. 가족의 동의하에 본인의 동의 없이 강제로 구급차에 승차시켜 입원시킨 사설 구급업체 관계자는 공동감금혐의로 실형을 선고받기도 했다. 재판부는 "보호의무자의 이송 요청이 있었다는 이유만으로 정신건강법에 따른 요건 확인도 없이 대상자의 의사에 반해 주거에 들어가거나 강제로 이송하는 경우 주거침입죄와 감금죄가 성립한다."라고 판시했다(「정신건강증진 및 정신질환자 복지서비스 지원에 관한 법률」은 부록 참고).

4 중독

중독(addiction)은 어떤 특정 개인에 국한된 것이 아니라 가족과 사회를 모두 고통스럽게 하는 질환이다. 알코올, 도박, 디지털 미디어, 마약에 초점을 두고 그 현황과 대응 정책은 다음과 같다.

1) 알코올 사용장애

알코올 사용장애는 일반적으로 사회에서 허용되는 영양적 또는 사회적 용도 이상의 주류를 과량, 지속적으로 섭취하여 금단, 내성, 갈망감이 포함된 행동과 신체 증상 발생하여 신체적 · 정신적 · 사회적 기능을 해치는 만성적 행동장애로써 알코올 의존과 알코올 남용을 포함한다.

- 알코올 의존
  알코올 의존은 알코올 사용에 있어 자기통제가 불가능하며, 내성과 금단증상이 있는 상태이다.
- 알코올 남용
  알코올 남용은 반복적인 음주로 인하여 사회적 또는 직업상의 문제가 발생함에도 음주를 지속하는 상태이다.

우리 국민의 알코올 사용장애 평생 유병률은 11.6%, 1년 유병률은 2.6%로 우리 국민 중 11.6%(약 596만 명)는 평생동안 1번 이상 알코올 사용장애를 경험할 수 있다(2023년 4월, 인구수 기준). 또한 남자의 알코올 사용장애의 평생 유병률은 여자보다 3.3배, 1년 유병률은 1.9배 높다.

(1) 청소년 음주율('20~'22)

- 2022년 청소년의 현재 음주율은 13%로 전년 대비, 2.3%p 증가하였으며 남자(15.0%)가 여자(10.9%)보다 높은 것으로 나타났다.
- 2022년 청소년의 위험 음주율은 5.6%로 전년 대비, 0.7%p 증가하였으며 남자(6.1%)가 여자(5.1%)보다 높은 것으로 나타났다. 현재 음주자의 위험 음주율은 남자(40.4%), 여자(46.6%)로 2021년(남 42.5%, 여 49.8%)에 비해 감소하였다.

- 2022년 현재 음주자인 청소년의 만취 경험률은 12.1%로 남자(12.0%), 여자(12.1%)로 2021년(남 10.1%, 여 10.7%)에 비해 증가하였다.
- 2022년 청소년 주류 구매 시도자의 주류 구매 용이성은 68.0%로 남녀(남 68.3%, 여 67.5%)로 유사하였고, 2021년(남 69.4%, 여 74.8%)에 비해 남자는 큰 차이가 없으나 여자는 감소한 수치를 보였다.

※ 현재 음주율: 최근 30일 동안 1잔 이상 술을 마신 적이 있는 사람의 분율
※ 위험 음주율: 최근 30일 동안 1회 평균 음주량이 중등도 이상(남자 소주 5잔 이상, 여자 소주 3잔 이상)인 사람의 분율
※ 현재 음주자의 위험 음주율: 현재 음주자 중에서 최근 30일 동안 1회 평균 음주량이 중등도 이상(남자 소주 5잔 이상, 여자: 소주 3잔 이상)인 사람의 분율
※ 현재 음주자의 만취경험률: 현재 음주자 중에서 최근 30일 동안 1일 이상 정신을 잃거나 기억을 못 할 정도로 술을 마신 적이 있는 사람의 분율
※ 구매시도자의 주류 구매 용이성: 구매 시도자 중에서 최근 30일 동안 편의점이나 가게 등에서 술을 사려고 했을 때 '많이 노력', '조금만 노력' 또는 '노력 없이도 쉽게' 살 수 있었던 사람의 분율

- 지역별 청소년 현재 음주율('20~'22)

2022년 지역별 청소년 현재 음주율은 충북(16.8%) > 경북(16.5%) > 광주(15.9%) > 울산(15.4%) > 전북(14.9%) > 경남(14.4%) > 강원(14.1%) > 전남(13.5%) > 충남(13.4%) > 경기(13.2%) > 부산(12.7%) > 대전(12.5%) > 인천(12.4%) > 세종(12.0%) > 대구(11.4%) > 서울(9.9%) > 제주(9.9%) 순으로 높게 나타났다(보건복지부 국립정신건강센터, 2023).

(2) 코로나-19 팬데믹과 음주

코로나-19 팬데믹 기간 사회적 거리두기, 1인 가구 증가 등으로 혼술(혼자서 술을 마심), 홈술(집에서 술을 마심)로 대표되는 음주행태의 변화 및 음주운전 등의 음주폐해로 음주 문제가 사회적 이슈로 대두되었다.

코로나-19 기간 실시된 'COVID19 국민 정신건강 실태조사'에서 '음주량이 감소했다'라는 응답률은 조사를 시작한 2020년 3월~2022년 6월 중 2022년 6월이 32.58%로 가장 낮은 수치를 보였다.

동일기간, '음주량이 기존에 비해 증가했다'는 응답률은 2020년 3월(6.34%), 2022년 6월(13.62%)로 약 2년 사이 7.28%p 증가하며 감소했다는 응답보다 더 큰 폭으로 증가한 것으로 나타났다(2022 코로나19 국민 정신건강 실태조사)(그림 10-1).

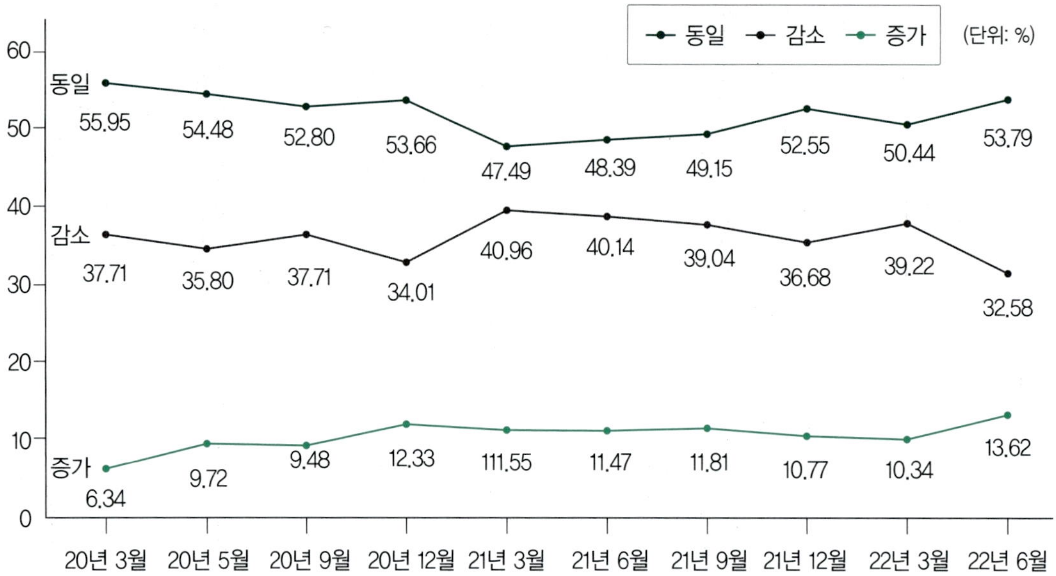

출처: 2019-2021년 마약류 범죄백서(2020, 2021, 2022), 대검찰청

그림 10-1 코로나-19 팬데믹 기간 음주량 변화

(3) 음주 폐해

- 연간 음주 간접폐해 경험률

  연간 음주 간접폐해 경험률이란 만 19세 이상 대상자 중 최근 1년 동안 타인의 음주로 인하여 소란, 폭행, 성추행, 작업 또는 일상생활 중 사고(몸을 다침), 음주운전 사고 등을 한 가지 이상 경험한 사람의 비율을 의미한다.

  2021년 최근 1년 동안 타인의 음주로 인해 간접폐해를 경험한 비율은 소란(5.5%) > 폭행(0.8%) > 작업 또는 일상생활 중 사고(몸을 다침) 0.3% > 음주운전 사고(0.2%) > 성추행, 기타(0.1%) 순으로 나타났다.

2) 마약류 사용장애

마약류(마약, 대마, 향정신성 약물)란 인간의 중추신경계에 영향을 미쳐 중추신경의 작용을 과도하게 하거나 억제하는 물질 중 신체적 · 정신적 의존성이 있는 것으로서 관련 법규에 따라 규제대상으로 지정되어 관리되고 있는 물질이며 마약 · 향정신성 의약품 · 대마가 이에 포함된다.

마약류 사범 범죄 유형은 (1) 마약류 밀조, 마약류 및 원료물질의 밀수 · 밀매 행위 (2) 마약류의 투약 · 소지 및 불법사용 행위 (3) 마약류 취급자의 관계법령 위반 행위이다.

2022년 전체 마약류 사범은 18,395명으로 전년(16,153명) 대비 13.9%p 증가한 것으로 나타났다.

- 대마사범은 3,809명으로 전년(3,777명) 대비 0.8%p 증가
- 마약사범은 2,551명으로 전년(1,745명) 대비 46.2%p 증가
- 향정신성 약물사범은 12,035명으로 전년(10,631명) 대비 13.2%p 증가

마약류 투약사범은 밀수, 밀매, 소지 등을 포함한 전체 마약류사범(18,395명)의 46.15%를 차지하였다.

2022년 마약류 투약사범은 8,489명으로 전년(8,522명) 대비 0.39%p 감소하였다.

- 대마 투약사범은 1,988명으로 전년(2,458명) 대비 19.12%p 감소
- 마약 투약사범은 293명으로 전년(338명) 대비 13.31%p 감소
- 향정신성 약물사범은 6,208명으로 전년(5,726명) 대비 8.42%p 증가(표 10-1)

표 10-1 마약류별, 연령별 단속현황 (단위: 명, %)

구분 \ 연도 \ 연령		19세 이하		20~29세		30~39세		40~49세		50~59세		60세 이상		연령 미상		합계	
		'21	'22	'21	'22	'21	'22	'21	'22	'21	'22	'21	'22	'21	'22	'21	'22
합계	인원(명)	450	481	5,007	5,804	4,096	4,703	2,670	2,815	1,992	1,976	1,550	2,166	318	450	16,153	18,395
	비율(%)	2.8	2.6	31.4	31.6	25.4	25.6	16.5	15.3	12.3	10.7	9.6	11.8	2.0	2.4	100	100
대마	인원(명)	196	41	150	1,628	88	1,322	78	402	176	189	990	153	67	74	1,745	3,809
	비율(%)	11.2	1.1	8.6	42.7	5.0	34.7	4.5	10.6	10.1	5.0	56.7	4.0	3.8	1.9	100	100
마약	인원(명)	192	108	3,044	231	2,819	122	2,287	128	1,632	218	455	1,550	202	194	10,631	2,551
	비율(%)	1.8	4.2	28.6	9.1	26.5	4.8	21.5	5.0	15.4	8.5	4.3	60.8	1.9	7.6	100	100
향정	인원(명)	62	332	1,883	3,945	1,189	3,259	305	2,285	184	1,569	105	463	49	182	3,777	12,035
	비율(%)	1.6	2.7	49.9	32.8	31.5	27.1	8.1	19.0	4.9	13.0	2.8	3.8	1.3	1.5	100	100

출처: 보건복지부 국립정신건강센터(2023). 2023년 중독 주요 지표 모음집, p. 21.

2022년도 전체 마약류 사범 중 20~30대의 비중이 57.1%를 차지하며 2021년 56.8%로 처음 50% 돌파한 이래 계속 증가하고 있어, 인터넷 · SNS 등의 보급과 이를 이용한 마약류에 대한 진입장벽이 낮아져 젊은층의 마약류 범죄가 심각해진 것으로 분석되었다.

2019~2022년 전체 마약류 사범 중 청년(20~30대) 비율 지속적으로 증가 추세 관찰되며, 2022년 기준 전체 마약류 사범 중 청년층 비율은 57.2%로 전체 대마 사범의 77.4%, 향정신성 약물사범의 59.9%, 마약사범의 13.9%를 차지하였다(그림 10-2).

여성 마약류 사범은 2021년(3,818명)에서 2022년(4,966명)으로 1,148명(30.07%) 증가하였으며, 2016년(20.4%) 이후 전체 사범 중 여성 비율이 20% 이상을 상회하고 있다. 2022년도 기준, 전년 대비 남성 마약류 사범 1,094명(8.87%p ▲), 여성 마약류 사범 1,148명(30.07%p ▲) 증가하였다(표 10-2).

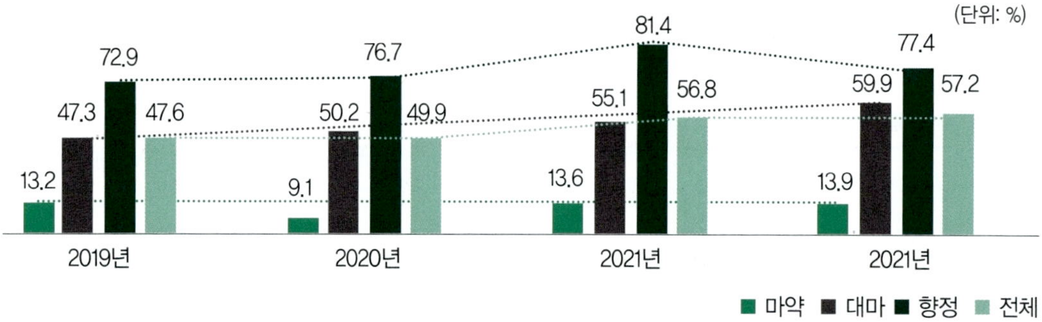

출처: 2019-2021년 마약류 범죄백서(2020, 2021, 2022), 대검찰청

그림 10-2 마약류별 청년(20~30대) 마약류 사범 비율('19~'21)

표 10-2 마약류별, 성별 단속현황('20~'22) (단위: 인원(명), 비율(%))

연도 \ 구분		마약		향정		대마		합계			전년 대비 증감률
		남자	여자	남자	여자	남자	여자	남자	여자	전체	
2020년	인원	1,045	1,153	9,615	3,025	2,833	379	13,493	4,557	18,050	12.5▲
	비율	47.5	52.5	76.1	23.9	88.2	11.8	74.8	25.2	100.0	
2021년	인원	903	752	8,020	2,611	3,322	455	12,245	3,818	16,153	10.5▼
	비율	56.9	43.1	75.4	24.6	88.0	12.0	76.4	23.6	100.0	
2022년	인원	1,323	1,228	8,890	3,145	3,216	593	13,429	4,966	18,395	13.9▲
	비율	51.9	48.1	73.9	26.1	84.4	15.6	73.0	27.0	100.0	

출처: 보건복지부 국립정신건강센터(2023). 2023년 중독 주요 지표 모음집, p. 23.

마약류별로 처음 사용한 나이는 차이가 있는데 청소년 시기에 처음 사용빈도가 높은 마약류는 흡입제와 진통제였으며, 대마초도 10대 때 사용 비중이 20% 이상이었다(표 10-3, 그림 10-3).

표 10-3 마약류별 처음 사용한 시기 (단위: 나이(세), 인원수(명))

구분 \ 사용 마약류 종류	전체	평균나이	10대	20대	30대	40대	50대 이상
	명(%)	M±sd	명(%)	명(%)	명(%)	명(%)	명(%)
전체	711 (100.0)	–	126 (17.7)	381 (53.6)	142 (20.0)	47 (6.6)	15 (2.1)
헤로인	2 (0.4)	46.5+12.0	0. (0)	0. (0)	1(50.0)	0. (0)	1 (50.0)
메타돈/부프로피온	1 (0.2)	23.0±0	0. (0)	0. (0)	1 (100.0)	0. (0)	0. (0)
아편/진통제	22 (4.1)	27.0±9.1	5 (22.7)	10 (45.5)	4 (18.2)	3 (13.6)	0. (0)
수면제, 최면제, 신경안정제	86 (15.9)	29.1±102	8 (9.3)	45 (52.3)	17 (19.8)	10 (11.6)	6 (7.0)
코카인	18 (3.3)	21.8±45	5 (27.8)	11 (61.1)	2 (11.1)	0. (0)	0. (0)
암페타민 (애더럴 포함)	291 (53.9)	28.3±8.7	37 (12.7)	147 (50.5)	70 (24.1)	29 (10.0)	8 (2.7)
마리화나	214 (39.6)	24.6±6.3	45 (21.0)	131 (61.2)	35 (16.4)	3 (1.4)	0. (0)
환각제 (버섯, 선인장 종류)	56 (10.4)	25.7±6.4	8 (14.3)	34 (60.7)	12 (21.4)	2 (3.6)	0. (0)
흡입제	20 (3.7)	16.7+42	17 (85.0)	3 (15.0)	0. (0)	0. (0)	0. (0)
알코올 없이 하나 이상의 마약류	1 (0.2)	16.0±0	1 (100.0)	0. (0)	0. (0)	0. (0)	0. (0)

출처: 보건복지부 국립정신건강센터(2023). 2023년 중독 주요 지표 모음집, p. 31.

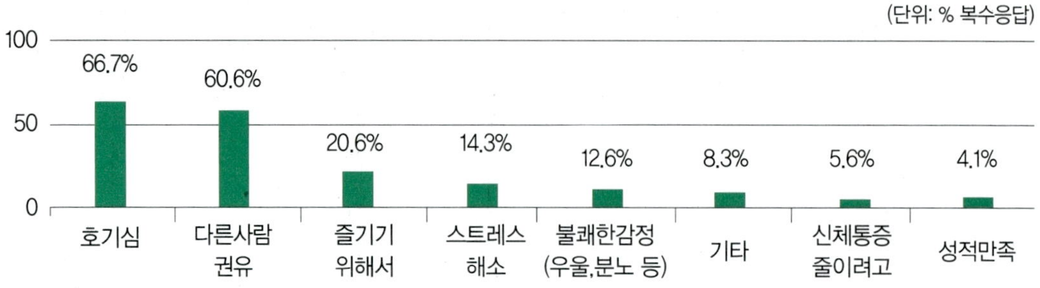

출처: 보건복지부 국립정신건강센터(2023). 2023년 중독 주요 지표 모음집, p. 32.

그림 10-3 처음 마약류를 사용한 이유

마약류 첫 사용 이유로는 호기심과 다른 사람의 권유를 답한 비율이 60% 이상이었다.

마약류를 처음에 구입하게 된 경로로는 지인을 통한 구입이 76.7%, 인터넷을 이용한 구입이 12.2%이지만, 마약류 사용자가 현재 마약류를 구입하는 경로는 지인이 57.6%, 인터넷이 28.1%로 인터넷을 활용한 마약류 구입이 처음보다 2배 이상 높은 수치를 보였다.

마약류 사용자에게 '마약류를 끊지 못하는 이유'를 복수응답을 허용하여 물었을 때, 욕구와 갈망, 금단증상, 우울감, 지루함 등 대부분 병리적 경험의 비율이 높았다.

마약류 단약을 결심하게 된 이유로 피폐해진 삶에 대한 자각(새 삶을 꾸려야겠다는 생각)(36.9%)이 가장 많았고, 처벌에 대한 두려움(18.8%), 마약류 사용으로 인한 정신 · 신체적 손상에 대한 자각이 15.0%, 14.0%로 뒤를 이었다. 마약류 단약의 기여 요인은 대상자 본인의 단약의지(46.5%)가 가장 높았고, 가족, 지인의 응원(40.2%), 처벌에 대한 두려움(39.3%), 의료기관과 상담기관(중독관리통합지원센터, 마약류중독재활센터)의 상담이 각각 22.4%, 20.4%로 나타났다. 마약류 중독자의 회복과 단약 유지를 위한 약물 중독자 자조모임(Narcotic Anomynous, NA) 활동이 단약 유지에 기여했는다는 응답도 9.4%로 나타났다.

BOX 10-2 마약의 위험성을 경고하는 신문기사

"마약, 뇌 녹아내려…조현병 · 치매 각오해야" 전문의의 섬뜩한 경고
"MRI를 찍어보면 치매가 걸린 사람처럼 뇌가 위축돼 있어요"
"약한 마약은 없어요. 대마가 더 위험합니다"

수십년간 마약 중독자들을 치료하고 연구해 온 의료인들이 마약에 대해 내린 결론을 요약한 말이다. 마약이 신체적 · 정신적으로 불러일으키는 피해의 원인과 결과에 관해 묻자 돌아온 답이다. 그들은 '조절할 수 있고 부작용이 없는 마약'은 없다고 단언했다. 어떤 마약류이든 오남용하게 되면 결국 회복하기 어려운 뇌 손상과 정신질환을 야기할 수 있다는 것이 전문가들의 공통된 의견이다.

특히 마약이 주는 폐해가 심각함에도 최근 들어 젊은 층을 중심으로 오히려 경각심이 줄어들면서 피해가 커지고 있다고 우려했다.

법정신의학 전문가인 조성남 전 국립법무병원장은 마약류 남용이 정신적 이상으로 이어지는 이유에 대해 '도파민 과다 분비에 따른 뇌 보상 체계 붕괴'에 있다고 설명했다. 그는 도파민이 과다 분비되면서 뇌의 균형 상태에 이상을 주고 여러 부작용을 만들어 낼 수 있다고 지적했다. 마약류에 의한 뇌 내 불안정성이 정신질환, 기억장애, 감정 기능 파괴의 원인이 될 수 있다면서 "모든 마약류는 모든 정신질환을 야기하는 물질인데 그걸 아무도 모르고 있다"고 강조했다.

현재도 마약 중독자를 현장에서 치료하고 있는 천영훈 인천참사랑병원 원장은 마약류의 위험성에 관해 이야기하며 "뇌가 거의 녹아내린다"고 경고했다. 그는 "마약을 했을 때 나타나는 정신병은 일반 조현병 환자분들에서 나타나는 정신병 증상보다 훨씬 세다"라며 "영구적 장애로 남았을 경우에는 약도 잘 안된다. 저희 환자 중에서 5~6년 약을 끊고도 계속 환청에 시달리는 분이 많다"고 이야기했다. 젊은 세대들이 육체적 · 정신적으로 건강하기 때문에 쉽게 회복될 것이라고 착각하는 경우가 많다고 지적했다. 위험성이 낮은 것으로 알려진 마약을 시도해 보는 경우가 많은데 중독의 위험을 피할 수 없다고 단언했다. "지옥행 열차다. 처음에 올라탈 때는 내가 원하는 방향으로 언제든지 뛰어내릴 수 있을 거라고 생각하는데 정말 아차 하는 순간이다. 정신 차려보면 이미 뛰어내리지 못한 속도 내가 원하지 않는 방향으로 달려가게 된다"

양성관 의정부백병원 가정의학과 과장은 약한 마약이라고 불리며 경각심이 덜한 마약류들이 중독성이나 의존성이 강한 마약류 사용으로 가는 하나의 관문 역할을 할 수 있다고 말했다. 처음에는 호기심으로 시작하지만 중독의 특성상 점점 더 효과가 강한 마약류를 찾게 된다는 것이다. 그는 "실제로 잡힌 마약 사범들을 보면 단순히 하나(의 마약)만 했다는 분들이 잘 없다. 프로포폴이라든가 대마로 시작해서 결국에 보면 다 해보는 것"이라고 전했다.

출처: 뉴스1, 2024-03-21, https://www.news1.kr/society/general-society/5348955

3) 도박 장애

도박 장애란 지속적이고 반복적으로 나타나는 부적응적 도박(결과가 불확실한 무언가에 재화나 가치 있는 무언가를 거는 것) 행위로 개인적, 사회적, 직업적 측면 등에서 심각한 결과를 일으키는 질환이다.

사행 활동은 여러 사람으로부터 재물 또는 재산상의 이익(재물)을 모아 우연적 방법에 따라 득실을 결정하여 재산상의 이익 또는 손실을 주는 행위(사행 행위 등 규제 및 처벌특례법 제2조제1항)로써, 카지노, 경마, 경륜, 복권, 스포츠도박, 화투, 성인오락실, 온라인 도박 등이 포함된다.

우리나라 일반 국민을 대상으로 2021년도 1년 기준 도박중독 유병률을 조사한 결과, 만 20세 이상 일반 국민의 유병률은 5.5%(중위험(3.4%) + 문제성(2.1%))로 집계되었다.

성별로 살펴보면, 남자의 유병률이 8.5%(중위험(5.1%) + 문제성(3.4%))로 나타나, 여자의 유병률 2.6%(중위험(1.8%) + 문제성(0.9%))에 비해 5.9%p(3.3배) 높았다.

2022년 20대 전체의 도박 장애 유병률은 2019년 기준보다 낮아졌지만(5.6%→4.4%), 문제성 비율(2.4%)은 오히려 2020년(0.8%) 대비 30배나 증가한 것으로 보고되었다. 더욱이 타 연령대와는 달리, 중위험 비율보다 문제성 비율이 더 높은 것도 주목해야 할 점이다(표 10-4).

표 10-4 일반인 전체 도박중독 유병률('21)

(단위: 인원(명), 비율(%))

구분		사례수(명)	문제 수준별 비율(%)					유병률(%) (중위험+문제성)
			비문제성	저위험성	중위험	문제성	계	
전체		15,000	86.6	7.8	3.4	2.1	100	5.5
연령별	20대	2,251	91.4	4.2	2.1	2.4	100	4.5
	30대	2,303	89.5	6.2	3.0	1.3	100	4.3
	40대	2,806	84.9	9.3	3.8	2.0	100	5.8
	50대	2,985	84.1	9.3	4.3	2.3	100	6.6
	60대 이상	4,655	85.6	8.6	3.5	2.3	100	5.8
성별	남자	7,427	82.5	9.0	5.1	3.4	100	8.5
	여자	7,573	90.7	6.7	1.8	0.9	100	2.6

* 도박중독 수준별 구분 시, 비문제성(정상군), 저위험(낮은 도박중독 위험), 중위험(중등도 도박중독 위험), 문제성(문제 도박중독 수준)을 의미함.
* 도박중독 유병률은 중위험(중등도 도박중독 위험) 대상과 문제성(문제 도박중독 수준) 대상자의 비율을 합한 값을 의미함.

출처: 보건복지부 국립정신건강센터(2023). 2023년 중독 주요 지표 모음집, p. 40.

4) 디지털 미디어 중독

디지털 미디어 중독이란 인터넷 · 스마트폰 등 디지털 미디어를 과다사용하여 디지털 미디어 사용에 대한 금단과 내성을 지니고 있으며, 이로 인해 일상생활의 장애가 유발되는 상태를 말한다.

게임이용장애란 게임에 대한 점진적인 통제력 상실, 내성 및 금단증상 등의 인지적, 행동적 증상을 야기하는 과도하고 지속적인 게임 패턴을 보이는 상태를 말한다.

- 청소년 인터넷 · 스마트폰 중독
  2022년 인터넷과 스마트폰 중 하나 이상에서 과의존 위험군으로 진단된 청소년(A+B−C)은 235,687명(18.5%)이며, 인터넷과 스마트폰 2가지에 모두 과의존 위험 문제를 가지고 있는 대상자(중복위험군)(C)는 88,123명(6.9%)으로 나타났다(표 10-5).

표 10-5 청소년 인터넷 · 스마트폰 과의존 현황('21~'22)

(단위: 인원수(명), 비율(%))

연도		참여인원	인터넷 과의존 위험군(A)	스마트폰 과의존 위험군(B)	중복 위험군(C)	인터넷 · 스마트폰 과의존 위험군(A+B−C)
2021년	인원수	1,272,981명	183,228명	129,543명	83,880명	228,891명
	비율	100%	14.39%	10.18%	6.59%	17.98%
2022년	인원수	1,273,020	188,978명	134,832명	88,123명	235,687명
	비율	100%	14.84%	10.59%	6.92%	18.51%
22년−21년 차이 인원수(증감률)		39명▲	5,750명 (3.14%)▲	5,289명 (4.08%)▲	4,243명 (5.06%)▲	6,796명 (2.97%)▲

* 과의존 정도에 따라, 일반사용자군, 주의사용자군, 위험사용자군으로 구분하며, 과의존 위험군에 '주의사용자군'과 '위험사용자군'이 해당함.

- 위험사용자군: 일상생활에서 심각한 장애를 겪고 금단 현상을 보여 전문기관의 도움이 필요한 수준
- 주의사용자군: 사용시간이 점점 늘어나고 자기조절에 어려움이 있어 주의가 필요한 단계
- 과의존 위험군: '위험사용자군'과 '주의사용군' 합계에서 중복위험군 제함

출처: 보건복지부 국립정신건강센터(2023). 2023년 중독 주요 지표 모음집, p. 46.

스마트폰 과의존이란 과도한 스마트폰 이용으로 스마트폰에 대한 현저성이 증가하고, 이용 조절력이 감소하여 문제적 결과를 경험하는 상태를 말한다.

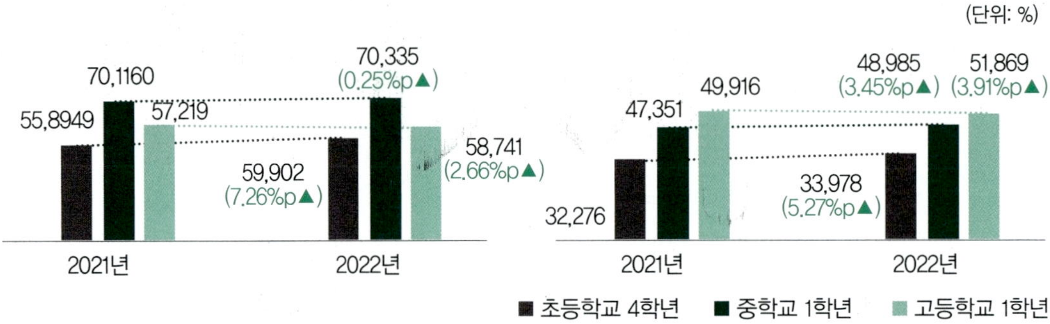

출처: 보건복지부 국립정신건강센터(2023). 2023년 중독 주요 지표 모음집, p. 48.

그림 10-4 청소년 인터넷 · 스마트폰 과의존 현황('21~'22)

표 10-4 청소년 인터넷 · 스마트폰 과의존 현황('21~'22)

(단위: %)

대상 \ 구분		연도	잠재적 위험군(B)	고위험군(A)	과의존 위험군 (A+B)	과의존 위험군 22년-21년 차이
전체		2021년	19.7	4.5	24.2	0.6▼
		2022년	19.4	4.2	23.6	
연령대별	유아동	2021년	24.1	4.3	28.4	1.7▼
		2022년	23.2	3.5	26.7	
	청소년	2021년	31.3	5.7	37.0	3.1▲
		2022년	34.9	5.2	40.1	
	성인	2021년	18.8	4.5	23.3	0.5▼
		2022년	18.3	4.4	22.8	
	60대	2021년	13.8	3.7	17.5	2.2▼
		2022년	12.3	3.0	15.3	
성별	남자	2021년	20.7	4.6	25.3	0.2▼
		2022년	20.6	4.5	25.1	
	여자	2021년	18.6	4.3	22.9	0.8▼
		2022년	18.2	3.9	22.1	

* 『2022 스마트폰 과의존 실태조사』에서는 스마트폰 과의존군 유형을 고위험군, 잠재적 위험군, 일반군으로 구분
- 위험군: '잠재적 위험군'과 '고위험군'의 합계
- 고위험군: 스마트폰 사용에 대한 통제력을 상실한 상태로 대인관계 갈등이나 일상의 역할문제, 건강 문제 등이 심각하게 발생한 상태
- 잠재적 위험군: 스마트폰 사용에 대한 조절력이 약화된 상태로 대인관계 갈등이나 일상의 역할에 문제가 발생하기 시작한 단계
- 일반군: 스마트폰을 조절된 형태로 사용하는 상태

출처: 보건복지부 국립정신건강센터(2023). 2023년 중독 주요 지표 모음집, p. 49.

표 10-5 청소년 인터넷 · 스마트폰 과의존 현황('21~22)

(단위: %)

연령대 \ 성별	전체	남	여
	비율(%)	비율(%)	비율(%)
소계	5.9	8.7	3.0
18~29세	18.3	25.0	10.9
30~39세	9.0	13.6	4.0
40~49세	3.6	5.7	1.4
50~59세	1.6	2.3	0.9
60~69세	0.5	0.6	0.3

출처: 보건복지부 국립정신건강센터(2023). 2023년 중독 주요 지표 모음집, p. 52.

18~69세의 대상자 중 전체의 5.9%가 게임중독 고위험군으로 18~29세(18.3%) > 30~39세(9.0%) > 40~49세(3.6%)로 어린 연령대 순으로 고위험군 비율 높았으며, 18~29세(18.3%)가 두 번째로 높은 30~39세(9%)에 비해 2배 이상 높은 수치 관찰되었다.

18~29세 남자(25.0%), 여자(10.9%)가 게임중독 고위험군으로 전연령 중 남, 여 모두 가장 고위험군 비율 높은 것으로 나타났다.

단원 요약

- 모든 정신질환자는 정신질환이 있다는 이유로 부당한 차별대우를 받지 아니한다.
- 정신질환자에 대해서는 입원 또는 입소가 최소화되도록 지역 사회 중심의 치료가 우선적으로 고려되어야 하며, 정신건강증진시설에 자신의 의지에 따른 입원 또는 입소가 권장되어야 한다.
- 정신질환자나 그 밖에 정신건강상 문제가 있는 사람은 입원신청서를 정신의료기관 등의 장에게 제출함으로써 그 정신의료기관에 자의입원을 할 수 있다.
- 정신질환자는 보호의무자의 동의를 받아 입원신청서를 정신의료기관의 장에게 제출함으로써 그 정신의료기관에 입원을 할 수 있다.
- 정신질환자로 추정되는 사람으로서 자신의 건강 또는 안전이나 다른 사람에게 해를 끼칠 위험이 큰 사람을 발견한 사람은 그 상황이 매우 급박하여 시간적 여유가 없을 때에는 의사와 경찰관의 동의를 받아 정신의료기관에 그 사람에 대한 응급입원을 의뢰할 수 있다.
- 정신의료기관의 장은 응급입원이 의뢰된 사람을 3일(공휴일 제외) 이내의 기간 동안 응급입원을 시킬 수 있다.
- 알코올 의존은 알코올 사용에 있어 자기통제가 불가능하며, 내성과 금단증상이 있는 상태이다.
- 알코올 남용은 반복적인 음주로 인하여 사회적 또는 직업상의 문제가 발생함에도 음주를 지속하는 상태이다.
- 마약류는 인간의 중추신경계에 영향을 미쳐 중추신경의 작용을 과도하게 하거나 억제하는 물질 중 신체적 · 정신적 의존성이 있는 것이다.
- 디지털 미디어 중독은 인터넷 · 스마트폰 등 디지털 미디어를 과다사용하여 디지털 미디어 사용에 대한 금단과 내성을 지니고 있으며, 이로 인해 일상생활의 장애가 유발되는 상태이다.
- 게임이용장애는 게임에 대한 점진적인 통제력 상실, 내성 및 금단증상 등의 인지적, 행동적 증상을 야기하는 과도하고 지속적인 게임 패턴을 보이는 상태이다.
- 스마트폰 과의존은 과도한 스마트폰 이용으로 스마트폰에 대한 현저성이 증가하고, 이용 조절력이 감소하여 문제적 결과를 경험하는 상태이다.

사례 및 생각해 보기

사례1

김○○은 어릴 적부터 군인이 꿈이었다. 김○○은 아버지에게 늘 "육군사관학교 졸업해서 꼭 장군이 되고 싶다"고 입버릇처럼 말했다. 초등학교 2학년 때였다. 든든한 버팀목이었던 아버지가 심장마비로 세상을 떠나고 가세는 급격히 기울었다. 전교 1등을 놓쳐본 적 없을 정도로 명석했지만, 지하 단칸방에서 온 가족이 구겨지듯 살던 자신의 처지를 비관하고는 했다. 자존감은 곤두박질쳤고 전교 1등을 놓치지 않았던 성적 역시 끝없이 추락했다. 김○○은 술과 담배를 배운 것도 모자라 비슷한 가정환경에 있는 친구들과 약물에도 손대기 시작했다. 약물에 취해 돈을 훔치거나 또래 친구들을 위협해 돈을 뺏기도 했다.

매일 반복되는 일탈도 김○○의 자존감을 회복시킬 수는 없었다. 공허함을 메우기 위해 김○○은 본드나 약물 등 환각을 일으키는 것이라면 닥치는 대로 투약했다. 약물을 과다복용해 기절해 병원에 실려 간 적도 있었다. 김○○은 선배의 소개로 한 술집 지배인으로 사회생활을 시작했다. 김○○은 그곳에서 대마초를 알게 됐고 곧 약물과 대마를 함께 남용했다. 그 시기 김○○은 멀쩡한 정신으로 깨어있는 시간보다 마약에 취해있는 시간이 많았다. 그러던 어느 날, 김○○ 앞으로 입영통지서가 배달됐다. 어릴 적, 육사 출신 장군을 꿈꿨던 김○○은 입영통지서를 본 순간, 다시 가슴이 뛰기 시작했다. 비록 육사에 입학하지는 못했지만, 또 그 시절 꿈꿨던 모습은 아니지만 그래도 김○○은 설렘을 감출 수 없었다.

입대 6개월 만에 처음 나온 휴가, 김○○은 오랜만에 친구들을 만나 못 나눈 회포를 풀었다. 친구들은 당연하다는 듯 대마초와 약물을 꺼내 즐겼다. 한 친구가 머뭇거리는 김○○에게 "딱 한 번인데 뭐 어때?"라며 약물을 내밀었다. 고민도 잠시, 김○○은 마약에 몸과 정신을 내맡겼다. 안일한 생각이 화근이었다. "손가락 없으면 곧장 전역할 수 있다"는 친구의 우스갯소리에 마약에 취한 김○○은 실제로 자신의 왼쪽 손가락을 잘랐다.

1. 향정신성 약물 중독에 대한 예방 대책을 논의해 보시오.

사례 및 생각해 보기

사례2

평범한 직장인 아빠였던 최○○은 가족들과 상의하지 않고 갑자기 퇴직했다. 그러다가 퇴직금의 일부로 땅을 샀다. 엄마는 "오랜 시간 고생했으니(땅 매입에 대해) 왈가왈부 말하지 말라"고 했다. 그러던 어느 날 최○○은 가족들에게 "퇴직금으로 땅을 샀다는 것은 거짓말이었고, 그 돈으로 도박을 했고 남은 것은 빚 2000만원"이라고 털어놨다. 그는 "도박 치료를 받을 테니 돈을 갚아달라"고 부탁했고, 가족들은 상의 끝에 빚을 갚아주는 대신 입원 치료를 시켰다. 자의입원은 자의퇴원이 가능했기에 일주일 정도 지난 뒤 최○○은 퇴원을 요청했다. 가족들은 그가 좀 더 입원 치료를 받기를 원했지만 "병원이 답답해서 싫다. 더 이상 도박을 하지 않겠다"는 약속에 수긍했다.

입원 치료를 받은 지 1년이 지날 무렵이었던 그는 지난해 9월, 가족에게 "3000만원 대출을 받았다"고 실토했다. "도박으로 잃은 돈을 갚아주면 절대 도박을 하지 않겠다"고 읍소했다. 가족들이 "절대 돈을 갚아주지 않겠다"고 선언하자, 자존심이 상했다며 분개했다. 다음 날 최○○은 돈을 갚아주지 않으면 치료도 받지 않을 것이고 집을 나갈 거라며 화를 냈다.

1. 도박 중독에 대한 예방 대책을 논의해 보시오.

사례3

이○○은 최근 8개월간 집에서 게임을 하고, 게임 관련 동영상만 봤다. 작년 12월 이후 직장도 다니지 않고 대출금 300만원으로 집에만 머물면서 게임과 인터넷 커뮤니티 활동에 몰두했다. 게임 속에서 무기를 골라 전투를 하고 등장 캐릭터를 죽이는 '1인칭 슈팅 게임'을 했다. 지난달 이○○은 골목에서 박○○(22)을 흉기로 수차례 찔러 숨지게 하고, 30대 남성 3명을 공격해 중상을 입힌 혐의 등을 받는다. 이○○은 범행 당시 계속 뛰어다니면서 피해자의 뒤나 옆에서 공격하거나 치명상을 가하기 위한 반복 공격, 범행 시도 이후 곧바로 정비를 하고 새로운 범행 대상을 찾는 등 특이한 행태를 보인 것으로 조사됐다.

1. 게임 중독에 대한 예방 대책을 논의해 보시오.

자율학습

1. 알코올 사용에 있어 자기통제가 불가능하며, 내성과 금단증상이 있는 상태를 무엇이라고 하는가?

   정답:________________________

2. 반복적인 음주로 인하여 사회적 또는 직업상의 문제가 발생함에도 음주를 지속하는 상태를 무엇이라고 하는가?

   정답:________________________

3. 정신질환자가 입원신청서를 정신의료기관의 장에게 제출하여 하는 입원을 무엇이라고 하는가?

   정답:________________________

4. 정신질환자로 추정되는 사람이 다른 사람에게 해를 끼칠 위험이 매우 큰 급박한 상황인 경우 의사와 경찰관의 동의를 받아 시키는 입원을 무엇이라고 하는가?

   정답:________________________

5. 인터넷 · 스마트폰 등 디지털 미디어를 과다사용하여 디지털 미디어 사용에 대한 금단과 내성을 지니고 있으며, 이로 인해 일상생활의 장애가 유발되는 상태는?

   정답:________________________

제11장

인공지능 윤리

학습목표

1. 인공지능 윤리의 기본 개념과 중요성을 설명할 수 있다.
2. 인공지능 윤리의 3대 원칙(인간 존엄성, 사회의 공공선, 기술의 합목적성)과 10대 요건을 설명할 수 있다.
3. 의료현장에서 발생할 수 있는 인공지능 관련 윤리적 딜레마를 설명할 수 있다.
4. 인공지능 기술 사용 시 발생할 수 있는 의료사고, 전문직 경계 침해, 인간 존엄성 침해 등의 문제를 예방하는 방안을 제시할 수 있다.
5. 인공지능 시대의 간호사 역할 변화와 윤리적 책임을 설명할 수 있다.

주요개념

- 인공지능(Artificial Intelligence): 인간의 지능을 모방하여 컴퓨터 프로그램으로 구현한 기술
- 인공지능 윤리(Ethics of AI): 인공지능의 개발과 활용 과정에서 인간성을 중심에 두고 지켜야 할 기본 원칙과 핵심 요건
- 인간 존엄성 원칙: 인간은 신체와 이성이 있는 생명체로 인공지능을 포함하여 인간을 위해 개발된 기계제품과는 교환 불가능한 가치
- 사회의 공공선 원칙: 공동체 사회는 가능한 한 많은 사람의 안녕과 행복의 가치 추구
- 기술의 합목적성: 인공지능 기술 사용자의 목적과 의도에 따른 고유한 목적과 수단적 가치

1 인공지능과 인공지능 윤리

1) 인공지능 AI

인공지능은 인간의 학습, 추론, 문제 해결과 같은 지적 활동을 기계가 모방하거나 수행할 수 있도록 설계된 기술이다. 인공지능은 컴퓨터가 데이터를 기반으로 자율적으로 판단하고 최적의 결정을 내릴 수 있도록 하며, 기계 학습, 자연어 처리, 로봇공학 등 다양한 분야에서 발전하고 있다. 인공지능은 단순한 기계적 반복 작업을 넘어서 인간의 사고방식을 모방하여 지능적이고 창의적인 문제 해결 능력을 갖추는 것을 목표로 한다.

오늘날 인공지능은 의료, 교통, 금융, 교육 등 거의 모든 산업에서 필수적인 기술로 자리 잡았다. 이는 방대한 양의 데이터를 신속하게 분석하고 의사결정에 도움을 줄 수 있기 때문이다. 의료 분야에서는 환자의 상태를 정확하게 진단하거나 치료 방법을 추천할 수 있으며, 교통 시스템에서는 교통 흐름을 최적화하고 사고를 예방하는 데 기여한다. 인공지능의 발전은 생산성과 효율성을 높이고, 새로운 기술적 혁신을 통해 인류의 삶의 질을 크게 향상시키지만, 동시에 그로 인한 윤리적 갈등과 사회적 혼란도 발생할 수 있다. 최근 의학 기술의 발달과 평균 수명 증가에 따른 의료 환경 변화로, 인공지능 기술이 의료 현장에서 윤리적 문제를 야기할 수 있는 가능성도 제기되고 있다.

2) 인공지능 윤리(Ethics of AI)

인공지능 윤리는 인공지능의 개발과 활용 과정에서 인간의 존엄성, 공정성, 투명성, 책임성을 보장하는 데 중점을 둔다. 특히, 기술의 발전으로 발생할 수 있는 윤리적 갈등을 해결하는 데 중요한 역할을 하며, 의료 분야에서 인공지능을 도입할 때는 환자의 건강과 삶의 질에 미치는 영향을 고려하여 윤리적 기준을 수립해야 한다. 인공지능 윤리가 필요한 이유는 기술이 그 자체로 중립적이지 않으며, 잘못된 의사결정이나 편향된 데이터를 기반으로 사회적 불평등과 문제를 초래할 수 있기 때문이다. 편향된 데이터로 훈련된 인공지능은 불공정한 결과를 초래하거나 특정 계층이나 집단에 불이익을 줄 수 있다. 또한, 자동화된 의사결정 과정에서 책임 소재가 불명확할 경우 도덕적, 법적 문제가 발생할 수 있다. 따라서 인공지능 윤리는 이러한 문제를 예방하고 기술이 사회적 공공선과 조화를 이루도록 하는 데 중요한 역할을 한다.

2 의료 분야에서의 인공지능 활용 현황

인공지능은 의료와 간호 분야에서 진단, 치료 계획 수립, 환자 모니터링 등 다양한 방식으로 도입되고 있다. 특히 인공지능 기반 의료 영상 분석 시스템은 방사선 사진이나 MRI, CT 영상을 분석하여 종양, 심장질환, 뇌출혈 등을 조기에 발견하는 데 큰 기여를 하고 있다. 구글의 딥러닝 기반 인공지능은 당뇨병성 망막증을 진단하는 데 높은 정확도를 보이며, 일부 병원에서는 AI 시스템이 영상 데이터를 빠르게 판독해 의사들에게 정확한 진단을 지원하고 있다.

간호 영역에서는 인공지능이 환자의 상태를 실시간으로 모니터링하고 변화하는 건강 상태를 예측하는 데 사용된다. 중환자실에서는 환자의 생체 신호 데이터를 인공지능 알고리즘으로 분석해 갑작스러운 상태 악화 위험을 예측하고 의료진에게 즉시 경고한다. 또한, 가정 간호 서비스에서는 인공지능을 기반으로 한 스마트 기기가 환자의 혈압, 혈당, 심박수 등을 모니터링하여 비대면으로 건강관리를 지원한다.

간호사는 이러한 인공지능 기술의 도입으로 환자의 상태 변화를 실시간으로 파악해 더 신속하게 대응할 수 있으며, 반복적이고 시간이 소요되는 업무에서 해방되어 환자와의 직접적인 상호작용에 더 집중할 수 있다. 특히, 인공지능 기반 전자의무기록(EMR) 시스템은 환자의 치료 기록, 약물 투여 이력, 검사 결과 등을 통합 관리해 간호사의 업무 효율성을 높인다.

의료인은 인공지능의 도움을 받으면서도 기술에 지나치게 의존하지 않기 위해 지속적으로 전문성을 유지하고 있다. 인공지능이 추천하는 진단과 치료 방안을 그대로 따르는 것이 아니라, 이를 참고하여 최종 결정을 내리는 데 있어 의료진의 판단력이 중요하다. 또한, 인공지능이 예기치 않은 오류를 발생시킬 가능성도 있기 때문에 의료진은 이를 검토하고 교차 확인하는 과정이 필수적이다.

의료인은 인공지능에 대한 역량을 강화하기 위해 다양한 교육과 훈련 프로그램에 참여하고 있다. 일부 병원은 간호사에게 인공지능 시스템의 이해 및 활용법을 교육하고, 데이터 분석과 디지털 기술 관련 과정을 필수적으로 포함하기도 한다. 미국의 메이요 클리닉은 의료진에게 인공지능 시스템을 실제 임상 상황에서 어떻게 효과적으로 사용할 수 있는지 훈련시키는 프로그램을 운영한다.

인공지능은 의료의 질을 향상시키는 데 큰 기여를 하고 있으며, 의료인은 인공지능을 보조 도구로 적극 활용하면서도 기술적 한계를 인지하고 환자의 안전을 최우선으로 하는 대응 전략을 채택하고 있다. 이러한 균형 잡힌 접근은 의료 서비스의 질적 향상과 환자 만족도를 동시에 높이는 데 필수적이다.

3 인공지능 윤리의 철학적 배경

인공지능 윤리는 단순히 기술적 규제나 법적 문제를 다루는 것을 넘어서, 철학적 사고와 전통적 윤리적 사유에서 출발한다. 기술 발전이 인간의 삶과 사회에 깊숙이 침투하면서, 인간의 본질과 미래를 고민하는 철학적 논의가 중요해지고 있다. 인공지능의 윤리적 문제는 단순히 기술적 효율성만을 고려하는 것이 아니라, 사회적 변화에 대한 윤리적 대처도 포함해야 한다. 이러한 윤리적 기준을 설정하는 데 있어서 간호사나 의료인은 기술 발전이 인간의 존엄성을 해치지 않도록 지속적으로 윤리적 기준을 재정립할 필요가 있다. 인공지능 윤리는 인간 존엄성, 책임성, 사회적 공공선 등과 같은 전통적 윤리적 가치를 기반으로 하며, 포스트휴머니즘과 트랜스휴머니즘 같은 현대 철학적 담론에서도 새로운 시각을 도입하고 있다. 이 두 가지 접근법은 인공지능이 인간을 보조하는 기술로 남아야 하는지, 아니면 인간의 한계를 초월해 진정한 변화를 가져와야 하는지를 두고 논쟁을 벌인다. 이를 통해 인공지능 윤리는 단순한 기술적 접근이 아니라, 인간 존재에 대한 철학적 질문과 함께 발전하고 있다.

1) 전통적 윤리관과 인공지능 윤리의 관계

전통적 윤리관은 인공지능 윤리의 기초가 되는 중요한 개념적 배경을 제공한다. 대표적으로 칸트의 의무론, 공리주의, 그리고 아리스토텔레스의 덕 윤리는 인간의 행동과 도덕적 판단의 기준을 정립하는 데 사용되었다. 이러한 전통적 윤리관은 인공지능의 개발과 활용 과정에서도 여전히 중요한 기준이 된다.

(1) 칸트의 의무론

칸트(I. Kant)의 의무론은 인간이 스스로 도덕적 판단을 내릴 수 있는 이성적 존재임을 강조한다. 따라서 인공지능 시스템이 인간의 결정을 대체하거나 강제하는 방식으로 개발되어서는 안 되며, 인간이 항상 인공지능의 결정을 검토하고 수정할 수 있어야 한다. 의료 인공지능 시스템이 환자의 생명을 위협하는 결정을 내렸을 때 최종 판단은 인간 의사가 해야 한다는 원칙이 이에 해당한다.

(2) 공리주의

공리주의는 최대 다수의 행복을 추구하는 윤리적 관점이다. 인공지능은 사회적 공공선을 증진하고, 가능한 한 많은 사람에게 이익을 제공해야 한다는 점에서 공리주의적 접근이 중요하다. 인공지능 기반 교통 시스템이 전체 도시의 교통 흐름을 최적화하고 사고를 줄여 전체 시민의 안전과 효율성을 높이는 방향으로 개발되는 것이 이러한 원칙을 따른 사례이다.

(3) 아리스토텔레스의 덕 윤리

인간의 덕과 성품을 강조하며, 올바른 행동을 위한 습관과 도덕적 성장의 중요성을 언급한다. 인공지능이 인간의 도덕적 성장을 저해하지 않고, 오히려 이를 보조하는 역할을 해야 한다는 점에서 덕 윤리는 중요한 지침을 제공한다. 교육 분야의 인공지능은 학생들의 도덕적 판단과 비판적 사고를 지원해야 하며, 단순히 정답을 제공하는 도구로 전락해서는 안 된다.

전통적 윤리관과 인공지능 윤리의 관계에서 중요한 점은 기술적 도구로서의 인공지능이 인간의 윤리적 가치와 조화를 이루어야 한다는 것이다. 즉, 인공지능은 인간을 위한 도구로서 개발되고 사용되며, 인간의 가치 체계를 침해하지 않아야 한다는 점에서 전통적 윤리관과 깊은 연관이 있다.

2) 포스트휴머니즘과 트랜스휴머니즘

인공지능의 발전이 인간의 신체적 · 정신적 능력을 확장하거나 재정의할 수 있다는 점에서 포스트휴머니즘(Posthumanism)과 트랜스휴머니즘(Transhumanism)은 인공지능 윤리의 철학적 논의에서 중요한 개념이다. 두 철학은 인간과 기술의 관계를 바라보는 서로 다른 관점을 제시하며, AI가 인간 사회에 미치는 영향을 심층적으로 분석한다.

(1) 포스트휴머니즘

인간이 더 이상 전통적 의미의 고정된 존재가 아니며, 기술을 통해 변형되고 재정의될 수 있다. 포스트휴머니즘은 인간과 비인간(기계, AI, 동물 등)의 경계를 허물며, 인간의 우월성을 강조하지 않는 것이 특징이다. 이 관점에서 인공지능은 단순히 인간의 도구가 아니라, 인간과 함께 공존하고 새로운 형태의 주체성을 가질 수 있는 존재로 간주된다. 일부 포스트휴머니스트는 자율주행차가 인간의 통제 없이 스스로 의사결정을 내리고 도로 위에서 행동하는 것을 수용할 수 있다고 본다. 이들은 인공지능이 인간의 결정을 대체하는 것을 윤리적으로 문제 삼기보다는 기술이 새로운 형태의 존재로서 공존할 수 있도록 준비해야 한다고 주장한다.

(2) 트랜스휴머니즘

인간이 기술을 통해 신체적, 정신적 한계를 극복하고 진화할 수 있다고 믿는다. 트랜스휴머니스트들은 인공지능과 같은 기술이 인간의 지능, 기억력, 감각 등을 확장할 수 있는 도구로 사용될 수 있다. 이들은 인공지능을 인간의 발전을 위한 필수적 도구로 간주하며, 이를 통해 인간의 수명을 연장하거나 새로운 능력을 획득하는 것을 긍정적으로 평가한다. AI 기반 뇌-컴퓨터 인터페이스(brain-computer interface, BCI)는 트랜스휴머니즘의 대표적 사례로, 인간의 뇌와 AI가 직접 연결되어 인간의 기억력과 문제 해결 능력을 증대시킬 수 있다고 본다. 트랜스휴머니스트들은 이러한 기술이 인간의 삶의 질을 획기적으로 향상시킬 것이라고 주장한다.

포스트휴머니즘과 트랜스휴머니즘 모두 인공지능 윤리에 대한 논쟁적 관점을 제공한다. 포스트휴머니스트들은 인공지능이 인간의 주체성을 대체할 수 있음을 긍정적으로 보지만, 트랜스휴머니스트들은 인공지능을 인간의 확장 도구로 한정하는 경향이 있다. 따라서 인공지능의 발전 방향에 따라 두 철학적 입장은 기술의 사용 범위와 윤리적 경계를 두고 충돌할 수 있다.

4 인공지능 윤리의 핵심 가치와 규범

인공지능의 발전과 함께 이를 올바르게 활용하기 위한 윤리적 기준이 필수적으로 논의되고 있다. 인공지능 윤리의 핵심 가치는 인간의 존엄성 보호, 공정성, 투명성, 책임성, 개인정보 보호, 사회적 공공선, 안전성 등을 포함한다. 이러한 가치는 인공지능이 사회에 긍정적인 영향을 미치고, 기술적 한계를 고려하여 인간 중심의 결과를 보장하기 위해 설정된다. 이와 같은 윤리적 기준은 특히 의료 분야에서 인공지능을 적용할 때, 환자의 건강과 생명에 직접적인 영향을 미칠 수 있기에 더욱 중요하다. 의료인들은 이러한 윤리적 기준을 기반으로 인공지능을 적절히 활용해야 하며, 불확실한 윤리적 갈등 상황에서 이를 기준으로 의사결정을 내려야 한다.

1) 인간의 존엄성 보호

인공지능은 인간의 권리와 가치를 침해해서는 안 되며, 모든 인간이 기술 발전의 혜택을 동등하게 누릴 수 있어야 한다. 인공지능은 인간의 결정을 지원할 뿐이지 인간의 존재를 대체해서는 안 된다.

2) 공정성(Fairness)

인공지능 시스템은 모든 사람에게 공평하게 적용되어야 하며, 특정 집단이나 계층에 편향되거나 차별적인 결과를 초래하지 않아야 한다. 편향된 데이터가 불공정한 결정을 야기할 수 있기 때문에 데이터의 품질 관리가 중요하다.

3) 투명성(Transparency)

인공지능의 작동 원리와 의사결정 과정은 사용자와 이해관계자에게 명확히 설명되어야 한다. '블랙박스'처럼 불투명한 AI는 신뢰를 저하시킬 수 있기 때문에 알고리즘과 데이터 활용의 투명성이 중요하다.

4) 책임성(Accountability)

인공지능의 오작동이나 예기치 않은 결과로 인해 발생하는 문제에 대해 책임을 질 주체가 명확해야 한다. 인공지능 개발자, 운영자, 사용자 모두가 책임을 공유해야 하며, 법적 규제가 필요할 수 있다.

5) 개인정보 보호(Privacy)

인공지능은 개인의 민감한 정보를 보호하고 데이터 수집과 활용이 합법적이고 윤리적으로 이루어져야 한다. 사용자 동의 절차가 명확하고, 수집된 데이터는 안전하게 관리되어야 한다.

6) 사회적 공공선

인공지능은 가능한 한 많은 사람들에게 이익을 제공하고 사회적 불평등을 완화하는 데 기여해야 한다. 인공지능 개발은 단순한 상업적 목적이 아닌, 공공의 복지와 지속 가능한 발전을 위한 방향으로 이루어져야 한다.

7) 안전성(Safety)

인공지능 시스템은 예측 가능한 방식으로 작동하며, 인간에게 물리적, 심리적, 사회적 위험을 초래하지 않도록 설계되어야 한다. 그리고 시스템의 오작동 가능성을 최소화하는 보안 조치가 필수적이다.

이러한 핵심 가치들은 여러 규범적 원칙으로 구체화되며, 대표적으로 '책임 있는 인공지능(Responsible AI)'과 '신뢰할 수 있는 인공지능(Trustworthy AI)'이라는 개념으로 발전하고 있다. EU의 인공지능 윤리 가이드라인에서는 법적 요건뿐만 아니라 사회적 신뢰 확보를 위해 투명성과 책임성을 강조한다.

5 인공지능 윤리의 3대 원칙과 10대 요건

인공지능의 발전과 함께 기술이 인간과 사회에 미치는 영향을 고려하여, AI 개발 및 활용에 대한 윤리적 지침이 필수적이다. 인공지능 윤리의 3대 원칙인 인간 존엄성, 사회의 공공선, 기술의 합목적성은 기술이 인간 중심의 가치를 유지하고 공익에 기여할 수 있도록

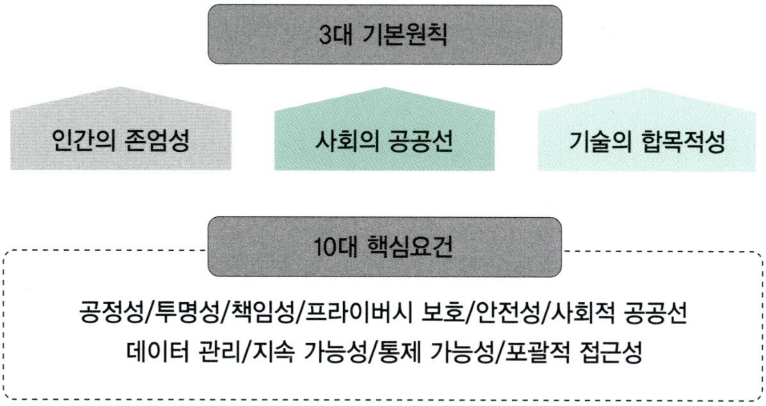

그림 11-1 AI 윤리의 기본 원칙과 핵심 요건

하는 기본 토대이다. 이러한 원칙을 구체화하는 10대 요건은 인공지능이 신뢰받는 기술로 발전하는 데 필수적인 지침을 제공한다.

1) 3대 기본원칙

(1) 인간의 존엄성

인공지능 시스템은 인간의 고유한 존엄성을 침해하지 않도록 설계되어야 하며, 모든 인간이 기술 발전의 혜택을 공정하게 누릴 수 있어야 한다. 인공지능은 단순한 도구로서 인간의 잠재력을 지원하고 인간의 결정을 돕는 보조적 역할을 해야 하며, 인간이 최종 의사결정을 내릴 수 있는 권리를 보장해야 한다.

(2) 사회의 공공선

인공지능은 사회 전체의 안녕과 최대 다수의 행복을 증진하는 방향으로 설계되어야 한다. 인공지능이 소수의 이익만을 위해 사용되는 것을 방지하고, 공정한 접근성과 형평성을 바탕으로 모든 사회 구성원이 기술의 혜택을 누릴 수 있어야 한다.

(3) 기술의 합목적성

인공지능은 명확한 목적과 의도에 따라 설계되고 사용되어야 하며, 목적이 기술의 개발 및 운영 과정에서 일관되게 유지되어야 한다. 사용자의 필요와 사회적 요구를 충족시키는 방향으로 기술이 발전하도록 하는 것이 중요하다.

2) 10대 윤리적 요건

(1) 공정성(Fairness)

인공지능은 모든 사람에게 평등하게 적용되어야 하며, 편향되거나 차별적인 결과를 초래하지 않도록 해야 한다. 데이터의 수집과 처리 과정에서 편향성을 제거하는 것이 핵심이다.

(2) 투명성(Transparency)

인공지능의 작동 원리와 의사결정 과정은 사용자와 이해관계자가 명확히 이해할 수 있어야 한다. 이는 '설명 가능한 인공지능'를 통해 이루어질 수 있다.

(3) 책임성(Accountability)

인공지능 시스템의 오작동이나 오류로 인한 결과에 대해 명확한 책임 주체가 있어야 한다. 개발자, 운영자, 사용자 간의 책임 분담이 명확히 규정되어야 한다.

(4) 프라이버시 보호(Privacy Protection)

개인의 민감한 데이터를 보호하고, 데이터 수집 및 활용은 사용자 동의를 바탕으로 이루어져야 한다. 데이터 보안 및 암호화 등 기술적 보호 조치도 중요하다.

(5) 안전성(Safety)

인공지능 시스템은 예측 가능한 방식으로 작동하며, 인간에게 물리적, 정신적, 사회적 위험을 초래하지 않도록 설계되어야 한다. 정기적 점검과 테스트가 필요하다.

(6) 사회적 공공선(Social Benefit)

인공지능은 사회적 이익을 증진하는 데 사용되어야 하며, 특정 집단만이 아닌 모든 사회 구성원이 그 혜택을 누릴 수 있도록 설계되어야 한다.

(7) 데이터 관리(Data Governance)

인공지능에 사용되는 데이터의 품질, 출처, 보안은 철저히 관리되어야 하며, 잘못된 데이터로 인해 발생할 수 있는 오류를 최소화해야 한다.

(8) 지속 가능성(Sustainability)

인공지능은 지속 가능한 발전을 위해 사회적, 경제적, 환경적 책임을 다해야 하며,

미래 세대에게도 긍정적 영향을 미쳐야 한다.

(9) 인간의 통제 가능성(Human Control)

인공지능은 인간의 통제하에 있어야 하며, 필요시 언제든지 인간이 개입해 결과를 수정하거나 중단할 수 있어야 한다.

(10) 포괄적 접근성(Inclusiveness)

모든 사회 구성원이 AI의 혜택을 공평하게 누릴 수 있어야 하며, 특히 소외 계층이나 기술적 접근이 어려운 집단도 포함해야 한다.

6 의료현장에서 발생할 수 있는 인공지능 관련 윤리적 딜레마

의료현장에서 인공지능 사용이 점차 확대되면서 다양한 윤리적 딜레마가 발생하고 있다. 인공지능은 진단 보조, 치료 계획 수립, 환자 모니터링 등 의료 서비스를 향상시키는 데 큰 도움을 주지만, 동시에 기술적 한계와 윤리적 문제로 인해 복잡한 상황이 나타날 수 있다. 이러한 딜레마는 책임성, 공정성, 프라이버시, 인간의 통제권 등 다양한 측면에서 발생한다.

1) 잘못된 진단이나 치료 결정에 대한 책임성의 문제

인공지능이 잘못된 진단이나 치료 결정을 내렸을 때, 그 책임은 누구에게 있는가? 인공지능이 폐암을 잘못 진단하여 불필요한 치료를 권장했을 경우, 그 책임이 의료진에게 있는지, 아니면 인공지능 개발자나 의료기관에 있는지에 대한 명확한 기준이 필요하다. 책임의 주체가 불명확하면 법적 분쟁과 신뢰 문제를 야기할 수 있다.

2) 데이터 편향으로 인한 차별적 의료 서비스

인공지능은 학습 데이터를 기반으로 동작하므로, 그 데이터가 편향되어 있으면 특정 집단에 불리한 결과를 초래할 수 있다. 인공지능이 주로 백인 남성을 대상으로 훈련되었다면, 여성이나 소수 인종 환자에게 적합한 진단이나 치료를 제공하지 못할 위험이 있다. 이는 형평성을 위협하고, 의료 서비스에서 차별을 발생시킬 수 있다.

3) 사생활보호와 데이터 보안 문제

의료 인공지능 시스템은 환자의 민감한 건강 정보를 다룬다. 만약 이 정보가 유출되거나 해킹당할 경우, 환자의 개인정보가 침해되며, 이는 개인적, 법적 문제를 일으킬 수 있다. 원격 진료와 같은 비대면 의료 서비스에서 데이터 보안 문제가 더욱 중요한 이슈로 떠오른다.

4) 인간의 통제권 상실

인공지능이 자율적으로 의사결정을 내리는 경우, 의료진은 이를 그대로 따를 위험이 있다. 인공지능이 추천한 치료 계획을 의료진이 무비판적으로 수용할 경우, 환자의 개별적인 상황을 고려하지 못해 부적절한 치료나 오진이 발생할 수 있다. 인공지능이 의료진의 전문성을 대체해서는 안 된다.

5) 생명과 음에 대한 윤리적 판단

인공지능이 생명 연장 치료나 생명 유지 장치 사용 여부를 결정하는 데 개입할 때, 윤리적 딜레마가 발생할 수 있다. 말기 환자의 생명 연장 여부를 인공지능이 추천하는 경우, 인간의 깊은 윤리적 고민과 감정적 결정을 AI가 충분히 반영하지 못할 위험이 있다. 생명과 죽음을 다루는 결정은 단순히 데이터 분석으로 해결될 수 없다.

6) 인공지능 시스템에 대한 과도한 신뢰

의료인과 환자가 인공지능 시스템의 정확성에 지나치게 의존할 경우, 인공지능의 오류 가능성을 간과하게 된다. 인공지능이 95%의 정확도로 진단을 내린다면, 나머지 5%의 오류가 심각한 결과를 초래할 수 있다. 과도한 신뢰는 의료 사고를 초래할 수 있으며, 오류 가능성을 항상 염두에 두어야 한다.

7) 환자의 자율성과 동의권 침해

인공지능이 자동으로 진단을 내리거나 치료 방법을 제시할 때, 환자가 충분한 정보와 자율적 선택권을 부여받지 못할 위험이 있다. AI가 특정 약물을 추천할 때, 환자가 그 약물의 부작용이나 대안 치료에 대해 충분히 이해하지 못한다면, 이는 환자의 자율적 결정을 침해하는 결과를 초래할 수 있다.

인공지능이 의료현장에서 혁신적 도구로 사용되면서도 다양한 윤리적 딜레마가 발생하고 있다. 이러한 문제를 해결하기 위해서는 인공지능의 개발자, 의료인, 정책 입안자가 협력하여 책임성, 공정성, 투명성, 환자 권리 보호를 위한 윤리적 기준을 명확히 설정해야 한다.

인공지능이 단순한 도구에서 벗어나 윤리적 주체로 인정받기 위해서는 법적, 철학적, 기술적, 사회적 측면에서 포괄적으로 변화가 필요하다. 첫째, 법적 · 정책적 변화가 필수적이다. 현재 대부분의 법 체계는 인공지능을 인간이 소유하고 통제하는 도구로 간주한다. 그러나 인공지능이 자율성을 갖고 중요한 의사결정을 내리는 상황이 증가함에 따라, 그에 대한 법적 책임과 권한을 명확히 정의할 필요가 있다.

둘째, 윤리적 · 철학적 관점의 변화가 요구된다. 전통적으로 윤리적 주체는 인간과 같은 이성적 존재에 한정되었지만, 인공지능의 의사결정 능력과 자율성이 증가하면서 이를 확장할 필요성이 제기된다. 일부 학자들은 인공지능이 인간과 같은 도덕적 책임을 가질 수는 없지만, 특정 상황에서 윤리적 주체로 인정받아야 한다고 주장한다. 자율 로봇이 군사 작전에 투입되었을 때 비윤리적 행동을 방지하는 의무를 부과할 수 있는가에 대한 부분이 해당된다.

셋째, 기술적 투명성과 책임성 확보가 필요하다. 인공지능이 윤리적 주체로 인정받으려면 의사결정 과정이 명확히 이해 가능해야 한다. 이는 인공지능의 작동 원리와 데이터 활용 방식을 투명하게 공개하고, 잘못된 의사결정이 발생했을 때 명확한 책임체계를 마련하는 것으로 이어질 수 있다.

넷째, 교육과 사회적 인식 변화도 중요한 요소이다. 일반 대중은 여전히 인공지능을 단순한 기계로 간주하는 경향이 있다. 인공지능이 인간과 공존하고 윤리적 결정을 내릴 수 있다는 가능성을 이해하려면, 학교 및 직업 교육에서 인공지능의 윤리적 역할에 대한 교육이 포함되어야 한다. 또한, 미디어와 대중 담론을 통해 인공지능의 윤리적 책임에 대한 논의를 활성화하는 것이 필요하다.

다섯째, 사회적 공감대 형성이 필수적이다. 인공지능을 윤리적 주체로 인정하는 것은 사회적 합의가 필요한 문제이다. 다양한 이해관계자(정부, 기업, 학계, 시민단체 등)가 참여하는 협의체를 통해 인공지능의 권리와 책임 범위를 설정하고, 이에 대한 사회적 동의를 얻는 과정이 중요하다.

7 인공지능 윤리와 기존 과학기술 윤리의 차이

모두 기술의 발전이 인간과 사회에 미치는 영향을 고려하여 책임감 있고 윤리적인 사용을 촉구하는 공통점을 가진다. 그러나 인공지능의 특성과 적용 범위가 기존의 과학기술과 다르기 때문에 윤리적 접근 방식에도 차이가 존재한다. 인공지능 윤리는 자율성, 데이터 중심성, 예측 불가능성 등 인공지능의 고유한 특성으로 인해 더욱 복잡하고 포괄적인 논의를 요구한다.

1) 자율성과 의사결정 능력

기존 과학기술은 대부분 인간이 명확한 목적에 따라 통제하는 도구로 작용했다. 원자력 발전소, 유전자 편집 기술, 화학 공정 등은 인간의 의도에 따라 설계되고 작동하며, 기술 그 자체가 독립적으로 판단하거나 결정을 내리지는 않는다. 그러나 인공지능은 학습 알고리즘과 자율적 의사결정 능력을 바탕으로 특정 상황에서 인간의 개입 없이도 결론을 도출할 수 있다. 딥러닝 기반의 인공지능 시스템은 경험 데이터를 바탕으로 자체적으로 판단을 내리는 특성이 있어 기존 기술과 차별화된다. 이러한 자율성으로 인해 인공지능은 예상치 못한 결과를 초래할 수 있으며, 이는 윤리적 책임 소재를 복잡하게 만든다.

2) 데이터 중심성과 알고리즘 편향 문제

기존 과학기술은 물리적 시스템과 설비, 화학적 반응과 같은 객관적인 물질과 원리에 기반하는 경우가 많다. 이러한 기술은 표준화된 절차와 명확한 결과 예측이 가능하기 때문에 윤리적 논의가 비교적 단순한 경우가 많다. 인공지능은 데이터 기반하여 학습하고 의사결정을 내리기 때문에, 데이터 편향성에 민감하다. 인공지능 시스템이 편향된 데이터를 학습할 경우 특정 집단이나 계층에 대한 차별적 결정을 내릴 수 있다. 의료, 채용, 금융 분야에서 인공지능 편향성은 심각한 사회적 불평등을 초래할 수 있기 때문에 기존 과학기술 윤리보다 더 세밀한 데이터 관리와 검증이 요구된다.

3) 예측 불가능성과 신뢰성 문제

기존 과학기술은 설계와 실험을 통해 결과를 어느 정도 예측할 수 있는 경우가 많았다. 약물 개발이나 기계 설비의 작동 원리는 명확히 모델링되어 있어 예상 가능한 범위 내에서 관리가 가능하다. 인공지능은 비선형적이고 복잡한 알고리즘 구조를 가지고 있어 모든 결과를 예측하기 어렵다. 딥러닝 기반 인공지능은 '블랙박스' 문제로 인해 특정 의사결정이 왜 나왔는지 설명하기 어려운 경우가 많다. 이러한 특성은 기존 과학기술보다 인공지능 윤리에서 신뢰성 확보와 투명성 확보가 더 중요한 이유가 된다.

4) 인간과 기술의 경계 문제

기존 과학기술은 기술과 인간의 경계가 명확했다. 기계나 장비는 인간의 명령을 수행하는 보조적 도구로 사용되었으며, 기술 자체가 인간의 결정을 대체하지는 않았다.

인공지능은 인간의 사고와 판단 과정을 모방하고, 때로는 인간의 결정보다 더 효율적이고 정확한 결과를 도출하기도 한다. 이러한 특성으로 인해 인공지능은 인간의 전문성을 위협하거나 인간의 의사결정을 대체할 수 있다는 우려가 제기된다.

5) 윤리적 책임 소재의 불분명성

기존 과학기술에서는 문제가 발생했을 때 책임 소재가 비교적 명확했다. 기계적 결함은 제조사의 책임, 사용자의 실수는 사용자에게 책임이 있었다. 인공지능은 여러 단계에서 개발자, 데이터 제공자, 사용자가 관여하기 때문에 책임 소재가 불분명해지는 경우가 많다.

6) 규범적 틀의 차이

기존의 과학기술 윤리는 대체로 사후적 대응이 중심이었다. 기술로 인해 문제가 발생했을 때 이를 해결하고 재발을 방지하는 방식으로 규범이 설정되었다. 인공지능 윤리는 사전 예방적 접근을 중요시한다. 이는 AI가 자율적이고 예측 불가능한 특성을 지니므로 사전 윤리적 검토와 관리가 필요하기 때문이다.

인공지능 윤리는 기존의 과학기술 윤리보다 더 복잡하고 다차원적인 논의를 요구한다. 자율성, 데이터 편향성, 예측 불가능성, 인간과 기술의 경계 등 인공지능의 고유한 특성으로 인해 책임성, 공정성, 투명성 등의 윤리적 요건이 더욱 강조된다. 따라서 인공지능 윤리는 단순히 기술적 규제에 그치는 것이 아니라, 인간 중심의 가치와 조화를 이루기 위한 새로운 윤리적 틀로 발전하고 있다.

8 인공지능 시대의 간호사 역할 변화와 윤리적 책임

인공지능이 의료 전반에 걸쳐 빠르게 도입되면서 간호사의 역할과 윤리적 책임도 큰 변화를 겪고 있다. 기존의 간호 업무는 환자와의 직접적 상호작용을 중심으로 한 돌봄과 관찰이 주를 이루었으나, 인공지능 기술이 환자 모니터링, 진단 보조, 치료 계획 수립 등 다양한 임상적 역할을 담당하게 되면서 간호사의 업무는 보다 디지털화되고 고도화된 전문적 관리로 변모하고 있다. 이 과정에서 간호사는 단순한 의료 보조자가 아닌 디지털 데이터 해석과 인공지능 시스템 관리, 환자 중심의 윤리적 돌봄을 병행하는 전문가로서의 역할이 요구된다.

1) 인공지능 도입에 따른 간호사 역할의 변화

(1) 임상적 의사결정 보조자에서 데이터 관리 전문가로의 진화

전통적으로 간호사는 의료진의 치료 방침에 따라 환자를 관리하고 치료 결과를 관찰하는 역할을 수행했다. 그러나 인공지능이 의료 데이터를 분석하고 환자의 상태 변화를 예측하는 데 사용되면서 간호사는 이러한 데이터를 해석하고 의료진과 협력하여 임상적 의사결정을 지원하는 데이터 관리 전문가로서의 역할을 수행하게 되었다.

(2) 반복적 업무에서 인간 중심의 돌봄으로 전환

인공지능은 혈압 측정, 약물 투여 일정 관리 등 반복적이고 시간이 소요되는 업무를 자동화할 수 있다. 이에 간호사는 기술적 관리 업무에서 해방되어 보다 환자의 정서적 지원, 윤리적 판단, 인간적 관계 형성에 집중할 수 있다. 이는 환자의 신체적 치료뿐만 아니라 정신적 안정과 전인적 케어를 제공하는 간호의 본질을 더욱 강화하는 결과를 가져올 수 있다.

(3) 인공지능 시스템 관리 및 오류 검증자로서의 역할

인공지능은 높은 정확도를 보장하지만, 완벽하지 않으며 잘못된 진단이나 추천을 할 수 있다. 간호사는 인공지능 시스템이 제공하는 정보를 무비판적으로 수용하지 않고, 환자의 상태와 인공지능의 결과를 교차 검토하는 오류 검증자로서의 역할을 수행한다. 특히 인공지능의 한계를 인지하고, 이를 보완하는 의사결정을 내려야 한다.

2) 인공지능 시대의 간호사 윤리적 책임

(1) 책임성 강화

인공지능 시스템의 의사결정이 의료 사고로 이어질 수 있는 가능성 때문에 간호사는 결과에 대한 책임성(accountability)을 명확히 해야 한다. 간호사는 인공지능의 권고에 대해 최종적으로 검토하고 인간의 판단을 결합하여 환자의 안전을 보장해야 한다. 이 과정에서 인공지능에 과도하게 의존하는 것을 방지하고, 환자상태를 직접 확인하여 최종 결정을 내리는 윤리적 책임이 중요하다.

(2) 개인정보 및 데이터 보호 책임

인공지능이 의료 데이터를 분석하는 데 있어 환자의 민감한 개인정보가 다뤄지기 때문에, 간호사는 데이터의 수집과 활용 과정에서 개인정보 보호와 보안 관리에 대한 책임을 진다. 데이터 유출이나 잘못된 데이터 입력은 환자에게 심각한 결과를 초래할 수 있기 때문에 간호사는 데이터 정확성 검증과 보안 강화를 위한 감시자의 역할을 수행해야 한다.

(3) 환자 자율성 존중

인공지능이 치료 추천을 제시하더라도 최종 결정은 환자의 동의와 의사에 기반해야 한다. 간호사는 인공지능의 결과를 무조건적으로 따르는 것이 아니라, 환자에게 인공지능의 권고 내용과 대안 치료법을 충분히 설명하여 자율적 의사결정을 지원하는 윤리적 책임이 있다.

(4) 인공지능의 편향성과 공정성 문제에 대한 감시

인공지능은 편향된 데이터로 학습할 경우 특정 환자에게 불리한 결과를 초래할 수 있다. 간호사는 이러한 편향성을 인지하고, 인공지능의 결과가 특정 인종, 성별, 사회적 배경에 따라 차별적으로 작용하지 않도록 감시하는 윤리적 책임이 있다.

3) 인공지능과 협력하는 간호사의 새로운 역할 모델

인공지능 시대의 간호사는 단순한 임상적 보조자가 아니라, 디지털 데이터 해석과 인간 중심의 돌봄을 결합하는 하이브리드형 전문가로서, 인공지능 기술의 작동 원리를 이해하고 이를 간호실무에 적절히 적용하는 기술적 역량을 갖추는 동시에, 그 한계를 인지하고 인간의 가치와 윤리적 기준을 우선시하는 자세를 유지해야 한다. 간호사는 인공지능의 결과가 환자의 존엄성과 자율성을 해치지 않도록 윤리적 관점에서 의사결정을 내리고, 환자의 개인정보와 정보 보호를 최우선으로 고려하며, 환자가 인공지능 기술 사용에 대한 충분한 정보를 바탕으로 결정을 내릴 수 있도록 지원해야 한다. 이와 같은 역할은 간호사의 전문성을 확장시켜, 간호사가 첨단 기술과 인간적 윤리를 결합한 전문가로서, 인공지능을 보조적 도구로 인식하고 환자에게 최상의 돌봄을 제공하는 데 중추적인 역할을 수행하도록 한다.

단원 요약

- 인공지능은 인간의 학습, 문제 해결 등을 모방하여 데이터를 기반으로 자율적 결정을 내릴 수 있는 기술로 발전했다.
- 인공지능 윤리는 기술이 인간의 존엄성과 공공선을 침해하지 않도록 설계되고, 책임성과 공정성을 보장하는 지침이다.
- 인공지능은 의료 영상 분석, 환자 모니터링, 진단 보조 등에서 널리 활용된다.
- 간호사는 인공지능을 통해 실시간 데이터를 해석하고 응급 상황을 조기에 인지하여 효율적으로 대응한다.
- 전통적 윤리관(칸트의 의무론, 공리주의, 덕 윤리)은 인공지능 개발의 도덕적 기준을 제공한다.
- 포스트휴머니즘은 기술이 인간의 한계를 초월할 수 있다고 보고, 트랜스휴머니즘은 인간의 능력을 확장하는 수단으로 본다.
- 인공지능 윤리의 핵심 가치는 인간 존엄성, 공정성, 투명성, 책임성, 프라이버시 보호, 안전성 등으로 구성된다.
- 가치는 '책임 있는 인공지능', '신뢰할 수 있는 인공지능'과 같은 구체적 지침으로 발전한다.
- 3대 원칙: 인간의 존엄성, 사회의 공공선, 기술의 합목적성
- 10대 요건: 공정성, 투명성, 책임성, 프라이버시 보호, 안전성, 사회적 공공선, 데이터 관리, 지속 가능성, 인간의 통제 가능성, 포괄적 접근성
- 잘못된 진단에 따른 책임 문제, 데이터 편향, 프라이버시 침해, 인간 통제 상실, 생명 연장 문제 등이 대표적이다.
- 해결 위해 개발자와 의료진, 정책 입안자가 협력해야 한다.
- 기존 과학기술은 명확한 목적에 따라 인간이 통제하지만, 인공지능은 자율성과 데이터 기반의 예측 불가능성으로 인해 더 복잡하다.
- 인공지능의 자율성과 책임 소재 불명확성은 새로운 윤리적 접근이 필요함을 시사한다.
- 역할 변화: 데이터 관리 전문가, 오류 검증자, 인간 중심의 돌봄 제공자로 진화한다.
- 윤리적 책임: 환자의 프라이버시 보호, 공정성 검토, 자율적 의사결정 지원 등을 수행하며, 기술의 한계를 인지하고 인간 중심의 윤리적 판단을 유지한다.

사례 및 생각해 보기

사례1

○○ 대학병원의 응급실에서는 인공지능 기반 영상 분석 시스템을 사용해 환자의 CT 스캔을 빠르게 판독하고 뇌출혈 여부를 진단한다. 어느 날, 45세의 남성 환자 박○○이 심한 두통과 구토 증상으로 응급실에 왔다. 응급실 간호사는 박○○을 의사에게 인계하기 전에 인공지능 시스템을 통해 CT 영상을 분석했으며, 시스템은 "이상이 없음"으로 진단했다. 의사는 인공지능의 결과를 신뢰하고 추가 검사를 진행하지 않았다.

그러나 박○○은 몇 시간 후 갑작스럽게 의식을 잃었고, 이후 검사에서 소규모 뇌출혈이 발견되었다. 간호사와 의사는 즉시 박○○에게 적절한 치료를 제공했지만, 박○○은 후유증으로 편마비가 발생했다. 박○○의 가족은 병원과 의료진을 상대로 인공지능 시스템의 오진으로 인한 의료사고에 대해 책임을 물으며 소송을 제기했다.

1. 이 상황에서 의료사고의 책임은 누구에게 있는지 설명해 보시오.

2. 인공지능 시스템의 결과를 무조건 신뢰한 의료진의 행동은 윤리적으로 정당한지 논의해 보시오.

3. 이와 같은 사례를 예방하기 위한 간호사와 의료진의 역할은 무엇인지 설명해 보시오.

사례 및 생각해 보기

사례2

고혈압과 당뇨병을 앓고 있는 60세 여성 최○○은 재택 간호 서비스를 통해 인공지능 기반 원격 모니터링 시스템을 사용하고 있다. 인공지능 시스템은 환자의 혈압, 혈당, 심박수 등 다양한 건강 데이터를 실시간으로 분석하고, 이상 징후가 나타나면 자동으로 약물 변경을 추천하는 기능이 있다.

어느 날, 인공지능 시스템이 최○○은 혈당 수치가 위험 수준으로 상승했다고 판단해 자동으로 인슐린 용량을 늘릴 것을 권장하는 알림을 보냈다. 이 알림은 담당 간호사와 환자에게 동시에 전달되었지만, 간호사는 바쁜 일정으로 인해 인공지능의 권고를 검토하지 않고 곧바로 승인했다. 최○○은 인공지능의 권고에 따라 인슐린을 투여했으나, 이후 심각한 저혈당 증상을 겪어 응급실로 실려갔다.

최○○은 병원 측에 충분한 설명 없이 인공지능의 권고를 따를 수밖에 없었다며 자신의 자율성이 침해되었다고 주장했다.

1. 인공지능이 자동으로 약물 용량을 변경할 수 있도록 설정된 점이 문제인지 설명해 보시오.

2. 간호사는 환자에게 어떤 정보를 제공했어야 하는지 설명해 보시오.

3. 환자의 자율성을 보장하기 위해 간호사는 어떻게 대처해야 하는지 논의해 보시오.

사례 및 생각해 보기

사례3

대규모 교통사고가 발생해 응급실로 한꺼번에 환자들이 몰려들었다. 병원에서는 인공지능 트리아지 시스템을 사용해 환자의 상태를 신속히 평가하고, 치료 우선순위를 결정했다. 시스템은 각 환자의 생체 신호와 부상 정도를 분석하여 중증 환자부터 치료를 권장했으며, 70세의 심각한 출혈을 보이는 환자보다 25세의 경미한 골절 환자를 우선순위로 지정했다.

이 결정은 인공지능이 환자의 생존 가능성과 나이에 따른 가중치를 반영해 내린 것이었다. 그러나 의료진은 인공지능의 결과를 따르며 중증 환자에 대한 치료를 지연시켰고, 결국 70세 환자는 과다출혈로 사망했다. 가족들은 병원이 인공지능의 판단에만 의존한 비인간적 결정을 내렸다고 비난했다.

1. 생명을 구하는 데 있어 인공지능이 나이와 생존 가능성을 고려하는 것이 윤리적으로 정당한지 설명해 보시오.

2. 의료진은 인공지능의 결과를 무조건 따라야 하는지 논의해 보시오.

3. 인공지능 트리아지 시스템을 사용할 때 윤리적 기준을 어떻게 설정해야 하는지 논의해 보시오.

자율학습

1. 인공지능 시대의 간호사는 어떤 역할을 해야 하는가?

   정답:______________________

2. 인공지능과 협력하는 간호사의 윤리적 책임에서 '책임성'은 어떤 의미인가?

   정답:______________________

3. 인공지능 간호 윤리에서 '공정성'은 무엇을 의미하는가?

   정답:______________________

4. 인공지능 간호 윤리에서 '환자권리보호'의 주요 내용은 무엇인가?

   정답:______________________

5. 인공지능의 사용이 의료 분야에서 제기하는 윤리적 딜레마는 무엇인가?

   정답:______________________

제12장

전문직 간호실무윤리

간호는 독자적인 행동강령과 철학적 관점을 가진 직업으로서 의료에서 그 입지가 크다.
간호사는 자격과 면허가 필요한 직업이다.
이는 간호사 스스로 업무에 완전한 책임을 진다는 것을 의미한다.

–카츠(Janet R. Katz), 「간호학 경력(A Career in Nursing: Is it right for me!)」

학습목표

1. 간호 윤리를 생명윤리와 의학윤리로부터 구별할 수 있다.
2. 현재 미국간호사협회(ANA)와 국제간호협의회(ICN), 한국 간호사 윤리강령 발전에 이르게 한 주요 역사 사건들을 설명할 수 있다.
3. 간호의 직업적 경계와 직업 경계 위반의 개념을 설명할 수 있다.
4. 간호실무로서의 간호 개념을 검토할 수 있다.
5. 간호사가 윤리적 결정을 내리기 전에 선악 테스트가 필요한 시나리오를 설명할 수 있다.
6. 3가지 주요 간호 윤리 역량인 도덕적 청렴성, 의사소통, 관심을 요약할 수 있다.
7. 각 주요 윤리 역량을 구성하는 윤리 역량을 구별할 수 있다. (1) 도덕적 청렴성: 정직, 진실성 및 진실을 말하는 것, 선행, 지혜, 도덕적 용기 (2) 의사소통: 마음 챙김과 효과적인 경청 (3) 관심: 옹호, 권력, 문화적으로 민감한 간호.
8. 도덕적 청렴성을 도덕적 고충과 비교할 수 있다.
9. 의무론, 공리주의, 덕 윤리를 세 가지 윤리적 이론과 관련지어 진실성 개념을 정의할 수 있다.
10. 간호사가 도덕적 용기로 반응하도록 유도할 시나리오를 작성할 수 있다.
11. 마음챙김과 효과적인 경청 사이의 의사소통의 연관성을 설명할 수 있다.
12. 환자 옹호, 권력 및 문화적으로 민감한 간호 제공을 간호사의 일상적인 윤리적 업무에 연계할 수 있다.
13. 간호사–의사 관계와 간호사–간호사 관계의 특징을 설명할 수 있다.
14. 수평적 폭력을 경험한 간호사가 어떻게 상처받은 자로 진행되고 상처 치유자로 변화하는 과정을 설명할 수 있다.
15. 간호사가 소셜 네트워킹을 사용하는 것을 한국 간호사 전문적 윤리 행동 지침에 따라 평가할 수 있다.

주요개념

- 협력(Collaboration): 힘을 합하여 서로 도움, 한 가지 일을 이루기 위하여 여러 사람이 공동으로 노력하는 것
- 문화(Culture): 인간 행동의 통합된 패턴으로서 언어, 생각, 의사소통, 행위, 관습, 신념, 가치 및 또는 인종, 민족, 종교 및 사회 집단의 기관을 포함
- 개인정보: 살아있는 개인에 관한 정보로서 다음의 정보를 포함
  - 성명, 주민등록번호 및 영상 등을 통하여 개인을 알아볼 수 있는 정보
  - 해당 정보만으로는 특정 개인을 알아볼 수 없더라도 다른 정보와 쉽게 결합하여 알아볼 수 있는 정보
  - 가명 정보: 가명 처리를 거쳐 생성된 정보로서 그 자체로는 특정 개인을 알아볼 수 없도록 처리한 정보
- 자비: 다른 사람에게 이익을 주기 위해 행동하려는 성향을 보이는 도덕적으로 가치 있는 성격 특성 또는 미덕
- 정직: 진정성 있는, 진실한, 실제적인 것을 의미; 그리고 정직은 진실을 말하는 것
- 윤리강령: 옳고 그름. 즉 윤리적 행동에 대한 기준을 의미
- 역할 갈등: 각 개인이 조직에서 부여된 지위에 따라 기대하는 일정한 행위유형으로서 이러한 역할들이 서로 충돌하여 곤란을 경험하는 것

1 간호 윤리 개론

간호 전문가들은 매우 이른 시기부터 윤리와 윤리적인 돌봄, 이해, 행동 방식을 중심으로 간호의 의미를 구성했다. 특유의 간호 문제의 결과로 간호 윤리의 의미와 범위는 확장되었지만, 더 큰 간호 목소리를 내는 길은 어려웠다. 생명윤리 문제는 간호사의 일상적인 실천에서 중요하지만, 생명윤리 문제에 있어서 간호사들은 항상 자율적인 의사결정자는 아니다.

생명윤리는 1947년부터 1970년 사이에서 시작되었고, 처음에는 간호 윤리는 배제되고 의료 윤리 관련 문제들로 의사, 철학자, 신학자 사이에서 논의되기 시작했다. 간호사들은 고통과 괴로움, 관계 및 옹호와 같이 복잡한 생명윤리에서 비롯되는 특정 윤리적 문제에 중점을 두기 시작했다. 실제로 간호사들은 1980년대 윤리적 문제에 대한 경험적 연구를 주도했다. 이러한 노력은 생명윤리에서 간호의 역할을 강화했다.

오늘날 간호사들은 도덕적 관계에서 비롯된 윤리적 의사결정과 행동에 참여하며, 환자 관리와 간호사 서로 간 및 기타 의료 전문가들과의 관계에서 발생하는 쟁점을 해결한다. 일부 전문가는 간호 윤리가 다른 학문의 생명윤리와 다르다는 견해를 지지한다. 간호의 일상적인 윤리적 실천이 학제 간 팀 내에 이루어진다고 본다.

간호 윤리의 정의는 간호 윤리와 간호 이론 간의 강한 연관성 있다는 인식과 일치하며, 이는 간호 윤리를 다른 의료 윤리 영역과 구별된다(Johnstone, 2008). 간호 윤리는 "간호 이론과 실천의 관점에서 모든 종류의 윤리적 및 생명 윤리적 문제를 검토하는 것이다. 이것은 간호의 핵심 개념에 동의하는 것에 기초한다. 즉, 개인, 문화, 돌봄, 건강, 치유, 환경 및 간호 자체이다."라고 정의하였다.

간호 직업은 실무에서 간호를 특징 짓는 모든 역할을 포용한다. 간호 윤리는 이러한 모든 간호 역할에 스며든다. 환자 돌봄과 의료팀 내의 간호사들의 전문적인 관계는 간호 고유의 윤리적 문제를 일으킨다.

간호에서의 효과적인 실천은 간호사들이 도덕적으로 올바른 결정을 내려야 하며, 그 결정을 이행하기 위해 구별할 수 없는 수단과 목적을 가져야 한다. 간호를 실천으로 하는 윤리가 실무와 간호의 모든 활동에 내재되어 있음을 의미한다. 일상적인 윤리적 의사결정을 위해, 간호사들은 먼저 한국 간호사 윤리강령(2023)을 참조해야 하며, 필요에 따라 주제에 대한 다른 문헌과 전문가로부터 더 많은 지원을 받아야 한다. 윤리적 입장을 취하는 것은 항상 선택된 입장을 윤리강령, 도덕 전문가 및 윤리 주제에 대한 최고의 원본 문헌 지원으로 뒷받침함으로써 정당화하는 것이다. 간호사로서, 도덕 철학과 생명윤리 문헌 내의 역사적 논쟁을 광범위하게 고려하고 깊이 있게 읽지 않고는 윤리적 딜레마나 문제에 대해 강하고 정당화된 입장을 취하는 것은 타당하지 않다. 실천을 통한 좋은 윤리적 의사결정을 위해, 간호사는 매일의 업무에서 불분명하거나 불편할 수 있는 윤리적 문제에 직면하고 있을 때 이를 인식할 수 있을 만큼 민감해야 한다.

2 간호에서의 전문 윤리강령

전문 간호 교육은 1800년대 영국의 플로렌스 나이팅게일(Florence Nightingale, 1820~1910)의 간호학교에서 시작되었다. 이는 직업의 윤리 원칙과 가치를 세우는 데 일조하였다. 1800년대 후반이 되자 현대 간호가 확립되었고, 윤리는 간호에서 논의되는 주제가 되었다. 처음에는 1893년 디트로이트 간호학교의 교장인 리스트라 E 글레터(Lystra E. Gretter)의 주도하에 나이팅게일 서약이 작성되어 간호를 예술과 과학으로 설정했다. 6년 후인 1899년에 글레터는 자체 조직인 국제간호협의회(ICN)를 설립했고, 나중에 전 세계 간호사들을 위한 간호 윤리강령을 개발하는 선구자가 되었다.

20세기가 시작될 무렵, 미국의 간호 리더인 이사벨 햄프턴 로브(Isabel Hampton Robb, 1859~1910)는 〈간호 윤리: 병원 및 개인용(Nursing Ethics: For Hospital and Private Use)〉이라는 제목의 첫 간호 윤리 서적을 저술했다(1900/1916). 1973년에 ICN 강령은 의사에 대한 복종에서 환자의 필요에 초점을 맞추도록 전환되었고, 오늘날까지도 그 부분이 유지되고 있다.

1) 미국간호사협회(ANA)의 간호사 윤리강령

미국간호사협회는 1950년에 첫 공식 윤리강령을 채택했다. 해석적 성명을 추가하고 창작한 1976년 전까지 세 번째 윤리강령이 개정되었다. 2001년 윤리강령에 '윤리(ethics)'라는 단어가 추가되었다. 2015년에 일곱 번째 판은 가장 최근의 간호 윤리 개정판이다.

미국간호사협회는 임상실습, 교육, 연구, 행정, 자기개발에 있어 윤리적 의사결정을 위한 서술을 설명하는 해석적 성명과 9개의 필수조항을 제시했다. 강령의 기초는 규범윤리학과 의무론에 있다. 간호사 윤리강령 해석적 성명은 다양한 주제에 대한 의사결정을 안내하기에는 자세하지만, 간호사들이 간호사 역할을 수행하는 과정에서 모든 윤리적 결정이나 행동을 예측할 만큼 포괄적이지는 않다. 윤리강령에서의 명확한 환자 중심은 간호사들이 그들이 돌보는 모든 환자에 대해 주의를 기울이고 충성을 의무적으로 유지하도록 하지만, 간호사들은 또한 부정적인 의료 및 환자와의 관계에서 발생할 수 있는 윤리적 문제와 이해 충돌에 대해 경계해야 한다. 그리고 의료기관의 정책과 비용 절감 전략 계획은 오늘날 의료 환경에서 다른 부정적인 요소이다.

미국간호사협회 윤리강령에서는 다양한 주제를 다루고 있다. (1) 자율성에 대한 존중 (2) 관계 (3) 환자의 이익 (4) 협력 (5) 개인 정보 (6) 유능한 실습 (7) 책임과 위임 (8) 자기보존 (9) 환경과 도덕적 의무 (10) 간호 직업에 대한 기여 (11) 인권 (12) 조직에 의한 전문 강령의 명시. 해석적 성명은 많은 도덕적 상황을 보여준다. 그리고 윤리강령의 핵심은 모든 인간에 대한 도덕적 존중, 간호사가 자기 자신에 대한 존중을 포함하고 있다.

윤리강령의 또 다른 특징은 성격의 완전성과 자기-진실성의 보존이다. 성격의 완전성은 환자와 간호사의 전문적 관계, 간호 직업 내의 가치, 자신의 진정한 도덕적 가치가 이러한 신념 체계의 통합과 적절한 표현이 관련되어 있다. 개인적 진실성은 간호사가 자신에게 필요한 요구사항에 대해 주의를 기울이고 돌봄을 확장하는 것이 포함된다. 자신을 돌볼 가치가 없다고 생각하는 간호사는 다른 사람에게 포괄적인 돌봄을 제공할 수 없는 경우가 많다. 자신과 각 환자의 존엄성 인식은 도덕적으로 향상된 수준의 간호를 제공하는 데 필수적이다.

2) 간호사를 위한 국제간호협의회(ICN) 윤리강령(부록 참고)

국제간호협의회 윤리강령은 1953년 브라질에서 개최된 제10차 국제간호협의회(ICN) 총회에서 국제 간호 윤리규약이 제정되어 채택되었다. 2021년 ICN 강령에는 전 세계적으로 인정받는 간호 윤리적 가치와 윤리적 간호 실천을 정의하는 전문적 기준을 제공하고 일상적인 실무에서 간호사를 안내하는 데 도움을 주도록 제시되어 있다. ICN은 윤리적 실천을 안내하기 위한 4요소 체계를 제시했다. 간호사와 환자 또는 돌봄이 필요한 사람들, 간호사와 간호 수행, 간호사와 전문직 및 간호사와 글로벌 건강이다. 그리고 미국간호사협회 윤리강령과 유사하게, 국제간호협의회 윤리강령 요소는 간호사가 실무, 교육, 연구 및 리더십에서 간호 행위에 대한 지침으로 사용하기 전에 내면화해야 할 의무론적, 규범적 윤리의 틀을 형성한다.

3) 미국간호사협회(ANA)와 국제간호협의회(ICN) 강령 사이의 공통적인 요소

ANA 강령(2015)의 9가지 조항과 ICN 강령(2021)의 4가지 요소 사이에는 공통적인 요소가 있다. 모든 의료 환경과 역할에서 모든 간호사에게 적용되는 이 강령은 전문적 가치, 사람, 관계, 전문적 이상에 초점을 맞춘 양보할 수 없는 윤리적 간호 기준이다. 두 강령 모두 미덕, 존중, 개인정보, 평등, 건강 및 옹호와 같은 원칙을 공유한다.

간호사는 환자 간호를 제공하고 개인적 및 집단적으로 간호사-환자 간의 협력을 지키는 곳으로 도덕적 공간을 보호해야 한다. 환자의 도덕적 공간을 보호하기 위해서 간호사는 자율성, 이타성, 무해성, 정의의 원칙을 지지하면서 연민 있는 간호를 제공해야 한다. 강령 내에서 간호사의 책임은 건강을 증진하고 회복시키며 질병을 예방하는 것을 포함하지만, 간호사에게 중요한 강조점은 신체적, 심리적, 영적 고통을 겪는 환자들의 고통을 완화하는 것이다.

4) 한국 간호사 윤리강령(부록 참고)

한국 간호사 윤리강령은 급변하는 의료 환경에 대처하고 사회적으로 간호사에게 요구되는 덕목을 명확하고 구체화하기 위하여 시대의 요구에 따라 1972년 5월 제정된 이래 2023년 2월까지 5차례 개정되었다. 한국 간호사 윤리강령(2023)은 ICN의 구성 체계를 따라 서문과 3개 영역에 따른 16개 각론으로 구성되었다. 3개 영역은 간호사와 대상자, 전문인으로서의 간호사의 의무, 간호사와 협력자로 구분하고 있다. 이외에 윤리 선언, 윤리 지침은 별도로 구성되어 있다.

5) 간호의 전문직의 경계

전문직 윤리강령은 행동을 지시하고 형성하는 데 유용하고 체계적이며 규범적인 지침 역할을 한다. 미국간호사협회(ANA) 및 국제간호협의회(ICN) 강령은 역할에 관계없이 모든 간호사에게 적용되지만, 어떤 강령도 갈등과 모호함이 없는 완전하고 절대적인 규칙을 제공할 수는 없으며, 이는 덕 윤리가 규범적 윤리 행동 강령보다 윤리에 대한 더 나은 접근법으로 자주 인용되는 근거가 되어 왔다(Beauchamp & Childress, 2019).

간호사를 위한 윤리강령의 가치를 어떻게 인식하든, 이는 실천 여부와 관계없이 모든 간호 역할에서 책임을 요구하는 명령으로 여전히 기능한다. 전문적 경계는 간호사의 전문직 권력과 환자의 취약성 사이의 공간을 보호하는 제한선이다. 경계는 각 관계에서 사람들에게 적당한 통제감을 제공함으로써 간호사와 환자, 간호사와 의사, 간호사와 관리자, 또는 간호사와 간호사 사이에 안전한 연결을 가능하게 한다.

관계에서 개인 간의 경계가 흐려지는 것은 종종 미묘하고 처음에는 알아차리기 어렵다. 그럼에도 불구하고 전문직에서 벗어나는 두 가지 유형이 있다. 첫 번째 유형의 이탈은 경계 위반으로, 다른 사람의 관계에서 최선의 이익을 증진하지 않고 그 사람에게 잠재적 위험, 피해 또는 착취를 초래할 수 있는 행위이다. 경계 위반은 권력 남용, 신뢰 위반, 무례함, 과도한 개인 정보적 공개부터 소셜 미디어 오용, 성적 비행 및 착취와 같은 더 심각한 형태에 이르기까지 매우 다양하다. 두 번째 유형의 이탈은 경계 침범으로 일반적으로 단기간에 발생하며, 일반적으로 무해한 돌봄의 변형으로, 특별한 개입 중에 발생하며 반드시 다시 일어나지 않는다.

명백한 질문은 간호사가 직업적 경계를 넘었거나 위반했는지 어떻게 알 수 있는가?

3 이상적인 간호 윤리 역량

간호 윤리 역량은 서로 의미상 상호 연관되는 경향은 있지만 각 역량은 어느 정도 구별된다. 이 2가지가 합쳐지면 잘 정의된 이상적인 간호사의 특징이 된다. 이 장은 세 가지 주요 범주로 나누어진 12가지 역량으로 구성된다. (1) 도덕적 청렴성: 도덕적 고통, 정직, 진실성과 진실 말하기, 환자에게 정보를 제공하지 않는 것, 자비, 지혜, 도덕적 용기 (2) 의사소통: 마음 챙김, 효과적인 경청 (3) 관심: 옹호, 권력, 문화적 감수성 있는 간호이다.

1) 도덕적 청렴성

윤리 역량에서 가장 중요한 것은 도덕적 청렴성으로, 모든 덕목의 핵심으로 여겨지는 덕이다. 사람의 도덕적 청렴성에 관해 이야기할 때, 그들은 인격의 질과 온전함을 언급한다. 그래서 도덕적 청렴성이 완전한 인간의 번영을 실현하는 데 필요하다고 믿는다. 아무도 실수가 없지 않지만, 도덕적 청렴성을 가진 사람들은 도덕적 나침반을 따르며 보통 부도덕하게 행동하라는 요청에 흔들리지 않는다. 도덕적 청렴성을 가진 사람은 여러 덕목을 나타낸다. 7가지 덕목으로 도덕적 고통, 정직, 진실성과 진실 말하기, 환자에게 정보를 제공하지 않는 것, 자비, 지혜, 도덕적 용기이다.

도덕적 청렴성을 가진 사람들은 삶에서 도덕적 목적을 추구하고, 사회에서의 도덕적 의무를 이해하며, 직장 정책에 의해 강요되는 제약에도 불구하고 이를 따르는 것에 전념한다. 도덕적 청렴성의 특징에는 좋은 성격, 의도 및 수행이 포함된다. 그리고 좋은 성격의 간호사는 지적 능력과 도덕적 성향을 지속해서 사용하며 실용적인 적용을 통해 좋고 올바른 행동을 실행한다.

(1) 도덕적 고통

간호사의 업무는 때때로 도덕적 고통을 초래하는 어려운 도덕적 선택을 포함한다. 이것은 감정적, 신체적 소진과 고통, 고통스러운 모호성, 모순, 좌절, 분노, 죄책감, 환자 회피 등을 포함한다. 도덕적 고통은 간호사가 다양한 형태로 손상된 도덕적 청렴성을 경험할 때 발생한다. 도덕적 고통은 "올바른 일을 알고 있지만 기관의 제약으로 올바른 행동을 취하는 것이 거의 불가능할 때"라고 정의된다.

간호사들은 기록을 조작하거나, 환자들에게 거짓말을 하거나, 다른 사람들로부터 언어적 학대를 받는 등 자신의 가치와 충돌하는 일을 하도록 압력을 느낄 때 도덕적 고통에 취약하다. 도덕적 고통은 도덕적 청렴성을 유지하는 것과 반대되는 감정을 특징으로 하는 내면적 경험이다. 미국중환자간호사협회(AACN, 2020a)에 의하면 "어떤 이유에서든 의료 환경에서 리더들에 의해 복잡한 문제들이 간과되거나 경시되어 종종 간호사에게 해로운 결과를 초래한다."라고 강조했다. 또한, 간호사들은 때때로 여러 기관의 정책과 의사의 환자 치료 기대로 인해 간호사의 도덕적 청렴성으로 개입하는 경향을 방해받기도 한다.

위기 상황에서 간호사들은 평소보다 더 심하고 자주 도덕적 고통을 경험한다(AACN, 2021).

간호사는 의료 시스템 요구사항, 치료 옵션, 정치적 제약, 이기적인 그룹이나 이해관계, 조직의 관료제로 인해 부담을 겪는 의료 시스템 상황에서, 도덕적 청렴성에 대한 위협은 간호사들에게 심각한 위험 요소가 될 수 있고, 그리고 간호사의 도덕적 고통의 정도에 큰 영향을 미친다. 간호 리더들은 도덕적 고통을 줄이고 건강한 근무환경을 촉진하기 위한 전략을 계속해서 찾고 있다. 의료기관의 경우, 모든 기관은 도덕적 고통의 해로운 영향을 식별하고 완화하기 위한 쉽게 접근할 수 있는 자원을 구현해야 한다. 간호사의 경우, 도덕적 고통을 경험할 때 전문 윤리 지원 및 기타 유형의 상담을 받도록 한다. 도덕적 고통을 예방하려면 간호사들은 도덕적 고통으로 이어질 수 있는 모든 환경적 역학과 결정을 인식해야 한다. 좋은 의사소통과 타인에 대한 존중의 환경은 도덕적 고통을 경험할 가능성을 줄이는 데 필수적이다.

(2) 정직

도덕적 청렴성의 덕목 중 하나는 정직이라는 윤리 역량이다. 2019년 갤럽 설문조사에서 사람들의 85%가 간호사를 가장 정직하고 윤리적인 전문가로 평가했다. 간호사들은 환자에 대한 헌신과 충성으로 이러한 신뢰를 얻었다. 랍스(Laabs, 2011)에에 따르면 간호사들은 세 가지 이유로 정직을 중요하게 여긴다. (1) 정직은 좋은 치료를 위한 전제 조건이다. (2) 부정직은 결국 밝혀지게 된다. 그리고 (3) 간호사는 정직해야 한다고 기대된다.

간호사들은 정직을 사실, 은유, 윤리 및 의사소통과 관련된 덕목으로 인식했으며, 진실 말하기는 신뢰 관계에서 명확하게 느껴지는 특징으로 인식했다. 정직은

"진정성 있는, 진실한, 실제적인" 것을 의미한다. 그리고 정직은 진실을 말하는 것 이상이다. 이는 인간관계의 본질이다. 관계의 정직성은 공정한 사회를 이루기 위한 결의와 행동에 중점을 둘 수 있는 능력을 제공한다. 성숙한 수준의 정직을 가진 사람들은 문제를 해결하기 전에 진실을 올바른 시각으로 바라보고, 누락된 진실을 신중하게 검색하면서 합리적이고, 체계적으로 성실하게 진실을 신중하게 찾는다. 즉, 정직은 헌신과 진실성을 대표하는 연습된 행동이다.

간호사들이 정직을 표현하는 방법은 여러 가지가 있다(예: 간호사들은 환자에게 한 약속을 지키고 약속한 대로 환자의 병실로 돌아가 특정 업무를 돕는 등 적절한 행동을 이행해야 한다. 그러나 간호사가 자신의 약속을 이행하지 않으면 신뢰가 깨질 수 있으며, 환자는 이러한 간호사를 불성실하거나 신뢰할 수 없는 사람으로 볼 수 있다).

정직은 또한 자기 자신에게 정직한 것이다. 간호사는 환자 및 다른 사람들과의 관계에서 행동의 정직성을 지키고 향상하기 위해 지속적인 자기평가의 일상적인 성찰 시스템을 마련할 필요가 있다(예: 간호사가 약을 투여하는 과정에서 알약이 병원 바닥에 떨어졌다면, 아무도 그 행동을 보지 못했다면 알약을 닦아서 컵에 다시 넣는 것이 정당화될까요?). 간호사는 약을 다시 받기 위해 필요한 양식을 작성하는 것을 피하고자 알약을 닦아 투여하고 싶은 유혹을 받을 수 있지만, 간호사가 자신의 상황을 평가하고 항상 자기 자신에게 정직하게 결정을 내린다면, 환자 치료에 대해 합리적이고 신뢰할 수 있는 결정을 내릴 가능성이 더 높다.

(3) 진실성과 진실 말하기

도덕적 청렴성의 다음 미덕은 진실성의 윤리 역량이다. 미덕은 지나침과 부족함 사이의 중간 상태이다. 그렇다면 진실성은 사칭(지나침)과 자기 비하(부족함) 사이의 중간 상태이다. 진실성은 모든 말과 행동에서 진정성을 가지며 결코 거짓이나 가식적이지 않다. 진실한 사람은 자신이 진정으로 누구인지를 상징하는 방식으로 말한다. 진실 된 사람은 자신의 견해를 그대로 표현한다. 진실성의 원칙에 근거하여, 진실성은 우리가 무엇을 말하고, 어떻게 말하는지를 의미한다. 진실성은 의료 환경에서 진실 말하기(truth telling)로 쓰이는데, 이는 간호사의 윤리적 의무로 환자에게 진실을 말하고, 환자를 기만하지 않는다는 사실을 의미한다. 환자의 개인 건강 관리에 대해 알 권리에 대한 강조로 인해 진실 말하기가 대부분의 의료 전문가와 환자

간 관계의 기초가 되었다.

오늘날 윤리적으로 물어보아야 할 질문은 "간호사가 환자에게 진실을 말해도 도덕적으로 용서받을 수 있는 상황이 있는가?"이다. 건강 관리에서의 공개 수준과 진실 말하기에 대한 문화적 관점은 간호사가 어느 정도 진실을 말할 것인지 분명한 경계선이 없다. 간호사가 환자와 자신이 관련된 문제에서 정직해야 하며, 비윤리적인 관행을 인지할 때 도덕적 관점을 표현해야 한다.

(4) 환자에게 정보를 제공하지 않는 것

현재 미국의사협회(AMA)의 의료 윤리강령에는 환자가 정보에 기반한 결정을 내릴 수 없는 응급 상황을 제외하고는 환자의 지식이나 동의 없이 정보를 제공하지 않는 것은 윤리적으로 용납될 수 없다고 강조했다. 응급 상황이 끝나면, AMA는 환자에게 공개하는 것이 중요하다고 강조했다. 이 의견에 따라 의사들은 진실한 정보를 공개할 수 있지만, 필요한 경우 점진적으로 모든 정보를 환자에게 공개할 때까지 진실한 정보의 일부만을 환자에게 제공할 수 있다.

의사와 간호사는 환자의 자율성을 존중하는 방식으로 진실을 소통할 의무가 있다. 의사와 간호사는 환자의 기록과 환자, 가족, 그리고 다른 의료 전문가들과의 상호작용에서 얻은 정보에 기반하여 자신의 의견을 형성해야 한다. 그리고 환자는 질병 과정을 완전히 이해함으로써 충분히 정보에 기반한 결정을 내리고, 결과에 대비하며, 가족 구성원과 더 의미 있는 대화를 나누고, 남은 생애 동안 의미 있는 시간을 최대한 활용한다. 간호사는 특히 환자가 진실 전체를 알고 싶어 하고, 의사가 시간을 두고 진실 일부를 공개할 필요가 있다고 판단했을 때, 어려운 결정을 내려야 한다. 간호사는 각 상황을 신중하게 평가하고 깊이 있는 사고를 통해 의사, 환자 및 가족 구성원 간에 발생한 소통을 명확히 이해하도록 노력해야 한다.

(5) 자비

자비는 도덕적 청렴성의 또 다른 미덕으로서 윤리적 역량이다. 자비는 "다른 사람에게 이익을 주기 위해 행동하려는 성향을 보이는 도덕적으로 가치 있는 성격 특성 또는 미덕"이다. 일부 사람들은 자비가 연민의 행위를 능가한다고 믿는다. 유교도들은 인간의 성격 또는 덕행에 높은 우선순위를 두며, 자비를 가장 큰 영향력을 가진 최고 수준의 완벽한 미덕으로 여긴다. 이상적인 도덕성은 자비가 세상에 널리 퍼지는 것이다. 이타적이고 친절하며, 배려심 있고, 예의 바르며, 따뜻한 마음은 자비로운 사람의 특징이다. 또한, 연민 있는 돌봄의 정의에서 친절과 선행은 다른 설명과 함께 흔히 언급된다.

자비의 생명윤리 원칙과 선행의 덕은 비슷하지만, 반드시 일치하는 것은 아니다. 선행은 다른 사람에게 이익을 주기 위해 행동하려는 성향과 욕구를 의미하며, 이는 종종 자비로운 행동을 촉진한다. 간호의 기본 개념에는 선을 행하고, 다른 사람들에게 이익이 되는 행위를 촉진하며, 해를 끼치지 않거나 해를 주지 않는 것이 포함된다. 선행을 중심 동기 부여의 요인으로 사용하는 간호사들은 기회가 생길 때마다 우연히 친절한 행위를 수행하는 것이 아니며, 선을 행하는 방법을 단순히 인식하는 것이 아니라 친절한 행위를 수행할 방법을 적극적으로 찾아낸다.

(6) 지혜

도덕적 청렴성의 또 다른 미덕은 실천적 지혜의 윤리적 역량이다. 실천적 지혜는 가치 있는 목표를 달성하기 위해 지적 능력, 내적 고찰 및 노력이 필요하다. 사람들은 가치 있는 목표나 결말에 도달하는 방법을 성공적으로 달성했을 때 지혜롭다고 여겨진다. 행복의 궁극적 목표는 합리적이고 지적인 사고를 통해서 성취될 수 있는 것이며, 이는 지혜와 사색의 산물이다. 내적 고찰은 가치 있는 결말이나 목표에 도달하기 위해서 필요한 주의 깊은 과정이다.

따라서 사람들은 지혜의 미덕을 구성하는 두 가지 특성을 모두 개발하지 않고서는 가치 있는 목표나 결말을 달성하거나 지혜로워질 수 없으며, 이것은 많은 지적 능력 도모와 내적 고찰을 한 경우에만 가능하다. 지혜의 두 가지 특성은 지적 성취와 실천적 전문성이다.

신중한 사람은 지적 성취의 특징을 갖고 있고, 옳고 선한 것을 추구하는 성향을 보인다. 간호사들도 이 두 가지를 한다. 임상 지혜는 때때로 신중함과 실천적 지혜의 조합이 필요함을 설명하는 데 인용된다. 이러한 연결은 임상적 판단과 임상적 행동으로 이것은 간호사가 "환자의 보호 직전의 과거 상태" 측면에서 현재 상황을 지속적으로 반영해야 함을 요구한다. 임상적 판단과 임상적 평가는 간호 실무에서 적극적 성찰을 위한 지침 역할을 하는 6개 영역으로 (1) 전환 추론 (2) 숙련된 노하우 (3) 반응 기반 실습 (4) 대리 (5) 지각 민첩성 및 참여 기술 (6) 임상적 추론 및 윤리적 추론 사이의 연결성을 포함한다.

(7) 도덕적 용기

도덕적 청렴성의 다음 덕목은 도덕적 용기라는 윤리적 역량으로, 간호에서 매우 중요하게 여겨지고 본질적으로 내재되어 있는 것으로 보인다. 도덕적 용기를 가진 간호사는 제약이 따르는 상황이라도, 옳은 일을 하기 위해 윤리적 원칙을 옹호하거나 그에 따라 행동한다. 특정 상황에서 옳다고 믿는 일을 할 용기가 있는 간호사는 혼자 서게 될 수도 있는 개인적인 희생을 감수하더라도 간호사는 신념을 가지고 의사결정을 해야 한다. 간호사가 윤리적으로 위험한 상황인 경우, 그들의 핵심 가치, 신념, 또는 도덕적 양심에 따라 행동하기 위해 도덕적 용기가 필요하다. 간호사가 도덕적 용기를 가지고 행동한다는 것은 관리자, 동료, 의사들의 강한 압력에도 불구하고 윤리적으로 올바른 결정을 선택한다.

간호사들은 종종 올바른 일을 하고 있다는 확신이 있어도 결과의 불확실성에 대해 불안해한다. 도덕적 용기(예: (1) 간호업무 현장에서 마약을 훔치고 사용하는 동료를 대면하거나 신고하기 (2) 합리적인 치료 표준에 속하지 않는 의심스러운 치료를 지시한 의사와 대면하기 (3) 안전하지 않은 관행이나 인력 배치에 관해 관리자와 대면하기 (4) 다른 동료에게 정서적으로 해를 끼치는 행동을 계획하는 동료들에게 반대하기 (5) 간호사가 사회 네트워크 사이트에 환자의 사진이나 이야기를 개시하는 등 환자나 가족을 착취하는 다른 간호사를 신고하기) 등이 있다.

간호사는 위협적인 상황에서 도덕적 용기를 발휘하는 두 가지 방법을 촉진할 수 있다. 첫째, 간호사는 자신의 부주의, 성급한 반응, 심지어 무반응이나 침묵을 후회할 것이므로, 먼저 이러한 행동을 유발할 수 있는 내면의 감정을 진정시키려고 노력해야 한다. 자기 대화, 이완 기술, 그리고 부정적인 생각을 배제하면서 정보를 처리하기 위한 도덕적 추론은 간호사가 도덕적 용기가 있어야 하는 대면 상황에서 침착함을 유지하는 방법이다. 둘째, 간호사는 스스로 그것이 어떤 의미를 지니는지 그 위험 요소와 긍정적인 측면을 검토하고 전체적인 맥락을 평가할 필요가 있다.

2) 의사소통

윤리적 의사소통에 관한 연구는 간호사-의사, 간호사-간호사, 간호사-환자 관계에 관련된 윤리적 및 비윤리적 연구가 오랜 기간에 걸쳐 이루어져 왔다. 의사소통은 의미 있는 방식으로 정보를 전달하거나 교환하는 것을 의미한다. 효과적인 의사소통은 관계를 진전시키고, 간호의 기초이므로 간호사가 메시지를 명확하게 표현하고 전달되는 내용의 의미를 이해할 수 있게 한다. 그리고 간호사가 제대로 된 의사소통을 하기 위해서는 마음 챙김의 상태에 있어야 하며 효과적인 청취자가 되어야 한다. 이 두 가지는 효과적인 의사소통을 완성하기 위해 필수적이다.

(1) 마음 챙김

의사소통의 윤리적 역량에서 중요한 것은 마음 챙김(mindfulness)이다. 마음 챙김은 현재의 순간에 개인적인 기준에 의해 판단하지 않고 어떤 목적을 가지고 특정한 방법으로 주의를 집중시키는 것이다. 이 정의는 마음 챙김이 있는 사람들이 지속해서 데이터를 분석하고, 분류하고, 구별함으로써 활동이나 역할에 참여하고 주의를 기울이고 있음을 나타낸다. 간호사, 의사 및 기타 전문 기술과 전문성을 가진 사람들은 안전하고 유능한 치료를 제공하고, 환자, 다른 간호사 및 의사와 좋고 긍정적인 관계를 구축하기 위해 분 단위로 마음 챙김이 필요하다.

직장에서 의사소통의 중요한 요구사항으로 마음 챙김이 있음에도 불구하고, 보건 의료 전문가들은 마음 챙김을 제대로 하지 못하는 경우가 많다. 의식이나 자각이 없다는 것은 마음 챙김을 하지 않는 상태, 혹은 집중하지 않는 상태를 의미한다. 이런 자각이 없는 상태는 지속적으로 더 길어지는 경향을 보이며, 시간이 지날수록 사람들은 일상 혹은 직장에서 다양한 선택을 하지 않게 된다. 영구적인 무의식 상태에 있는 사람들은 선택이나 관점을 다른 맥락과 문화로 더 이상 확장하여 생각하지 않고 무지의 상태에 묻혀버린다. 결국 보이지 않는 나쁜 습관에 갇히게 된다.

마음 챙김 연습과 훈련의 장점은 여러 가지가 있으며, 그 치료적 능력과 가치도 연구를 통해 입증되었다. 다음은 마음 챙김의 장점을 나열한 것이다.

- 스트레스와 부정적인 감정, 우울증을 감소시킨다.
- 건강한 삶과 식사를 가능하게 하고, 삶의 전반적인 질을 증진시킨다.
- 주의력과 집중력을 강화한다.
- 의사소통 기술을 강화한다.
- 긍정적인 관계를 가능하게 한다.
- 기억력과 학습 능력을 증진시킨다.
- 공감, 연민, 침착, 이타심을 더 확장시킬 수 있다.

- 면역 체계를 강화시켜 각종 질병에 취약하지 않을 수 있다.

의사소통에 있어 마음 챙김이 가져다주는 이점은 다양한 연구에서 마음 챙김이 의사소통에 효율적으로 기여한다. 마음 챙김은 간호사-의사, 간호사-환자, 간호사-간호사와의 의사소통을 원활하게 해준다. 효과적인 의사소통은 간호사의 윤리적 행동을 촉진하여 이는 양질의 간호라는 결과로 이어진다. 마음 챙김을 하는 간호사는 자신의 태도에 아주 세심한 주의를 기울이고 윤리적으로 소통하고 행동할 방법을 찾아낸다. 간호사가 의도적으로 현재의 순간, 현재의 문제와 이슈, 그리고 현재의 환경과 상호작용에 초점을 맞추고, 무비판적으로 집중할 때, 그들은 자신의 스트레스를 줄이고 환자 결과를 개선할 수 있는 선택의 폭을 넓히는 시야를 가지게 된다. 마음 챙김 훈련은 간호사가 의사결정과 환자 치료의 세심한 부분에까지 주의를 기울이고 집중할 수 있는 능력을 키워준다. ANA가 발행한 책자 〈당신과 마음 챙김〉에서 간호사가 마음 챙김을 하고 스스로 배려하여, 안전한 간호를 수행해야 할 필요성을 역설했다. 책자에는 심신 치료의 예시와 심신 연결을 증진하기 위한 전략 그리고 마음 챙김 훈련의 방법이 포함되어 있다. 마음 챙김을 훈련하는 가장 좋은 방법은 명상이다. 그것은 삶이 진정으로 살 가치가 있다는 것을 매 순간 느끼고 그렇게 매 순간을 사는 것에 가깝다.

짧고 간단한 마음 챙김 명상 방법은 다음과 같다.

- 강렬한 감정을 느낄 때 특히 숨 쉬는 것에 세심한 주의를 기울여라.
- 의식적으로 자각하지 않고서도 지금, 이 순간에 시각, 청각, 후각으로 느끼는 것을 제대로 인지하라.
- 당신의 생각과 감정이 흐르는 것을 인지하고 자신을 정의하지 말라. 이로써 당신은 부정적인 생각들에서 벗어날 수 있을 것이다.
- 샤워할 때 피부로 물이 흘러내리는 것부터 시작해서 사무실 의자에 앉아 쉬는 것까지 그 순간 당신이 느끼는 신체의 감각에 집중하라.

(2) 효과적인 경청

효과적인 경청은 의사소통의 윤리적 역량에서 중요하게 여겨지는 개념이다. 효과적 경청을 위해서는 마음 챙김의 상태가 필요하다. 세심한 주의력과 강한 집중력이 없다면, 청취자는 아무리 주의해서 듣고자 할지라도 적절하게 반응할 수 없다.

효과적 경청은 의사소통하는 당사자가 적극적으로 정보를 받아들이고 대화의 본질에 있어 상호 이해를 형성하는 것을 의미한다. 상호 이해는 청취자들이 사실과 기타 세부 사항을 확인하기 위해 정보를 반복하도록 만든다. 간호사는 환자의 이야기에 무비판적인 관심을 보이고 정보를 흡수하고 이해했다는 신호를 보여야 하고, 비언어적 단서와 언어적 피드백을 제공하여 말하는 사람에게 메시지의 이해를 나타내야 하므로 극도의 사고력을 발휘하며 듣는다.

효과적인 경청이 간호사에게 왜 중요할까? 가장 중요한 이유는 간호사가 효과적인 간호를 제공하고, 좋은 간호를 위해 긍정적인 직장 관계를 형성하여 더 나은 환자 결과를 촉진할 도덕적 의무가 있기 때문이다. 그리고 간호사가 정신이 산만하면 사실, 의사의 지시, 또는 환자와의 상호작용을 잘못 해석할 위험이 있어서 효율적인 간호를 제공할 수 없다.

3) 관심

관심은 마지막 주요 윤리적 역량이다. 관심은 간호사가 환자에게 필요한 치료 범위에 대해 생각할 책임감을 느끼는 것이다. 때로는 환자의 건강이나 질병을 우려하여 간호사가 행동으로 나서기도 한다. 환자를 옹호하고, 권력을 사용하며, 문화적으로 감수성 있는 치료를 제공하는 것이 환자를 위한 관심이라는 윤리적 역량을 구성한다.

(1) 옹호

옹호에 대한 일반적인 정의는 사례, 개인, 집단 또는 원인을 지지하거나 변론하는 것이지만, 옹호의 정의에는 여러 가지 변형이 있다. 전문 간호 윤리와 관련하여, 부와 제제프스키(Bu & Jezewski, 2006)는 간호사의 간호 윤리 개념 분석에서 환자 옹호의 3가지 핵심 특성을 확인했다.

- 환자의 자율성을 존중하기
- 환자를 대변하여 행동하기
- 건강 관리 제공에서 사회 정의를 지키기

환자 옹호는 윤리적 간호 실천의 필수 요소로, 간호사는 환자의 복지 증진과 권리 및 이익을 옹호해야 한다. "간호사는 환자의 권리와 건강, 안전을 지지하고 증진하며 보호한다". 한국간호사 윤리강령 내용 중 4장 전문직으로서의 윤리에서 제23

조(옹호자 역할 수행) "간호사는 보건 의료인, 가족 등의 의사결정이 간호 대상자의 인권을 침해하거나 불이익을 초래한다고 판단될 경우, 간호 대상자의 권익을 보호해야 한다."라고 기술되어 있다.

간호사는 환자와 그 권리, 대중과 지역 보건, 정책, 경제의 사회적 정의의 수호자이다. 간호사는 환자 치료에 있어 환자를 지지할 최적의 환경에 위치하여 있고, 환자와 그들의 권리, 건강 목표 및 치료결과에 대해 논의할 수 있기 때문이다.

간호사가 환자를 지지할 수 있는 좋은 방법에는 다음과 같은 것이 있다. (1) 간호교육 전문가들은 기본 윤리 교육을 실제 실무와 행동으로 전환시켜야 한다. (2) 실무에서 간호사는 윤리적으로 필수적인 지지에 대해 지속적인 교육을 받을 필요가 있다. (3) 병원은 환자 지지를 증진하기 위한 인센티브를 재검토할 필요가 있다.

벗츠(Butts, 2011)는 환자 옹호를 촉진하기 위한 전략을 상기시키는 약어 PRISMS를 만들었다.

【윤리적 성찰】 PRISMS

PRISMS는 환자 옹호를 촉진하기 위한 전략을 설명하는 핵심 동사의 약어이다:

P: 설득하다 (Persuade)
R: 존중하다 (Respect)
I: 개입하다 (Intercede)
S: 보호하다 (Safeguard)
M: 추적 관찰하다 (Monitor)
S: 지지하다 (Support)

출처: Butts, J. B. (2011).

(2) 권력

권력은 개인 또는 집단이 다른 사람들에게 효과적인 영향력을 가지는 것이다. 권력을 가진 간호사는 개인, 그룹 또는 커뮤니티에 영향을 줄 수 있는 능력이 있다. 사회화된 권력의 이상을 내면화한 간호사는 다른 사람들에게 이익이 되는 목표를 추구하며 해를 끼치지 않거나 부정적인 영향을 피하려는 의도를 가지고 있다. 이것은 자비, 무해, 정의의 원칙이 작용하는 것을 나타낸다. 사회적 목표를 추구하는 간호사는 부정적인 효과를 피하여 타인을 돕고자 한다. 사회적 편익이라는 목표는 국제적, 국가적 노력, 혹은 보다 거대한 서비스나 정부 조직의 노력을 통해 달성한다. 간호사 개인의 자원봉사 조직 활동은 더 큰 조직의 공통 목표를 향한 노력과 개인, 지역사회의 작은 공통 목표에 공헌한다.

간호사와 환자는 양자 모두 하나의 강력한 주체로서 임상적, 정치적, 조직적 권력의 패러다임 변화로 인해 강력한 실체를 형성한다. 간호사는 환자 치료에 관련된 활동에 참여하고 지휘하기 때문에, 환자 치료의 질을 높이고 전문 간호 실천 표준을 감독하는 강력한 위치에 있다. 간호사는 계속해서 자신들의 간호 실무, 실천 맥락, 그리고 실무에서의 역량을 통제하는 직업의 권한을 활용하고 있다.

(3) 문화적 감수성 있는 간호

문화는 "인간 행동의 통합된 패턴으로서 언어, 생각, 의사소통, 행위, 관습, 신념, 가치 및 또는 인종, 민족, 종교 및 사회 집단의 기관을 포함한다."라고 정의된다.

문화적 감수성 있는 간호를 제공하는 것은 건강 격차를 줄이는 데 있어서 핵심 요소이다. 문화적 감수성 있는 간호는 간호사가 먼저 다양한 문화의 관습에 대한 기본적인 지식을 갖추고, 그 다음에 배운 지식을 바탕으로 건설적인 태도를 보여주어야 함을 의미한다. 문화적 역량을 갖춘 간호사나 의료 제공자는 자신의 가치, 신념 및 환경 등을 개발하고, 이러한 요소들이 돌봄을 제공받는 사람들에게 부당한 영향을 주지 않도록 한다. 간호사들이 자신들의 존재와는 가치, 신념 및 도덕적 지침을 알아가는 과정은 문화적 돌봄 능력의 기본이다. 일정 수준의 문화 지식 없이는 간호사가 윤리적인 간호를 제공할 수 없다(예: 다른 사람들과의 관계는 신뢰와 존중의 교류로 발전할 수 없다).

간호사는 문화 다양성의 요구에 대한 신속한 평가를 시행해야 한다. 다음은 ASK(인식, 감수성, 지식)에 기반한 쉽고 빠른 문화 평가 방법이다.

1. 환자의 민족적 소속은 무엇입니까?
2. 환자의 주요 지지자는 누구이며, 그들은 어디에 살고 있습니까?
3. 환자의 건강이나 질병에 대해 누구와 대화해야 합니까?
4. 환자의 주요 및 보조 언어는 무엇이며, 말하기 및 읽기 능력은 어떻습니까?
5. 환자의 경제적 상황은 어떻습니까? 수입이 환자와 가족의 필요를 충족시킬만 합니까?

간호사들이 문화 다양성과 각 문화 내 다양성에 진정으로 주의를 기울이면 윤리적으로 역량 있는 간호를 촉진하는데, 이는 일상적인 간호 실무에서 필수적이다. 또한, 문화적으로 다양한 환자를 돌볼 때 간호사는 지식을 증진해야 한다. 한국 간호사 윤리강령(2023)의 "제1장 간호사와 간호대상자" 중 제1조 평등한 간호 제공은 간호사는 간호대상자의 국적, 인종, 종교, 사상, 연령, 성별, 정치적 · 사회적 · 경제적 지위, 성적 지향, 질병, 장애, 문화 등의 차이에 관계 없이 평등하게 간호한다. 이것은 사회적 또는 경제적 지위, 개인적 특성 또는 건강 문제의 성격과 관계없이 모든 사람을 돌보도록 한다. 간호사가 제1조를 준수한다면, 그들은 합리적으로 문화적 감수성 있는 간호를 제공할 것이다.

4 간호 전문직 관계

1) 간호사-의사 관계

수 세기 동안, 그리고 오늘날까지도 여성들은 정치 구조와 교리, 일부 종교 집단 내에서의 불평등 문제와 계층적 관계와 관련하여 억압을 경험해 왔다. 플로렌스 나이팅게일의 업적의 결과로 20세기 초 간호사들이 더 존경받고 주목받는 위치로 이동되었지만, 일부 사람들은 여성을 일반적으로 가사 역할에서만 기능하는 것으로 계속 생각했다. 간호사들은 이러한 인식을 극복하기 위해 다양한 방법으로 노력해 왔다.

스테인(Stein, 1967)은 의사와 간호사 사이의 관계를 일종의 의사-간호사 게임(Doctor-Nurse game)으로 규정한 의사였다. 이 게임은 의사가 더 우월적 위치에 있다는 계급적 관계로부터 유래되었다. 이 게임의 특징은 학문 사이의 명백한 불일치를 회피하는 것이다. 이후 수많은 세월 동안 스테인의 의사-간호사 관계는 역사적으로 정확하다고 인식되었다. 23년이 지난 1990년에 스테인과 동료들은 의사-간호사 게임 개념을 수정하였다. 이런 변화와 인식의 전환은 간호사들이 규칙 위반을 가까스로 면할 정도의 수를 쓰기보다 대화에 더 참여하고 다른 건강 관리 전문가들과 동등한 동반관계를 유지하면서 전문가적 목표에 참여하고, 시민권과 여성운동가와의 제휴, 더 많은 교육을 받은 간호사의 비율이 증가하여, 의사와 간호사 사이의 프로젝트 협업 등을 통하여 이루어졌다.

간호사-의사의 협력은 간호사와 의사가 전문가로서 상호 지식과 기술을 이용하여 환자 치유에 시너지 효과를 줄 수 있는 상호작용을 의미한다. 간호 실무에서 협력은 의사와 간호사 사이의 책임을 분배시키고 의사결정과 문제 해결을 위한 개방된 토론이라고 할 수 있다. 의료기관에서 보건 의료인 간의 협력은 환자에게 질 높고 안전한 의료서비스를 제공하기 위한 필수적인 요소이다.

간호사-의사 사이의 효율적인 협력은 환자 안전 간호의 질 및 환자의 건강 상태를 크게 개선하는 데 중요 요인이 되며, 환자 안전 관리 활동을 증가시켜서 환자 안전 결과를 달성하기도 하고, 간호조직의 성과에 긍정적 영향을 미치는 요인이다. 그리고 환자의 합병증을 조기에 발견하며, 재원일수를 줄일 수 있어 환자와 가족의 만족도를 증진시키는 것으로 나타났다. 반면에 간호사-의사 사이의 협력이 부족한 경우에는 환자 치유에 부정적 결과를 초래하여 간호의 질 저하뿐만 아니라 간호사의 직무 불만족과 자율성 결여를 유발하고, 더 나아가 병원의 재정적 부담을 증가시키는 것으로 나타났다. 따라서 병원 조직구성원 중 간호사와 의사는 환자의 접점에 위치 하고 있어 다른 분야에 비해 가장 많은 관심을 가져야 한다.

2) 간호사-간호사 관계

간호사는 간호 실무에 있어 환자와 가족과의 관계는 중요하지만, 다른 간호사 및 다른 의료 전문가와의 좋은 관계는 환자에 대한 책임을 성공적으로 이행하기 위해 필수적이다. 한국 간호사 윤리강령 제5장에는 협력자에 대한 윤리로 제32조에는 보건 의료인의 존중과 협력으로 기술되어 있다. 첫째, 간호사는 보건 의료인으로서 고유한 역할과 직무 가치를 이해하고 존중하며, 직무상 동료 및 다른 보건 의료인과 상호협력적인 관계를 유지해야 한다. 둘째, 간호사가 동료 및 다른 보건 의료인으로부터 업무를 위임받거나 위임할 때, 상호 협력하며 직무의 권한과 책임의 한계를 명확히 해야 한다. 셋째, 간호사는 상호 존중과 신뢰를 바탕으로 동료 및 다른 보건 의료인과 개방적이고 수평적 의사소통을 해야 한다. 넷째, 간호사는 동료 및 다른 보건 의료인과 상호 비방, 모함, 사생활 공개, 폭력 등의 언행을 삼가고 상호 신뢰 관계를 유지하기 위해 노력해야 한다. 다섯째, 간호사는 직무수행의 과정에서 동료 및 다른 보건의료인과 갈등이 발생했을 때, 간호대상자의 이익과 안전을 최우선으로 두고 갈등을 해결해야 한다. 협력은 조직의 구성원 개인 및 조직에 다양한 영향을 미치는데 간호사-간호사 간의 높은 협력은 환자 안전 결과와 환자 안전 문화에 긍정적인 영향을 주었다.

(1) 수평 폭력과 부상 당한 치료자

간호사는 환자의 다양한 요구를 해결하는 과정에서 동료 간호사나 다른 직종의 종사자와 갈등을 겪거나 환자, 보호자, 직장동료의 언어폭력, 신체적 위협이나 폭력, 비정상적인 행동을 보이는 환자 등과 같은 다양한 외상 사건을 겪게 된다. 이러한 외상 사건 경험이 많을수록 외상 후 스트레스의 위험도도 높아진다. 간호에서의 수평 폭력 또는 직장 내 괴롭힘은 전문직에 역효과를 미친다. 간호사들은 다른 도움을 주는 직업들보다 때때로 더 많은 수평 폭력을 경험한다. 이러한 장 기적인 정서적 영향은 환자의 안전과 간호사의 숙련된 실무 능력을 저해할 수 있다. 그리고 스트레스와 정신적 외상 감정이 제대로 관리되지 않으면 인식되지 않고 관리되지 않은 영향이 비생산적인 대처와 해결되지 않는 문제로 이어진다. 그리고 상처받은 간호사는 보행할 수 있는 부상자로 작용한다.

그러나 치유는 일어날 수 있다. 치유의 첫 단계는 외상의 영향을 인식하는 것이다. 일부 개인적인 의미를 파악하기 위해서는 깊은 자기 인식이 필요하다. 자기 인식은 상처받은 간호사가 대처 기제를 개선하기 위한 작업을 시작할 수 있도록 한다. 따라서 간호사들은 자신들의 상처를 치유로 전환하고 초월하기 시작할 수 있으며, 이로써 부상 당한 치료자가 된다.

부상 당한 치료자는 일상 업무 과정에서 발생하는 자신의 외상과 어려운 경험으로부터 정보를 획득하지만, 그들은 또한 자신의 원시적인 상처를 치유된 흉터로 변화시켜 타인의 고통을 더 잘 이해할 수 있게 한다. 본질적으로, 부상 당한 치료자는 과거 개인적인 상처 때문에 타인에 대한 풍부한 공감 능력을 갖게 된다. 치유의 과정은 시간이 걸리며 상처받은 치유자로 발전하고자 하는 강한 욕구가 필요하다. "부상 당한 연속적이며 부상 당한 치유자 패러다임은 부상의 정도가 아니라 치유를 위한 서비스에서 부상 당한 것은 활용할 수 있는 능력에 초점을 맞추어야 한다."

그리고 간호사는 간호 현장에서 발생하는 스트레스나 위기 상황에 직면했을 때 환경과 상호작용하여 업무 갈등에 잘 대처할 수 있는 회복력이 필요하다. 회복력은 선천적으로 타고나는 개인의 기질이나 특성이 아니라 훈련을 통해 증진될 수 있으므로, 간호사가 외상 사건으로 겪는 스트레스를 효과적으로 관리하기 위해서는 회복력을 증진하는 데 중점을 둔 중재가 필요하다.

외상 사건 경험 간호사를 위한 원격화상 기반 표현적 글쓰기 프로그램의 연구에 따르면 외상 경험이 있는 간호사의 외상 후 스트레스를 감소시키고, 회복력과 외상 후 성장을 증진하는 것으로 나타나 간호사가 외상 경험을 극복하고 외상 후 성장 증진에 효과적인 프로그램으로 확인되었다(채남희, 김지영, 2024). 그리고 간호관리자는 직장 내 괴롭힘에 상대적으로 취약한 남자, 특수 부서 근무자, 연령과 임상 경력이 적은 간호사를 특별히 관리할 필요가 있다. 특히 직장 내 괴롭힘 중, 언어적 공격과 부적절한 업무 부여가 간호사 이직 의도에 크게 영향을 미치는 요인이다. 따라서 관리자는 의사소통 교육을 강화하고 개인 역량에 따라 업무를 배정하는 업무 배정시스템을 마련하여 간호사의 직장 내 괴롭힘을 사전에 예방해야 한다(이미애, 박현주, 김봉화, 2023).

(2) 간호사–간호사 관계 개선

간호사는 환자를 보호하고, 환자 간호는 도덕적 최우선순위이며 긍정적인 간호사–간호사 관계는 안전하고 효과적인 간호 분위기 형성에 필수적이다. 간호사나 간호 리더가 간호 행위와 환자 보호에 관해 불쾌하지만 악의적이지 않은 대안을 해야 할 수도 있다. 간호사는 다른 간호사의 비윤리적, 불법적, 무능력하거나 장애가 있는 행동으로부터 환자를 보호하기 위해 적절한 대안을 수행할 때 옹호자 역할을 하는 것이다. 이러한 행동을 인지하는 간호사에게 적절한 대안에 대한 정책을 재검토하고, 지휘 체계 내 관리자로부터 지시를 구하기, 사건 기록, 그리고 건설적이고 동정적인 방식으로 문제가 되는 간호사에게 접근하는 것을 포함한다. 경멸 또는 생산적이지 않은 비방적인 말은 부정적인 전술로서 도움이 되지 않고 오직 명예와 관계를 손상할 뿐이다.

간호사는 불화를 치유하고 자신의 분노를 다른 간호사의 성취를 지원하는 방향으로 변화시킴으로써 직장 내에서 공동체 의식을 강화할 수 있다. 개별 간호사는 근무일이 끝날 때 자기 행동과 다른 사람들과의 대화를 검토하면서 자기 성찰을 해야 한다. 매일 자기 성찰을 하거나 그렇지 않거나 모든 간호사는 "동료를 지원하는 약속을 해야 하며, 직장 내 부정적인 환경에 휘말리지 않도록 해야 한다". 그리고 간호사는 동료 간호사와 같이 업무 시 친절하게 자존심을 지켜주고 좋은 점을 인정하며 칭찬하고 의견대립이 있을 때는 객관적인 의견을 말해 주는 것이 좋다.

5 간호사와 소셜 미디어

인터넷을 사용하는 많은 사람들은 이미 어느 정도 부도덕하거나 불법적인 행동의 결과를 경험해 왔다(예: 다른 사람의 빗나간 행동의 대상이 되는 경우). 디지털 시대는 많은 사람으로부터 새로운 수준의 공공 착취를 초래했다. 컴퓨터는 매일 우리의 개인적이고 전문적인 삶에 강력한 영향을 미친다. 이러한 이유로 인해 간호사와 간호 학생은 비윤리적, 불법적인 행위의 가능성을 이해할 필요가 있다.

1) 도덕적 공간과 모호해진 선

간호 실무에서 전문가적 경계가 침범당할 위험이 증가하고, 도덕적 공간이 희미해지고 있다. 흐릿한 경계선 행동과 명백한 경계선을 넘는 행동은 타인의 도덕적 공간과 개인의 사생활을 침해할 수 있다. 간호사가 사소하거나 해가 없다고 여기는 소셜 미디어 댓글이 타인이 보기에는 선동적이거나 위협적으로 인식될 수 있다. 간호사가 농담으로 또는 적대적 의도로 발언했든지, 그 댓글은 단순한 의견에서 사실 기반 정보로 빠르게 변모할 수 있다.

도덕적 공간은 "우리가 살아가는 데 있어 선과 악을 구분 짓는 조건을 형성하는 자연적이고, 사회적인 객체와 주체 그리고 사건들과의 관계 사이에 형성된 공간"이다. 인터넷 사용자를 위한 수많은 윤리적 행동 강령이 존재하지만, 얼마나 많은 강령이 존재하든 그 강령이 어떤 인구를 대상으로 하든, 일관되게 실천되지 않거나 사람들이 도덕적 청렴성이 부족하면 강령은 아무런 쓸모가 없다. 간호사와 간호 학생은 모든 상호작용과 행동, 소셜 네트워킹의 모든 기능을 포함하여 인간을 존중하는 데 전념해야 한다. 그리고 자율성의 원칙을 위반하는 행위는 인간에 대한 존중, 자기결정권, 신뢰성, 기밀성 및 사생활 보호와 관련이 있다. 소셜 미디어 이용에 있어 상대방에게 고의적이고 해로운 발언이 포함되며, 이는 수신자에게 인식되거나 실제 피해를 초래할 수 있다.

2) 소셜 미디어, 이메일, 휴대전화

소셜 미디어는 사람들 간의 공동 커뮤니티 기반 교환을 가능하게 하는 온라인 플랫폼 및 도구 모음이다. 사람들은 정보, 프로필, 의견을 공유하여 서로 간의 대화를 촉진하거나 특정 제품을 홍보하기 위한 마케팅을 한다. 간호사들은 일상적으로 소셜 미디어를 사용하여 공통 관심사를 가진 다른 사람들과 친분을 쌓거나 친구들과 연락을 유지한다. 페이스북, 트위터, 스냅챗, 인스타그램, 구글, 유튜브, 틱톡 및 기타 소셜 미디어 사이트와 이메일, 휴대전화는 다른 사람들과 마찬가지로 의료 전문가들에게 필수적인 소통 도구이다. 소셜 미디어는 그 유용성 만큼이나 동시에 위험성을 가지고 있다.

3) 소셜 미디어 사용의 이점

간호사에게 소셜 미디어의 긍정적인 측면은 매 순간 정보를 제공하고, 지식을 공유하며 전문적인 관계를 구축할 수 있다는 것이다. 소셜 네트워크는 많은 사람 사이에서 신속한 지식 교환과 전파를 위한 기회를 제공한다.

미국간호사협회는 여러 주요 간호 및 의사 전문 단체가 소셜 미디어 사용에 대한 성명서(ANA의 소셜 네트워킹 원칙 및 간호사: 등록 간호사를 위한 지침)를 책자로 발행했다(ANA, 2011). ANA 문서는 소셜 네트워킹 원칙 개발의 3가지 기초를 제공했다. (1) 간호사 윤리강령 해석 성명서(2015) (2) 간호: 실무 및 표준 범위(2010a) (3) 간호의 사회 정책 성명: 직업의 본질(2010b). NCSBN도 〈간호사를 위한 소셜 미디어 사용 가이드〉라는 책자를 발행했다(2018b).

의사들 또한 처방전 재발행, 질문에 대한 답변, 정보 제공 웹사이트 공유와 같은 일상적인 업무를 처리하는 데 소셜 네트워크의 가치를 인정한다. 2011년, AMA는 소셜 미디어 사용은 "개인적 표현을 허용하고, 개별 의사들이 온라인에서 전문적인 존재감을 가지게 하며, 직업 내에서 동료애와 친목을 증진하고, 공중 보건 메시지를 널리 전파할 기회를 제공한다."라고 지지를 상기하는 의견을 발표했다.

4) 소셜 미디어 사용의 위험성

소셜 미디어 사용의 큰 위험 중 하나는 환자의 사생활과 기밀성 침해 위험이다. 실제로, 환자, 고용주, 관리자, 동료 등에 관한 정보를 포함하여 어떤 업무 관련 정보라도 게시하는 것은 법적이고 윤리적인 사생활 침해이다. 「공공기관의 개인정보보호에 관한 법률」에 따르면 개인정보는 생존하는 개인에 관한 정보로서 당해 정보에 포함된 성명, 주민등록번호 및 영상 등을 통하여 개인을 알아볼 수 있는 정보(당해 정보만으로는 특정 개인을 알아볼 수 없더라도 다른 정보와 쉽게 결합하여 알아볼 수 있는 정보)이다. 최근 개정된 의료기관 가이드라인에 의하면 500병상 이상의 의료기관은 개인정보보호위원회

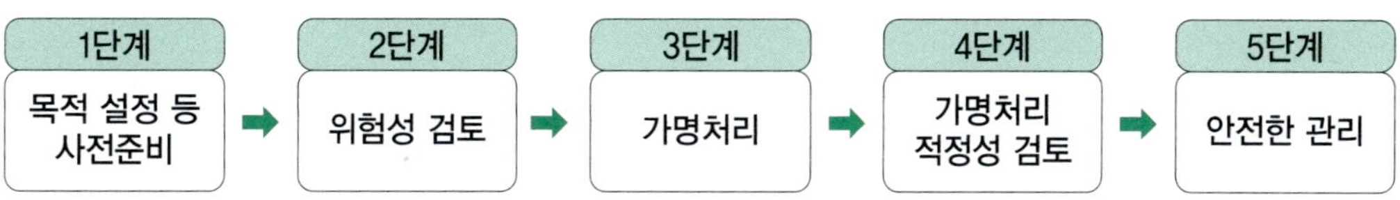
1단계
목적 설정 등 사전준비
2단계
위험성 검토
3단계
가명처리
4단계
가명처리 적정성 검토
5단계
안전한 관리

그림 12-1 개인정보의 가명처리 단계별 절차도

를 구성하고 관리책임자와 실무 책임자를 지정하여 개인정보 보호 감시와 외부 안전 진단을 정기적으로 수행하고, 인적 자원관리, 정보자산관리, 사용자 인증 및 접근 권한 관리 그리고 사용자 지침과 같은 관리적 보호 조치를 수립해야 한다고 명시되어 있다. 개인정보 보호와 더불어 보건 의료데이터 활용 가이드라인을 개정(2024년)하여 의료기관이 가명 처리된 데이터를 통계작성, 과학적 연구, 공익적 기록 보존 등의 목적으로 활용할 경우 데이터 유형에 따라 가명 처리 방식을 개인정보 처리자가 적절히 선택할 수 있도록 허용하고 있다. 가명 정보는 가명 처리를 거쳐 생성된 정보로서 그 자체로는 특정 개인을 알아볼 수 없도록 처리한 정보이다. 개인 정보의 가명 처리는 단계별 절차에 따라 수립하고 실행해야 한다(그림 12-1).

개인 정보를 가명 처리로 이용하기 위해서는 데이터 심의위원회(DRB)가 구성되고, 가명 제공자가 「개인정보 보호법」에 따라 가명 처리를 하고 법적 안전조치를 준수하면 위법행위에 대한 책임을 면제받을 수 있도록 하였다. 한국 간호사 윤리강령에도 "사생활 보호 및 비밀유지: 간호사는 간호대상자의 개인 건강 정보를 포함한 사생활을 보호하고, 비밀을 유지하며, 간호에 필요한 최소한의 정보 공유를 원칙으로 한다."라고 명시되어 있다.

그러나 간호사가 환자의 개인정보 보호 규칙을 위반하지 않고 환자와 소셜 미디어에서 친구가 되어 상호작용할 수 있는지는 여전히 의문이다. 버퍼트(Buppert, 2018)는 그 질문을 던지고 환자나 환자 그룹과의 우정이 윤리적이고 법적으로 허용될 수 있는지를 고려할 때 간호사들에게 몇 가지 선택지를 제공했다. 첫째, 간호사나 다른 의료 전문가가 자신이 말하는 것에 대해 계속 경계해야 한다고 느낀다면, 환자와 친구가 되어야 하는지를 검토해야 한다. 둘째, 간호사는 환자와 친구가 되지 않기 위한 개인적인 규칙을 설정할 수 있는 선택권이 있다. 셋째, 간호사는 자기 게시물이 공식적인 조언으로 간주되지 않는다는 것을 알리는 면책 조항을 게시할 수 있다. 넷째, 간호사는 법적 문제가 발생할 수 있는 의무적 관리에 대한 게시물을 피해야 한다.

간호사와 다른 의료 전문가가 윤리강령과 현재 병원 정책을 따른다면, 소셜 네트워킹과 휴대전화 사용에 대한 새로운 정책은 필요하지 않을 것이다. 오늘날 대부분 교육기관 및 전문 단체는 직원들이 고용주, 동료 또는 심지어 환자와 그 가족에 대해 불만을 표현하기 위해 미디어를 점점 더 사용함에 따라 소셜 미디어 사용에 대한 의견이나 정책을 도입하고 있다.

(1) 위반 사례

소셜 미디어, 이메일, 휴대전화에서는 간호사의 일상 업무와 개인 생활에서 많은 위반 사례가 발생할 수 있다. 다음 실제 사례는 많은 기사에 게재된 사건이다(NCSBN, 2011).

걱정스러운 이야기에서, 간호사들이 환자 착취와 기밀성 및 사생활 침해 혐의를 받았다. 이 사건은 2010년 캘리포니아 오션사이드에 있는 트라이시티 메디컬 센터에서 발생했다. 의료 센터는 기밀성을 위반한 혐의로 다섯 명의 간호사를 해고하고 여섯 번째 간호사에게 징계를 내렸다. 의료 센터 대변인에 따르면, 다섯 명의 간호사가 페이스북에서 환자 사례를 논의와 관련하여 해고할 만큼 충분한 정보가 있었다("Five Nurses Fired," 2010).

다른 소셜 미디어 사건에서는 루이지애나 주 간호사 위원회가 세인트 태머니 파리시 병원 응급실의 세 명의 간호사에 대해 끔찍한 환자 학대를 발견한 후 불만을 제기했다. 응급실 기술자인 레바 캠벨(Reba Campbel)은 무의식 상태의 환자를 조롱하고, 휴대전화로 사진을 찍은 혐의로 간호사를 신고했다. 한 사건에서는 과다 복용한 통증 및 불안 약물로 인해 과체중인 남성이 관련되었다. 리 주리크(Lee Zurik, 2012)에 따르면, 캠벨은 다음과 같이 말했다.

> Clancy[신고된 세 간호사 중 한 명]와 다른 간호사가 들어와 환자에게 안경을 씌우고 조롱하기 시작했다. 그것만으로는 재미있지 않았기 때문에 우리가 그의 목에 쏟아부은 숯을 가져다가 그의 얼굴을 축구 선수처럼 칠하고 "세인트 태머니 파리시 병원 응급실에 오신 것을 환영합니다. 자살을 시도한 것에 대한 당신의 응급실 가입식 의례입니다."라고 말했다.

소셜 네트워킹은 간호사들이 직장, 동료, 환자와 그 가족에 대한 좌절을 표현하는 수단이 될 수 있지만, 정보를 공유하고 공개하는 이유가 무엇이든, 그렇게 하는 간호사들은 전문적 경계를 위반하며, 대부분 해고되거나 징계를 받고 자격증이 정지되거나 취소될 것이다. 어떤 특권 정보라도 공유하는 것은 불법적이고 부적절하며 비윤리적인 침해로 이어진다.

【윤리적 성찰】 이메일 전달 사례

대형 요양 시설에서 근무하는 간호사 SKK는 출근해서 전날 야간 근무 중 받은 이상한 이메일을 노트북에서 발견했다. 발신자는 알 수 없었다. 이메일에는 가운을 입고 구부려져 엉덩이가 드러난 노인 여성의 사진이 첨부되어 있었다. SKK는 다른 주간 근무 직원들에게 이 이메일과 사진에 대해 물었고, 일부는 자신의 사무실 컴퓨터로 이를 받았다고 확인했다. 아무도 이메일의 출처나 사진 속 여성의 신원을 알지 못했지만, 배경은 시설의 환자 방으로 보였다. SKK는 이메일을 보낸 사람을 알아내려고 몇몇 직원들의 컴퓨터와 휴대폰으로 이를 전달했다. 이후 그 직원들은 이전 이메일을 보지 못했다고 말했다. 일부 직원들은 우려를 표했지만, 다른 이들은 이를 재미있어하며 웃었다. 누군가는 환자의 신원을 맞히기 위한 내기를 시작했다. 적어도 한 명의 직원이 그 사진을 자신의 블로그에 게시했다. 정오쯤, 간호부장은 사진을 인지하고 조사를 시작했다. 왜냐하면 조직은 환자의 권리에 대해 매우 우려하고 있었다. 현지 언론도 이 문제를 알게 되었고, 법 집행 기관은 성적 착취와 관련된 범죄가 발생했는지 조사하기 위해 호출되었다. 많은 언론 보도와 일부 행동에 관여한 사람들의 신원이 밝혀진 후, 관리자는 여러 직원을 행정 휴가에 배치하고 사건을 주 간호사 위원회에 보고했다. 위원회는 취약한 성인의 착취에 관한 법규정을 위반했는지를 결정하기 위해 보고된 간호사들을 조사했다. 이메일과 사진의 원작자는 결코 발견되지 못했다. 관리자가 환자를 확인한 후, 그녀의 가족은 시설과 관련된 모든 직원을 고소하겠다고 위협했다. NCSBN(2011)이 간호사의 소셜 미디어 사용을 안내하는 백서를 발행했을 때, 간호사 위원회의 고발이 계류 중이었다.

이 시나리오는 간호사가 자기 행동을 신중하게 고려해야 할 중요성을 나타낸다. 간호사는 환자의 사생활을 보호하고 전문성을 유지하기 위해 즉시 상황을 상급자에게 보고해야 할 의무가 있다. 대신, 상황은 간호사 위원회, 검사, 그리고 국가 언론의 관여로 확대되었다. 가족은 큰 굴욕을 겪었고, 조직은 법적 결과와 국가 언론의 주목으로 망신당할 위험이 있었다.

5) 소셜 미디어 사용 전략

소셜 미디어를 적절한 방식으로 사용하는 것은 일반적으로 해가 없고 악의적인 의도가 없다. 소셜 미디어 사용을 적절하게 유지하려는 태도를 채택하는 것은 소셜 미디어의 잘못된 행동이 관련된 윤리적 및 법적 문제를 명심하고 윤리강령에 대한 헌신을 상기시켜 줄 것이다. 소통에서의 마음 챙김은 현재의 순간과 사실 상호작용, 활동 및 정보 처리에 대한 예리한 인식을 의미한다. 이는 마음 챙김이 적절한 소셜 미디어 의사소통을 위해 필수적인 요소라는 것이다. 인터넷 기반 애플리케이션은 사람들이 정보를 분류, 처리, 조직 및 저장하는 방식을 변화시켰다. 한국 간호사 윤리강령에서는 간호사가 존중, 기밀 유지 및 사생활 보호를 유지해야 한다는 점에 대해 명시적으로 논의되어 있고, 이러한 같은 개념은 소셜 네트워킹, 이메일 및 휴대전화 사용에도 적용된다. 소셜 미디어 및 기타 전자 미디어는 관계 구축 및 가치 있는 정보 공유에 유용할 수 있지만, 간호사는 윤리강령 내의 윤리 지침 및 국가의 법적 규정을 준수해야 한다.

간호사와 의사는 다른 의료 전문가들에게 롤 모델이다. 간호사의 역할은 간호 실무, 교육, 연구 및 관리를 포함한 간호의 모든 영역에 늘 존재한다. 신규 간호사는 롤 모델의 행동을 긍정적 측면과 부정적 측면 모두의 행동을 따른다. 기존 간호사가 신규 간호사 및 기타 종사자에게 긍정적인 방향으로 선한 영향력을 주어야 한다.

단원 요약

- 간호 윤리는 간호 이론과 실무의 관점에서 모든 종류의 윤리적 및 생명 윤리적 문제를 검토하는 것이다.
- 간호 실무에서의 간호는 간호사가 도덕적으로 옳은 결정을 내리며, 그 결정을 이행하기 위한 수단과 목적이 구별되지 않는다는 것을 의미한다. 핵심은 윤리적인 실천을 유지하는 것이다.
- 윤리적으로 간호 실무를 하기 위해서, 간호사는 때때로 모호한 윤리적 문제에 직면할 때가 있다는 것을 충분히 인지할 수 있어야 한다.
- 간호사는 관리자, 의사 또는 환자가 때때로 도덕적으로 바람직하지 않은 것처럼 보이는 행동을 간호사에게 요청할 수 있다. 이러한 행동을 수행할지에 대한 간호 결정을 하기 전에 악취 테스트 같은 것을 사용하여 꼼꼼히 따져 보아야 한다.
- 미국간호사협회(ANA)는 간호사에 있어서 타협할 수 없는 9가지 도덕적 의무조항을 발표하였고, 각 조항에 따르는 설명과 자세한 지침을 제시하였다
- 윤리강령에서 명확한 환자 중심은 간호사가 그들의 돌봄을 받는 모든 환자에게 주의를 기울이고 충성스러워야 하며, 잠재적으로 부정적 영향을 미칠 수 있는 윤리적 문제와 이슈(issues) 간의 충돌을 주시해야 할 의무를 부여한다.
- 국제간호협의회(ICN) 윤리강령과 한국 간호사 윤리강령의 공통 주제에는 연민 있는 돌봄과 고통 완화가 포함되며, 자율성, 선행, 무해, 정의의 생명윤리 원칙을 지지한다.
- 전문적 경계는 간호사의 전문적 권력과 환자의 취약성 사이의 공간을 보호하는 한계이다.
- 경계는 간호사와 환자, 간호사와 의사, 간호사와 관리자, 또는 간호사와 간호사 간의 관계에서 각 사람에게 합법적인 통제권을 부여한다.
- 경계 위반은 관계에서 다른 사람의 최선 이익을 증진시키지 않으며 잠재적인 해악이나 착취를 초래할 수 있는 경계선의 이탈이다.
- 경계 침범은 보통 해가 없으며 독특한 간호 개입의 일시적인 이탈이다.
- 환자나 그 가족이 간호사를 상대로 민사 법원에 과실이나 의료 과실 소송을 제기할 경우, 원고의 변호사는 간호사의 과실이나 의료 과실로 인해 원고에게 부상이나 해가 발생

단원 요약

했음을 증명해야 한다.

- 도덕적 무결성을 가진 간호사는 개인적 및 전문적 가치 내에서 일관되게 행동한다.
- 의료기관의 제약이 간호사가 개인적 및 전문적 도덕 무결성의 복합체와 일치하는 방식으로 행동하는 것을 방해할 때 간호사는 도덕적 고통을 경험한다.
- 간호는 때때로 도덕적 고통을 초래하는 어려운 도덕적 선택을 포함하며, 이는 감정적 및 신체적 고통, 고통스러운 모호성, 모순, 좌절, 분노, 죄책감 및 환자 회피를 초래한다.
- 진실을 말하는 것은 간호사가 의도적으로 환자를 속이거나 오도해서는 안 된다는 것을 의미한다. 환자와 그 가족에게 실망스러운 소식이 될지라도, 간호사는 정보 공개의 정도에 관한 결정을 내리기 전에 상황을 지혜와 성찰로 신중하게 평가해야 한다.
- 선한 간호사는 단순히 선한 일을 인식하는 것이 아니라 친절한 행위를 수행할 방법을 찾을 것이다.
- 간호사가 특정 상황에서 옳다고 믿는 일을 할 때 도덕적 용기를 발휘하면, 혼자 서야 할 개인적 희생이 있을 수 있지만, 그 결정에 대해 평온함을 느낄 것이다.
- 간호사는 좋은 소통 기술을 개발하기 위해 마음 챙김과 효과적 청취자가 되어야 한다.
- 마음 챙김은 의도적으로 또는 무비판적으로 현재에 특별한 방식으로 주의를 집중시키는 것이다.
- 효과적인 경청은 전달자가 적극적으로 정보를 이해하고 그 대화의 본질에 대한 상호 이해를 형성한다는 것을 의미한다.
- 관심은 간호사가 환자에게 중요한 치료 범위에 대해 생각할 책임감을 느끼며, 때로는 간호사가 행동해 주어야 할 환자의 건강이나 질병에 대한 우려를 의미한다.
- 환자 옹호는 윤리적 간호 실무의 역량으로, 간호사는 환자의 웰빙 증진과 권리 및 이익을 옹호해야 한다.
- 사회화된 권력의 이상에 내면화된 간호사는 사람들에게 해를 끼치지 않고, 부정적인 효과를 피하고 사람들에게 이익을 주려는 의도로 노력한다.

단원 요약

- 문화적 다양성에 진정으로 관심을 기울이는 간호사는 매일의 간호 실무에서 필수적으로 여겨지는 윤리적인 간호를 제공할 수 있다.
- 성공적인 간호사-의사 관계는 역량, 존중과 신뢰라는 세 가지 필수적인 특성의 상호 존재를 요구한다. 간호사-의사 관계가 어려운 경우는 윤리적 치료 결정이 이루어지는 계층적 방식, 역량 및 치료의 질에 관한 갈등, 그리고 의사소통 부재가 포함된다.
- 간호사들은 종종 다른 간호사들을 상처 주는 방식으로 대우한다. 많은 사람이 이러한 상처를 주는 대우를 키 큰 양귀비 증후군 또는 수평 폭력이라고 부르지만, 최근에는 직장 내 괴롭힘으로 불리며 인간관계 갈등, 괴롭힘, 위협, 가혹한 비판, 방해, 그리고 학대가 포함된다.
- 간호사들의 스트레스와 정신적 외상 감정이 제대로 관리되지 않으면, 그 영향은 비생산적인 대처와 해결되지 않은 문제로 이어진다. 이러한 외상을 입은 간호사들은 걸어다니는 부상병으로 가능할 것이다. 상처받은 치유자는 일상 업무 과정에서 발생하는 자신의 정신적 외상과 어려운 경험으로부터 정보를 획득하지만, 그들은 또한 자신의 원시적인 상처를 치유된 흉터로 변화시켜 타인의 고통을 더 잘 이해할 수 있게 된다.
- 간호사들은 간호사들을 깎아내려야 할 키 큰 양귀비가 아니라 불협화음을 치유하고, 그들의 분노를 변화시켜 간호사들의 성취를 지원함으로써 직업 내 공동체 의식을 강화할 수 있다.
- 간호사와 의사는 분 단위 정보를 검색하고, 지식을 공유하며, 전문적인 관계를 구축할 수 있는 소셜 미디어의 능력을 가치 있게 여긴다. 소셜 미디어 사용은 많은 이점을 가지고 있지만 또한 수많은 위험성도 간과할 수 없다.
- 소셜 네트워킹은 간호사, 의사와 환자가 서로 정보를 공유할 때, 비밀과 사생활에 대한 문제를 일으킬 수 있다. SNS는 대중적인 특성 때문에 윤리적, 법률적으로 문제가 되는 행위를 낳을 수 있다. 그러니 이러한 문제에 대한 해결책은 불확실하다.
- 행동의 모호한 경계선과 선 넘는 것은 소셜 미디어를 사용한 결과로 그들의 사생활을 침해하고 다른 사람의 도덕적 공간을 침략했을 때 일어난다. 간호사가 보았을 때 경솔하거

단원 요약

나 순수한 소셜 미디어 언급이 다른 사람에게 저속한, 강한 분노를 일으키거나 위협적으로 받아들여질 수 있다.

- 소셜 미디어로부터 생기는 직원(근로자)들의 위반 행위가 점차 증가하여 고용주들은 그 직원들의 행동을 규제하기 위한 훈련과정을 신설하고 부적절한 행위를 방지하기 위한 새로운 정책을 시행한다.

사례 및 생각해 보기

사례1

세계적인 유행병인 코로나-19는 이 시대의 간호사들에게 환자 간호를 제공하면서 전례 없는 윤리적 도전을 초래했다. 간호사들에게 주요 도전으로 식별된 세 가지 카테고리는 다음과 같다.

1. 간호사 안전: 개인 보호 장비(PPE)의 심각한 부족으로 자신의 건강을 위험에 빠뜨리는 간호사에 대하여 팀별로 논의해 보시오.

2. 자원: 인공호흡기와 같은 생명을 구하는 치료법의 부족 또는 불가능성을 어떻게 배분할지 결정하면서 환자에게 충분한 치료를 제공하려고 하는데, 간호사 및 불충분한 간호사 대 환자 비율로 치료 제공해야 하는 상황에 대하여 팀별로 논의해 보시오.

3. 관계: 환자 가족의 병원 방문 정책을 매우 제한적으로 시행하고 사랑하는 사람의 육체적 존재 없이 완전한 고립 상태에서 죽어가는 환자들을 대면하는 간호사에 대하여 팀별로 논의해 보시오.

사례 및 생각해 보기

사례2

54세 여성 김○○은 자궁암으로 자궁 적출 수술을 앞두고 있는 환자이고, 이 환자를 돌보는 있는 10년 차 간호사 홍천사(여, 32세)이다. 김○○의 수술을 담당할 외과 의사가 과거에 자궁 적출 수술에서 나쁜 수술 경력이 있다고 알려져 있다. 김○○ 이전에 이와 관련된 소문을 들었으며, 수술 전에 이에 대해 불안해하면서 홍천사 간호사에게 질문한다.

홍천사 간호사는 이 외과 의사에게 소송이 제기된 적이 최소 1회 있다는 것을 알고 있고, 이는 실패한 자궁 적출 수술 사례에 관련된 개인적으로 알고 있는 여성이 있기 때문이다. 홍천사 간호사의 선택은 다음과 같다.

(1) 수술 전 환자에게 아주 정직하게 진실하게 말할 수 있다.

(2) 소문의 특정 부분에 대한 정확한 정보를 제공하여 오해를 해명하는 부분적으로 진실한 방법을 선택할 수 있으며, 악영향을 줄 수 있는 다른 부분에 대해서는 침묵을 유지할 수 있다.

(3) 소문에 대해서는 전혀 아는 바가 없다며 침묵을 유지함으로써 거짓말을 할 수 있다.

1. 이 사례에 대해 떠오르는 다른 선택 사항이 있다면 팀별로 논의해 보시오.

2. 윤리적 간호 실천에 전념하고자 하는 간호사로서, 이 어려운 상황에서 고려할 수 있는 행동은 무엇인가? 가능한 한 객관적으로 설명해 보시오.

사례 및 생각해 보기

3. 이 상황에서 가능한 행동을 결정했다면, 칸트의 의무론 이론, 공리주의 이론, 또는 덕 윤리 접근법을 적용하여 이러한 행동을 정당화해 보시오.

4. 이 세 가지 틀(의무론, 공리주의, 덕 윤리) 간의 주요 차이점과 유사점을 설명해 보시오.

5. 환자나 다른 사람들에게 단순히 진실을 말하는 것 이외에, 어떻게 윤리적 간호 실천에서 당신의 정직함과 진실한 모습을 보여줄 수 있는가?

6. 환자 돌봄, 가족 관계, 문서 작성, 안전한 돌봄, 동료 및 관리자와의 관계 등 다양한 환경과 상황에서 정직함을 어떻게 표현할지 상상해 보시오. 간호사 윤리강령에 포함된 도덕적 의무를 고려하여 기술해 보시오.

자율학습

1. 인간 행동의 통합된 패턴으로서 언어, 생각, 의사소통, 행위, 관습, 신념, 가치 및 또는 인종, 민족, 종교 및 사회 집단의 기관을 포함하는 것은 무엇인가?

   정답:____________________

2. 살아있는 개인에 대한 정보로 성명, 주민등록번호 및 영상 등을 통하여 개인을 알아볼 수 있는 정보는 무엇인가?

   정답:____________________

3. 간호와 관련된 도덕적 가치들과 판단에 대한 학문은 무엇인가?

   정답:____________________

4. 간호대학생들이 수술실에 임상 실습하는 중에 유명한 배우의 이름이 있는 것을 보고 2~3명의 실습학생이 그 배우의 개인 정보가 궁금하여 EMR 간호기록을 여러 번 본 것을 책임간호사가 알게 되었다. 이상황에 대하여 팀별로 논의해 보시오.

5. 간호대학생이 임상실습을 하면서 실습부서의 수간호사, 간호사를 SNS에 올려서 평가하고 있다. 이 상황은 윤리적인지 비윤리적인 팀별로 논의해 보시오.

제13장

조직 및 리더십 윤리

위대한 리더는 가라!가 아니라 가자!라고 한다.

– 괴테(Johann Wolfgang von Goethe)

학습목표

1. 조직 신뢰와 진실성의 정의와 특징을 검토할 수 있다.
2. 조직 내에서의 일반적인 비윤리적 및 불법적 행동을 식별할 수 있다.
3. 제닝스(Jennings)의 조직윤리 붕괴의 일곱 가지 징후를 논의할 수 있다.
4. 윤리적 리더를 정의할 수 있다.
5. 간호 리더의 윤리적 도전과 권력 사용 방법을 논의할 수 있다.

주요개념

- 조직(Organization): 특정한 목표를 달성하기 위해 협력하는 체계 또는 집단
- 조직문화(Organizational Culture): 개인과 집단, 그리고 조직의 태도와 행동에 영향을 주는 공유된 가치와 규범
- 리더십(Leadership): 조직의 목표를 달성하기 위해 구성원들이 효과적으로 행동하도록 동기부여하는 것
- 조직윤리: 조직이 그 기능을 수행하는 과정에서 지켜야 하는 덕목이나 행동 규칙

1 조직윤리

조직은 조직의 목적과 행동에 일치하는 공유된 목표를 달성하기 위해 두 명 이상의 사람들로 구성된 그룹이다. 조직은 그 행동에 대한 책임을 지는 도덕적 행위자로 기능하기 때문에 때때로 사람에 비유된다. 조직윤리는 "개인과 조직의 선택"에 초점을 맞춘다.

1) 조직 문화와 윤리적 환경(분위기)

조직 문화는 조직의 과거 및 현재의 공유된 가정, 경험, 철학을 나타내며, 이는 자신의 언어, 이야기, 신념, 가정, 의식, 권력 구조를 가진 부족과 비슷하다. 다프트(Daft, 2004)는 여러 유형의 조직 문화를 제시하며 모든 문화가 성공할 잠재력을 가지고 있다고 언급했다. 조직의 리더가 어떤 문화를 추진하든, 그 문화는 조직의 전략과 환경에 맞아야 한다. 조직윤리는 문화뿐만 아니라 절차(과정), 결과, 성격을 포함하는 광범위한 개념이며, 이는 행동 방식으로, 원칙의 코드가 아니라 조직 전체에 목적과 공유된 가치를 퍼뜨리는 심장 역할을 한다고 하였다. 조직의 윤리는 조직이 그 사명과 가치를 정의하고, 갈등을 유발할 수 있는 상황을 인식하며 이러한 갈등을 해결할 최선의 해결책을 찾아 품질과 조직의 가치를 유지하기 위한 시도를 말한다. 윤리적 절차(과정)는 재정, 비즈니스, 의사결정과 관련된 윤리적 문제를 해결하기 위한 메커니즘 역할을 한다. 조직은 시스템이므로, 조직은 공유된 목표를 달성하기 위해 고도로 통합된 부분 또는 그룹으로 구성된다. 의료 조직과 같은 복잡한 시스템은 외부환경과의 관계에 중점을 두며, 이는 조직을 더 큰 맥락이나 환경 내에 두게 된다.

조직 시민성은 사회와 지역사회가 개방 시스템에서 기대하는 바를 나타낸다. 이러한 기대는 공급업체, 규제 기관, 고객, 동맹국, 경쟁자, 지역 사회 및 사회 전체와의 외부 관계를 구축하고 유지하는 데 중요한 부분이다. 조직이 좋은 시민으로 특징지어지기 위해서는 외부 관계에서 윤리적 문제나 갈등을 예상하고 이를 관리하기 위한 대화와 활동에 참여해야 한다. 조직윤리라는 용어가 종종 조직의 이미지를 지칭하지만, 실제로 윤리적으로 또는 비윤리적으로 행동하는 사람들은 조직에서 일하는 사람들이다. 많은 조직의 비윤리적 행동은 또한 불법적이기도 하므로, 윤리적 행동과 법적 행동 사이의 경계가 흐려지기도 한다. 보일 등(Boyle et al., 2001)은 조직 내에서의 몇 가지 비윤리적

조직문화 유형(Daft, 2004)

1. 적응 문화: 혁신, 창의성, 위험 감수, 유연성, 변화가 성공의 핵심 요소인 외부 환경에 중점을 둔다. 이 유형의 조직은 고객의 요구를 예상하여 빠르게 변화할 필요가 있는 Amazon.com 및 Buy.com과 같은 전자 상거래 회사들이 그 예다.
2. 미션 문화: 비전과 목표가 높은 경쟁력과 수익 창출 전략에 명확하게 초점을 맞춘다. 이 문화에서는 임원과 관리자들이 조직의 직원들에게 전략 계획을 강력하게 전달하고 높은 생산성과 성과 목표, 그리고 목표 달성을 위한 부가 혜택을 기대한다. 예로는 PepsiCo가 있다.
3. 클랜 문화: 직원의 필요와 높은 성과를 위한 전략에 중점을 둔다. 이 문화의 주요 가치는 리더들이 직원들을 돌보고 그들이 만족과 생산성을 얻을 수 있는 적절한 방법을 제공하는 것이다. 책임감과 소유권도 이 문화의 중요한 가치이다. 이 환경에서는 외부 환경의 변화하는 기대 때문에 빠른 변화가 일어난다. 예로는 웹 기반 소프트웨어를 판매하고 주정부와 보험 산업에 컨설팅을 제공하는 MTW Corporation이 있다.
4. 관료적 문화: 주로 내부 환경에 중점을 두며, 안정성이 주된 특징이다. 리더들은 신중하고 안정적인 환경에서 철저하고 상세한 계획을 개발하고 실행한다. 이 환경에서는 개인의 참여와 개입이 잘 이루어지지 않으며, 대신 일관성, 준수, 효율성, 통합성이 높다. 이 문화의 경직성 때문에 많은 조직들이 더 적응력 있는 문화로 변화할 수밖에 없다. 이 문화로 성공적인 조직의 예로는 질서, 규율, 통제를 중시하는 부부가 운영하는 Pacific Edge Software 회사가 있다.

또는 불법적 행동을 다음과 같이 설명했다: 직업적 사기 및 남용, 이해 상충, 탐욕, 은밀한 작업, 잘못된 서비스 제공, 협상 조건 속임수, 모호한 정책, 불충실, 낮은 품질과 서비스, 굴욕적인 전략, 편견, 성차별, 인종차별, 편애, 표현 및 선택의 자유 억압, 맹목적이고 반복적인 권위 복종, 가격 담합, 윤리적 의무가 있을 때 말하지 않기, 출세를 위해 타인에게 해를 가하기, 업무 완료를 위해 타인을 이용하거나 비난하기, 지지를 얻기 위해 계획의 장점을 과장하기, 타인과의 비협조, 사업을 위해 거짓말하기, 유해한 관행에 대한 책임 회피, 조직적 특권 남용, 법적 수단을 통한 공공 과정 부패, 방해, 지연, 우유부단, 비효율성 등이다.

2 조직의 청렴성과 신뢰

조직의 청렴성은 일반적으로 관계에서 올바르고 좋은 행동이 전체 시스템에 걸쳐 발견된다는 것을 의미한다. 전체적으로 청렴성은 다음과 같이 동일시된다:

- 조직이 하는 일과 말하는 것 사이의 일관성 유지
- 다른 사람과의 관계에 대한 주의 깊은 태도 유지
- 일상적인 비즈니스 관행에서 동의 여부에 상관없이 의견을 수렴하는 것
- 공동의 가치 있는 목적을 가지는 것

대부분의 주요 관계는 조직 생활의 다섯 가지 차원에서 발생한다: 문화적, 대인 관계적, 조직적, 사회적, 자연적. 청렴성과 신뢰는 동의어이다. 청렴성을 가진 조직과 리더는 또한 신뢰할 수 있다.

신뢰는 조직의 핵심 가치를 포괄하는 다면적인 덕목이다. 쇼어(Shore, 2007)는 조직 신뢰가 필수 요소라고 말하며, 이를 매일의 비즈니스와 상호작용을 촉진하는 윤활유라고 불렀다. 사람들은 다른 사람들이 자신의 업무와 약속을 이행할 것이라고 신뢰할 수 있으며, 공동체의 사람들은 조직이 조직의 말과 약속을 지킬 것이라고 믿을 수 있다. 신뢰 관계는 충성, 헌신, 조직 구조에 의해 부과된 다른 사람에게 공식적인 의무를 나타내기 때문에 조직에서 높은 가치를 지닌다. 이는 사람들이 도덕적으로 올바른 판단으로 자신들의 직책과 관련된 활동을 수행할 것이라고 다른 사람들에게 신뢰를 두는 것을 의미한다.

신뢰는 공정성의 증거가 있을 때만 조직에서 발전한다. 빅터와 쿨렌(Victor & Cullen, 1987)의 배려, 법과 규범, 규칙의 문화에 대한 설명은 공정성과 정의를 달성하는 데 도움이 된다. 정의의 덕목을 실천하는 것은 조직 내부와 외부 조직에서 자원(어떤 유형이든)의 공정한 분배를 촉진한다. 구트만(Gutmann, 1995)에 따르면, 조직이 공동체가 공정성을 느낄 수 있도록 하기 위해서는 두 가지 원칙을 실천하고 유지해야 한다. 모든 사람의 도덕적 지위를 차별하지 않는 것과 억압하지 않는 것. 이 두 가지 원칙이 없으면 조직의 신뢰와 정의는 의심을 받게 될 것이다.

조직의 윤리는 그 사명과 가치를 정의한다. 이러한 가치 중 일부는 팀워크, 공동체, 성취, 능력, 지식, 혁신, 재미, 다양성 존중, 타인 격려 등이다. 조직은 그들의 가치를 운영적으로 정의하고, 그들의 윤리적 실천을 서면과 구두로 소통해야 한다. General Electric의

전 회장 겸 CEO인 잭 웰치(Jack Welch)는 "좋은 비즈니스 리더는 비전을 창출하고, 비전을 명확하게 전달하며, 비전에 열정을 가지고 있으며, 이를 완수하기 위해 끊임없이 노력한다."라고 말했다.

많은 기업 스캔들에서 입증되었듯이, 조직에 대한 신뢰는 수년간 감소해 왔으며 이제는 최저치에 도달했다. 의료 기관도 마찬가지이다. 의료 기관의 급속한 변화는 신뢰 감소의 원인이 되었다. 조직이 규제 표준, 비용, 내부 및 외부 이해 관계자의 요구, 그리고 그들이 제공하는 인구의 요구에 맞추어 빠르게 변화함에 따라, 해결해야 할 윤리적 질문들은 더 어려워졌다. 권력 남용과 자기 이익을 위한 기업 결정은 비윤리적 행동으로 이어지며, 이는 조직 내부 및 외부에 불신의 분위기를 남긴다. 신뢰는 복잡한 관계망으로 구성된 모호한 개념이지만, 연구자들은 다음과 같은 이유로 간호사와 기타 의료인에게 조직에서 신뢰가 중요한 역할을 한다고 밝혔다.

- 신뢰는 조직 내에서 경제적 가치를 증진시킨다.
- 신뢰는 전략적 제휴, 팀워크, 생산성을 증가시킨다.
- 신뢰 덕분에 간호사와 다른 의료인은 더 긍정적인 업무 환경을 경험한다.
- 조직 신뢰로 인해 간호사는 더 많은 권한, 자율성, 전반적인 직무 만족도를 경험한다.

조직에서 신뢰가 위반되면, 특히 조직의 모든 수준에서 신뢰가 이미 확립되어 있었던 경우, 직원들로부터 불만이 생겨나게 된다. 조직에서 신뢰 위반은 일반적으로 불법이며 두 사람 사이에 신뢰가 존재했던 개인 관계에서보다 덜 용서받을 수 있다.

사람들이 조직을 인식하는 방식에는 논리적인 이유가 있다. 신뢰할 수 없는 조직의 리더는 오랫동안 비윤리적이거나 불법적인 행동을 은밀히 해왔을 수 있으며, 이를 방치하면 조직의 윤리적 붕괴로 이어질 것이다.

1) 제닝스의 조직의 윤리적 붕괴 7가지 징후

제닝스(Jennings, 2006)는 조직이 윤리적으로 비즈니스를 운영하고 핵심 가치를 지속할 수 있는 방법을 자세히 설명하면서 윤리적 붕괴의 7가지 징후를 식별했다. 이 징후들은 조직이 영리든 비영리든 관계없이 동일하지만, 비윤리적인 활동에는 약간의 차이가 있다. 징후는 다음과 같다.

1. 수치를 유지하려는 압박
2. 두려움과 침묵

3. 젊은이들과 과장된 CEO
4. 약한 이사회
5. 갈등
6. 독창적인 혁신
7. 일부 분야의 선행이 다른 분야의 악행을 보상

이 윤리적 붕괴의 징후들이 나타나면, 제닝스는 조직이 심각한 문제에 처해 있다고 지적했다. 각 징후에 대한 설명은 다음과 같다.

(1) 수치를 유지하려는 압박

조직이 어떤 문제에 처해 있다는 첫 번째이자 가장 초기의 징후는 정량화 가능한 목표로 측정되는 수치를 유지하려는 집착이다. 수치는 비영리 및 영리 조직 모두를 움직이게 한다.

(2) 두려움과 침묵

윤리적으로 붕괴 직전의 조직에서는 두려움, 침묵, 그리고 복종의 분위기가 있다. 관리자들에 의해 부패와 비리가 일어날 때, 조직은 윤리적 붕괴의 길을 걷고 있다. 많은 경우, 관리자들은 기록, 회계, 기타 분야에서 혼란이나 애매함을 조작하거나 창출하려고 회색 윤리적 또는 법적 영역을 찾는 것을 선호한다. 이는 그들의 행동을 감추고 잡히지 않기를 바라는 희망에서이다. 윤리적 붕괴가 일어나는 와중에도, 많은 사람들은 위협을 받거나 공개적으로 망신을 당하거나 해고되거나 징계를 받을까 봐 조직의 작동 방식에 도전하지 않는다. 혼란스럽고 애매한 회계나 비리의 증거를 가진 직원들과 관리자들은 비윤리적이고 아마도 불법적인 행동에 관련된 사람들에 의해 침묵을 강요당하거나 때로는 뇌물을 받기도 한다. 팀의 일원이 되지 못하거나 적응하지 못할 두려움은 종종 직원들이 침묵하는 이유가 된다.

(3) 젊은이들과 과장된 CEO

윤리적 붕괴의 세 번째 징후는 조직의 다른 구성원들보다 한두 세대나 더 나이가 많은 CEO가 있고, 이 CEO는 지역사회와 미디어에 의해 화려하게 칭송되고 높은 평가를 받는 경우이다. 이 수준의 존경을 유지하기 위해, 이러한 CEO들은 극도로 추진력 있는 젊은이들, 때로는 자신의 자녀들을 주변에 두고, 그들은 CEO와 조직에 충성을 맹세한다. 높이 평가받는 CEO의 존재가 반드시 조직 내의 법적 및 윤리적 문제로 이어지지는 않는다. 그러나 문제가 발생하거나 직원들이 잠재적인 문제가 발생할 것이라고 생각할 때, 그들은 또는 다른 사람들은 과장된 CEO에게 당혹감을 줄 수 있는 질문하기를 주저한다.

(4) 약한 이사회

약하고 비효율적인 이사회는 윤리적 붕괴의 위기에 처한 조직의 또 다른 징후이다. 약한 이사회가 존재하는 이유는 여러 가지가 있을 수 있으며, 이 문제들은 단독으로 또는 복합적으로 나타난다. 때로는 이사회가 CEO의 측근이거나 경험이 부족한 구성원으로 이루어져 있어 지지받는 CEO와 대립하기를 꺼리는 경우가 있다. 구성원들은 문제에 대해 신중하게 생각하고 해석하는 데 충분한 시간을 할애하지 않거나, 회의에 참석하지 않으며, 이사회에 대한 의무를 다하지 않는 비효율적이고 신뢰할 수 없는 경우가 많다. 약한 이사회 구성원들은 종종 근거 없는 결정을 내리고 윤리적 및 법적 문제의 한계를 넘어서는 경우가 많다.

(5) 갈등

이해 충돌은 개인 또는 조직, 내부와 외부 조직 사이에서 발생할 수 있다. 이해 충돌에 연루된 임원이나 이사회 구성원은 조직의 비용을 희생하면서 자신에게 이익을 주는 방식으로 자신의 직위를 사용한다.

(6) 독창적인 혁신

윤리적 붕괴로 향하는 조직은 종종 매우 높은 수준의 혁신과 성취를 보인다. 이들은 종종 중력의 법칙을 무시하는 것처럼 보이는 무한한 이익과 법을 초월하는 철학으로 성공을 거두고 있다. 빠르고 극단적인 성공을 거둔 조직은 어떤 전술을 사용하더라도 성공을 지속적으로 유지할 새로운 방법을 찾는다. 그러나 이러한 성공적인 조직이 더 높은 품질의 강력한 경쟁자와 직면하게 되면, 건강한 재정적 성과를 유지하면서도 의료질을 높이는 데 실패할 위험이 있다. 그러나 제닝스(2006)는 조직이 혁신적이고 극단적인 성공을 거두었다고 해서 윤리적 붕괴 직전이라는 것은 아니며, 일부 조직은 붕괴하지만 이는 건강한 윤리적 환경을 형성하거나 실천하지 않는 조직과 관련이 있다고 강조했다.

(7) 일부 분야의 선행이 다른 분야의 악행을 보상

일부 조직과 CEO, 특히 영리 기업에서는 지역사회 공공 서비스, 자선 활동에 헌신하고 있지만, 때로는 일부 분야(공공 자선 활동)의 선행이 다른 분야(비윤리적 관행)의 악행을 보상하는 현상이 나타난다. 비영리 조직이 환경주의와 인권에 중점을 두고 지역사회에 환원하는 고귀한 공공 봉사자로 활동할 때도 마찬가지이다.

2) 직업적 사기와 남용

직업적 사기와 남용은 개인의 이익을 위해 자신의 직업을 사용하여 조직의 자원이나 자산을 고의적으로 오용하거나 잘못 적용하는 것으로 정의된다.

- 자산 유용: 현금 영수증을 빼돌리거나, 경비 보고서를 조작하거나, 회사 수표를 위조하는 등 조직의 자원을 도용하거나 오용하는 것
- 부패: 뇌물 수수, 강요 또는 이해 충돌과 같이 개인적인 이익을 위해 고용주의 의무를 위반하는 방식으로 직원이 영향력을 사용하는 것
- 재무 사기 진술: 허구의 수익을 문서화하거나, 지출 및 의무를 숨기거나, 자산을 부풀리는 등 조직의 재무 보고서에서 중요한 정보를 고의적으로 잘못 진술하거나 누락하는 것

(1) 이해 충돌

윤리적 관점에서 이해 충돌은 헌신의 충돌이라고도 한다. 헌신의 충돌은 조직과 공공의 이익과 충돌하는 관계에서의 충성, 우려, 감정이 관련되기 때문에 복잡하다. 헌신의 충돌은 조직의 행동 강령에 대한 윤리적 위반을 초래할 수 있는 다양한 방법이 있다. 리트보 등(Ritvo et al., 2004)은 집과 가족 생활의 기대보다 직무 헌신을 선택해야 한다는 압박감을 느낄 때 경영진이 겪는 갈등을 강조했다. 직무 헌신을 다하기 위한 윤리적 의무가 가족이나 다른 사람들에게 할애할 수 있는 시간을 방해하는 경우가 종종 있다. 예를 들어, 병원의 집행 이사회와의 중요한 회의 참석보다 딸의 원정 축구 경기를 우선시해야 하는 아버지이기도 한 경영진이 상사에게 이를 말해야 할까?

모리슨(Morrison, 2006)은 다른 유형의 윤리적 헌신 충돌을 언급했다. 하나는 개인의 행동이 조직의 윤리와 충돌할 때이다. 예를 들어, 과도한 음주나 약물 사용 등

이 있다. 환자 안전과 유능한 치료가 의료 조직의 생존 가능성에 중요하기 때문에, 조직 내외의 개인 행동은 조직에 매우 중요한 영향을 미친다. 특히 간호사는 면허에 의해 요구되는 기준과 환자에 대한 직접적인 돌봄 때문에 대중과 병원 관리자의 감시를 받기 쉽다.

쿠퍼(Cooper, 2006)는 이해 충돌을 법적 문제로 다루며, 자신의 이익이나 잠재적 개인 이익이 그 사람의 직업적 의무, 직위 또는 역할과 양립할 수 없을 때 이해 충돌이 발생한다고 설명했다. 이해 충돌에 관련된 주요 윤리적 문제는 대중에 대한 신뢰 위반이다. 경영진 리더나 이사회 구성원이 참여하는 모든 활동은 조직의 공공 이미지에도 영향을 미친다. 이러한 활동은 사람의 조직 내 권위와 개인 이익 간의 법적 충돌, 또는 사람의 조직에 대한 책임과 개인적 이익 간의 법적 충돌을 나타낸다.

윤리 및 법적 문제를 감독하는 준수 책임자나 기타 담당자는 이해 충돌에 대한 명확한 정책을 개발하고 규정 검토를 수행해야 한다. 직원과 대중은 잠재적 또는 의심되는 이해 충돌을 안전하게 보고할 수 있는 방법이 필요하다.

경영진은 제안된 거래의 모든 중요한 사실과 합의를 이사회나 고위 경영진에게 공개해야 한다. 이사회가 경영진의 제안된 거래가 완전히 공개되지 않았거나 활동과 일정이 모호하다는 것을 알게 되면, 이사회는 그 사람을 상담하고 토의를 통해 설명할 수 있는 기회를 주어야 한다. 그 후, 만족스러운 설명이 없는 경우 그 사람에 대해 징계 조치를 취해야 한다. 만약 이사회 구성원이 신뢰를 위반한 경우, 다른 이사회 구성원들은 그 구성원을 회의와 토의에서 제외해야 한다. 돈이나 고급 선물이 신뢰 위반의 원인이라면 상황은 복잡해진다. 이러한 위반은 증명하기 어려우며 때때로 윤리적 잘못의 회색 영역에 속한다. 이사회 구성원들이 자체적으로 명확한 위반 증거를 찾지 못하는 경우, 법적 비용과 시간이 재판의 결과에 가치가 있는지를 결정해야 한다.

(2) 의료 사기

의료 사기는 "개인이 고의적으로 속이거나 허위 진술을 하여 자신이나 다른 사람에게 허가되지 않은 이익을 가져올 수 있다는 것을 알고 행하는 행위"로 정의된다. 1990년대 이후, 미국 보건복지부(HHS)와 법무부 의료 사기 및 남용 통제 프로그램은 의료 기관에서 남용 및 사기 사건을 훨씬 더 많이 조사하고 기소하기 시작했다. 특히 Medicare와 같은 연방 정부 프로그램을 사기하는 의료 기관의 범죄 행위가 매년 지속적으로 증가하면서 더욱 그러했다.

미국연방수사국(FBI)은 연방, 주, 지방 정부와 민간 보험 및 기타 프로그램을 위한 모든 의료 사기를 조사한다. FBI가 우려하는 중요한 경향은 의료 전문가들이 환자의 건강을 위험에 빠뜨리고 잠재적으로 해를 끼치는 계획에 기꺼이 가담하는 것이다. 여기에는 불필요하고 해로운 수술, 위험한 약물 처방, 그리고 저급한 치료 관행이 포함된다. 고도의 기술과 컴퓨터는 사기 계획의 증가에 기여했다. 사기 계획의 결과로 인해 개인 상해, 부당 사망, 때로는 관련 환자에 대한 집단 소송과 같은 악행이 발생한다.

미국 인구가 고령화됨에 따라 더 많은 Medicare 서비스가 필요하다. Medicare 사용 증가로 인해 기업 주도의 계획과 체계적인 남용이 증가할 유혹이 생긴다.

간호사는 비밀스럽게 사기를 계획하는 의료 제공자와 무의식적으로 연루될 수 있다. 이러한 경우, 법정에서 관련 간호사의 무죄를 입증하기 어려울 수 있다. 간호사가 고의든 아니든 연루될 수 있는 비윤리적 관행 중 하나는 환자 이송 시 구급차 청구서 및 기록 유지에서 발생하는 사기이다. 많은 경우에 사기 청구가 있다.

또한, 간호사는 잠재적으로 비윤리적인 상황에 연루될 수 있다. 때로는 간호사나 다른 의료 제공자가 자신이 의료 사기를 저지르고 있다는 사실을 인식하지 못한다. 예를 들어, 제약 회사로부터 해당 회사의 약물을 처방하는 대가로 선물이나 돈을 받는 경우가 있다. 간호사가 의료 공급업체 및 기타 공급업체로부터 물품을 주문하는 것도 유사한 문제를 일으킬 수 있다.

병원과 관련된 의료 사기는 미국에서 큰 문제로 다루어진다. 한 사례는 알라바마주 버밍햄에 본사를 둔 HealthSouth 주식회사와 관련된 것이다. 이 회사는 미국에서 가장 큰 통합 의료 서비스 제공업체로, 미국 전역에 여러 지점을 두고 있다. 다른 사례는 캘리포니아주 란초 미라지에 위치한 아이젠하워 메디컬 센터와 관련된 것이다. 이 두 사례는 매년 미국 전역에서 발생하는 사기 사례의 좋은 예이다.

사기 계획을 줄이거나 방지하기 위해 피어슨 등(Pearson et al., 2003)은 조직을 위한 광범위한 규범적 윤리적 의무 목록을 제시했다. 이러한 의무는 개인 리더가 아닌 조직 전체를 대상으로 하지만, 의료 제공자와 기업 리더는 이해 관계자를 의사 결정에 참여시키고 건강을 증진하고 안전하고 질 높은 의료를 제공하기 위해 명확한 의사소통과 행동을 유지하는 등의 윤리적 의무를 지키기 위해 노력해야 한다.

사기를 통해 재정 손실을 막는 가장 효과적이고 효율적인 방법은 예방 전략이다.

대부분의 사기 피해 회사는 금전적 손실을 회복하지 못할 것이다. 조직이 예방 조치를 취하지 않으면 몇 달, 심지어 며칠 내에 사업이 중단될 수 있다. 조직이 사기 예방 프로그램을 만들 때, 관리자나 외부 컨설턴트가 조직 내 상황을 평가해야 한다. 평가 단계의 전략은 다음과 같다.

- CEO나 이사회는 평가를 위해 외부 컨설턴트 고용을 고려해야 한다.
- 현재의 사기 위험을 평가해야 한다.
- 이해 관계자와의 인터뷰를 통해 조직의 사기 위험을 밝힐 수 있다.
- 독립적인 에이전트가 내부 감사를 수행해야 한다.
- 사기를 방지하기 위한 모범 사례를 측정하기 위한 벤치마크를 설정해야 한다.

아담스 등(Adams et al., 2006)은 조직 내 사기 위험을 평가하기 위한 표본 설문지를 개발했다. 이 질문들은 정량적 및 정성적 데이터를 제공한다. 경영진이나 컨설턴트는 다음 질문을 조직의 설문 조사에 맞게 조정하고 주요 사람들이 이를 완료하도록 할 수 있다.

【윤리적 성찰】 FBI가 2022년에 보고한 일반적인 의료 사기 유형

의료 제공자에 의한 의료 사기

- 이중 청구: 동일한 서비스에 대해 여러 청구서를 제출하는 것
- 가짜 청구: 환자가 받지 않은 서비스나 물품에 대해 청구하는 것
- 분리 청구: 동일한 서비스에 대해 여러 청구서를 환자에게 제출하는 것
- 상향 청구: 실제 제공된 서비스보다 더 높은 비용을 청구하는 절차 코드를 사용하여 청구서를 제출하는 것

환자 및 기타 사람들에 의한 의료 사기

- 허위 마케팅: 제공되지 않은 서비스에 대해 청구하거나, 신원을 도용하거나, 사람들을 설득하여 개인 정보를 제공하도록 하여 가짜 혜택 계획에 가입시키는 것
- 신원 도용 및 신원 교환: 다른 사람의 건강 보험을 사용하거나, 다른 사람이 자신의 보험을 사용하도록 허용하는 것
- 의료 전문가 사칭: 라이선스를 소지한 상태에서 의료 서비스나 장비를 제공하거나 청구하는 것

처방 관련 사기

- 위조: 위조된 처방전을 만들거나 사용하는 것
- 약물 전환: 처방약을 불법적인 방법으로 판매하는 것
- 의사 쇼핑: 여러 제공자를 방문하여 통제된 물질의 처방전을 받거나, 비윤리적인 관행에 참여하는 의료 기관에서 처방전을 받는 것

【윤리적 성찰】 2005년에 보고된 두 가지 의료 사기 사례

HealthSouth 주식회사, 버밍햄, 앨라배마

HealthSouth 주식회사는 Medicare 및 기타 연방 보험 의료 프로그램에 대한 사기 혐의를 해결하기 위해 미국 정부에 3억 2,700만 달러를 지불했다. 정부는 HealthSouth의 재활 서비스가 정부를 속이기 위한 세 가지 의료 사기 계획에 참여했다고 주장했다. 첫 번째 계획은 1억 7,000만 달러의 합의금을 요구했으며, 이는 인증된 치료 계획에 의해 적절히 지원되지 않거나, 면허 있는 물리 치료사에 의해 관리되지 않거나, 회사가 청구서에 표시한 대로 일대일 치료가 아닌 외래 물리 치료 서비스에 대한 허위 청구와 관련이 있다. 두 번째 계획은 6,500만 달러의 합의금을 요구했으며, 이는 병원 비용 보고서 및 본사 비용 명세서에 Medicare를 초과 청구한 결과를 초래한 회계 사기 혐의와 관련이 있다. 세 번째 계획은 9,200만 달러의 합의금을 요구했으며, 이는 디즈니 월드에서 열린 연례 관리자 회의에서의 고급 오락 및 여행 경비와 같은 허용되지 않는 비용을 포함한 다양한 비용에 대해 Medicare에 청구한 혐의와 관련이 있다. 남은 7,600만 달러의 합의금은 퀴탐(Qui Tam)소송(공익신고 제도)으로 알려진 네 건의 내부 고발자 소송과 관련이 있다. (퀴탐: "왕과 자신을 위해 소송하는 자"를 의미하는 라틴어의 약어) 퀴탐 소송은 정부 자금을 받은 조직을 사기 혐의로 고발하는 개인 시민이 연방 정부를 대신하여 제기하는 소송이다. 소송을 제기한 개인 시민은 소송이 성공할 경우 회수된 금액의 일부를 받고, 정부는 회수된 자금의 대부분을 받는다.

아이젠하워 메디컬 센터, 란초 미라지, 캘리포니아

아이젠하워 메디컬 센터는 연방 건강 보험 프로그램에 대한 과다 청구 혐의를 해결하기 위해 미국 정부에 800만 달러를 지불했다. 전직 직원도 퀴탐 소송을 제기했다. 혐의는 의료 재정 고문이 병원이 허용되지 않는 비용에 대해 상환을 청구하도록 도왔고, 특히 고문이 Medicare에 제출된 부풀려진 비용 보고서와 병원이 받아야 할 상환 금액을 정확하게 반영한 내부 용도로 설계된 비용 보고서를 준비했다는 것이다.

- 이사회 및 경영진 팀 구성원들이 조직의 사기 위험 감독 및 관리와 관련된 특정 책임을 명확히 구분했나?
- 사기 위험 관리 예산은 얼마인가? 정규직 환산 인력은 얼마인가?
- 사기 위험 관리 전략은 얼마나 자주(예: 매 6개월, 12개월, 24개월, 36개월마다) 업데이트되는가?
- 직원들이 부정 행위나 윤리적 위반을 보고할 수 있는 익명의 절차(과정)가 언제든지 제공되는가?
- 이사회나 고위 경영진을 위한 공식적인 윤리 또는 행동 강령이 있는가?
- 귀하의 조직이 직면한 상위 3개의 사기 비즈니스 위험은 무엇이라고 생각하는가? 각각에 대한 노출 위험을 어떻게 평가하겠는가?

새로운 예방 프로그램은 평가 데이터에서 도출된 가정을 바탕으로 시작하거나 기존 프로그램을 개선해야 한다. 프로그램의 필수 구성 요소 중 일부는 모든 직원에게 윤리 교육 프로그램, 윤리적 행동 강령, 부정신고 프로그램을 포함한다. 프로그램이 마련된 후에는 지속적인 모니터링과 교육이 필요하다. 간호사는 병원, 클리닉, 또는 기관에서 의료 사기를 발견하거나 보고하기 위해 주요 직책에서 일해야 한다.

3 리더십 윤리

리더는 관계를 통해 다른 리더와 구성원들의 공유된 목표를 촉진하여 그룹이나 조직에 영향을 미친다. 리더십의 중심에는 윤리가 있다. 리더는 조직의 윤리적 환경과 문화를 형성하고 방향을 제시하기 위해 매일 고도의 도덕적 요구에 직면한다. 버즈 맥코이(Buzz McCoy, 2007)의 성공적인 리더의 정의는 다음과 같다.

> 윤리적 리더는 조직의 가치를 구성원들의 가치와 일치시키려고 노력하며, 그들의 일에 깊은 의미와 헌신감을 촉진하려고 노력한다. 전제 조건은 리더가 사회, 조직, 그리고 이를 구성하는 개인들의 가치에 대해 높은 민감성을 가지는 것이다.

로스트(Rost, 1995)는 리더십의 윤리적 성격을 분석하는 두 가지 방법을 제안했다. 첫 번째 방법은 리더십의 과정과 리더십의 수행과 관련이 있다. 과정과 수행의 윤리적 관점을 분석하려면 다음 질문에 답해야 한다. "현재 리더십이 윤리적으로 수행되고 있는가?" 이 질문에 답하기 위해서는 리더와 구성원 간의 영향 관계의 정도와 성격을 조사해야 한다. 과정과 수행이 윤리적이기 위해서는 리더-구성원 관계에 있는 사람들이 다양한 비강제적 방법을 사용하여 사람들에게 영향을 미치고, 공유된 목적을 반영하는 협력적 합의를 개발해야 한다. 그리피스(Griffith, 2007)는 리더십의 과정과 수행을 분석하기 위한 전제 조건으로 "리더가 구성원의 가치와 목적에 영향을 미치는 것이 윤리적인가?" 그리고 "영향 관계가 구성원의 자유 의지를 박탈하는가?"와 같은 질문에 답하여 영향 관계 자체의 존재에서 윤리적 의미를 찾는 것을 제안했다. 리더십의 윤리적 성격을 분석하는 두 번째 방법은 구성원의 조직에서 공유되고 의도된 변화가 윤리적인지를 결정하는 것이다. 이 두 번째 분석에서 중요한 것은 공동체나 조직이 제안하는 내용을 면밀히 조사하는 것이다. 목표는 반드시 공동체 중심이어야 하며, 공동체의 모든 구성원에 의해 공유되어야 한다.

1) 규범적 리더십 이론

윤리에 주의를 기울이는 리더는 다른 사람들에게 윤리적인 행동을 하도록 동기를 부여한다. 실천으로서의 윤리란 리더가 먼저 개인적인 차원에서 자신의 가치를 재고하고, 개인 윤리에서 집단적인 사고 방식으로 이동해야 한다는 것을 의미한다. 윤리적 실천으로서의 리더십이란 사람이 리더십 이론을 명확히 하고, 반성하며, 이해하고, 실천하고, 구현하는 것을 의미한다. 규범적 리더십 이론의 기초에는 사람들은 어떻게 행동해야 하는가에 대한 윤리적 행동의 규범이 있으며, 이는 고전 윤리 이론에서 비롯된다. 윤리 이론을 이해하는 것은 리더와 구성원의 행동에 대한 전문성을 높이는 데 기여한다.

이 절에서는 세 가지 이론의 윤리적 관점에서 살펴볼 것이다. 이 절에서 선택된 리더십 이론이 모든 리더십 이론을 대표하는 것은 아니지만, 이 세 가지—서번트 리더십, 변혁적 리더십, 진정성 리더십—는 높은 도덕성, 윤리적 사고, 이타주의, 배려, 공익에 중점을 둔다. 이러한 속성은 간호 리더가 윤리적 실천으로서의 리더십을 발휘하고 조직 결과에 더 큰 영향을 미치려면 중요하다.

(1) 서번트 리더십

로버트 그린리프(Robert Greenleaf)는 그의 1977년 책 〈서번트 리더십(Servant Leadership)〉에서 서번트 리더라는 용어를 만들었다. 서번트 리더는 일관되게 자신의 이익을 충족시키는 결정보다 구성원 그룹의 이익을 증진하는 결정을 내린다. 서번트 리더는 다른 사람들을 참여시키고 윤리적으로 의미 있는 방식으로 결정을 내리는 방법을 모색한다. 실제로 그리피스(Griffith, 2007)는 서번트 리더십을 궁극적인 윤리적 수준으로 정의했다. 서번트 리더는 도덕적 민감성, 이타주의, 배려, 공감, 지속적인 발전의 가치를 구현한다. 서번트 리더십의 특성은 저자마다 다르지만, 존슨(Johnson, 2018)은 서번트 리더십의 핵심 속성으로 다음 다섯 가지를 제시하였다.

- 청지기 정신: 다른 사람들을 대신하여 행동하고 구성원의 대리인이 되는 것
- 책임: 구성원과 조직에 대한 책임을 진지하게 받아들이는 것
- 파트너십: 구성원을 부하가 아닌 파트너로 보는 것
- 정서적 치유: 공감하고 적극적으로 경청하며 전체성을 심어주는 것
- 고양된 목적: 높은 도덕적 목적을 추구하고 구성원과 자신을 리더로서의 역할을 이해하는 것

일부 사람들은 어떤 형태의 서비스도 약점과 연결시키며 서번트 리더십이 많은 상황에서 작동하지 않는 비현실적이고 약한 이론이라고 주장한다. 그러나 서번트 리더가 얼마나 성공적인지는 봉사받는 사람들의 반응으로 평가할 수 있다. 전통적인 리더십 이론에서 빠르게 변화하면서 사람들은 다른 리더와 구성원들의 관계에서 단순하지만 이상적이고 윤리적인 방식으로 서번트 리더십 이론으로 이동하고 있다.

(2) 변혁적 리더십

윤리적 의무, 관계, 그리고 의무론은 변혁적 리더십의 중심에 있다. 제임스 맥그리거 번즈(James McGregor Burns, 1978)는 변혁적 리더와 거래적 리더를 구별했다. 변혁적 리더는 리더와 구성원 모두의 인간 행동에 대한 도덕적 기준을 높이는 데 중점을 두며, 조직헌신을 내면화하고, 구성원의 고차원적 욕구와 창의성을 촉진하며, 관계와 공유된 목표를 중요시하고, 구성원의 권한을 강화하여 변화를 촉진하려고 노력한다. 그들은 현상 유지 내에서 일하기보다는 조직의 문화를 변화시키기 위해 노력하며, 구성원이 보여주는 변혁의 정도로 측정된다.

버나드 베이스(Bernard Bass)는 번즈의 연구를 확장하며, 변혁적 리더가 거래적 리더십 특성도 나타낼 수 있다고 제안했다. 거래적 리더는 책임, 공정성, 정직의 가치를 바탕으로 관리 절차(과정)와 통제를 중시하며, 권력을 행사하여 구성원을 설득하여 순응하게 한다. 거래적 리더는 공리주의적 접근 방식을 사용하여 행동의 도덕성을 결과에 따라 평가한다.

연구를 통해 변혁적 리더십의 네 가지 구성 요소가 확인되었다.

- 이상적 영향력: 신뢰와 진정성의 이상과 함께 높은 도덕성의 견고한 기반이 존재한다.
- 영감적 동기부여: 변혁적 리더의 성격 특성과 매력으로 구성원을 격려하여 공유된 가치와 목표를 달성하기 위해 그들의 일에 헌신하고 의미를 찾도록 한다.
- 지적 자극: 변혁적 리더는 구성원이 자유롭게 생각하고 창의적이 되도록 장려하여 리더와 연결되고 공유된 목표를 달성할 방법을 찾도록 한다.
- 개별적 배려: 변혁적 리더는 개인을 자기실현, 성장 및 기회가 필요한 개인으로 여겨 각 사람에게 집중한다. 리더의 멘토링과 교육은 구성원의 지속적인 성장과 성공을 증진시킨다.

변혁적 리더의 다른 특징으로는 세부 사항에서 큰 그림을 보는 능력, 역할 모델링, 네트워킹, 유연성이 있다. 변혁적이라고 주장하지만 관계와 행동에서 비윤리적인 거짓 변혁적 리더들도 있다. 거짓 리더의 비윤리적 행동은 모든 사람을 위한 집단적 이익보다 자신의 이익과 개인 목표에서 비롯된다. 반면, 변혁적 리더의 높은 도덕적 기준은 관계와 의사결정에서 지침 원칙으로 작용한다.

(3) 진정성 리더십

서번트 리더십, 변혁적 리더십, 진정성 리더십은 많은 공통점을 가지고 있지만, 진정성 리더의 구별되는 특징은 자신의 자아와 옳고 그름에 대한 인식에서 관계 투명성(정직과 개방성)에 깊이 뿌리박혀 있다는 점이다. 진정성 리더는 영혼을 회복하고 발전시켜 진정한 자아를 찾으며, 진정한 존재감을 통해 리더십에게 행복과 번영(eudaimonia)에 대한 영감을 주고 격려한다. 진정성 있는 존재감을 가진 리더는 사람 중심의 리더로, 자신에게 충실하며 자신이 누구인지, 다른 사람들이 자신을 어떻게 인식하는지 깊이 인식한다. 그들은 셰익스피어의 말, "무엇보다도 너 자신에게 진실하라."를 구현한다. 자신에게 진실하다는 것은 강력함을 의미하며, 그 힘으로 진정성 있는 리더는 구성원들이 높은 가치와 목적을 달성하려고 노력할 때 도덕적 나침반, 촉진자, 지지자로서 역할을 한다. 많은 사람들은 진정성 있는 사람을 만나면 그것을 알아차린다고 말한다. 왜냐하면 진정한 존재감이 있기 때문이다. 어바인과 레거(Irvine & Reger, 2006)에 따르면, 진정성 있는 존재의 여덟 가지 특징은 명확성, 용기, 진실성, 봉사, 신뢰, 겸손, 연민, 그리고 취약성이다. 진정성 리더의 장점은 그들이 매우 효과적이며 구성원을 결속시킨다는 점이다. 단점은 진정성이 과장되거나 여러 해석이 존재하여 때때로 구분하기 어렵다는 점이다.

2) 리더의 도전 과제

의료를 비즈니스 지향 모델로 전환하면서 지난 몇십 년 동안 전통적인 의료 관행이 급격한 변화를 겪게 되었고, 이는 전통적인 의료에 대한 불신을 초래했다. 결과적으로 간호 리더는 이러한 공격적인 의료 환경으로 인해 많은 윤리적 문제에 직면하게 되었고, 이러한 문제들이 결합되면 이러한 도전 과제를 관리하고 균형을 유지하려고 노력하는 간호사들에게 극심한 스트레스를 유발한다. 이 스트레스의 한 가지 이유는 의사결정에 관여하는 사람들 간의 가치 충돌이다. 이 환경에서는 스트레스가 모든 관계에서 증명된다. 이는 간호사가 수평적 또는 수직적 상황에서 마주하는 일반적인 어려운 관계와 무례한 관계뿐만 아니라, 정상적인 상황에서는 일반적으로 더 쾌적한 관계에서도 마찬가지이다.

또 다른 높은 스트레스의 이유는 비윤리적 행동을 보이는 독성 또는 파괴적인 리더이다. 켈러먼(Kellerman, 2004)은 사람들이 나쁜 리더십을 간과하거나 모든 리더십을 좋은 리더십과 연결지어서는 안 된다고 설명했다. 켈러먼은 나쁜 리더를 일곱 가지 유형으로 분류했다: 무능한 리더, 경직된 리더, 절제 없는 리더, 무정한 리더, 부패한 리더, 배타적인 리더, 악한 리더. 구성원의 행동은 리더의 행동을 반영한다.

톰슨과 휴스턴(Thompson & Huston, 2008)이 이 강렬한 환경에서 현재와 미래에 간호가 직면하는 가장 큰 도전 과제와 요구 사항으로 인식한 몇 가지 문제는 개선된 환자 결과(환자안전, 의료질 향상), 근거 기반 치료 및 문서화, 환자 만족도, 환자 치료 기대치를 충족하기 위한 비용 절감 압력, 이직율 감소, 의사소통 및 협업능력이다.

모리스(Morris, 2021)는 2022년 이후의 미래에 대해 두 명의 간호 리더의 의견을 공유했다. 모리스는 "베이비붐 세대의 마지막은 2030년에 은퇴할 것이다. 이는 더 복잡한 의료 요구를 충족하기 위해 의료 제공 방식에 변화가 필요함을 의미한다."라고 말했다. 간호사와 그들이 제공하는 간호 관리에 영향을 미칠 몇 가지 동향은 다음과 같다.

- 간호사의 일자리 성장률은 계속해서 상승할 것이다. 예를 들어, 2030년까지 고급 실무 간호사의 일자리 성장률은 45%에 달할 것이다.
- 가정간호의 필요성이 증가할 것이다.
- 앤 다브로 우즈(Anne Dabrow Woods)는 병원 부서에서 간호 기술과 돌봄 모델이 팀 기반 위기 관리와 유연성을 요구하며 훌륭한 환자 관리를 위해 변화할 것이라고 예측한다.
- 간호 학교의 변화를 위한 더 많은 가상 시뮬레이션 및 기술의 필요성이 요구된다.
- 앤 다브로 우즈(Anne Dabrow Woods)는 의료진의 웰빙과 간호사의 유지를 위한 회복력을 예측한다. 간호 인력 부족을 감안할 때 원치 않는 부작용—간호사의 피로와 조기 이직 증가와 같은 임시 간호 인력에 대한 높은 급여 경쟁을 예상할 수 있다.
- 더 높은 교육 요구, 교육, 온라인 간호 프로그램의 필요성이 요구된다.

조직 행동 전문가이자 간호 교육자인 패시 앤더슨(Patsy Anderson)은 의료 기관의 간호 리더가 간호 인력에게 점점 더 높은 환자 결과 기대치를 충족시키거나 초과하도록 요구하면서 줄어든 자원 배정과 간소화된 조직 예산으로 인해 추가 작업을 흡수하는 것에 대해 '아니오'라고 말하는 데 어려움을 겪는다고 말했다. 간호 리더가 더 적은 자원으로 더 많은 일을 해야 하는 책임을 받아들이면, 환자 만족도와 안전, 더 나은 건강 결과, 그리고 대중에게 제공되는 양질의 서비스와 같은 심각한 문제가 발생한다.

이러한 문제는 의료 조직에서 쉽게 해결되지 않기 때문에 윤리적 딜레마가 발생한다. 간호사의 강제 초과 근무, 증가된 업무량, 스트레스와 피로로 인한 소진은 환자와 간호사의 웰빙을 위협한다. 또 다른 고려 사항은 의료 조직의 재정적 지속 가능성이 대중에게 양질의 서비스를 제공하기에 충분한지 여부이다. 경제적 압박과 이해관계자의 우려에 대응하여 CEO는 종종 예산 관련 변경을 위해 간호 리더의 결정을 무시한다. 이러한 결정은 종종 다음의 생명윤리 원칙 중 하나 이상을 침해한다: 자율성, 선행, 악행 금지, 정의.

- 자율성: 선택의 자유—간호 책임이 증가하는 데 비해 자율성이 증가하지 않으면 간호사들이 실무에서 품질 기준을 유지하기가 어려워진다. 높은 업무량, 더 많은 직무 책임, 초과 근무는 피로와 스트레스를 유발한다.
- 선행: 선을 촉진—증가된 업무량은 개별 간호사와 전체 직업이 실무에서 선을 촉진하고 환자를 돌보는 기대를 충족시키는 능력을 제한한다.
- 악행 금지: 해를 끼치지 않음—간호사가 더 적은 자원으로 더 많은 업무를 수행해야 할 때, 놓친 돌봄이나 표준 이하의 돌봄, 그리고 그에 따른 환자 결과 악화의 위험이 증가한다.
- 정의: 공정성
  - 개별 간호사와 전체 직업은 의료 센터가 재정적 불안정으로 인해 서비스를 축소하거나 문을 닫아야 할 때 불공평을 겪는다.
  - 의료 센터가 업무량을 증가시키거나 재정적 불안정을 통해 간호사가 유능한 간호를 제공할 수 있는 능력을 제한하는 것은 간호사에게 불공평하다.
  - 환자가 다른 지역의 환자와 비교할 수 있는 서비스를 받고 접근할 수 있는 능력이 제한될 때 사회적 정의의 문제가 제기된다.

3) 성공적인 리더를 위한 권한 사용

권력은 리더가 구성원을 영향력으로서 공동 목표를 달성하도록 하는 능력으로 정의된다. 조직 내 거의 모든 상호작용에서 권력은 어떤 식으로든 사용된다. 리더가 권력을 긍정적으로 사용하여 지시하고 이끄는 경우, 구성원은 더 쉽게 윤리적인 작업 방식을 개발할 수 있다. 윤리적 리더는 그들은 조직의 공동 목표를 달성하기 위한 실용적인 해결책을 만들기 위해 권력을 사용할 것이다. 비록 매일 유혹에 직면하더라도 1959년에 프렌치와 레이븐(French & Raven)은 권력의 다섯 가지 기반을 구별했다. 리더는 각 권력 기반을 단독으로 사용하거나 다른 네 가지 기반과 결합하여 사용할 수 있다.

- 합법적 권력: 리더의 직함이나 직위에서 비롯된 권력이며, 구성원이 그 직함이 리더에게 그들에 대한 권리를 부여한다고 믿는 것
- 참조적 권력: 구성원이 리더가 가진 훌륭한 자질을 갖고 싶어 할 때 생성되는 권력
- 전문적 권력: 구성원이 리더가 작업이나 직무와 관련된 지식이나 기술에 대한 전문 지식을 가지고 있다고 믿을 때 발달하는 권력
- 보상적 권력: 리더가 과업 수행이나 좋은 행동에 대해 구성원에게 특정 보상을 제공할 때 발달하는 권력과 리더가 보상을 이행할 것이라는 구성원의 믿음
- 강제적 권력: 구성원이 리더가 규정된 행동을 따르지 않을 때 처벌이나 벌금을 부과할 수 있는 능력을 가지고 있다고 믿는 것에 기반한 권력; 리더는 이 유형의 권력을 사용할 때 주의를 기울여야 한다.

종종 권력은 역사상 많은 도덕적 실패로 인해 악의와 부패와 부정적으로 동일시된다. 리더가 자기 이익 동기와 개인적 이득을 위해 권력을 남용하고 선한 의도를 따르지 않는다면, 그 결과는 잘못된 행동이다. 권력이 권위 있는 사람을 부패시킬 수 있다는 사실은 잘 알려져 있으며, 리더십은 복잡한 권력 기반 관계이다. 리더는 다른 사람들에게 영향을 미치기 위해 강력하고 긍정적인 권력 기반을 구축해야 한다. 리더가 성공을 위해 긍정적으로 권력을 사용할 수 있는 몇 가지 방법이 있지만, 이 절에서는 협업, 품질, 임파워먼트의 세 가지 방법을 다룬다.

(1) 협업

원칙 있는 리더는 최상의 환자 및 조직 결과를 위해 협업 결정을 내리는 데 권력을 사용한다. 리더가 협업에 참여하려면, 최상의 실천을 보장하고 조직 내의 어려움을 해결하기 위해 새로운 관점을 들어야 한다. 그들은 조직 내외부의 현명한 사람들로부터 열린 대화를 구한다. 리더를 위한 서면 윤리 가이드는 미국간호사협회(ANA, 2015)의 해석적 성명서가 포함된 간호사 윤리강령이다.

(2) 품질

품질이란 리더가 권력을 사용하여 돌봄 제공의 우수성을 추구하는 것을 의미한다. 리더는 조직의 모든 과정에서 품질을 구현할 책임이 있다. 윤리적인 리더는 조직과 전체 공동체에 대한 자신의 의무가 모든 수준에서 품질에 집중하고, 성공과 실패를 나타내기 위해 벤치마킹을 사용하며, 품질을 높이기 위해 혁신을 사용하는 것임을 알고 있다. 리더가 품질 보장과 조직의 시간 및 지출 절감을 위한 상식적인 판단을 사용하는 경우, 조직의 이미지를 향상시킬 수 있다. 미국간호사협회(ANA, 2015)의 해석적 성명서가 포함된 간호사 윤리 강령은 간호 리더와 모든 간호사가 돌봄 표준의 품질에 대해 책임을 져야 할 필요성을 명확히 밝히고 있다.

(3) 임파워먼트

임파워먼트는 리더가 조직 내에서 다른 리더가 등장하고 리더십 기술을 개발하고 사용할 수 있도록 허용하고 가능하게 하는 방법이다. 사람들이 리더 후보로 등장할 때, 기존 리더는 그들이 영토 손실에 대한 두려움 없이 임파워먼트를 위해 그들을 멘토링해야 한다. 윤리적인 리더는 조직의 장기적인 성공을 위해 강력한 임파워먼트 계승 프로그램을 통해 리더를 양성하는 것이 중요함을 인식한다.

좋은 윤리적 리더를 찾기는 어렵지만, 조직이 그런 리더를 찾으면 그 리더에게 투자를 해야 한다. 사람들은 종종 리더의 신뢰성과 진정성을 중요하게 여긴다. 간호 리더는 종종 도덕적 결단에 직면한다. 윤리적 리더십은 전 세계의 대기업과 의료 기관에서 발생한 과거 리더십 실패로 인해 조직 리더십의 필수적인 부분이 되었다. 이러한 실패는 이 장에서 제시된 세 가지 리더십 이론과 같은 성격 중심의 리더십 스타일로 이어졌다. 리더와 직원 간호사는 미국간호사협회(ANA, 2015)의 해석적 성명서가 포함된 간호사 윤리강령을 참고해야 한다.

단원 요약

- 조직이 환경과의 관계, 현실, 진실, 인간 본성, 인간 관계에 대한 조직의 해석은 조직 문화를 형성하는 윤리적 차원을 나타낸다.
- 각 조직 문화(적응성, 미션, 클랜, 관료적 문화)는 원하는 문화를 달성하고 유지하는 전략적 계획이 실현된다면 성공할 잠재력이 있다.
- 조직윤리는 문화, 과정, 결과, 성격을 포함하는 행동 방식이다.
- 윤리적 환경(분위기)은 권력, 신뢰, 상호작용에 관한 가치에 대해 조직 구성원들이 공유하는 인식을 나타낸다.
- 신뢰는 모든 운영과 가치에 윤활유 역할을 하는 다면적이고 필수적인 요소이다. 조직 내에서와 사람들 사이에 신뢰가 없으면 조직의 가치와 관계는 침식되고 붕괴된다.
- 비윤리적이고 불법적인 행동은 궁극적으로 조직의 분위기와 성격을 형성한다.
- 조직과 정부의 규제 기관은 불법 행위를 방지하고 법적 조치를 포함한 규정을 준수하도록 촉진하기 위해 준수 프로그램의 개발을 의무화했다.
- 간호사는 의도적으로든 비의도적으로든 의료 사기 사건에 참여할 위험이 높다. 그들은 직장에서 의심스러운 사기 사건을 식별하는 날카로운 인식을 개발하고 사기 핫라인에 의심을 보고해야 한다.
- 윤리에 중심을 둔 리더는 다른 리더와 구성원의 공유 목표를 발전시키기 위해 관계에 참여하여 그룹이나 조직에 영향을 미친다.
- 리더에게 윤리는 실천으로서, 그들은 이를 반영하고, 이해하며, 실천하고, 리더십 이론을 구현하는 것을 의미한다.
- 규범적 리더십 이론으로 간주되는 이론 중 일부에는 서번트 리더십, 변혁적 리더십, 진정성 리더십이 포함된다. 이러한 이론들은 도덕성, 윤리적 추론, 이타주의, 배려, 공익에 더 높은 비중을 둔다.
- 오늘날의 의료 시스템에서 리더의 과제는 환자 안전, 양질의 돌봄, 만족도 유지; 비용 절감 및 서비스에 대한 상환 문제; 간호사 유지; 정치적 문제; 의사결정 및 팀 구성 기술을 포함한다.
- 간호 리더는 구성원에게 긍정적이고 윤리적인 방식으로 영향을 미치기 위해 권력을 사용한다.

사례 및 생각해 보기

사례

남○○은 병동 간호사로, 병동회식에 참여하여 과음 후에 새벽 3시에 잠들었으며 다음 날 아침 6시 45분에 숙취가 풀리지 않은 채로 출근했다.

1. 남○○이 근무 전 회식에 참여한 것에 대한 윤리적 함의를 논의해 보시오.

2. 남○○의 개인 행동과 병원의 윤리와 가치, 환자 안전, 간호사 윤리 강령 측면에서 남○○의 구체적인 윤리적 위반을 검토해 보시오.

3. 남○○이 정신이 혼미한 상태로 출근하는 것 외에 다른 대안은 없었는지, 남○○이 선택할 수 있었던 최소 두 가지 다른 대안의 장단점을 목록으로 작성해 보시오.

4. 당신이 남○○이었다면 이 상황을 어떻게 처리했을지 설명하고 정당화해 보시오.

자율학습

1. 제닝스(Jennings)의 조직의 윤리적 붕괴 7가지 징후는?

2. 자신의 이익을 충족시키는 결정보다 구성원 그룹의 이익을 증진하는 결정을 내리며 다른 사람들을 참여시키고 윤리적으로 의미 있는 방식으로 결정을 내리는 방법을 모색하는 리더는 어떤 유형인가?

   정답:________________________

3. 리더와 구성원 모두의 인간 행동에 대한 도덕적 기준을 높이는 데 중점을 두며, 조직헌신을 내면화하고, 구성원의 고차원적 욕구와 창의성을 촉진하며, 관계와 공유된 목표를 중요시하고, 구성원의 권한을 강화하여 변화를 촉진하려고 노력하는 리더는 어떤 유형인가?

   정답:________________________

자율학습 정답

제1장 정답

01 덕윤리
02 공리주의
03 의무론

제2장 정답

01 뉘른베르크 강령
02 설명된 동의, Informed Consent
03 피험자 보호, 데이터 신뢰성 확보
04 자율성
05 기관윤리심의위원회(IRB) 승인

제3장 정답

01 정의의 원칙
02 자율성 존중의 원칙과 선행의 원칙
03 악행 금지의 원칙

제4장 정답

01 자율성의 원칙
02 권리 지지자(Pro–Choice): 여성의 자기결정권과 사생활의 자유 / 생명 지지자(Pro–Life): 태아의 생명권과 인간 생명의 존엄성)
03 도덕적 지위, 생명 시작의 시점, 자율성 vs. 악행금지의 충돌
04 충분한 정보 제공, 가치 기반 의사결정 지원, 정서적 지지
05 비판단적 태도 유지, 연민과 지지 제공, 치료 및 상담 연결, 아동 보호의 의무 고려

제5장 정답

01 아동학대
02 신체학대
03 정서학대
04 물리적 방임
05 교육적 방임

제6장 정답

01 ③
02 ①
03 ③

제7장 정답

01 장기조달
02 의료화
03 순응
04 장기기증
05 옹호

제8장 정답

01 노년초월
02 의사결정능력
03 존엄성의 윤리

제9장 정답

01 안락사
02 전뇌사
03 사전지시서

제10장 정답

01 알코올의존
02 알코올남용
03 자의입원
04 응급입원
05 디지털 미디어 중독

제11장 정답

01 간호사는 단순한 임상적 보조자가 아닌, 디지털 데이터 해석과 인간 중심의 돌봄을 결합하는 하이브리드형 전문가로서 역할을 수행하며, 인공지능의 한계를 인지하고 윤리적 기준을 우선시해야 한다.

02 간호사는 인공지능의 권고를 비판적으로 검토하고, 이를 인간의 판단과 결합하여 환자의 안전과 결과에 대한 책임을 지어야 한다.

03 모든 환자에게 차별 없이 공정하게 인공지능 결과를 적용하는 것이다.

04 환자가 인공지능 기술사용에 대해 충분히 이해하고 자율적으로 결정할 수 있도록 돕는 것이다.

05 인공지능은 잘못된 진단이나 치료 결정에 대한 책임 소재 불명확성, 데이터 편향에 의한 차별적 의료 서비스, 그리고 환자 개인정보 보호 문제 등을 야기할 수 있다.

제12장 정답

01 문화

02 개인정보

03 간호윤리학

제13장 정답

01 1) 수치를 유지하려는 압박
2) 두려움과 침묵
3) 젊은이들과 과장된 CEO
4) 약한 이사회
5) 갈등
6) 독창적인 혁신
7) 일부 분야의 선행이 다른 분야의 악행을 보상

02 서번트 리더

03 변혁적 리더

부록

아동학대 신고의무자를 위한 아동학대 체크리스트

NO	문항	예	아니오
1	사고로 보이기에는 미심쩍은 멍이나 상처가 발생한다.		
2	상처 및 상흔에 대한 아동 혹은 보호자의 설명이 불명확하다.		
3	보호자가 아동이 매를 맞고 자라야 한다는 생각을 갖고 있거나 체벌을 사용한다.		
4	아동이 보호자에게 언어적, 정서적 위협을 당한다.		
5	아동이 보호자에게 감금, 억제, 기타 가학적인 행위를 당한다.		
6	기아, 영양실조, 적절하지 못한 영양섭취를 보인다.		
7	계절에 맞지 않는 옷, 청결하지 못한 외모를 보인다.		
8	불결한 환경이나 위험한 상태로부터 아동을 보호하지 않고 방치한다.		
9	성학대로 의심될 성 질환이 있거나 임신 등의 신체적 흔적이 있다.		
10	나이에 맞지 않는 성적 행동 및 해박하고 조숙한 성지식을 보인다.		
11	자주 결석하거나 결석에 대한 사유가 불명확하다.		
12	필요한 의료적 처치 혹은 필요한 아동에게 예방접종을 실시하지 않는다.		
13	보호자에 대한 거부감과 두려움을 보이고, 집(보호기관)으로 돌아가는 것에 대해 두려워 한다.		
14	아동이 매우 공격적이거나 위축된 모습 등의 극단적인 행동을 한다.		
15	"아동학대 체크리스트" 1-14에 해당되지는 않지만 그 외의 학대로 의심되는 경우 (학대 의심 사항: ____________________)		

- "아동학대 체크리스트"는 아동학대 신고의무자가 직무 중에 학대로 의심되는 아동을 조기발견하기 위해 활용되도록 제작되었습니다.
- 1개 문항 이상 "예" 라고 체크된 경우, 아동학대를 의심해 볼 수 있는 상황입니다.
- 아동학대가 "의심"되면 아동학대 신고전화 112로 반드시 신고해 주시기 바랍니다.

미국간호사협회(ANA)의 간호 윤리강령(2015): 성인환자들의 간호를 위한 해설서

성인환자들의 간호를 위한 미국간호사협회(ANA)의 간호 윤리강령(해설서 포함, 2015)의 내용은 다음과 같다.

- 개인, 가족, 인구중심의 간호를 계획할 때 문화, 가치체계, 종교 또는 영적인 믿음, 라이프스타일, 사회적 지지체계, 성적 기호 또는 성별 표현, 주 언어와 같은 요인들을 고려해야 한다.
- 간호사들은 그들의 간호를 받는 사람들의 건강과 행복을 최적화시키기 위해 중재에 대한 책임감 있고 적절한 사용을 보장하는 데 적극적으로 참여하는 리더들이다.
- 또한, 환자 자율성에 대한 지원에는 환자들의 의사결정 방식과 다양한 문화권마다 의사결정의 다양한 실무뿐만 아니라 건강과 자율성, 사생활, 비밀 유지, 관계에 대한 다양한 신념과 이해가 존재한다는 인식에 대한 존중도 포함된다.
- 각 간호계획에는 반드시 환자의 독특성과 가치, 존엄성에 대한 간호의 근본적인 헌신의 노력을 반영해야 한다.
- 도덕적 존중은 개인적인 특성이나 인생의 상황에 관계없이 모든 인류에게 도덕적인 가치와 존엄성을 부여한다. 이러한 존중도 그 자체로서 확장된다. 즉, 우리가 다른 사람에게 빚지고 있는 동일한 의무를 우리 스스로에게도 빚지고 있다.
- 덕목은 도덕적으로 '훌륭한 사람'이 되기 위해 우리가 존재하고 만들어야 하는 것이다. 도덕적 인격의 특정한 속성을 모든 사람들에게 기대할 수는 없을지 모르지만, 간호사에게 기대할 수 있다. 이러한 속성에는 지식, 기술, 지혜, 인내, 동정, 정직, 이타주의, 용기가 있다. 이러한 속성들은 도덕적으로 '훌륭한 간호사'가 되려면 간호사가 어떠해야 하는가에 대해 기술한다. 또한 인간의 존엄성과 행복, 존중, 건강, 독립성 그리고 그 밖의 다른 간호사가 추구하는 목적에 대한 확인과 증진을 위해 덕목이 필요하다.
- 간호사들은 모든 역할 속에서 반드시 탁월성의 문화를 만들어내고 윤리적인 의무를 충족할 때 간호사와 다른 사람들을 지원하는 실무 환경을 유지해야 한다.
- 간호사들은 반드시 이 나라뿐만 아니라 세계 도처의 문화적으로 다양한 인구계층의 사람들에게 건강관리가 제공되고 있음을 인식해야 한다. 간호사들은 다양한 문화적 가치와 실무에 민감한 도덕적 환경을 만들기 위해 협력해야 한다.

출처: American Nuses Association. (2015). Code of ethics for nursing. Retrieved from.

장기등 이식에 관한 법률 시행령 [별표 5] 〈개정 2024. 12. 24.〉

이식대상자의 선정기준(제26조제1항 관련)

1. 일반기준

가. 이식대상자의 혈액형이 장기등기증자(이하 이 표에서 "기증자"라 한다)의 혈액형과 같거나 기증자로부터 수혈이 가능한 혈액형이어야 한다. 다만, 골수 등 수혈 가능 여부와 관계없이 의학적으로 이식이 가능한 경우에는 그렇지 않다.

나. 이식대상자는 다음의 순위에 따라 선정한다.

1) 1순위: 기증자의 배우자, 직계존속ㆍ비속, 형제자매 또는 4촌 이내의 친족인 장기등이식대기자(이하 이 표에서 "이식대기자"라 한다)

2) 2순위: 기증자가 19세 미만인 경우 19세 미만인 전국의 신장 이식대기자. 다만, 뇌사판정대상자관리전문기관이 19세 미만의 기증자를 관리하고 있는 경우에는 해당 기관에 등록된 19세 미만의 신장 이식대기자 1명을 우선하여 선정한다.

3) 3순위: 기증자를 관리하고 있는 뇌사판정대상자관리전문기관[2)의 단서에 따른 뇌사판정대상자관리전문기관은 제외한다]에 등록된 신장 이식대기자 1명

4) 4순위: 기증자가 발생한 이식의료기관[2)의 단서 및 3)에 따른 뇌사판정대상자관리전문기관은 제외한다]에 등록된 신장 이식대기자 1명

5) 5순위: 다음의 권역 구분에 따라 기증자와 같은 권역에 있는 이식대기자

가) 제1권역: 서울특별시, 인천광역시, 경기도, 강원특별자치도 및 제주특별자치도

나) 제2권역: 대전광역시, 광주광역시, 세종특별자치시, 충청북도, 충청남도, 전북특별자치도 및 전라남도

다) 제3권역: 부산광역시, 대구광역시, 울산광역시, 경상북도 및 경상남도

6) 6순위: 5)의 권역 구분에 따라 기증자와 다른 권역에 있는 이식대기자

다. 나목에도 불구하고 살아있는 기증자가 법 제26조제3항에 따라 자신의 장기등의 이식대상자를 선정하지 않은 경우에는 국립장기이식관리기관의 장이 기증자와 협의하여 기증자가 등록된 이식의료기관에 등록된 이식대기자 중에서 선정할 수 있다.

라. 나목5) 및 6)에도 불구하고 제2호에서 권역 구분 없이 이식대상자를 선정할 수 있는 기준을

별도로 정한 경우 또는 제2호라목의 경우에는 권역 구분 없이 전국의 이식대기자 중에서 선정한다.

마. 제2호에 따라 이식대상자를 선정한 결과 동일 순위에 해당하는 사람이 2명 이상이면 다음의 순위(이하 "동일순위내선정기준"이라 한다)에 따라 선정한다.

1) 1순위: 과거에 장기등을 기증한 사실이 있는 사람 또는 그 배우자, 직계존속ㆍ비속, 형제자매 또는 4촌 이내의 친족 중에 뇌사자로서 장기등을 기증한 사실이 있는 사람(이하 "기증전력자등"이라 한다)

2) 2순위: 미성년자. 미성년자가 2명 이상이면 나이가 어린 사람

3) 3순위: 이식대기자로 등록한 기간(이하 "대기기간"이라 한다)이 오래된 사람

2. 장기별 기준

가. 신장 및 췌장

1) 사람백혈구항원검사(A, B, DR 항원 검사를 말한다. 이하 같다) 결과 기증자와 모든 항원의 조직형이 각각 일치하고, 기증자와의 사람백혈구항원교차검사 결과가 음성인 이식대기자를 선정한다. 이 경우에는 권역 구분 없이 선정한다.

2) 1)에 해당하는 사람이 2명 이상이면 다음의 순위에 따라 선정한다.

가) 1순위: 기증자와 혈액형이 같은 사람

나) 2순위: 기증자로부터 수혈이 가능한 혈액형인 사람

3) 2)에 해당하는 사람이 2명 이상이면 동일순위내선정기준에 따라 선정한다.

4) 1)에 해당하는 사람이 없으면 사람백혈구항원검사 결과 기증자와 모든 항원의 조직형이 각각 일치하지 않으나 기증자와의 사람백혈구항원교차검사 결과가 음성인 이식대기자를 선정한다.

5) 4)에 해당하는 사람이 2명 이상이면 다음의 순위에 따라 선정한다.

가) 1순위: 기증자와 혈액형이 같은 사람

나) 2순위: 기증자로부터 수혈이 가능한 혈액형인 사람

6) 5)에 해당하는 사람이 2명 이상이면 다음의 항목별 점수의 합계가 가장 높은 사람을 선정한다.

가) 사람백혈구항원검사 결과

나) 나이

다) 대기기간

라) 과거에 사람백혈구항원교차검사 결과 2회 이상 양성반응이 나타났는지 여부

마) 과거에 신장을 이식받았는지 여부

바) 기증전력자등인지 여부

7) 6)에 해당하는 사람이 2명 이상이면 동일순위내선정기준에 따라 선정한다.

8) 신장 및 췌장을 동시에 이식받으려는 이식대기자가 다음의 기준에 모두 적합하면 신장 또는 췌장 중 어느 하나만을 이식받으려는 이식대기자에 우선하여 선정한다. 다만, 신장 및 췌장을 동시에 이식받으려는 이식대기자가 1)에 해당하지 않고 신장 또는 췌장 중 어느 하나만을 이식받으려는 이식대기자 중에 1)에 해당하는 사람이 있으면 그에 해당하는 사람을 선정한다.

가) 기증자와 같은 권역에 있을 것

나) 6)에 따른 항목별 점수의 합계가 신장 이식대기자 중에서 상위 25% 이내에 해당할 것

다) 기증자와 혈액형이 같을 것

라) 기증자와 사람백혈구항원교차검사 결과가 음성일 것

9) 8)에 해당하는 사람이 2명 이상이면 동일순위내선정기준에 따라 선정한다.

10) 기증자가 19세 미만이면 19세 미만의 이식대기자 중에서 1)부터 9)까지의 규정에 따라 선정한다.

나. 간장

1) 기증자 체중의 0.5배부터 2.0배까지에 해당하는 이식대기자 중에서 우선 선정한다.

2) 1)에 해당하는 사람이 2명 이상이면 의학적 응급도(국립장기이식관리기관의 장이 정한 기준에 따라 결정한 이식대기자의 의학적 이식필요성 수준을 말한다. 이하 "응급도"라 한다)가 최고 응급등급(국립장기이식관리기관의 장이 정한 기준에 따라 응급도를 일정한 범위로 나누어 구분한 등급체계를 말한다. 이하 같다)에 속하는 사람 중에서 선정한다.

3) 2)에 해당하는 사람이 2명 이상이면 다음의 순서에 따라 선정한다.

가) 기증자와 같은 권역에 있고, 해당 기증자와 혈액형이 같은 사람

나) 기증자와 다른 권역에 있고, 해당 기증자와 혈액형이 같은 사람

다) 기증자와 같은 권역에 있고, 해당 기증자로부터 수혈이 가능한 혈액형인 사람

라) 기증자와 다른 권역에 있고, 해당 기증자로부터 수혈이 가능한 혈액형인 사람

4) 응급도가 최고 응급등급에 해당하는 사람이 없으면 다음의 순서에 따라 선정한다.

가) 두 번째 응급등급에 해당하는 사람은 다음의 순서에 따른다.

(1) 해당 응급등급에서 응급도가 가장 높은 사람을 선정한다.

(2) (1)에 해당하는 사람이 2명 이상이면 3)가)부터 라)까지의 순서에 따라 선정한다.

나) 두 번째 응급등급을 제외한 나머지 응급등급에 해당하는 사람은 다음의 순서에 따른다.

(1) 응급등급이 가장 높은 사람을 선정한다.

(2) (1)에 해당하는 사람이 2명 이상이면 해당 응급등급에서 3)가)부터 라)까지의 순서에 따라 선정한다.

(3) (2)에 해당하는 사람이 2명 이상이면 해당 응급등급에서 응급도가 가장 높은 사람을 선정한다.

5) 3) 또는 4)에 해당하는 사람이 2명 이상이면 다음의 항목별 점수의 합계가 가장 높은 사람을 선정한다.

가) 나이

나) 대기기간

다) 기증전력자등인지 여부

라) 삭제 〈2016. 4. 26.〉

마) 기증자와의 지리적 근접도

6) 5)에 해당하는 사람이 2명 이상이면 동일순위내선정기준에 따라 선정한다.

7) 1)부터 6)까지의 규정에 따라 이식대상자를 선정한 결과 기증자의 간장의 크기와 이식대상자의 간장의 크기를 고려할 때 간장을 분할하여 이식할 수 있는 경우에는 이식대상자를 추가로 선정할 수 있다. 이 경우 국립장기이식관리기관의 장은 이식대상자의 이식수술을 담당하는 이식의료기관의 장과 협의해야 한다.

다. 심장 및 폐

1) 심장 이식대상자, 폐 이식대상자 또는 심장 및 폐의 동시 이식대상자는 응급도가 가장 높은 이식대기자를 선정한다. 이 경우 심장 및 폐의 동시 이식대상자의 응급도는 심장을 기

준으로 한 응급도와 폐를 기준으로 한 응급도 중 더 높은 응급도를 말한다.

2) 심장 또는 폐 중 어느 하나만을 이식받으려는 이식대기자의 응급도와 심장과 폐를 동시에 이식받으려는 이식대기자의 응급도가 같은 경우에는 심장 또는 폐 중 어느 하나만을 이식받으려는 이식대기자를 우선하여 선정한다. 다만, 응급도가 같은 경우라도 심장만을 이식받으려는 이식대기자가 없고 폐만을 이식받으려는 이식대기자 중에서 응급도가 최고 응급등급에 해당하는 이식대기자가 없는 경우에는 심장과 폐를 동시에 이식받으려는 이식대기자를 우선하여 선정한다.

3) 1) 및 2)에 따라 선정된 사람이 2명 이상이면 다음의 순서에 따라 선정한다.

가) 기증자와 같은 권역에 있고, 해당 기증자와 혈액형이 같은 사람

나) 기증자와 다른 권역에 있고, 해당 기증자와 혈액형이 같은 사람

다) 기증자와 같은 권역에 있고, 해당 기증자로부터 수혈이 가능한 혈액형인 사람

라) 기증자와 다른 권역에 있고, 해당 기증자로부터 수혈이 가능한 혈액형인 사람

4) 3)에 따라 선정된 사람이 2명 이상이면 다음의 항목별 점수의 합계가 가장 높은 사람을 선정한다.

가) 대기기간

나) 기증전력자등인지 여부

다) 나이

5) 4)에 따라 선정된 사람이 2명 이상이면 동일순위내선정기준에 따라 선정한다.

라. 골수 및 말초혈

1) 사람백혈구항원검사 결과 기증자와 모든 항원의 조직형이 각각 일치하는 이식대기자를 선정한다.

2) 1)에 해당하는 사람이 2명 이상이면 동일순위내선정기준에 따라 선정한다.

3) 1)에 해당하는 사람이 없으면 조직형이 일치하는 항목이 가장 많은 이식대기자를 선정한다. 이 경우 국립장기이식관리기관의 장은 이식대기자의 이식수술을 담당하는 의사 및 기증자와 협의해야 한다.

4) 질환 상태를 고려하여 이식수술이 가능한 사람을 선정한다.

마. 췌도

1) 췌장 이식대상자가 없는 경우에만 췌도 이식대상자를 선정한다.

2) 기증자와의 사람백혈구항원교차검사 결과가 음성인 이식대기자를 선정한다.

3) 대기기간이 가장 긴 이식대기자를 선정한다.

4) 한 번 이식대상자로 선정된 사람은 최대 3회까지 이식대상자로 선정될 수 있다.

5) 신장 이식대상자로 이미 선정된 사람으로서 췌도를 동시에 이식받으려는 이식대기자는 췌도만을 이식받으려는 이식대기자에 우선하여 선정한다. 이 경우 췌장 이식대상자가 없어야 한다.

바. 소장

1) 응급도가 최고 응급등급에 속하는 이식대기자 중에서 응급도가 높은 사람을 선정한다.

2) 1)에 해당하는 사람이 2명 이상이면 다음의 순위에 따라 선정한다.

가) 1순위: 기증자와 같은 권역에 있는 사람

나) 2순위: 기증자와 다른 권역에 있는 사람

3) 1)에 해당하는 사람이 없으면 기증자와 같은 권역에 있는 이식대기자 중에서 응급도가 높은 사람을 선정한다.

4) 2) 또는 3)에 해당하는 사람이 2명 이상이면 다음의 항목별 점수의 합계가 가장 높은 사람을 선정한다.

가) 나이

나) 대기기간

다) 기증전력자등인지 여부

라) 기증자와 혈액형이 같은지 여부

마) 기증자와의 지리적 근접도

5) 4)에 해당하는 사람이 2명 이상이면 동일순위내선정기준에 따라 선정한다.

사. 손 · 팔 또는 발 · 다리

1) 기증자와 사람백혈구항원 교차검사 결과가 음성인 이식대기자를 선정한다.

2) 1)에 따라 선정된 사람이 2명 이상이면 양쪽 팔(손을 이식하는 경우에는 양손을 말한다) 또는 양쪽 다리(발을 이식하는 경우에는 양발을 말한다)가 모두 없는 이식대기자를 한쪽 팔(손을 이식하는 경우에는 한쪽 손을 말한다) 또는 한쪽 다리(발을 이식하는 경우에는 한쪽 발을 말한다)가 없는 이식대기자에 우선하여 선정한다.

3) 2)에 따라 선정된 사람이 2명 이상이면 이식대기자의 피부색, 손 · 팔 또는 발 · 다리의 크기, 대기기간, 삶의 질 개선 정도 등을 종합적으로 고려하여 가장 적합하다고 판단되는 이식대기자를 선정한다.

아. 다장기 동시 이식

1) 간장, 심장, 소장 또는 폐의 이식대상자로 이미 선정된 사람으로서 신장 또는 췌장을 동시에 이식받으려는 이식대기자(이하 1)에서 "동시이식대기자"라 한다)가 다음의 기준에 모두 적합하면 신장, 췌장 또는 신장 · 췌장만을 이식받으려는 이식대기자(이하 1)에서 "단독이식대기자"라 한다)에 우선하여 신장 또는 췌장의 이식대상자로 선정하며, 그에 해당하는 사람이 2명 이상이면 가목1)에 해당하는 사람, 동일순위내선정기준에 따른 사람의 순위에 따라 선정한다. 다만, 동시이식대기자는 가목1)에 해당하지 않고 단독이식대기자 중에는 가목1)에 해당하는 사람이 있으면 그에 해당하는 사람을 선정한다.

가) 기증자와의 사람백혈구항원교차검사 결과가 음성일 것

나) 기증자와 혈액형이 동일할 것

2) 심장, 폐 또는 소장의 이식대상자로 이미 선정된 사람으로서 간장을 동시에 이식받으려는 이식대기자나 간장 이식대상자로 이미 선정된 사람으로서 심장, 폐 또는 소장을 동시에 이식받으려는 이식대기자가 다음의 기준에 모두 적합하면 심장, 폐, 심장 · 폐, 소장 또는 간장만을 이식받으려는 이식대기자(이하 2)에서 "단독이식대기자"라 한다)에 우선하여 선정하며, 그에 해당하는 사람이 2명 이상이면 동일순위내선정기준에 따라 선정한다.

가) 나목1)에 해당할 것

나) 동시에 이식받으려는 심장, 폐, 소장 또는 간장을 기준으로 한 응급도가 단독이식대기자의 응급도보다 높거나 같을 것

3) 1) 및 2)에 해당하는 사람이 2명 이상이면 동일순위내선정기준에 따라 선정한다.

정신건강증진 및 정신질환자 복지서비스 지원에 관한 법률

[시행 2024. 7. 3.]

제2조(기본이념)

③ 모든 정신질환자는 정신질환이 있다는 이유로 부당한 차별대우를 받지 아니한다.

⑤ 정신질환자에 대해서는 입원 또는 입소(이하 "입원등"이라 한다)가 최소화되도록 지역 사회 중심의 치료가 우선적으로 고려되어야 하며, 정신건강증진시설에 자신의 의지에 따른 입원 또는 입소(이하 "자의입원등"이라 한다)가 권장되어야 한다.

⑥ 정신건강증진시설에 입원등을 하고 있는 모든 사람은 가능한 한 자유로운 환경을 누릴 권리와 다른 사람들과 자유로이 의견교환을 할 수 있는 권리를 가진다.

⑦ 정신질환자는 원칙적으로 자신의 신체와 재산에 관한 사항에 대하여 스스로 판단하고 결정할 권리를 가진다. 특히 주거지, 의료행위에 대한 동의나 거부, 타인과의 교류, 복지서비스의 이용 여부와 복지서비스 종류의 선택 등을 스스로 결정할 수 있도록 자기결정권을 존중받는다.

제41조(자의입원등)

① 정신질환자나 그 밖에 정신건강상 문제가 있는 사람은 보건복지부령으로 정하는 입원등 신청서를 정신의료기관등의 장에게 제출함으로써 그 정신의료기관등에 자의입원등을 할 수 있다.

② 정신의료기관등의 장은 자의입원등을 한 사람이 퇴원등을 신청한 경우에는 지체 없이 퇴원등을 시켜야 한다.

③ 정신의료기관등의 장은 자의입원등을 한 사람에 대하여 입원등을 한 날부터 2개월마다 퇴원등을 할 의사가 있는지를 확인하여야 한다.

제42조(동의입원등)

① 정신질환자는 보호의무자의 동의를 받아 보건복지부령으로 정하는 입원등 신청서를 정신의료기관등의 장에게 제출함으로써 그 정신의료기관등에 입원등을 할 수 있다.

제43조(보호의무자에 의한 입원등)

① 정신의료기관등의 장은 정신질환자의 보호의무자 2명 이상(보호의무자 간 입원등에 관하여 다툼이 있는 경우에는 제39조제2항의 순위에 따른 선순위자 2명 이상을 말하며, 보호의무자가 1명만 있는 경우에는 1명으로 한다)이 신청한 경우로서 정신건강의학과전문의가

입원등이 필요하다고 진단한 경우에만 해당 정신질환자를 입원등을 시킬 수 있다. 이 경우 정신의료기관등의 장은 입원등을 할 때 보호의무자로부터 보건복지부령으로 정하는 바에 따라 입원등 신청서와 보호의무자임을 확인할 수 있는 서류를 받아야 한다.

② 제1항 전단에 따른 정신건강의학과전문의의 입원등 필요성에 관한 진단은 해당 정신질환자가 다음 각 호의 모두에 해당하는 경우 그 각각에 관한 진단을 적은 입원등 권고서를 제1항에 따른 입원등 신청서에 첨부하는 방법으로 하여야 한다.

1. 정신질환자가 정신의료기관등에서 입원치료 또는 요양을 받을 만한 정도 또는 성질의 정신질환을 앓고 있는 경우
2. 정신질환자 자신의 건강 또는 안전이나 다른 사람에게 해를 끼칠 위험(보건복지부령으로 정하는 기준에 해당하는 위험을 말한다. 이하 같다)이 있어 입원등을 할 필요가 있는 경우

③ 정신의료기관등의 장은 정신건강의학과전문의 진단 결과 정신질환자가 제2항 각 호에 모두 해당하여 입원등이 필요하다고 진단한 경우 그 증상의 정확한 진단을 위하여 2주의 범위에서 기간을 정하여 입원하게 할 수 있다.

④ 정신의료기관등의 장은 제3항에 따른 진단 결과 해당 정신질환자에 대하여 계속 입원등이 필요하다는 서로 다른 정신의료기관등에 소속된 2명 이상의 정신건강의학과전문의(제21조 또는 제22조에 따른 국립·공립의 정신의료기관등 또는 보건복지부장관이 지정하는 정신의료기관등에 소속된 정신건강의학과전문의가 1명 이상 포함되어야 한다)의 일치된 소견이 있는 경우에만 해당 정신질환자에 대하여 치료를 위한 입원등을 하게 할 수 있다.

제44조(특별자치시장·특별자치도지사·시장·군수·구청장에 의한 입원)

① 정신건강의학과전문의 또는 정신건강전문요원은 정신질환으로 자신의 건강 또는 안전이나 다른 사람에게 해를 끼칠 위험이 있다고 의심되는 사람을 발견하였을 때에는 특별자치시장·특별자치도지사·시장·군수·구청장에게 대통령령으로 정하는 바에 따라 그 사람에 대한 진단과 보호를 신청할 수 있다.

② 경찰관(「국가공무원법」 제2조제2항제2호에 따른 경찰공무원과 「지방공무원법」 제2조제2항제2호에 따른 자치경찰공무원을 말한다. 이하 같다)은 정신질환으로 자신의 건강 또는 안전이나 다른 사람에게 해를 끼칠 위험이 있다고 의심되는 사람을 발견한 경우 정신건강의학과전문의 또는 정신건강전문요원에게 그 사람에 대한 진단과 보호의 신청을 요청할 수 있다.

④ 정신건강의학과전문의가 제3항의 정신질환자로 의심되는 사람에 대하여 자신의 건강 또는 안전이나 다른 사람에게 해를 끼칠 위험이 있어 그 증상의 정확한 진단이 필요하다고 인정한 경우에 특별자치시장 · 특별자치도지사 · 시장 · 군수 · 구청장은 그 사람을 보건복지부장관이나 지방자치단체의 장이 지정한 정신의료기관(이하 "지정정신의료기관"이라 한다)에 2주의 범위에서 기간을 정하여 입원하게 할 수 있다.

⑦ 특별자치시장 · 특별자치도지사 · 시장 · 군수 · 구청장은 제6항에 따른 진단 결과 그 정신질환자가 계속 입원할 필요가 있다는 2명 이상의 정신건강의학과전문의의 일치된 소견이 있는 경우에만 그 정신질환자에 대하여 지정정신의료기관에 치료를 위한 입원을 의뢰할 수 있다.

제50조(응급입원)

① 정신질환자로 추정되는 사람으로서 자신의 건강 또는 안전이나 다른 사람에게 해를 끼칠 위험이 큰 사람을 발견한 사람은 그 상황이 매우 급박하여 제41조부터 제44조까지의 규정에 따른 입원등을 시킬 시간적 여유가 없을 때에는 의사와 경찰관의 동의를 받아 정신의료기관에 그 사람에 대한 응급입원을 의뢰할 수 있다.

② 제1항에 따라 입원을 의뢰할 때에는 이에 동의한 경찰관 또는 구급대원은 정신의료기관까지 그 사람을 호송한다.

③ 정신의료기관의 장은 제1항에 따라 응급입원이 의뢰된 사람을 3일(공휴일은 제외한다) 이내의 기간 동안 응급입원을 시킬 수 있다.

④ 제3항에 따라 응급입원을 시킨 정신의료기관의 장은 지체 없이 정신건강의학과전문의에게 그 응급입원한 사람의 증상을 진단하게 하여야 한다.

국제간호협의회 윤리강령 The ICN Code of Ethics for Nurses

[서문]

간호사는 건강증진, 질병 예방, 건강 회복 및 고통 경감을 위한 4가지 기본책임을 가지고 있다. 간호 본연의 자세는 삶의 권리와 존엄성을 포함한 인간의 권리를 존중하는 것이며, 이러한 간호는 연령, 피부색, 교리, 문화, 불구와 질병, 성별, 국적, 정치, 인종 또는 사회적 신분에 의해 제한을 받지 않는다.

간호사는 개인이나 가족 또는 지역사회와 이에 관련된 여러 단체에 보건 사업을 제공한다.

[전문]

1. 간호사와 환자 또는 치료나 서비스가 필요한 사람들
   - 1.1 간호사의 주된 전문적인 책임은 현재 또는 미래에 개인, 가족, 지역사회 또는 주민들(여기서 주민들이란 '환자' 또는 '치료가 필요한 사람들'을 의미한다.) 누구에게나 간호와 서비스를 제공하는 것이다.
   - 1.2 간호사는 개인, 가족 및 지역사회의 인권, 가치, 관습, 종교적, 영적 신념이 모든 사람으로부터 인정받고 존중되는 환경을 조성한다. 간호사의 권리는 인권에 포함되며 유지되어야 하고, 보호되어야 한다.
   - 1.3 간호사는 처치와 치료에 관련된 기본적인 동의에 대한 환자의 문화, 언어, 인식과 육체적 필요와 심리적 상태에 적절하게 이해하기 쉽고, 정확하며, 충분하고 시기적절한 정보를 개인과 가족이 받아들일 수 있게 보장해야 한다.
   - 1.4 간호사는 개인 정보의 합법적인 수집, 사용, 접근, 전송, 저장 및 공개에 있어 환자의 사생활, 기밀 유지 및 환자의 이익을 존중하고, 개인 정보의 비밀성을 유지한다.
   - 1.5 간호사는 간호가 필요한 사람들과 동료의 개인 정보 보호 및 기밀을 존중해야 하고, 소셜 미디어를 포함한 모든 대중 매체뿐만 아니라 개인적으로도 간호 전문직의 도덕성을 유지해야 한다.
   - 1.6 간호사는 모든 사람의 사회적 요구와 건강을 충족시키기 위한 활동을 지지하고 시작을 위한 책임을 사회와 공유한다.
   - 1.7 간호사는 자원 배분, 의료 서비스 및 기타 사회 경제적 서비스에 대한 접근권에서 형평성과 사회 정의를 옹호한다.

1.8 간호사는 존중, 정의, 반응성, 배려, 연민, 공감, 신뢰와 진실성에 대한 전문적인 가치를 보여준다. 그들은 환자, 동료, 가족을 포함한 모든 사람의 존엄성과 보편적 권리를 지지하고 존중한다.

1.9 간호사는 건강 관리 환경에서 안전 문화를 촉진하고 사람에 대한 위협을 인식하고 해결하며 건강 관리, 서비스 및 환경에서 안전한 관리를 촉진한다.

1.10 간호사는 전 생애에 걸쳐 건강증진과 기본적인 의료 가치와 원칙을 사용하고 인식하며 증거에 입각하고 사람 중심 치료를 제공한다.

1.11 간호사는 기술과 과학적 진보의 사용이 사람들의 안전, 존엄성 및 권리와 양립되도록 보장한다. 만일 인공 지능 또는 치료 로봇이나 드론 같은 기계를 사용할 때, 간호사는 치료가 사람 중심으로 유지되고 그러한 장치가 인간관계를 지원해야 하고, 대체하지 않도록 보장한다.

2. 간호사와 실무

2.1 간호사는 윤리적인 간호 실천에 대한 개인적인 책임과 의무를 갖고, 지속적인 전문성 개발과 평생 학습 참여를 통해 역량을 유지한다.

2.2 간호사는 질적이고 안전한 간호를 제공하는 능력을 손상시키지 않도록 실무에 대한 적합성을 유지한다.

2.3 간호사는 개인적인 역량과 규제되거나 승인된 업무 범위 한계 내에서 업무를 수행하며, 책임을 수락하고 위임할 때 전문적인 판단을 이용한다.

2.4 간호사는 자신의 존엄성, 복지와 건강을 소중히 여긴다. 이를 달성하려면 전문적 인정, 교육, 반성, 지원 구조, 적절한 자원 조달, 건전한 관리 관행 및 산업 보건 및 안전을 통해 긍정적인 실무 환경이 필요하다.

2.5 간호사는 항상 개인행동의 기준을 유지한다. 그들은 전문직에 대해 잘 반영하고 그 이미지와 대중의 신뢰를 향상 시킨다. 간호사의 전문적인 역할에서 그들은 개인적인 관계의 경계를 유지하고 인지한다.

2.6 간호사는 그들의 지식과 전문성을 공유하고 학생 간호사, 초보 간호사, 동료 및 기타 의료 서비스 제공자의 전문성 개발을 멘토링하고 지원하며, 피드백을 제공한다.

2.7 간호사는 환자 옹호자이고, 그들은 윤리적 행동과 열린 대화를 장려하는 실천 문화를 유지한다.

2.8 간호사는 특정 시술이나 간호 또는 건강 관련 연구에 참여하는 것을 양심적으로 거부할 수 있지만, 사람들이 개인의 필요에 적합한 치료를 받을 수 있게 시기를 적절히 촉진해야 한다.

2.9 간호사는 개인, 건강 및 유전 정보에 접근하기 위한 개인의 동의 및 철회 권리를 유지한다. 그들은 유전 정보와 인간 게놈 기술의 사용, 개인 정보 보호 및 기밀성을 보호한다.

2.10 간호사는 동료, 다른 사람, 정책, 관행 또는 기술의 오용으로 건강이 위협받을 경우 개인, 가족, 지역사회와 주민을 보호하기 위해 적절한 대처를 취한다.

2.11 간호사는 환자 안전 증진에 적극적으로 참여한다. 그들은 오류나 간신히 놓친 실수가 발생할 때 윤리적인 행위를 촉진하고, 환자의 안전이 위협될 때 소리 높이며, 투명성을 옹호하고, 오류 가능성을 줄이기 위해 다른 사람들과 함께한다.

2.12 간호사는 윤리적 치료 기준을 지원하고 촉진하기 위해, 데이터 무결성에 대한 책임이 있다.

3. 간호사와 직업

3.1 간호사는 임상 간호 실무, 관리, 연구 및 교육에 대한 근거 기반의 수용 가능한 표준을 결정하고 수행하는데 있어 중요한 리더십 역할을 담당한다.

3.2 간호사와 간호학자들은 증거 중심의 실무를 뒷받침하는 연구 기반의 최신 전문지식을 확대하는 데 적극적으로 참여한다.

3.3 간호사는 전문적 가치의 핵심을 개발하고 유지하는 데 적극적이다.

3.4 간호사들은 전문 조직을 통해 임상 치료, 교육, 연구, 관리 및 리더십이 포함되는 긍정적이고 건설적인 실무 환경을 조성하는 데 참여한다. 여기에는 간호사가 안전하고 사회적, 경제적으로 공평한 근무 조건에서 최적의 실무 범위를 실천하고 안전하고 효과적이며 시의적절한 의료 서비스를 제공할 수 있는 능력을 촉진하는 환경이 포함된다.

3.5 간호사는 긍정적이고 윤리적인 조직 환경에 이바지하며, 비윤리적인 관행과 환경에 도전한다. 간호사는 간호 동료, 다른 (건강) 분야 및 관련 조직과 협력하여 환자 치료, 간호와 건강과 관련된 동료의 검토 및 윤리적으로 책임 있는 연구 및 실무 개발의 윤리적 생성, 수행 및 배포에 참여한다.

3.6 간호사는 개인, 가족과 커뮤니티의 결과를 개선하는 연구의 창작, 보급, 적용에 참여한다.

3.7 간호사는 비상사태, 재난, 갈등, 전염병, 팬데믹, 사회적 위기 및 자원이 부조한 상황에 대비하고 대응한다. 치료를 받는 사람들의 안전과 서비스는 개별 간호사와 의료시스템

및 조직의 리더에 의해 공유되는 책임이다. 여기에는 위험을 평가하고 이를 완화하기 위한 계획을 개발, 구현 및 자원 조달하는 것이 포함된다.

4. 간호사와 세계 보건

4.1 간호사는 건강 관리를 인권으로 여기며, 모든 사람이 건강 관리에 보편적으로 접근할 수 있도록 한다.

4.2 간호사는 모든 인간의 존엄성, 자유와 가치를 옹호하고, 인신매매와 아동노동 같은 모든 형태의 착취에 반대한다.

4.3 간호사는 건전한 건강 정책개발을 주도하거나 기여한다.

4.4 간호사는 인구의 건강에 기여하고 UN의 지속 가능한 발전 목표 달성을 위해 노력한다.

4.5 간호사는 건강의 사회적 결정요인의 중요성을 인식한다. 그들은 이를 다루는 정책과 프로그램에 기여하고 옹호한다.

4.6 간호사는 자연환경을 보존, 유지와 보호를 위해 협력하고 실천하며, 기후변화와 같은 환경 악화가 건강에 미치는 영향을 인식한다. 그들은 건강과 웰빙을 증진하기 위해 환경 측면으로 해로운 관행을 줄이는 계획을 지지한다.

4.7 간호사는 인권, 형평성, 공정성을 추구하고 공익과 건강한 지구 증진에 대한 책임을 장려함으로써 정의의 원칙을 수호하기 위해 다른 건강과 사회 치료 전문가들, 대중과 협력한다.

4.8 간호사는 세계 보건을 개발 및 유지하고 이에 대한 정책과 원칙을 보장하기 위해 국가 간 협력한다.

한국 간호사 윤리 선언

제 정 2006.2.23.

개 정 2014. 2.19.

개 정 2023.2.28.

- 우리 간호사는 인간 생명을 존중하고 인권을 지킴으로써 국가와 인류 사회에 공헌하는 숭고한 사명을 부여받았다.
- 이에 우리는 국민의 건강증진과 안녕 추구를 간호 전문직의 본분으로 삼고 이를 실천할 것을 다음과 같이 다짐한다.
- 우리는 어떤 상황에서도 간호 전문직으로서의 명예를 지키고 품위를 유지하며, 국민건강 지킴이의 역할에 최선을 다한다.
- 우리는 인간 생명에 영향을 줄 수 있는 첨단 의과학 기술을 포함한 생명 과학 기술을 적용하는 것에 대해 윤리적 판단을 견지하며, 부당하고 비윤리적인 의료 행위에는 참여하지 않는다.
- 우리는 간호의 질 향상을 위해 노력하고, 모든 보건 의료 종사자의 고유한 역할을 존중하며 국민건강을 위해 상호 협력한다.
- 우리는 이 다짐을 성실히 지킴으로써 간호 전문직으로서의 사회적 소명을 완수하기 위해 최선을 다할 것을 엄숙히 선언한다.

출처: 대한간호협회 홈페이지 http://www.koreanursing.or.kr/about_KNA/etics.php accessed 3 February 2025

한국 간호사 윤리강령

제 정 1972. 5. 12.
개 정 1983. 7. 21.
1995. 5. 25.
2006. 2. 23.
2013. 7. 23.
2023. 2. 28.

간호의 근본이념은 인간 생명을 존중하고 인권을 지키는 것이다. 간호사의 책무는 인간 생명의 시작부터 삶과 죽음의 전 과정에서 간호대상자의 건강을 증진하고, 질병을 예방하며, 건강을 회복하고, 고통이 경감되도록 돌보는 것이다. 간호사는 간호대상자의 자기 결정권을 존중하고, 간호대상자 스스로 건강을 증진하는 데 필요한 지식과 정보를 획득하여 최선의 결정을 할 수 있도록 돕는다. 이에 대한간호협회는 국민의 건강과 안녕에 이바지하는 전문직 종사자로서 간호사의 위상과 긍지를 높이고, 윤리 의식의 제고와 사회적 책무를 다하기 위하여 이 윤리강령을 제정한다.

Ⅰ. 간호사와 간호대상자

1. 평등한 간호 제공

   간호사는 간호대상자의 국적, 인종, 종교, 사상, 연령, 성별, 정치적 · 사회적 · 경제적 지위, 성적 지향, 질병, 장애, 문화 등의 차이에 관계 없이 평등하게 간호한다.

2. 개별적 요구 존중

   간호사는 간호대상자의 관습, 신념 및 가치관에 근거한 개인적 요구를 존중하여 간호하는 데 최선을 다한다.

3. 사생활 보호 및 비밀유지

   간호사는 간호대상자의 개인 건강 정보를 포함한 사생활을 보호하고, 비밀을 유지하며, 간호에 필요한 최소한의 정보 공유를 원칙으로 한다.

4. 알 권리 및 자기 결정권 존중

   간호사는 간호의 전 과정에 간호대상자를 참여시키며, 충분한 정보 제공과 설명으로 간호대상자가 스스로 의사결정을 하도록 돕는다.

5. 취약한 간호대상자 보호

간호사는 취약한 환경에 처해 있는 간호대상자를 보호하고 돌본다.

6. 건강 환경구현

간호사는 건강을 위협하는 사회적 유해환경, 재해, 생태계의 오염으로부터 간호대상자를 보호하고, 건강한 환경을 보전 · 유지하는 데 적극적으로 참여한다.

7. 인간의 존엄성 보호

간호사는 첨단 의과학 기술을 포함한 생명 과학 기술의 적용을 받는 간호대상자를 돌볼 때 인간 생명의 존엄과 가치를 인식하고 간호대상자를 보호한다.

II. 전문인으로서 간호사의 의무

8. 간호 표준 준수

간호사는 모든 업무를 대한간호협회 간호 표준에 따라 수행하고 간호에 대한 자신의 판단과 행위에 책임을 진다.

9. 교육과 연구

간호사는 간호 수준의 향상과 근거 기반 실무를 위한 교육과 훈련에 참여하고, 간호 표준 개발 및 연구에 기여한다.

10. 정책 참여

간호사는 간호 전문직의 발전과 국민 건강증진을 위해 간호 정책 및 관련 제도의 개선 활동에 적극적으로 참여한다.

11. 정의와 신뢰의 증진

간호사는 의료 자원의 분배와 간호 활동에 형평성과 공정성을 유지함으로써 사회의 공동선과 신뢰를 증진하는 데에 기여한다.

12. 안전을 위한 간호

간호사는 간호의 전 과정에서 간호대상자의 안전을 우선시 하며, 위험을 최소화하기 위한 조치를 취해야 한다.

13. 건강 및 품위 유지

간호사는 자신의 건강을 보호하고 전문인으로서의 긍지와 품위를 유지한다.

III. 간호사와 협력자

14. 관계 윤리 준수

간호사는 동료 의료인이나 간호 관련 종사자와 협력하는 경우 상대를 존중과 신의로서 대하며, 간호대상자 및 사회에 대한 윤리적 책임을 다한다.

15. 간호대상자 보호

간호사는 동료 의료인이나 간호 관련 종사자에 의해 간호대상자의 건강과 안전이 위협받는 경우, 간호대상자를 보호하기 위한 적절한 조치를 취한다.

16. 첨단 생명 과학 기술 협력과 경계

간호사는 첨단 생명 과학 기술을 적용한 보건 의료 연구에 협력함과 동시에, 관련 윤리적 문제에 대해 경계하고 대처한다.

참고문헌

제1장

공병혜, 구인회, 김상득, 김종국, 엄영란. (2017). 생명윤리 제2판. 현문사.

이태화, 강경화, 고유경, 김기경, 문인오, 박희옥, 서문경애, 유소영. (2017). 간호학 입문. 대한 나래출판사.

권수혜, 정귀임, 전민경, 김요나 외. (2020). 간호윤리. 수문사.

American Nurses Association. (2015). Code of ethics for nurses with interpretive statements. Silver Spring, MD: Author.

Beauchamp, T. L., & Childress, J. F. (2013). Principles of biomedical ethics (7th ed.). New York, NY: Oxford University Press.

제2장

김옥주, 김윤희. (2017). 연구윤리와 IRB. 서울: 범문에듀케이션.

대한의사협회 생명윤리위원회. (2021). 생명윤리 및 안전에 관한 법률 해설집. 보건복지부.

박상은. (2015). 생명윤리의 이해. 서울: 한울아카데미.

이명진. (2016). 의료윤리와 생명윤리. 서울: 의학서원.

한국연구재단, 한국기관생명윤리위원회협의회. (2023). IRB 심의 사례집.

황우석 외. (2004). Evidence of a Pluripotent Human Embryonic Stem Cell Line Derived from a Cloned Blastocyst. Science, 303(5664), 1669–1674. (논문 철회됨, 윤리적 논란 사례)

Annas, G. J., & Grodin, M. A. (Eds.). (1992). The Nazi Doctors and the Nuremberg Code: Human Rights in Human Experimentation. Oxford University Press.

Beecher, H. K. (1966). Ethics and Clinical Research. New England Journal of Medicine, 274(24), 1354–1360.

Council for International Organizations of Medical Sciences (CIOMS), World Health Organization. (2016). International Ethical Guidelines for Health-related Research Involving Humans.

Emanuel, E. J., et al. (2000). What Makes Clinical Research Ethical? JAMA, 283(20), 2701–2711.

Emanuel, E. J., et al. (2008). The Oxford Textbook of Clinical Research Ethics. Oxford University Press.

Faden, R. R., & Beauchamp, T. L. (1986). A History and Theory of Informed Consent. Oxford University Press.

Grady, C. (2015). Enduring and Emerging Challenges of Informed Consent. New England Journal of Medicine, 372(9), 855–862.

International Council for Harmonisation of Technical Requirements for Pharmaceuticals for Human Use (ICH). (1996). Guideline for Good Clinical Practice E6(R1).

Katz, J. (1992). Experimentation with Human Beings. Russell Sage Foundation.

Kim, S. Y. H., & Miller, F. G. (2015). Informed Consent for Pragmatic Trials — The Integrated Consent Model. New England Journal of Medicine, 373(12), 1192–1193.

Levine, R. J. (1986). Ethics and Regulation of Clinical Research. Yale University Press.

McNeill, P. (1993). The Ethics and Politics of Human Experimentation. Cambridge University Press.

Moreno, J. D. (2001). Undue Risk: Secret State Experiments on Humans. Routledge.

National Bioethics Advisory Commission (NBAC). (2001). Ethical and Policy Issues in Research Involving Human Participants. Bethesda, MD: NBAC.

National Commission for the Protection of Human Subjects of Biomedical and Behavioral Research. (1979). The Belmont Report. U.S. Government Printing Office.

Online Ethics Center. (2024). Human Subjects & Informed Consent Bibliography.

Rev Med Minas Gerais. (2014). Bioethics – a brief history: from the Nuremberg code (1947) to the Belmont report (1979), 24(2), 253-264.

Rothman, D. J. (2003). Strangers at the Bedside: A History of How Law and Bioethics Transformed Medical Decision Making. Basic Books.

United States Department of Health and Human Services. (2018). Federal Policy for the Protection of Human Subjects ('Common Rule'). 45 CFR 46.

World Health Organization. (2022). Standards and Operational Guidance for Ethics Review of Health-Related Research with Human Participants.

World Medical Association. (2013). Declaration of Helsinki: Ethical Principles for Medical Research Involving Human Subjects. JAMA, 310(20), 2191–2194.

제3장

개인정보 보호법. (2024). https://law.go.kr/법령/개인정보보호법, 2024.03.15.

대한간호협회. (2023). 한국 간호사 윤리 강령

보건복지부 의료 기관. (2015). 개인정보보호 가이드라인

오인옥, 윤수진, 남경아. (2021). COVID-19 거점 전담병원 간호사의 업무 경험. Korean Journal of Adult Nursing, 33:6, 657-669. https://doi.org/10.7475/kjan.2021.33.6.657

제4장

국가법령정보센터. (2025). 생명윤리 및 안전에 관한 법률. https://www.law.go.kr/LSW/lsInfoP.do?lsiSeq=199534

국가생명윤리정책원. (2022). 국민생명윤리인식조사 결과보고서. https://www.nibp.kr

김한나. (2018). 유전자 편집 기술의 응용과 인간 배아의 14일 연구 규정. 생명, 윤리와 정책, 2(2), 47–64.

대한간호협회. (2022). 간호윤리 강령 (2022 개정판).

대한산부인과학회. https://www.ksog.org

보건복지부. (2020). 생식세포 기증 및 보조생식술 관리체계 개선방안 연구.

보건복지부. (2021). 2021년 모자보건 통계. 보건복지부 정책통계자료.

보건복지부. (2022). 제3차 저출산·고령사회 기본계획(2021~2025).

보건복지부. (2023). 모자보건 관련 정책 동향 자료집.

이선경 외. (2020). 배아의 도덕적 지위에 대한 간호대학생의 인식 분석. 생명윤리와 정책, 31(3), 87-102.

외교부. (2010). 2010년 국적법 개정안 주요내용 안내. https://www.mofa.go.kr

질병관리청. (2023). 비침습적 산전검사(NIPT) 정보 안내. 국가건강정보포털.

최윤정. (2023). 보건의료인의 모성약물 사용에 대한 윤리적 판단 연구. 한국여성건강간호학회지, 29(1), 15-25.

통계청. (2023). 2023년 인구동향조사 출생통계 결과.

한국바이오협회. (2022). 유전자변형생물체 국내 규제 개선 동향. 브리프, 167.

한국보건사회연구원. (2021). 임신중지의 법적 자유화와 의료서비스의 공적 보장을 중심으로 본 임신중지 정책의 국제적 동향.

한국여성정책연구원. (2021). 안전한 임신중단을 위한 의료접근성 제고방안 연구. https://www.kwdi.re.kr

American Civil Liberties Union. (1997). Coercive and punitive governmental responses to women's conduct during pregnancy. https://www.aclu.org/reproductive-freedom/coercive-and-punitive-governmental-responses-womens-conduct-during-pregnancy

American Medical Association. (2016). Don't criminalize pregnant patients for substance use. https://www.ama-assn.org

Arons, J. (2007). Future choices: Assisted reproductive technologies and the law. Center for American Progress. https://www.americanprogress.org/events/2007/12/17/16582/future-choices-assisted-reproductive-technologies-and-the-law/

Bergum, V. (2004). Relational ethics in nursing. In J. L. Storch, P. Rodney, & R. Starzomski (Eds.), Toward a moral horizon: Nursing ethics for leadership and practice (pp. 485–502). Toronto, Canada: Pearson-Prentice Hall.

Burke, T. (2002). Forbidden grief: The unspoken pain of abortion. Springfield, IL: Acorn.

Centers for Disease Control and Prevention. (2012). About CDC's Division of Reproductive Health. http://www.cdc.gov/reproductivehealth/DRH/index.htm

Centers for Disease Control and Prevention. (2014). What is assisted reproductive technology? http://www.cdc.gov/art/

Chandis, V., & Williams, T. (2006). The patient, the doctor, the fetus, and the court-compelled cesarean: Why courts should address the question through a bioethical lens. Medicine and Law, 25, 729–746.

Coutts, M. C. (1990). Maternal–fetal conflict: Legal and ethical issues (Scope Note 14, National Reference Center for Bioethics Literature, Joseph and Rose Kennedy Institute of Ethics). Washington, DC: Georgetown University.

DeGrazia, D. (2006). Moral status, human identity, and early embryos: A critique of the president's approach. Journal of Law, Medicine, & Ethics, 34(1), 49–57.

DeGrazia, D. (2008). Moral status as a matter of degree? The Southern Journal of Philosophy, 46, 181–198.

Frankel, M. S. (2003). Inheritable genetic modification and A Brave New World: Did Huxley have it wrong? Hastings Center Report, 33(2), 31–36.

Grady, D. (2000, October 4). Baby conceived to provide cell transplant for his dying sister. The New York Times, p. 24.

Guttmacher Institute. (2011). State policies in brief: Abortion. http://www.guttmacher.org/statecenter/spibs/index.html

Harris, J., & Holm, S. (2000). Introduction. In J. Harris & S. Holm (Eds.), The future of human reproduction: Ethics, choice, & regulation (pp. 1–37). Oxford, UK: Clarendon.

Harris, J., & Holm, S. (2003). Abortion. In H. LaFollette (Ed.), The Oxford handbook of practical ethics (pp. 112–135). Oxford, UK: Oxford University Press.

International Conference on Population and Development. (2013). Policy recommendations for the ICPD beyond 2014: Sexual and reproductive health and rights for all. http://icpdtaskforce.org/beyond-2014/policy-recommendations-for-the-icpd-beyond-2014-sexual-and-reproductive-health-rights-for-all/

Iris, O., Amalia, L., Moshe, M., Arnon, W., & Eyal, S. (2009). Refusal of treatment in obstetrics—a maternal-fetal conflict. Journal of Maternal-Fetal and Neonatal Medicine, 2(7), 612–615.

Keenan, C. (2006). Maternal versus fetal rights: Part 1. In S. W. Killion & K. Dempski (Eds.), Quick look nursing: Legal and ethical issues (Chap. 57, pp. 144–145). Sudbury, MA: Jones and Bartlett.

Kemp, J. (2014, July). Tennessee mom arrested under new drug law after newborn tests positive for meth. New York Daily News. http://www.nydailynews.com/news/crime/tennessee-mom-busted-new-drug-law-baby-tests-positive-meth-article-1.1865979

LegiScan. (2014). Tennessee Senate Bill 1391. http://legiscan.com/TN/bill/SB1391/2013

Marquis, D. (1989). Why abortion is immoral. Journal of Philosophy, 86, 183–202.

Munson, R. (2004). Intervention and reflection: Basic issues in medical ethics (7th ed.). Belmont, CA: Wadsworth-Thomson.

NARAL Pro-Choice America. (2014). Abortion. http://www.prochoiceamerica.org/what-is-choice/abortion/

Office of Population Research & Association of Reproductive Health Professionals. (2014). The emergency contraception website. http://ec.princeton.edu/providers/index.html

Perry, B. L., Jones, H., Tuten, M., & Svikas, D. S. (2003). Assessing maternal perceptions of harmful effects of drug use during pregnancy. Journal of Addictive Diseases, 22, 1–9.

Planned Parenthood Action Fund. (2014). Emergency contraception. http://www.plannedparenthoodaction.org/issues/emergency-contraception/

Rosenberg, J. (2007). First test-tube baby—Louise Brown. About education: 20th century history. http://history1900s.about.com/od/medicaladvancesissues/a/testtubebaby.htm

Steinbock, B. (2006). The morality of killing human embryos. Journal of Law, Medicine, & Ethics, 34(1), 26–34.

Tran, L. (2004). Legal rights and the maternal–fetal conflict. BioTeach Journal, 2, 76–80.

United Nations. (1948). Universal Declaration of Human Rights. https://www.un.org/en/about-us/universal-declaration-of-human-rights

United Nations Department of Public Information. (1995, March). Summary of the ICPD programme of action. http://www.unfpa.org/public/cache/offonce/home/sitemap/icpd/International-Conference-on-Population-and-Development/ICPD-Summary

United Nations Population Fund (UNFPA). (1994). Programme of action of the International Conference on Population and Development.

Veatch, R. (2003). The basics of bioethics (2nd ed.). Upper Saddle River, NJ: Prentice Hall.

World Health Organization. (2012). Safe abortion: Technical and policy guidance for health systems (2nd ed.). Geneva: Author.

제5장

김혜옥, 김요나, 남문희, 이종율, 최지원. (2017). 간호실무윤리 제4판. 서울: JMK.

법제처. (2024). 아동복지법.

보건복지부. (2023). 2022년 아동학대 주요통계.

보건복지부. (2024). 2023년 아동학대 주요통계.

서울아산병원 건강정보 질환백과. (2024). https://www.amc.seoul.kr/asan/healthinfo

서울신문. (2023.12.06.). https://www.seoul.co.kr/news

아동권리보장원. (2024). 2024 아동분야 주요통계. https://www.ncrc.or.kr/ncrc/main.do

여성경제신문. (2024.02.27.). https://www.womaneconomy.co.kr

개인정보 보호법. (2024). https://law.go.kr/법령/개인정보보호법, 2024.03.15.

대한간호협회 (2023). 한국 간호사 윤리 강령

보건복지부 의료 기관. (2015). 개인정보보호 가이드라인

오인옥, 윤수진, 남경아. (2021). COVID-19 거점 전담병원 간호사의 업무 경험. Korean Journal of Adult Nursing, 33:6, 657-669. https://doi.org/10.7475/kjan.2021.33.6.657

American Nurses Association. (2018). American Nurses Association calls for an immediate end to immoral and cruel practice of separating children from their families. https://www.nursingworld.org/news/news-releases/2018/separation-of-children-families/

American Nurses Association. (2015). The code of ethics for nurses with interpretive statements.

Barrientos, A., Abdulai, A-G., Demirag, D., de Groot, R., & Ragno, L.P. (2016). Why assist people living in poverty?

The ethics of poverty reduction. Innocenti Working Paper, IWP_2016_27. https://www.unicef-irc.org/publications/871-why-assist-people-living-in-poverty-the-ethics-of-poverty-reduction.html

Beauchamp, T. L., & Childress, J. F. (2019). Principles of biomedical ethics (8th ed.). Oxford.

British Broadcasting Corporation (BBC). (2021). Child migrants: Massive drop in children held by border officials. https://www.bbc.com/news/world-us-canada-56405009

Carter, B. S., & Leuthner, S. R. (2003). The ethics of withholding/withdrawing nutrition in the newborn. Seminars in Perinatology, 27(6), 480–487.

Centers for Disease Control and Prevention (CDC).(2012). If you choose not to vaccinate your child, understand the risks and responsibilities [PDF file]. https://www.cdc.gov/vaccines/hcp/conversations/downloads/not-vacc-risks-bw-office.pdf

Centers for Disease Control and Prevention (CDC). (2021a). Chickenpox (Varicella): Transmission. https://www.cdc.gov/chickenpox/about/transmission.html

Centers for Disease Control and Prevention (CDC). (2021b). Provider resources for vaccine conversations with parents. https://www.cdc.gov/vaccines/hcp/conversations/index.html

Centers for Disease Control and Prevention (CDC). (2022). Public health law: State school immunization requirements and vaccine exemption laws. https://www.cdc.gov/phlp/docs/school-vaccinations.pdf

Child Welfare Information Gateway. (2019a). About CAPTA: A legislative history. https://www.childwelfare.gov/pubPDFs/about.pdf

Child Welfare Information Gateway. (2019b). Definitions of child abuse and neglect. https://www.childwelfare.gov/pubpdfs/define.pdf

Child Welfare Information Gateway. (2019c). What is child abuse and neglect? Recognizing the signs and symptoms. https://www.childwelfare.gov/pubpdfs/whatiscan.pdf

Childhelp. (n.d.). Handling child abuse disclosures. https://www.childhelp.org/wp-content/uploads/2021/11/Handling-Disclosures.pdf

Committee on Fetus and Newborn. (2007). Noninitiation of withdrawal of intensive care for high-risk newborns. Pediatrics, 119(2), 401–403.

Dalai Lama. (1999). Ethics for the new millennium. Riverhead Books.

Erikson, E. H. (1985). Childhood and society (35th ed.). W. W. Norton. (Original work published 1950)

Haider, A. (2021). The basic facts about children in poverty. https://www.americanprogress.org/issues/poverty/reports/2021/01/12/494506/basic-facts-children-poverty/

Harrison, C. (2011). Fidelity and truthfulness in the pediatric setting: Withholding information from children and adolescents. In D. S. Diekema, M. R. Mercurio, & M. B. Adam (Eds.), Clinical ethics in pediatrics: A case-based textbook [Kindle version] (loc. 1545–1773). Cambridge University Press.

Held, V. (1993). Feminist morality: Transforming culture, society, and politics. University of Chicago Press. In the Matter of Baby K, 832 F. Supp. 1022 (E.D. Va. 1993).

Janvier, A., & Lantos, J. D. (2011). Variations of practice in the care of extremely preterm infants. In D. S. Diekema, M. R. Mercurio, & M. B. Adam (Eds.), Clinical ethics in pediatrics: A case-based textbook [Kindle version] (loc. 3935–4150). Cambridge University Press.

Jonsen, A. R., Siegler, M., & Winslade, W. J. (2006). Clinical ethics: A practical approach to ethical decisions in clinical medicine (6th ed.). New York, NY: McGraw-Hill.

Jonsen, A. R., Siegler, M., & Winslade, W. J. (2010). Clinical ethics: A practical approach to ethical decisions in clinical medicine (7th ed.). New York, NY: McGraw-Hill.

Jonsen, A. R., Siegler, M., & Winslade, W. J. (2022). Clinical ethics: A practical approach to ethical decisions in clinical medicine (9th ed.). [Kindle Edition]. McGraw-Hill.

MacIntyre, A. (1999). Dependent rational animals: Why human beings need the virtues. Chicago, IL: Open Court.

Nussbaum, M. C. (2001). Upheavals of thought: The intelligence of emotions. Cambridge University Press.

Pence, G. E. (2004). Classic cases in medical ethics: Accounts of cases that have shaped medical ethics, with philosophical, legal, and historical backgrounds (4th ed.). McGraw-Hill.

Ramsey, S. B. (2006). Abusive situations. In S. W. Killion & K. Dempski (Eds.), Quick look nursing: Legal and ethical issues (pp. 58–59). Jones and Bartlett Publishers.

Ray, M. (1989). The theory of bureaucratic caring for nursing practice in the organizational culture. Nursing Administration Quarterly, 13(2), 31–42.

Ray, M. (2001). The theory of bureaucratic caring. In M. Parker (Ed.), Nursing theories and nursing practice(pp. 421–444). F.A. Davis.

Ross, L. F. (1998). Children, families, and health care decision-making. Oxford University Press.

Ruddick, S. (1995). Toward a politics of peace. Beacon Press.

Rus, M., & Groselj, U. (2021). Ethics of vaccination in childhood—A framework based on the four principles of biomedical ethics. Vaccines, 9(2), 113.

Ryan, K., & Bohlin, K. E. (1999). Building character in schools: Practical ways to bring moral instruction to life. Jossey-Bass.

Schweiger, G. (2019). Ethics, poverty, and children's vulnerability. Ethics and social Welfare, 13(3) 288–301.

Stange, M., & Stark, B. (2019). The ethical and public health implications of family separation. Public Health and the Law, 47(S2), 91–94.

Stenson, J. B. (1999). Appendix C: An overview of the virtues. In K. Ryan & K. E. Bohlin (Eds.), Building character in schools: Practical ways to bring moral instruction to life (pp. 207–211). Jossey-Bass.

Stephen, J.M., & Zoucha, R. (2020). A call for nurse leader action: Ethical nursing care of Latinx unauthorized immigrant children and families. Nurse Leader. https://doi.org/10.1016/j.mnl.2020.08.002

Stimpson, C. R. (1993). Series editor's foreword. In V. Held (Ed.), Feminist morality: Transforming culture, society, and politics (pp. vii–ix). University of Chicago Press.

Tong, R. (1997). Feminist approaches to bioethics: Theoretical reflections and practical applications. Westview.

Turkel, M. C. (2007). Dr. Marilyn Ray's theory of bureaucratic caring. International Journal for Human Caring, 11(4), 57–67.

United Nations International Children's Emergency Fund (UNICEF). (n.d.). Child poverty. https://www.unicef.org/social-policy/child-poverty

United Nations International Children's Emergency Fund(UNICEF). (2020). East Asia and Pacific press release. https://www.unicef.org/eap/press-releases/150-million-additional-children-plunged-poverty-due-covid-19-unicef-save-children

United Nations International Children's Emergency Fund (UNICEF). (2021). New approach needed to ensure protection and care for unaccompanied migrant children in the United States. https://www.unicef.org/press-releases/new-approach-needed-ensure-protection-and-care-unaccompanied-migrant-children-united

U.S. Department of Health and Human Services (HHS), Administration for Children and Families. (2021, November

15). Latest UC data—FY2021. https://www.hhs.gov/programs/social-services/unaccompanied-children/latest-uc-data-fy2021/index.html

U.S. Department of Health and Human Services (HHS), Administration for Children and Families, Administration on Children, Youth and Families, Children's Bureau. (2022, January 19). Child Maltreatment 2020. https://www.acf.hhs.gov/cb/report/child-maltreatment-2020

U.S. Department of Health and Human Services (HHS), Administration for Children & Families. (n.d.). Unaccompanied children. https://www.acf.hhs.gov/orr/programs/uc

World Health Organization (WHO). (2020). Children: Improving survival and well-being. https://www.who.int/news-room/fact-sheets/detail/children-reducing-mortality

Wyatt, J. (2011). The role of quality of life assessments in neonatal care. In D. S. Diekema, M. R. Mercurio, & M. B. Adam (Eds.), Clinical ethics in pediatrics: A case-based textbook [Kindle version] (loc. 3749–3920). Cambridge University Press.

제6장

Advanced Practice Nursing eJournal. (2002). Issues in providing health maintenance to adolescents. Advanced Practice Nursing eJournal, 2 (2). https://www.medscape .com/viewarticle/430530_2

Bandura, A. (1977). Social learning theory. General Learning Press.

Beauchamp, T. L., & Childress, J. F. (2019). Beneficence (Chap. 6, pp. 217–256). Principles of biomedical ethics (8th ed.). Oxford University Press.

Centers for Disease Control and Prevention (CDC). (2020, August 21). Youth risk behavior surveillance–United States, 2019. Morbidity and Mortality Weekly Report, Supplement, 69(1), 1–84. https://www.cdc.gov/mmwr /volumes/69/su/pdfs/su6901-H.pdf

Centers for Disease Control and Prevention (CDC). (2020, November 20). Abortion surveillance–United States, 2018. Morbidity and Mortality Report, 69 (7), 1–29. https://www.cdc.gov/mmwr/volumes/69/ss/ss6907a1 .htm

Ivey-Stephenson, A. Z., Demissie, Z., Crosby, A. E., Stone,M. S., Gaylor, E., Wilkins, N., Lowry, R. & Brown, M. (2021, August 21).

Suicidal ideation and behaviors among high school students—Youth risk behavior survey, United States, 2019. Centers for Disease Control and Prevention. Morbidity and Mortality

Weekly Report, 69(1), 47–55. https://www.cdc.gov /mmwr/volumes/69/su/pdfs/su6901a6-H.pdf

제7장

국립장기조직혈액관리원(2024). https://www.konos.go.kr.

법제처(2024). https://www.law.go.k. 장기등 이식에 관한 법률.

법제처(2024). https://www.law.go.k. 장기등 이식에 관한 법률 시행령.

한국장기조직기증원(2024). https://www.koda1458.kr/organ/brain_deth.do

American Nurses Association (ANA). (2015). Code of ethics for nurses with interpretive statements.

Barofsky, L. (1978). Compliance, adherence, and the therapeutic alliance: Steps in the development of self-care. Social Science and Medicine, 12, 369–376.

Beauchamp, T. L., & Childress, J. F. (2019). Principles of biomedical ethics (8th ed.). Oxford University Press.

Berg, J., Evangelista, L. S., & Dunbar-Jacob, J. M. (2002). Compliance. In I. M. Lubkin & P. D. Larsen (Eds.), Chronic illness: Impact and interventions (5th ed., pp. 203–232). Jones and Bartlett Publishers.

Centers for Disease Control and Prevention (CDC). (2021, April 28). About chronic diseases. https://www.cdc.gov/chronicdisease/about/index.htm

Conrad, P. (2007). The medicalization of society: On the transformation of human conditions into treatable disorders. Johns Hopkins University Press.

DeGrazia, D., & Mappes, T. A. (2001). Biomedical ethics (5th ed.). McGraw-Hill.

Galanti, G. A. (2004). Caring for patients from different cultures (3rd ed.). University of Pennsylvania Press.

Garrett, C. (2004). Gut feelings: Chronic illness and the search for healing. Rodopi.

Gift of Life Donor Program. (2021a). How does organ and tissue donation work? https://www.donors1.org/learn-about-organ-donation/how-does-organ-and-tissue -donation-work/

Gift of Life Donor Program. (2021b). Mission and core values. https://www.donors1.org/about-gift-of-life/overview/mission-and-core-values/

World Health Organization (WHO). (2020). Noncommunicable diseases progress monitor 2020. https://www.who.int/publications/i/item/ncd-progress-monitor-2020

President's Council on Bioethics. (2003). Organ transplantation: Ethical dilemmas and policy choices. https://bioethicsarchive.georgetown.edu/pcbe/background/org_transplant.html

Rock, A. (2014). Why don't more people want to donate their organs? http://globalbioethics.org/gbi_old/2014/11/why-do-so-few-people-donate-organs/

Rubenstein, A., Cohen, E., & Jackson, E. (2006). PCBE: The definition of death and the ethics of organ procurement from the deceased. https://bioethicsarchive.georgetown.edu/pcbe/background/rubenstein.html

Shewmon, D. A. (2004). The dead donor rule: Lessons from linguistics. Kennedy Institute of Ethics Journal, 14(3), 277–300.

제8장

통계청. (2024.9.26.). 고령자 통계 통계청 보도자료.

통계청. (2025.02.10.). http://kostat.go.kr

Burbank PM. An exploratory study: Assessing the meaning in life among older adult clients. Journal of Gerontological Nursing. 1992;18(9):19-28. http://doi.org/10.3928/0098-9134-19920901-06

Fitzpatrick JJ. Life perspective rhythm model. In: Fitzpatrick JJ, Whall AL, editors. Conceptual models of nursing: Analysis and application. Bowie, MD: Brady; 1983. p. 295-302

Fitzpatrick JJ, Kim NH. Meaning in life: Translating nursing concepts to research. Asian Nursing Research. 2008;2(1):1-4. http://doi.org/10.1016/S1976-1317(08)60023-7

Hupkens S, Machielse A, Goumans M, Derkx P. Meaning in life of older persons: An integrative literature review. Nursing Ethics. 2018;25(8):973-91. https://doi.org/10.1177/0969733016680122

Journal of Korean Academy of Nursing, 2017;47(1):86-96. https://doi.org/10.4040/jkan.2017.47.1.86

Lee, Si Eun & Hong, Gwi-Ryung Son. Development of the meaning in life scale for older adults.

M. Diehl & H. Wahl(2010). "Awareness of age-related change: Examination of a (mostly) unexplored concept," The Journals of Gerontology Series B: Psychological Sciences and Social Sciences, 65:3, 340–350.

National Health Insurance (Korea). The 3rd long-term care insurance plan [Internet]. National Health Insurance; 2023 Aug 18 [cited 2024 Apr 15]. Available from: https://www.longtermcare.or.kr/npbs/d/m/000/moveBoardView?menuId =npe0000000770&bKey =B0009&search_boardId=61038

Statistics Korea. Statistics on the Elderly Statistics Korea Press Release[Internet]. Statistics Korea; 2024 Sep 26 [cited 2025 Feb 10]. Available from:http://kostat.go.kr

제9장

Albom, M. (1997). Tuesdays with Morrie: An old man, a young man, and life's greatest lesson. Broadway Books.

American Nurses Association. (2015). Code of ethics for nurses with interpretive statements. Author.

O'Rourke, K. (2002). A primer for health care ethics: Essays for a pluralistic society (2nd ed.). Georgetown University Press.

President's Commission for the Study of Ethical Problems in Medicine and Biomedical and Behavioral Research. (1981, July). Defining death: Medical, legal, and ethical issues in the determination of death. Government Printing Office. https://repository.library.georgetown.edu/bitstream/handle/10822/559345/defining_death.pdf?sequence=1&isAllowed=y

Quill, T. E. (2001). Caring for patients at the end of life: Facing an uncertain future together. Oxford University Press.

제10장

국립정신건강센터. (2023). 2021년 정신건강실태조사(소아 · 청소년) 보고서.

김은빈. (2011). 정신보건법의 이념에 비우처 본 정신질환자 강제입원의 법정책적 문제. 성신여자대학교 대학원 법학과 석 사학위 논문.

김혜옥, 김요나, 남문희, 이종율, 최지원. (2017). 간호실무윤리 제4판. 서울: JMK(제이엠케이).

뉴스핌. (2019.07.30.). https://www.newspim.com/news/view

뉴스핌. (2019.08.09.). https://www.newspim.com/news/view

뉴스1. (2024.03.21.). https://www.news1.kr/society

법제처. (2024). 정신건강증진 및 정신질환자 복지서비스 지원에 관한 법률. https://www.law.go.kr/LSW//main.html

보건복지부 국립정신건강센터. (2023). 2023년 중독 주요 지표 모음집.

이안나, 김성완, 강영신. (2018). 정신질환에 대한 낙인과 정신의학적 약물치료 태도의 관계에서 사회적 지지와 자아존중감 의 이중매개 효과. 재활심리연구, 25(3), 461-478.

일요시사. (2024.02.22.). https://www.ilyosisa.co.kr/news

조선비즈. (2023). 중증 정신질환자 잇단 범죄에…'사법입원제' 뜨거운 감자. https://biz.chosun.com/topics/law_firm/2023/08/11/CGAICCWNDBGGRF5CVOGYXE3DJY/.

조선일보. (2023.08.12.). https://www.chosun.com/national/court_law

허명호. (2005). 정신보건법상 강제입원과 그에 대한 통제: 구속적부심사제도 도입의 필요성을 중심으로. 고려대학교 대학 원 법학과 석사학위 논문.

Amador, X. (2012). I AM NOT SICK I don't need help. (10th anniversary edition). Vida Press.

American Nurses Association. (2001). Code of ethics for nurses with interpretive statements.

American Nurses Association. (2015). Code of ethics for nurses with interpretive statements.

Beauchamp, T. L., & Childress, J. F. (2019). Principles of biomedical ethics (8th ed.). Oxford University Press.

Beresford, P. (2002). Thinking about "mental health": Towards a social model. Journal of Mental Health, 11(6), 581–584.

Bishop, A., & Scudder, J. (2001). Nursing ethics: Holistic caring practice (2nd ed.). Jones and Bartlett Publishers.

Bolton, J. (2003). Reducing the stigma of mental illness. Student British Medical Journal, 11, 104–105.

Corey, G. (2005). Theory and practice of counseling and psychotherapy (7th ed.). Brooks/Cole-Thomson Learning.

Corey, G., Corey, M. S., & Callanan, P. (2003). Issues and ethics in the helping professions. Wadsworth Group-Brooks/Cole.

Crowe, M. (2000). Psychiatric diagnosis: Some implications for mental health nurse care. Journal of Advanced Nursing, 31(3), 583–589.

Dickenson, D., & Fulford, K. W. M. (2000). In two minds: A casebook of psychiatric ethics. Oxford University Press.

Frances, A. (2013a). Essentials of psychiatric diagnosis: Responding to the challenge of DSM-5 (Rev. ed.) [Kindle version]. Guilford Press.

Frances, A. (2013b). Saving normal [Kindle version]. HarperCollins.

Green, G., Hayes, C., Dickinson, D., Whittaker, A., & Gilheany, B. (2003). A mental health service users' perspective to stigmatization. Journal of Mental Health, 12(3), 223–234.

Halter, M. J. (2002). Stigma in psychiatric nursing. Perspectives in Psychiatric Care, 38(1), 23–28.

Hobson, J. A., & Leonard, J. A. (2001). Out of its mind: Psychiatry in crisis—A call to reform. Perseus.

Knight, M. T. D., Wykes, T., & Hayward, P. (2003). "People don't understand": An investigation of stigma in schizophrenia using interpretative phenomenological analysis (IPA). Journal of Mental Health, 12(3), 209–222.

Livesley, W. J. (2010). Confusion and incoherence in the classification of personality disorder: Commentary on the preliminary proposals for DSM-5. Psychological Injury and Law, 3, 304–313.

Mayo Clinic Staff. (2017). Mental health: Overcoming the stigma of mental illness. https://www.mayoclinic.org/diseases-conditions/mental-illness/in-depth/mental-health/art-20046477

National Alliance on Mental Illness. (2021). Anosognosia. https://www.nami.org/About-Mental-Illness/Common-with-Mental-Illness/Anosognosia

National Resource Center on Psychiatric Advance Directives. (2021). State by state info. https://www.nrc-pad.org

Pipher, M. (2003). Letters to a young therapist: Stories of hope and healing. Basic Books.

Pouncey, C. L., & Lukens, J. M. (2013). Madness versus badness: The ethical tension between the recovery movement and forensic psychiatry. In D. A. Sisti, A. L. Caplan, & H. Rimon-Greenspan (Eds.), Applied ethics in mental health care: An interdisciplinary reader (loc. 5060–5416). MIT Press.

Radden, J. (2002a). Notes towards a professional ethics for psychiatry. Australian and New Zealand Journal of Psychiatry, 36, 52–59.

Radden, J. (2002b). Psychiatric ethics. Bioethics, 16(5), 397–411.

Robbins, B. (2012). Open letter to the DSM-5. https://www.ipetitions.com/petition/dsm5/

Rosen, A., Walter, G., Casey, D., & Hocking, B. (2000). Combating psychiatric stigma: An overview of contemporary initiatives. Australasian Psychiatry, 8(1), 19–26.

Schneider, M. R. (2016). Clinical and social contexts of ethical issues in mental health care. AMA Journal of Ethics, 18(6), 567–571.

Seedhouse, D. (2000). Practical nursing philosophy: The universal ethical code. John Wiley & Sons, p. 138.

Shimrat, I. (2003, July/August). Freedom. Off Our Backs, 55, 18.

Sokolowski, R. (1991). The fiduciary relationship and the nature of professions. In E. D. Pellegrino, R. M. Veatch, & J. P. Langan (Eds.), Ethics, trust, and the professions: Philosophical and cultural aspects (pp. 23–43). Georgetown University.

U.S. Department of Health and Human Services. (1999). Mental health: A report of the surgeon general—executive summary.

U.S. Department of Health and Human Services. (2017). HIPAA FAQs for professionals. https://www.hhs.gov/hipaa/for-professionals/faq/index.html

Wahl, O. F. (2003). Depictions of mental illnesses in children's media. Journal of Mental Health, 12(3), 249–258.

Watts, J., & Priebe, S. (2002). A phenomenological account of users' experiences of assertive community treatment. Bioethics, 16(5), 439 - 454.

제11장

과학기술정보통신부. (2020). 인공지능(AI) 윤리기준. 세종: 과학기술정보통신부.

과학기술정보통신부. (2024). 편향성 제거를 위한 인공지능 알고리즘 연구 및 응용. 한국과학기술정보연구원.

국민권익위원회. (n.d.). 사례 돋보기 | 청렴윤리경영 브리프스. Retrieved from https://www.acrc.go.kr/briefs/53bed2fddd46d671d2e443efb9ea63e83a52673faf8ed6bd482a97393b4a3d73/sub_2.html

김미란, 김현정, 김현수. (2023). 국내 간호업무 개선을 위한 인공지능 적용의 가능성 탐색 연구. 간호행정학회지, 29(5), 564-575.

김종열. (2021). 인공지능이 생명의료 영역에 제기하는 윤리 문제. 윤리연구, 1(133), 149-170.

김종엽. (2021). 인공지능 윤리 연구에 관한 체계적 문헌고찰. 윤리연구, 1(135), 47-663.

김준혁. (2023). 보건의료영역 인공지능 윤리 원칙과 고려사항. 한국의료윤리학회지, 26(2), 103-116.

김지희, 이진규. (2023). AI 모델의 데이터셋의 편향성 문제를 탐지하고 이를 완화하는 방법론. 동국대학교.

김태연. (2022). 인공지능 윤리의 주요 쟁점과 필수 고려사항. 열린교육연구, 30(6), 173-201.

네이트뉴스. (2024. 12. 26.). 차별 만드는 AI의 '편향성'…데이터 선별 학습해 선입견 없앤다.

대규모 언어 모델을 사용하는 인공지능 기반 대화형 챗봇의 편향성 평가 프레임워크 개발. (n.d.). https://ksbe-jbe.org/xml/38073/38073.pdf

디지털투데이. (2024). 개인정보위 "개인정보보호법 3차 개정, 'AI 시대' 고려 정합성·적합성 검토". https://www.digitaltoday.co.kr/news/articleView.html?idxno=541728

보안뉴스. (2023). 인공지능의 편향성 문제, 얼마나 심각하고 어떻게 해결하나?. Retrieved February 2, 2025, from http://m.boannews.com/html/detail.html?idx=120863

알체라. (2025). 인공지능 윤리의 정의와 그 중요성 공개. Retrieved February 2, 2025, from https://www.alchera.ai/resource/blog/Artificial-Intelligence-Ethics

유네스코, EU 인공지능 특별위원회(CAHAI). (2022). AI시스템 법적 프레임워크.

유네스코한국위원회. (2024). 인공지능 윤리, 함께 생각하기. 서울: 유네스코한국위원회.

유네스코한국위원회. (2024). 인공지능(AI) 윤리와 법(I) - AI 윤리의 쟁점과 거버넌스 연구. https://unesco.or.kr/wp-content/uploads/2024/06/인공지능-윤리와-법-I_AI-윤리의-쟁점과-거버넌스-연구.pdf

윤리적 인공지능과 신뢰할 수 있는 머신러닝을 향한 Workday의 지속적인 노력. (2022). https://blog.workday.com/ko-kr/workdays-continued-diligence-ethical-ai-and-ml-trust.html

윤은경. (2024). [AI윤리]인공지능 윤리 가이드 라인, 해외 동향 알아보기. Retrieved from https://yej2413.com/33

이재현, 이상엽, 정지연. (2020). 인공지능과 헬스 커뮤니케이션. 언론정보연구, 57(3), 196-238.

이정우 외. (2024). 인공지능(AI)의 학습용 데이터 윤리 프레임워크 개발에 관한 연구. 윤리연구, 1(140), 283-309.

이정원. (2021). 인공지능 편향식별의 공정성 기준과 완화. 한국심리학회지: 일반, 40(4), 459-485.

인공지능(AI)과 청렴윤리경영 - 국민권익위원회. (n.d.). https://www.acrc.go.kr/briefs/849fd88ee13c7cd5dd9ac923ef2ed-1549f966439a132a5597faa3c1df6f805c5/img/bro.pdf

인하대학교 법학전문대학원. (n.d.). 생성형 AI와 편향성.

인하대학교 법학전문대학원. (n.d.). 생성형 AI와 편향성. https://ils.inha.ac.kr/bbs/ils/3464/91196/download.do

한국법제연구원. (n.d.). AI 윤리 관련 법제화 방안 연구. https://www.klri.re.kr/kor/publication/2033/view.do

헤럴드경제. (2023). [헤럴드포럼] AI 개발, 책임과 윤리에 주목하자. https://biz.heraldcorp.com/view.php?ud=20230209000380

IBM. (2024). AI 투명성이란 무엇인가요?.

KPMG. (2024). AI로 촉발된 헬스케어 산업의 대전환. Retrieved from https://assets.kpmg.com/content/dam/kpmg/kr/pdf/2024/insight/kpmg-korea-ai-healthcare-20240625.pdf

LG AI연구원. (2024). LG AI 윤리책무성 보고서 2023. Retrieved from https://www.lgresearch.ai/about/vision

LG, 인간 존중 등 5대 핵심가치 담은 'AI 윤리원칙' 발표 - 지디넷코리아. (2022). https://zdnet.co.kr/view/?-no=20220824084228

LG. (2022). AI 윤리원칙 5대 핵심가치.

LG그룹. (2022). LG AI 윤리원칙.

Awad, E., et al. (2018). The Moral Machine experiment. Nature, 563(7729), 59-64.

Buolamwini, J., & Gebru, T. (2018). Gender shades: Intersectional accuracy disparities in commercial gender classification. Conference on fairness, accountability and transparency.

Char, D. S., Shah, N. H., & Magnus, D. (2018). Implementing machine learning in health care—addressing ethical challenges. The New England Journal of Medicine, 378(11), 981.

Dastin, J. (2018). Amazon scraps secret AI recruiting tool that showed bias against women. Reuters.

DrivingECO. (2024). Demystifying AI: 인공 지능에서 설명 가능성의 중요성. https://www.drivingeco.com/ko/desmitificando-ia-importancia-explicabilidad-inteligencia-artificial/

Floridi, L., & Cowls, J. (2019). A unified framework of five principles for AI in society. Harvard Data Science Review, 1(1).

Guadamuz, A. (2017). Artificial intelligence and copyright. WIPO Magazine.

Hagendorff, T. (2020). The ethics of AI ethics: An evaluation of guidelines. Minds and Machines, 30(1), 99-120.

Jobin, A., Ienca, M., & Vayena, E. (2019). The global landscape of AI ethics guidelines. Nature Machine Intelligence, 1(9), 389-399.

Kim & Chang. (2024). 2024년 개인정보보호위원회 주요업무 추진계획 발표. https://www.kimchang.com/ko/insights/detail.kc?sch_section=4&idx=29013

Liang, F., Das, V., Kostyuk, N., & Hussain, M. M. (2018). Constructing a data-driven society: China's social credit system as a state surveillance infrastructure. Policy & Internet, 10(4), 415-453.

Mittelstadt, B. (2019). Principles alone cannot guarantee ethical AI. Nature Machine Intelligence, 1(11), 501-507.

Morley, J., Floridi, L., Kinsey, L., & Elhalal, A. (2020). From what to how: an initial review of publicly available AI ethics tools, methods and research to translate principles into practices. Science and Engineering Ethics, 26(4), 2141-2168.

Nemko. (2024). AI의 윤리적 중요성과 EU AI 법안: 미래를 위한 핵심 가이드라인. https://www.nemko.com/ko/blog/ensuring-a-fair-future-the-crucial-role-of-ethics-in-ai-development

Siau, K., & Wang, W. (2020). Artificial intelligence (AI) ethics: Ethics of AI and ethical AI. Journal of Database Management, 31(2), 74-87.

Wolf, M. J., Miller, K. W., & Grodzinsky, F. S. (2017

제12장

권의옥 외. (2019). 간호사-의사 협력이 중환자실 간호사의 간호업무성과와 조직몰입에 미치는 영향. 한국간호행정학회지. 25(3). 186-197.

문은희. (2015). 간호사-의사 간 협력 사정을 위한 신뢰도 타당도 검증. 을지대학교 임상간호대학원 석사학위 논문.

보건 의료 데이터 활용 가이드라인. (2024). 개인 정보보호 위원회 지원기관: 한국 보건 의료 정보원. 보건복지부.

Hughes B, Fitzpatrick J. Nurse-physician collaboration in an acute care communit hospital. Journal of Interprofessional Care. 2010;24(6):625-632. https://doi.org/10.3109/13561820903550804

Robinson F, Gorman G, Slimmer L, Yudkowsky R. Perceptions of effective and ineffective nurse-physician communication in hospitals. Nursing Forum. 2010;45(3):206-216. https://doi.org/10.1111/j.1744-6198.2010.00182.x

Galletta M, Portoghese I, Carta MG, D'Aloja E, Campagna E. The effect of nurse-physician collaboration on job satisfaction, team commitment, and turnover intention in nurses. Research in Nursing & Health. 2016;39(5):375-385. https://doi.org/10.1002/nur.21733

American Association of Critical Care Nurses (AACN). AACN standards for establishing and sustaining healthy work environments: A journey to excellence, 2nd ed. [Internet]. California AACN. 2016 [cited 2025 February 4]. Available from: https://www.aacn.org/~/media/aacn-website/nursing-excellence/healthy-work-environment/execsum.pdf

Celik Durmus S, Gezer MF. Relationship between nurse-nurse collaboration and patient safety culture. Journal of Health and Nursing Management. 2022;9(3):363-370. https://doi.org/10.54304/SHYD.2022.13284

Kim HS, Kim ES, Yu YH. Traumatic events and factors affecting post-traumatic growth of nurses in general hospitals. Journal of Korean Academy of Nursing Administration. 2020; 26(3):218-29. https://doi.org/10.11111/jkana.2020.26.3.2186.

Sinclair S, Raffin-Bouchal S, Venturato L, Mijovic-KondejewskiJ, Smith-MacDonald L. Compassion fatigue: A meta-narrative review of the healthcare literature. International Journal of Nursing Studies. 2017;69:9-24. https://doi.org/10.1016/j.ijnurstu.2017.01.003

Hwang JN, Pack WJ. Influence of posttraumatic stress symptoms and conflict management styles on nursing performance of intensive care unit. Journal of Korean Critical Care Nursing. 2018;11(3):58. https://doi.org/10.0000/jkccn.2018.11.3.588.

Jeong C, Lee EN. Mediating effect of resilience on the association between violence experience and violence response among nurses. Korean Journal of Adult Nursing. 2018;30(1):41-48. https://doi.org/10.7475/kjan.2018.30.1.41 9.

Austin CL, Pathak M, Thompson S. Secondary traumatic stress and resilience among EMS. Journal of Paramedic Practice. 2018;10(6):240-47. https://doi.org/10.12968/jpar.2018.10.6.240

Chae, Nam Hee1 · Kim, Ji Young. Effects of a Remote Videoconferencing-based Expressive Wriing Program on Posttraumatic Stress, Resilience, and Post-traumatic Growth among Tramatized Nurses. Journal of Korean Academy of Nursing Administration 2019;25(5):448–457. https://doi.org/10.11111/jkana.2024.30.2.152

Lee, Mi-Aie · Park, Hyun Ju · Kim, Bonghwa. Relationship between Ethcal Climate, Workplace Bullying, and Turnover Intention of Hospital Nurses in Korea. Journal of Korean Academy of Nursing Administration 2023;29(4):457–467. https://doi.org/10.11111/jkana.2023.29.4.457

제13장

Acton Institute. (2018). Lord Acton quote archive. https:// www.acton.org/research/lord-acton-quote-archive

Adams, G. W., Campbell, D. R., Campbell, M., & Rose, M. P. (2006, January). Fraud prevention: An investment no one can afford to forego. The CPA Journal, 76(1), 56–59.

Bass, B. M. (1995). The ethics of transformational leadership. In J. Ciulla (Ed.), Ethics: The heart of leadership (pp. 169–192). Praeger.

Bass, B. M. (with Bass, R.) (2008). The Bass handbook of leadership: Theory, research and managerial applications (4th ed.). Free Press.

Federal Bureau of Investigation. (2022). Scams and safety: Health care fraud. https://www.fbi.gov/scams-and –safety/common-scams-and-crimes/health-care-fraud

French, J. R. P., & Raven, B. (1959). The bases of social power. In D. Cartwright (Ed.), Studies in social power (pp. 150–167). University of Michigan Press.

찾아보기

Index

찾아보기

Index